IPC5：Introducing Palliative Care Fifth edition
Robert Twycross, Andrew Wilcock

トワイクロス先生の
緩和ケア

QOLを高める症状マネジメントとエンドオブライフ・ケア

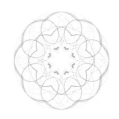

監訳

武田文和
前・埼玉県立がんセンター・総長

的場元弘
青森県立中央病院・副院長

医学書院

Copyrighted © Robert Twycross and Andrew Wilcock 2016
Authorized translation of the English language edition,
'Introducing Palliative Care Fifth edition'
Published by palliativedrugs.com Ltd
© Japanese edition 2018 by Igaku-Shoin Ltd., Tokyo
Printed and bound in Japan

トワイクロス先生の緩和ケア
―QOLを高める症状マネジメントとエンドオブライフ・ケア

発　行	2018年6月1日　第1版第1刷
	2021年9月1日　第1版第2刷
監　訳	武田文和（たけだふみかず）・的場元弘（まとばもとひろ）
発行者	株式会社　医学書院
	代表取締役　金原　俊
	〒113-8719　東京都文京区本郷1-28-23
	電話　03-3817-5600（社内案内）
印刷・製本	大日本法令印刷

本書の複製権・翻訳権・上映権・譲渡権・貸与権・公衆送信権（送信可能化権を含む）は株式会社医学書院が保有します．

ISBN978-4-260-03550-7

本書を無断で複製する行為（複写，スキャン，デジタルデータ化など）は，「私的使用のための複製」など著作権法上の限られた例外を除き禁じられています．大学，病院，診療所，企業などにおいて，業務上使用する目的（診療，研究活動を含む）で上記の行為を行うことは，その使用範囲が内部的であっても，私的使用には該当せず，違法です．また私的使用に該当する場合であっても，代行業者等の第三者に依頼して上記の行為を行うことは違法となります．

JCOPY 〈出版者著作権管理機構　委託出版物〉

本書の無断複製は著作権法上での例外を除き禁じられています．複製される場合は，そのつど事前に，出版者著作権管理機構（電話 03-5244-5088，FAX 03-5244-5089，info@jcopy.or.jp）の許諾を得てください．

監訳

武田　文和	前・埼玉県立がんセンター・総長
的場　元弘	青森県立中央病院・副院長

訳（翻訳順）

石田　有紀	がん家族支援メディカルケアプランニング・代表
高橋美賀子	聖路加国際病院オンコロジーセンター・がん看護専門看護師
武田　文和	前・埼玉県立がんセンター・総長
余宮きのみ	埼玉県立がんセンター緩和ケア科・科長
藤森麻衣子	国立がん研究センター社会と健康研究センター健康支援研究部・心理学研究室長
栁井　優子	国立がん研究センター中央病院精神腫瘍科・心理療法士
岡島　美朗	自治医科大学附属さいたま医療センター精神科・教授
浅井真理子	日本医科大学医療心理学・准教授
下山　直人	千葉大学病院浦安リハビリテーション教育センター・特任教授
下山　恵美	千葉大学病院浦安リハビリテーション教育センター・特任教授
東端　孝博	筑波大学附属病院緩和ケアチーム
久永　貴之	筑波メディカルセンター病院緩和医療科・診療科長
志真　泰夫	筑波メディカルセンター・代表理事
小原　弘之	廿日市記念病院内科・ホスピス施設長
本家　好文	広島県健康福祉局健康づくり推進課・緩和ケア推進監
小田　幸治	岡山大学病院精神科神経科
植田　真司	神戸大学医学部附属病院精神科神経科
井上真一郎	岡山大学病院精神科神経科
卯木　次郎	医療法人啓清会関東脳神経外科病院神経病理研究所・所長
川島　夏希	筑波メディカルセンター病院緩和医療科
田上　恵太	東北大学大学院緩和医療学分野
的場　元弘	青森県立中央病院・副院長
平田　美佳	埼玉県立大学保健医療福祉学部・准教授・小児看護専門看護師
鈴木　雅美	大阪大学大学院がんゲノム情報学
鈴木　勉	湘南医療大学・薬学部長
沖﨑　歩	国立がん研究センター中央病院支持療法開発部門・特任研究員
五十嵐隆志	国立がん研究センター東病院薬剤部
内藤いづみ	ふじ内科クリニック・院長

監訳者序

　原書〔Introducing Palliative Care Fifth edition(IPC5)〕は，緩和ケアの先進国イギリスの第一線で活躍する指導者が監修した緩和ケアの包括的実践指導書であり，入門書でもある．主監修者の Dr. Robert G Twycross(1941-)は，母校オックスフォード大学の緩和ケア講座の初代主任教授であった先駆者で，今では教え子の多くがイギリスのいくつもの医科大学の緩和ケア講座の教授となっており，改訂に加わっている．

　Dr. Twycross は医学部卒業後に神経学を研鑽していたが，同じ大学の先輩で，近代ホスピス運動の創始者，かつ初の近代的ホスピスの設立者であり，"Dame"の称号(男性の Sir に相当する女性への敬称)を授与された Dr. Cicely Saunders(1918-2005)がロンドンに設立した St. Christopher's Hospice 付属研究所の所長に招聘された．終末期がん患者のケア，特に経口モルヒネなどのオピオイド鎮痛薬によるがん患者の痛みの治療法の研究に努め，さまざまな優れた成果を上げた．

　その後，オックスフォードに戻った Dr. Twycross は Sir Michael Sobell House(ホスピス)の所長となり，世界保健機関(WHO)研究協力センターに指定された International School を開設し，国連加盟国の緩和ケア専門医や専門看護師を育成し，指導者が多数巣立った．ここで教育を受けた1人が本書の分担翻訳者，本家好文博士である．

　Dr. Twycross は国際的なプログラムにも大きく貢献された．スイス・ジュネーブ所在の国連の WHO 本部で，1982年から始まった WHO 加盟国の代表専門家による「WHO 方式がん疼痛治療法」の作成会議で中心的な専門家委員を務めた．私(武田)も当初から専門家委員として同席している．Dr. Twycross をはじめ各国の専門家委員により作成された WHO 方式がん疼痛治療法が公表されてからも，各専門家委員は互いに協力を続けた．WHO 方式がん疼痛治療法の普及のため，分担して多数の発展途上国を訪問し，がん疼痛治療法の普及活動と医療用麻薬の管理規制の改善に取り組み，委員同士も相互訪問により親交を深めた．

　Dr. Twycross は数回にわたって訪日され，その都度，新しい著書を私への手土産とされた．『末期癌患者の診療マニュアル：痛みの対策と症状のコントロール』を私が翻訳し，1987年に医学書院から刊行されると，この本は多くの医師や看護師などに活用された．その後も Dr. Twycross の貴重な最新の専門書をいくつも翻訳する機会が与えられた．『トワイクロス先生のがん患者の症状マネジメント』(医学書院，初版2003年，第2版2010年)，『トワイクロス先生の緩和ケア処方薬』(医学書院，初版2013年，第2版2017年)を出版し，わが国の同僚にホスピス医療の理解を深めるのに役立てていただいた．本書もまた，緩和ケアの実践の重要性を説いてやまない書物である．読者が緩和ケアについてさらなる理解を深めるよう願っている．

　私は，ジュネーブへの往復の途上，1984年にオックスフォードに立ち寄り，Sir

Michael Sobell House を訪問した．イギリスのホスピスを初めて訪問したのだが，驚くほど元気ながん患者ばかりであり，彼我の差に驚嘆した．看護師長から，「あなたは所長の親友だから，自由に病室を訪問してください」と自由に見学することを許されたため，すべての病室を訪問することができた．平均入院日数が 14 日（当時はその大多数が死亡退院）であったのに，ベッドに横になっていたのは小脳転移の 1 名のみで，他の患者さんは自覚症状をすっかりコントロールされ，デイルームやロビーで編み物，読書，音楽，新聞などを楽しんでおり，異国からの訪問者を笑顔で迎え入れて話し相手になってくれた．このような光景こそ誰もが望む人生の最終期間の過ごし方だが，これほど良好なケアを受けている終末期がん患者は日本ではみられない時代だったので，同様の患者ケアを早く実現させたいと思った．そのために，Dr. Twycross の書籍の翻訳・出版を進めつつ，私自身が勤めていた埼玉県立がんセンターのがん患者の痛みの一掃を計画した．この計画を推進すべく，すべての医師・看護師とともに WHO 方式がん疼痛治療法を実践したところ，痛みのためのうめき声が聞こえていた病棟が，笑い声が聞こえてくる病棟へと変貌し，国内だけではなく，海外からも注目された．また，埼玉県立がんセンターではがんの痛みを取り除いてくれるとの評判が広がり，緩和ケア専門病棟の認可につながった．今では森林に囲まれ眺望の美しい 10 階に緩和ケア病棟が稼働し，緩和ケアチームが各階の病室を訪れ，患者さんの QOL 向上を支援している．Dr. Twycross にも埼玉県立がんセンターを 2 度訪問していただいた．Dr. Twycross も各病棟のがん患者の病床を訪れている．

Dr. Twycross は，自著の改訂のたびに優れたお弟子さんを共同執筆者に加え，内容をアップデートしている．緩和ケアを実践中，あるいは実践しようとしている医師，看護師，その他の医療者には本書を学びに活用していただきたい．また本書は，緩和ケアの実践上の基盤となる患者の人間性を重んじた医療のあり方にも力点を置いているので，医療機関の責任者にもご熟読いただき，ご自身の医療機関のガバナンスに活かしていただきたい．

今では Dr. Twycross も監訳者である武田も 80 歳前後となり，2 人とも自分たちの身体に異変を覚え，年齢相応の医療支援を受けながら執筆や翻訳を行っている．本書の共同監訳者である的場元弘博士も早くから緩和ケアの重要性を感知した先駆者で，精力的に努力してきた専門家であり，現在は青森県立中央病院で高度な緩和ケアを主導している．多くの緩和ケア専門医，専門看護師，専門薬剤師，心理療法士の方々に分担翻訳に参加していただき心から感謝している．なお，サイコオンコロジー関連の章の分担翻訳者は，国立がん研究センター中央病院支持療法開発センターの内富庸介博士の推薦に基づいた．これらの方々こそ次世代の後継者とも期待している．

2018 年 4 月

武田文和・的場元弘

免責について

　本書の執筆にあたっては，記述の正確性と入手できる最良の情報の活用にあらゆる努力を尽くした．そうであっても，palliativedrugs.com 社（訳注：本書の原書の出版社）は，ここに記載された内容によってすべての患者へのケアが安全で有効に行えると保証する立場をとってはいない．本書が示す推奨事項や勧告などの内容は，発行の時点での普遍的な知識や実践法についての編集者の判断を反映しているが，本書のような書籍がすべてを包含しているわけではない．

　本書を活用する読者は，所属する病院や施設の人的資源，設備，実践を考慮のうえで，個々の患者ケアの安全性と適切性を決定する必要がある．palliativedrugs.com 社および編集者は，本書のいかなる記述を使用または適用した結果についていかなる責任も負わない．商品名にも言及するが，palliativedrugs.com 社の推奨を意味するものではない．

　特に初めて処方する薬については，医師，あるいは処方権をもつ職種は，読者自身でその薬の製品概要を熟読し，適応，禁忌・警告，注意事項，薬物相互作用，好ましくない作用（副作用）について注意を払う必要がある．

謹　告

　本書に記載されている情報に関しては，出版時点における最新の情報に基づき正確を期するよう訳者，監訳者ならびに出版社は，それぞれ最善の努力を払っております．しかし，医学研究ならびに医療の進歩により，また医療用医薬品添付文書は常に最新の知見に基づいて更新されていることから，記載された内容があらゆる点において正確かつ完全であることを保証するものではありません．

　したがって，実際の治療や医薬品の使用，特に新薬や使い慣れていない，あるいは汎用されていない医薬品の使用にあたっては，まず医薬品添付文書で確認のうえ，常に最新のデータにあたり，本書に記載された内容が正確であるか読者ご自身で細心の注意を払われることを要望します．

　本書に記載されている治療法・医薬品が，その後の医学研究ならびに医療の進歩により，本書発行後に変更された場合，その治療法・医薬品による不測の事故に対して，訳者，監訳者ならびに出版社は，その責任を負いかねます．

　上記「免責について」もご参照ください．

株式会社医学書院

編集委員

編集長
Robert Twycross DM, FRCP
　Emeritus Clinical Reader in Palliative Medicine, Oxford University

Andrew Wilcock DM, FRCP
　Macmillan Clinical Reader in Palliative Medicine and Medical Oncology, Nottingham University
　Honorary Consultant Physician, Hayward House, Nottingham University Hospitals NHS Trust

palliativedrugs.com 編集チーム
Claire Stark Toller MA, MRCP
　Consultant in Palliative Medicine, Countess Mountbatten House, University Hospital Southampton NHS Foundation Trust

Paul Howard BMedSci, MRCP
　Consultant in Palliative Medicine, Earl Mountbatten House, Isle of Wight NHS Trust

Sarah Charlesworth BPharm, DipClinPharm, MRPharmS
　Specialist Pharmacist, Palliative Care Information and Website Management, Hayward House, Nottingham University Hospitals NHS Trust

Sarah Keeling
　Publishing Office Manager, palliativedrugs. com Ltd., Hayward House, Nottingham University Hospitals NHS Trust

編集委員会
Stephen Barclay MD, FRCGP
　Clinical Senior Lecturer in General Practice and Palliative Care, Cambridge University
　General Practitioner, Cornford House Surgery, Cambridge
　Honorary Consultant in Palliative Medicine, Arthur Rank Hospice, Cambridge

Sarah-Louise Hamlyn MRCGP
　Palliative Care Fellow, Hayward House, Nottingham University Hospitals NHS Trust
　General Practitioner, Cripps Health Centre, Nottingham University

Daniel Knights MA, MBBChir
　Academic Foundation Doctor, Newcastle University and Newcastle upon Tyne Hospitals NHS Foundation Trust

Iain Lawrie MMed, FRCP, MRCGP
Consultant in Palliative Medicine, The Pennine Acute Hospitals NHS Trust
Honorary Clinical Senior Lecturer in Palliative Medicine, Manchester University

Paul Paes MSc, MMedEd, FRCP
Consultant in Palliative Medicine, Northumbria Healthcare NHS Foundation Trust
Honorary Clinical Senior Lecturer in Palliative Medicine, Newcastle University

Amelia Stockley MSc, MRCPCH
Consultant in Palliative Medicine, Helen & Douglas House, Oxford

Jason Ward MMed, FHEA, MRCGP
Clinical Senior Lecturer in Palliative Medicine, Leeds University
Honorary Consultant in Palliative Medicine, St. Gemma's Hospice, Leeds

Phil Wilkins MSc, MRCP
Consultant in Palliative Medicine, Priscilla Bacon Centre for Specialist Palliative Care and Norwich and Norfolk and Norwich University NHS Foundation Trust
Honorary Clinical Senior Lecturer, University of East Anglia

目次

序 ………………………………………………………………… xix
本書の使い方について ………………………………………… xxi
略語 ……………………………………………………………… xxiii

第1部

1. 緩和ケアの全体像

定義 ……………………………………………………………… 1
クオリティ・オブ・ライフ …………………………………… 3
緩和ケアの誕生 ………………………………………………… 3
現在の緩和ケアの課題 ………………………………………… 5
緩和ケアを受ける人々は？ …………………………………… 5
誰が緩和ケアを提供するのか？ ……………………………… 7
ケアを実施する場所 …………………………………………… 7
おわりに ………………………………………………………… 10

2. 倫理的側面

倫理的な意思決定 ……………………………………………… 13
適切な治療：治療の差し控えと中止 ………………………… 17
延命治療の差し控えの意思決定 ……………………………… 19
医療による死の幇助：安楽死と自殺幇助 …………………… 20
苦痛緩和のための鎮静 ………………………………………… 27
持続的な深い鎮静(CDS) ……………………………………… 28

3. コミュニケーション

良好なコミュニケーションは不可欠なもの ………………… 35
悪い知らせを伝える …………………………………………… 41
不確実性への対処法 …………………………………………… 44
希望 ……………………………………………………………… 46
家族の問題 ……………………………………………………… 47

4. 心理学的側面

生命に限りのある病気の影響 …… 51
喪失と変化の役割 …… 51
否認 …… 54
怒り …… 54
不安と抑うつ …… 55
一般的なサポート …… 55
その他の問題 …… 55
世間と交わらない患者 …… 56
ケアが困難な患者 …… 57

5. スピリチュアルな側面

はじめに …… 59
スピリチュアルな苦痛の原因 …… 61
スピリチュアルな悩みの評価 …… 62
スピリチュアルな悩みへの対処 …… 63
宗教的ニーズ …… 64
医師自身の信条の影響 …… 66

6. 死別

はじめに …… 69
悲嘆モデル …… 69
死別のケア …… 73
複雑性悲嘆 …… 74
死後のケア …… 74

第2部

7. 症状マネジメント―その基本原則と痛みのマネジメント

終末期の症状 …… 77
基本原則 …… 77
「これでもう十分です」といわれる症状緩和 …… 81

痛み	82
痛みのマネジメント	84
鎮痛薬の使用	90
鎮痛補助薬	94
代替投与経路	97
現実に沿った期待	99

8. 消化器系の症状マネジメント

口渇(口内乾燥)	103
口腔咽頭カンジダ症	104
口内不快	106
味覚障害	107
食欲不振	108
悪液質	111
嚥下困難	114
胃もたれ	118
胃内容の停滞	121
悪心・嘔吐	122
早わかり臨床ガイド：悪心・嘔吐	127
便秘	129
早わかり臨床ガイド：オピオイド誘発性便秘	131
下痢	133
消化管閉塞	135
早わかり臨床ガイド：手術不能な消化管閉塞	140
腹水	142
黄疸	146

9. 呼吸器系の症状マネジメント

呼吸困難	151
咳(せき)	161
喀血	166
胸水	168
吃逆(しゃっくり)	172

10. 泌尿器系・生殖器系の症状マネジメント

 尿路の症状 …………………………………………………… 177
 頻尿，尿意切迫と切迫性尿失禁 …………………………… 178
 膀胱けいれん ………………………………………………… 180
 排尿困難 ……………………………………………………… 182
 カテーテル・ケア …………………………………………… 183
 性に関する問題 ……………………………………………… 184

11. 心理系・神経系の症状マネジメント

 心理的症状 …………………………………………………… 191
 不安 …………………………………………………………… 191
 パニック発作 ………………………………………………… 193
 うつ病 ………………………………………………………… 196
  早わかり臨床ガイド：うつ病 …………………………… 198
 自殺のリスク ………………………………………………… 200
 不眠 …………………………………………………………… 201
 精神疾患の既往 ……………………………………………… 202
 せん妄 ………………………………………………………… 202
 認知症 ………………………………………………………… 207
 頭蓋内圧亢進 ………………………………………………… 209
 けいれん発作 ………………………………………………… 210
 非けいれん性てんかん重積症 ……………………………… 214
 ミオクローヌス ……………………………………………… 214
 有痛性筋攣縮 ………………………………………………… 215

12. その他の症状マネジメント

 倦怠感 ………………………………………………………… 219
 浮腫 …………………………………………………………… 222
 リンパ浮腫 …………………………………………………… 223
  早わかり臨床ガイド：リンパ浮腫における蜂窩織炎 … 230
 自壊した（あるいは潰瘍化した体表の）病変 …………… 233
 褥瘡潰瘍 ……………………………………………………… 235
 かゆみ ………………………………………………………… 236

13. 緩和ケアにおける緊急事態のマネジメント

- 窒息 ………………………………………………………… 243
- 低血糖 ……………………………………………………… 245
- オピオイド鎮痛薬の過量使用 …………………………… 248
- 上大静脈閉塞 ……………………………………………… 250
- 脊髄圧迫 …………………………………………………… 252
- 高カルシウム血症 ………………………………………… 255
- 出血 ………………………………………………………… 257
- 急に生じた激しい痛み …………………………………… 261
- 耐えがたい苦痛 …………………………………………… 265

14. エンドオブライフ・ケア―計画と最期の日々

- はじめに …………………………………………………… 269
- 意思決定能力と決断 ……………………………………… 270
- エンドオブライフ・ケア・プランニング ……………… 276
- 最期のとき ………………………………………………… 278
- 真性糖尿病の終末期マネジメント ……………………… 282
- 最期の時間を快適に維持する …………………………… 283
  - 早わかり臨床ガイド：死前喘鳴(呼吸時の大きなガラガラ音) …… 290
- 専門職として，人間として ……………………………… 291

第3部

15. 小児の治療原則

- はじめに …………………………………………………… 297
- 互いを尊重し合うコミュニケーション ………………… 297
- 倫理的配慮 ………………………………………………… 301
- 教育 ………………………………………………………… 301
- 高度な医療的ケアからの離脱 …………………………… 303
- 成人向けサービスへの移行 ……………………………… 303

16. 小児の症状マネジメント

　ポジショニング(体位の調整) …………………………………… 307
　痛み …………………………………………………………………… 308
　痙縮と筋けいれん …………………………………………………… 308
　けいれん発作 ………………………………………………………… 309
　先天性代謝異常 ……………………………………………………… 310
　小児への処方 ………………………………………………………… 310

17. 小児と死別

　はじめに ……………………………………………………………… 317
　子どもの悲嘆 ………………………………………………………… 318
　親の死に向けての心の準備 ………………………………………… 321
　子どもの死の理解 …………………………………………………… 321
　子どもとの会話の難しさ …………………………………………… 321
　その他の配慮 ………………………………………………………… 322
　死別の支援 …………………………………………………………… 323
　学習障害をもつ子ども ……………………………………………… 325

第4部

18. 緩和ケアの重要薬

　一般原則 ……………………………………………………………… 327
　鎮痛薬 ………………………………………………………………… 333
　抗うつ薬 ……………………………………………………………… 346
　止瀉薬 ………………………………………………………………… 349
　制吐薬 ………………………………………………………………… 351
　抗てんかん薬 ………………………………………………………… 354
　抗ムスカリン様作用薬 ……………………………………………… 358
　抗精神病薬 …………………………………………………………… 361
　ベンゾジアゼピン系薬 ……………………………………………… 365
　ビスホスホネート …………………………………………………… 368
　コルチコステロイド ………………………………………………… 373
　緩下薬 ………………………………………………………………… 377

骨格筋弛緩薬 …………………………………………… 381
症状マネジメントに使う薬の一覧表 ………………………… 383

付録

1：医学教育カリキュラム
　　―イギリス緩和医療学会による（2014 年） ……………… 387
2：死亡診断 ………………………………………………… 395
3：エッセンシャルドラッグ ………………………………… 401

索引 ………………………………………………………… 405

早わかり臨床ガイド
悪心・嘔吐 ………………………………………………… 127
オピオイド誘発性便秘 …………………………………… 131
手術不能な消化管閉塞 …………………………………… 140
うつ病 ……………………………………………………… 198
リンパ浮腫における蜂窩織炎 …………………………… 230
死前喘鳴(呼吸時の大きなガラガラ音) ………………… 290

序

　本書の初版発行から20年以上が経過し，イギリスをはじめ多くの国々で，医学生，医師，看護師，薬剤師，その他の医療者に購読されてきた．2003年以降，いくつかのヨーロッパ言語にも翻訳され，インドとアフリカ諸国ではエコノミー版が発行された．

　本書の初版発行以降には大きな進展があった．単独執筆から，palliativedrugs.com社の編集チームと8名の執筆陣による共同プロジェクトとなった．この8名全員が教育への関心が大きく，それぞれ各地の医学部での教育で指導的役割を果たしており，うち7名はイギリス緩和医療学会の医学部卒前教育特別関心問題フォーラムのメンバーでもある．

　われわれは彼らの貴重な貢献に感謝している．彼らの参加によって従前の版よりも内容が広がり，解説も詳しくなった．医学的な記載がほとんどではあるが，本書は卒前，また卒業から間もない各種の医療職，特に一般診療で緩和ケアに携わっている人々にとって有用である．

　本書は，イギリス緩和医療学会が2014年に出した医学部卒前教育における推奨カリキュラム（付録1）を満たしており，この点から医学生にとって鍵となる資料であり，病院の研修医および家庭医にとっても大いに役立つであろう．

　本書の臨床情報は進行がんに焦点を当てているものの，他の進行性疾患・障害をもつ患者にも一般原則やさまざまなことが応用できる．

　読者は，palliativedrug.com社の発行した他の2つの書籍〔Symptom Management in Advanced Cancer（武田文和［監訳］：トワイクロス先生のがん患者の症状マネジメント 第2版，医学書院，2013年，原書は2015年に絶版）と，Palliative Care Formulary（武田文和，鈴木勉［監訳］：トワイクロス先生の緩和ケア処方薬 薬効・薬理と薬の使い方 第2版，医学書院，2017年）〕も参考にすべきであろう．後者は本書の薬剤に関する章「18. 緩和ケアの重要薬」につながっている．

　われわれは過去および現在の同僚，特にEmma Heckford, Andrew Hughes, Vaughan Keeley, Kacey Leader, Bridget Taylorに感謝している．

　また，Sarah Keelingの出版コーディネート，John Shawの原稿整理，Karen Isaacの秘書役としてのサポートにも感謝している．

編集長
Robert Twycross
Andrew Wilcock
2016年3月

本書の使い方について

医師,看護師,その他の医療職を目指す学生へ

　本書は緩和ケアの本質の側面を網羅しており,将来出会う死にゆく患者への良質なケアを実践できるようになるだろう.

　本書は,すべてを一気に読み通す本ではない.第1章では緩和ケアの全体像を述べているので,最初に読むべきである.第1部では倫理的側面から死別のケアまでの基本的事項をカバーしている.

　第2部は,症状マネジメントについて述べており,8つの章で構成されている.第7章は痛みのマネジメントの一般原則とその適用法を解説しており,最初に読むべき部分である.第8〜14章は痛み以外のさまざまな症状のマネジメントについて臓器系統別または状況別にまとめている.

　これらの章は,なんらかの症状に悩む患者に遭遇して必要となったときに読むことにしてもよいかもしれない.しかし,われわれが読者に助言したいのは,薬の投与についての詳細情報を無視すべきではなく,今後資格を得て,患者の特別な問題の治療にあたるときまでに覚えておくべきだということである.

　第3部は,小児の緩和ケアニーズについて述べられており,3つの章で構成されている.

　第4部は,緩和ケアで基本的に用いられる処方薬について説明している.読者が資格を得て,現場に立ったときにも参考にしていただきたい.

参考情報

　本書は入門書の位置づけであるので,文献は意図的に最小限とした.より深く学びたい方のために,多くの章の最後に「さらに読むべき本」を示してある.

　大型の標準的な教科書としては次の書籍が推奨される.

- The Oxford Textbook of Palliative Medicine(第5版,2015,ISBN:978-0-199-65609-7)
- The Oxford Textbook of Palliative Care for Children(第2版,2012,ISBN:978-0-199-59510-5)

　本書の18章「緩和ケアの重要薬」(The Essential Palliative Care Formulary)には文献を付けなかった.文献についての情報が必要な読者は最新のPCF(www.palliativedrugs.com)を参照してほしい.

　緩和ケアでは,多くの薬が適応外使用,あるいは未承認のまま使用される.この点は,処方者の責任の下で行われるものであり,PCF5〔武田文和,鈴木勉(監訳):トワイクロス先生の緩和ケア処方薬 薬効・薬理と薬の使い方 第2版,医学書院,2017

年〕に詳しく記述してあるので,必要に応じて参照されたい.

　本書には,6つの「早わかり臨床ガイド」が示されているが,読者の利便性を考慮して,各ガイドは手短かにまとめられている.

　現在,多くの情報源があるが,eラーニングの"End-of-life care for all(e-ELCA)"が教える側にも学習者にも有用であろう.150以上の双方向セッションにより,多くの題材を扱っている.NHS(イングランド)のヘルスケアのためのeラーニングのウェブサイトから利用できる.www.e-lfh.org.uk/programmes/end-of-life-care/

（訳：武田文和,石田有紀）

略語

本書で使われる略語：薬の投与回数

Times	英語	ラテン語
1日2回	b.d.	bis die
1日3回	t.d.s.	ter die sumendus
1日4回	q.d.s.	quarta die sumendus
4時間ごと投与	q4h	quaque quarta hora
レスキュー薬	p.r.n.	pro re nata
ただちに投与	stat	stat

一般用語

GMC	General Medical Council	医師評議会
IMCA	Independent Mental Capacity Advocate	第三者代弁人
MCA	Medicines Control Agency（UK）	（現在はMHRA）
MHRA	Medicines and Healthcare products Regulatory Agency	イギリス医薬品庁
NICE	National Institute for Health and Care Excellence	イギリス国立医療技術評価機構
UK	United Kingdom	イギリス
USA	United States of America	アメリカ
WHO	World Health Organization	WHO（世界保健機関）

医学用語

ACE	angiotensin-converting enzyme	アンジオテンシン変換酵素
ACP	advance care planning	アドバンス・ケア・プランニング
AD	assisted dying	死の幇助
ADH	antidiuretic hormone（vasopressin）	抗利尿ホルモン（バソプレシン）
ADRT	advance decision to refuse treatment	治療の事前拒否
ALS	amytrophic lateral sclerosis（motor neurone disease）	筋萎縮性側索硬化症
APTT	activated partial thromboplastin time	活性化部分トロンボプラスチン時間
AS	assisted suicide	自殺幇助
β_2	beta 2 adrenergic（receptor）	アドレナリンβ_2（受容体）
BMI	body mass index	肥満指数

xxiv 略語

BNP	brain natriuretic peptide	脳性ナトリウム利尿ペプチド
BP	blood pressure	血圧
CBT	cognitive behavioural therapy	認知行動療法
CHF	congestive heart failure	うっ血性心不全
CNS	central nervous system	中枢神経系
COPD	chronic obstructive pulmonary disease	慢性閉塞性肺疾患
COX	cyclo-oxygenase; prostaglandin synthase	シクロオキシゲナーゼ(プロスタグランジン合成酵素)
CPR	cardiopulmonary resuscitation	心肺蘇生法
CRP	C-reactive protein	C反応性蛋白
CT	computed tomography	コンピューター断層撮影
CTZ	chemoreceptor trigger zone	化学受容器引金帯
CVS	cardiovascular system	心血管系
δ	delta-opioid (receptor)	オピオイドδ(受容体)
D_2	dopamine type 2 (receptor)	ドパミンD_2(受容体)
DIC	disseminated intravascular coagulation	播種性血管内凝固(症候群)
DNACPR	do not attempt cardiopulmonary resuscitation	心肺蘇生の拒否
DoLS	deprivation of liberty safeguards	自由剥奪へのセーフガード
DVT	deep vein thrombosis	深部静脈血栓症
ECG (EKG)	electrocardiogram	心電図
EEG	electro-encephalograph	脳波(検査)
EOLC	end-of-life care	エンドオブライフ・ケア
FBC	full blood count	全血球数
FEV_1	forced expiratory volume in 1 second	1秒量
GABA	gamma-aminobutyric acid	γ-アミノ酪酸
GI	gastro-intestinal	消化管の
Hb	haemoglobin	ヘモグロビン
HIV	human immunodeficiency virus	ヒト免疫不全ウイルス(HIV)
H_1, H_2	histamine type 1, type 2 (receptor)	ヒスタミンH_1, H_2(受容体)
HLA	human leucocyte antigen	ヒト白血球抗原
IL	interleukin	インターロイキン
ITU	intensive therapy unit	集中治療室
IVCO	inferior vena cava obstruction	下大静脈閉塞
IVF	*in vitro* fertilisation	試験管内受精
LDH	lactate dehydrogenase	乳酸脱水素酵素
LFTs	liver function tests	肝機能検査

LMWH	low molecular weight heparin	低分子ヘパリン
LPA	lasting power of attorney	永続的法定代理人
MAOI	mono-amine oxidase inhibitor	モノアミン酸化酵素阻害薬
MARI	mono-amine re-uptake inhibitor	モノアミン再取り込み阻害薬
MCCD	medical certificate of cause of death	死因の医学的確認書
MND	motor neurone disease (amytrophic lateral sclerosis)	運動ニューロン疾患(筋萎縮性側索硬化症)
MRI	magnetic resonance imaging	核磁気共鳴画像法
MSCC	malignant spinal cord compression	がん転移による脊髄圧迫
μ	mu-opioid (receptor)	オピオイドμ(受容体)
NCSE	non-convulsive status epilepticus	非けいれん性てんかん重積状態
NDRI	noradrenaline (norepinephrine) and dopamine re-uptake inhibitor	ノルアドレナリン・ドパミン再取り込み阻害薬
NMDA	N-methyl D-aspartate	N-メチル-D-アスパラギン酸
NMS	neuroleptic (antipsychotic) malignant syndrome	神経弛緩性悪性症候群
NRI	noradrenaline (norepinephrine) re-uptake inhibitor	ノルアドレナリン再取り込み阻害薬
NSAID	non-steroidal anti-inflammatory drug	非ステロイド性抗炎症薬
OIH	opioid-induced hyperalgesia	オピオイド誘発性痛覚過敏
PAS	physician-assisted dying	医師による死の幇助
PG	prostaglandin	プロスタグランジン
PPI	proton pump inhibitor	プロトンポンプ阻害薬
PT	prothrombin time	プロトロンビン時間
RCT	randomized controlled trial	無作為化比較対照試験
RPR	relevant person's representative	適切な代理人
SaO_2	oxygen saturation	酸素飽和度
SCLC	small-cell lung cancer	小細胞肺癌
SIADH	syndrome of inappropriate ADH secretion	抗利尿ホルモン不適切分泌症候群
SNRI	serotonin and noradrenaline (norepinephrine) re-uptake inhibitor	セロトニン・ノルアドレナリン再取り込み阻害薬
SRE	skeletal-related events	骨関連事象
SSRI	selective serotonin re-uptake inhibitor	選択的セロトニン再取り込み阻害薬
SVC	superior vena cava	上大静脈
SVCO	superior vena cava obstruction	上大静脈閉塞症候群

TCA	tricyclic antidepressant	三環系抗うつ薬
TNF	tumor necrosis factor	腫瘍壊死因子
UVB	ultraviolet B	紫外線 B
WBC	white blood cell	白血球

投薬方法

a.c.	ante cibum (before food)	食前
CIVI	continuous intravenous infusion	持続静脈内注入
CSCI	continuous subcutaneous infusion	持続皮下注入
e/c	enteric-coated (gastroresistant)	腸溶性(製剤)
IM	intramuscular	筋肉内注射
IT	intrathecal	くも膜下腔投与
IV	intravenous	静脈内注射
IVI	intravenous infusion	静脈内注入
m/r	modified-release; controlled-release, extended-release, pro-longed-release, slow-release, sustained-release	徐放性(製剤)
OTC	over the counter (i.e. can be obtained without a prescription)	OTC 薬
PO	per os, by mouth	経口投与
PR	per rectum	直腸内投与
SC	subcutaneous	皮下注射
SL	sublingual	舌下投与
TD	transdermal	経皮投与
TM	transmucosal	経粘膜投与
vial	sterile container with a rubber bung containing either a single or multiple doses	バイアル
WFI	water for injections	注射用水

1 緩和ケアの全体像
Scope of palliative care

定義	1	緩和ケアを受ける人々は？	5
クオリティ・オブ・ライフ	3	誰が緩和ケアを提供するのか？	7
緩和ケアの誕生	3	ケアを実施する場所	7
現在の緩和ケアの課題	5	おわりに	10

定義 Definitions

緩和ケア(palliative care)とは，進行性で治癒困難な，生命を脅かされた状態にある患者と，その家族に対し多職種からなるチームによって実施する，<u>積極的で全人的なケア</u>である．WHO(世界保健機関)による定義では緩和ケアが身体的ケアをはるかに超えて広がっていることを強調している(**Box A**)．palliative という単語は，ラテン語の pallium に由来し，覆う，あるいは姿を消すことを意味し，palliative care(緩和ケア)の治療・処置によって症状が「姿を消し」，患者の快適性が増進することを第1の目標としている．

患者は，治癒しない進行性の状態で，最終的には死に至る状態でも長い年月を生き

Box A　WHO(世界保健機関)による緩和ケアの定義[1]

緩和ケアは，痛み，その他の身体的，心理的，スピリチュアルな諸問題の確実な早期診断，確実なアセスメントと治療によって苦しみを防止し，苦しみから患者を解放することによって，生命を脅かす疾患に伴う諸問題に直面している患者とその家族のクオリティ・オブ・ライフ(QOL：quality of life，生命・生活の質)を改善するアプローチである．

緩和ケアは，
- 痛み，その他の不快な症状から患者を解放する
- 生きることを尊重し，例外なく誰にも訪れる「死にゆく過程」にも敬意を払う
- 死を早めることも，死を遅らせることもしない
- 患者ケアには，心理面のケアとスピリチュアル面のケアを組み込む
- 死が訪れるまで，患者ができる限り積極的に生きていけるよう支援するシステムを提供する
- 患者の療養中から死別の悲しみまで，一貫してその家族を支援するシステムを提供する
- チームアプローチを活用し，患者の死後の遺族のカウンセリングも含め，患者と家族のニーズに対処する
- 患者のQOLを高め，また病状経過に前向きな影響を与える
- 病状の早い時期から，抗がん薬治療や放射線治療のような生命延長を目指す治療法とともに実施される．また緩和ケアには，治療によるつらい副作用についてよりよく理解し，マネジメントするための検査も含まれる

ることがあり，緩和ケアの必要性は一定の期間に応じて決められているわけではない．それにもかかわらず，専門的な緩和ケアサービスに紹介されてくるがん患者のほとんどは，生涯の最期の6〜12か月のときであり，この時期の患者のケアには，エンドオブライフ・ケアという言葉が適用されることが次第に多くなっている．ターミナルケア(care for the terminally-ill patients)と呼ばれてきたケアは，患者が数週間ないし数日後に亡くなるであろうことが明らかなときに限定して使われている．

支持的ケア(supportive care)とは，診断の前から死に別れるときまでの，目的が身体的であろうと，非身体的であろうと，治癒目的の治療中であろうと，緩和目的のみの治療中であろうと，そのすべてのケアを包括する用語である[2]．この呼び方は，狭義には病変の改善を目的とした治療の副作用の対策法の呼び方としても使われる[3]．

小児への緩和ケア(➡ 297頁)では，生命に限りのある状態(life-limiting conditions)，または生命を脅かす状態という用語が使われている．生命に限りのある状態とは，治癒するとの合理的な見込みがなく，小児(または若い成人)が亡くなるであろう状態を指している．生命を脅かす状態とは，治癒を目的とした治療が可能であるが，がんの場合のように無効な場合もありうることである[4]．

緩和ケアは，ケアの一形式であり，患者の身体面，心理面，社会面，スピリチュアルな面へのニーズへの対応が等しく重要で，この4要素は互いに切り離せない関係にある．この考え方を最初に提唱したのは，シシリー・ソンダース女史(Dame Cicely Saunders)で，患者の苦悩は4つの因子のいずれにも関連していることを強調している(図1)．

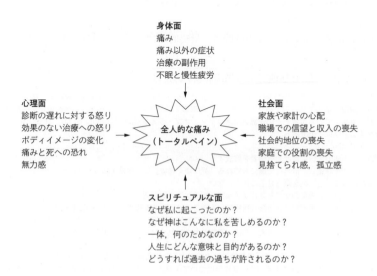

図1 痛みを構成する4つの因子

耳を傾けて聞き入ること(傾聴)，ことに医師または他の医療者が傾聴することが，処方された必要な薬と同じくらい重要な役割を果たす．どちらか一方では不十分である．家族に金銭的な心配事があると，患者は痛みによる不快感を増強させる．そのようなときには，鎮痛薬の増量だけを続けるべきではなく，経済的な助言やサポートの提供により最善の利益が得られる(➡ 82頁)．

クオリティ・オブ・ライフ　QOL：Quality of life

「QOLとは，患者がこうだと言うところのものである」

緩和ケアの目的は，QOL(生命・生活の質)に関連し，社会復帰を含む．緩和ケアは患者が身体面，心理面，社会面，スピリチュアルな面の潜在力を可能な限り最大に引き出せるよう支援する．しかし，病状の進行の結果，これらの支援が限界となるときがくる．

QOLは，患者の生活の全般的な主観的満足感に関連しており，人間性のあらゆる面の影響を受ける[5]．本質的には，そのときの経験が個々の患者の希望に合致して満たされていれば，QOLはよい状態といえる．

QOLがよくない状態とは，希望と現在の体験の間に大きな乖離があるときである．QOLを改善するためには，希望と可能なこととのずれ幅を狭くすることが必要となる(図2)．緩和ケアの目的とはこの実現である．

理学療法士をしていた四肢麻痺の患者が言った．「あなたは信じないと思うけれど，私のQOLは素晴らしいのです．私は喪失を受け入れることで心はパワーを見出したのです」

また，30歳の骨肉腫の転移で対麻痺となり死に瀕している男性が言った．「最後の年は私の生涯で最高の年でした」

緩和ケアの誕生　Development of palliative care

緩和ケアは，現代医学において比較的新しい考え方である．初期の頃には，「緩和ケア」は「ホスピス・ケア」と同義語であった．歴史的に，「ホスピスとは巡礼者，旅人ないし異邦人のための休息ともてなしの家」であった．その後，19世紀の中期から後期頃に，尼僧によってホスピスがダブリンとロンドンに設置され，死にゆく貧しい人々にケアを提供しはじめたが，そこでの医療的なかかわりは貧弱なものであった．20世紀中頃になると，同じような施設がいくつか開設された．

1950年代後期になって，近代医学と薬理学を学び，やがては医師の資格をも得たシシリー・ソンダース女史が東ロンドンのセント・ジョセフ・ホスピス(St. Joseph's Hospice)において，死が近づいたがん患者の痛みについて学び，必要な医学的対応を

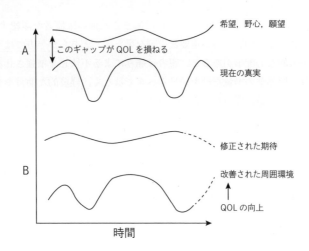

図2 QOLについて

Aは希望と現実とのギャップを示す．Bは，期待を高くもちすぎないこと，または現実を変化させることがQOLに影響を与えていることを表している[6]
（訳注：ギャップはAにもBにもあり続ける．しかし，時間の経過とともに，Aはギャップが広がり，QOLが悪くなる．Bはギャップが小さくなり，QOLがよくなる）

行った．看護師として，次いでソーシャルワーカーとしても働いたことがあるシシリー・ソンダース医師は，死が近づいた人々のケアの改善向上に生涯を捧げようと決心した．キリスト教への信仰心にも促された彼女は，1967年，南ロンドンにセント・クリストファー・ホスピス(St. Christopher's Hospice)を設立した．彼女は，死が近づいた人々に「効率的で，愛情に満ちたケア」を提供することに情熱を傾け，世界的に「近代緩和ケアの創始者」と認められている[7]．

緩和ケアは，今ではヘルスケアのなかで定着した構成要素となっており，100か国以上に，8,000を超す数のホスピスと緩和ケアプログラムがある．イギリスでは1987年から緩和ケアが専門科目として認められ，緩和ケアの専門医による医療が，多くの病院やホスピス，および地域で受けられるようになってきた．一般医師や他の医療者が自身の施設や専門性のなかで質の高い緩和ケアを提供することの必要性も，次第に認識されるようになってきた．

2014年，世界保健総会（訳注：WHO全加盟国の保健大臣が出席するWHOの最高意思決定会議）がヘルスケアの倫理的な責務として緩和ケアの重要性を強調する画期的な決議を採択し，加盟各国とWHO本部に緩和ケアの提供が全世界的に進展するための策を講じるように勧告した．

現在の緩和ケアの課題　Current challenges in palliative care

毎年，世界全体でおよそ，
- 5,400万人が死亡する（全死因合計）
- 3,000万人が，進行性臓器不全またはその他の変性疾患により死亡する
- 850万人ががんにより死亡する
- 150万人がエイズにより死亡する

公衆衛生と医療の進歩により，平均寿命は，世界の多くの地域で延びている．現在，世界全体の人口では，10人中1人が60歳以上である．2050年には，5人中の1人が60歳以上となるであろう．高齢者が多いと，慢性経過をとる疾患や複数の合併症の罹患率が上昇し，これにより緩和ケアの需要が増大する[8]．

緩和ケアは，初期の頃よりがん患者，ことに若いがん患者に焦点を強く当てていた．近年になり，循環器・呼吸器系疾患や認知症などの慢性経過をたどる疾患の患者への緩和ケアの重要性が認識されるようになった．しかし，がん以外の，病状経過が予測しがたい疾患の患者にとっては，緩和ケアサービスへのアクセスがいまだに貧弱である．

イギリスでは，エンドオブライフ・ケアは死にゆく患者に対するリバプール・ケア・パスウェイの使い方に関してしばしば議論され，不利なメディア報道にさらされてきた．次いで注目されたのは，考えることをしないですむチェックボックス式の質問票を使うことではなく，医療者が十分なトレーニングを受け，繊細なコミュニケーションを患者や家族ととることの必要性である[9,10]．イギリス国立医療技術評価機構（NICE）の新しいガイドラインは，個別化されたアプローチと少なくとも毎日の見直しの必要性を強調している[11]．

終末期における不確かさへの対応は，医療者，患者，家族のいずれにとっても大きな課題である．倫理的な意味合いは避けられず（→13頁），コミュニケーション戦略における影響も不可避である（→35頁）．

多くの国々では，より根深いバリアが残っている．例えば，強オピオイド鎮痛薬の使用制限（モルヒネをはじめとする麻薬に対して政府による規制措置が厳しいことによる），強オピオイド鎮痛薬に対して医師が抱く恐怖症ないし拒否感である．多くの開発途上国では，ヘルスケアへの財源不足が著しく，基本的な疾患予防対策や治癒を目的とする治療が提供できず，緩和ケアはもちろん提供されていない．

緩和ケアを受ける人々は？　Who is a 'palliative patient'?

疾患の治療と緩和ケアとの間には，明確な区分けがないことが多い（**図3**）．しかし，疾患の治療が困難，ないし不適切な場合，最も重要な視点は緩和ケアの実践へと移っ

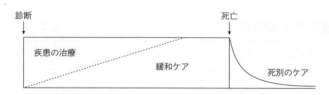

図3 進行性の治癒困難な患者での疾患に対する治療と緩和ケアの関係

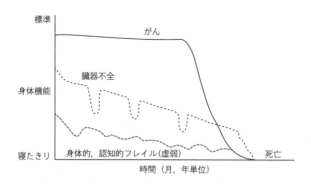

図4 進行性の疾患における異なる経過

ていく.

　臨床医によるがん患者の予後予測は通常,正確なものではなく,一般に楽観的なものである.非がん患者の経過についてはがん患者の場合よりも予後予測が難しい.疾患が異なれば,死に向かう過程における機能低下の経過が異なる(**図4**).

　がんによる死は,比較的よい身体機能が長期間続き,その後急速に死に向かって下降していくという,かなり予測しうる経過をたどる.

　がんとは対照的に,臓器不全(心不全,呼吸不全,肝不全)の患者が死に向かうときは,進行性に症状が悪化し,予測しがたい急性増悪もあるという経過を示す.多くの患者では増悪のたびに回復に向かうが,最終的には回復しない状態に陥って比較的急速に死に至ることになる.どの急性増悪が死の打撃を与えるかを予測するのは難しい.

　認知症,神経変性疾患,または加齢によるフレイル(虚弱)は,身体的,精神的機能の長期的な進行性の低下であり,さらに予測が不可能になる.患者と家族が将来について話し合うときは,予後についての不確かさも伝え,ともに理解しておくことが大切である(➡ 44頁).

誰が緩和ケアを提供するのか？　Who provides palliative care?

チームワークとパートナーシップが緩和ケアの中心である．多職種からなるチームメンバーのなかでも，また，臨床家，患者，その家族との間でも重要である．

チームワーク

「全員一致でケアの目的を成就する/Together Everyone Achieves More」

チームのメンバーは，お互いに尊敬し合い，信じ合い，ヒエラルキーの少ない雰囲気をつくり，メンバーは，できる限りベストのケアを提供できるよう力づけられること(エンパワメントされること)が基本である．なぜならチームメンバーには役割の重複がありうるので，協調性がチームの重要な部分になるからである．

動機づけの強い，有能な専門職のチームにおいては，時にはあつれきが避けがたいこととなる．あつれきや争いにどう建設的かつ創造的に対処するかが，チームワークの1つの課題となる．

緩和ケアの多くは，緩和ケアの専門家ではない医師や看護師によって実施されている．高齢化が進む社会のニーズに照らしてみると，すべての緩和ケアのニーズを緩和ケアの専門家によって満たすのは今のところ難しく，適切ではない．このため，良好な緩和ケアを提供するには，すべての医療者とソーシャルケア専門家が適切なスキルを身につけ，難しい複雑なケースに対しては緩和ケアの専門家を巻き込んでいくことが求められる(**表1**)．

パートナーシップ

緩和ケアは，多職種からなる医療チームと患者とその家族とのパートナーシップに基盤を置いて行われる．チームの診療方針は，専門家たちのミーティングによるべきである．患者は自身がどのように感じているかについて，また病気が与える全体的影響に関する専門家であり，医療者は診断と治療管理(マネジメント)の専門家である．パートナーシップでは，ヒエラルキーより対等であることが大切であり，メンバーが互いを尊重していることが肝要である(**Box B**)．

ケアを実施する場所　Place of care

最近は，患者がどこでケアを受けることを望むのかとどこでの死を望むのかに重点が置かれるようになった．一般人の意見では，自分が住んでいる家で亡くなることを望むとされているが，患者の希望は幅広く，多くが見解を決めていない．あるいは症状マネジメントがケアの場所や死ぬ場所より重要だと考えていることもある[12]．

患者とその家族にとって重要なことは，すべての選択肢について知っていることで

表1 緩和ケアを提供する医療専門職(医師,看護師,その他の医療者)の役割

役割	役割の概要
家庭医	地域におけるケアをコーディネートし,地域の適切な専門家のすべてが参画していることを確認する.通常,自宅か介護施設,ナーシングホームに入所している患者の主治医である.イギリスでは1人の家庭医が,平均して年間20名の患者の死を看取っており,そのうち5名ががんによる死,6名が臓器不全による死,7名が慢性的衰弱による死,2名が突然死である
病院の上級医	病院,診療所において腫瘍科,胸部診療科(外科,内科),心臓血管科,老年科などの上級医が,患者の専門的ケアに関しては全面的に責任をもつ.患者を緩和ケア専門施設に転院させる指示もするが,多くの場合は,患者を退院させ,地域の家庭医のもとに戻して継続的ケアを受けるように指示している
緩和ケアの上級医	一般的に複雑な患者のケアにあたる.病院内の緩和ケア病棟やホスピスに入院している患者の診療責任者となる.また,地域や病院においては,患者のケアの助言者役も果たす(家庭医や病院の上級医が患者の診療についての最終的な責任をもつ)
非上級医レベルの医師 (研修医,スタッフ,準専門医)	上級医または家庭医のもとで,すべての状況においてさまざまな方法で緩和ケアを提供する.例えば,入院患者の日々のケアの調整,医学的管理の最適化,外来,デイケア,診療所,在宅患者の再検討などである.病院では研修医は勤務時間外に最初に呼ばれ,死にゆく患者の診察や死亡確認をする
病院/施設の看護師	病院やケアホームでは,看護師および医療補助者などが身体的ケアや薬の管理を行う.死が近い患者のケアが日常的に行われているホスピスや他の施設では,看護師は頓用薬の投与において信頼できる存在である
訪問看護師	地域において通常の看護ケアを提供する.イギリスのほとんどの地域で24時間ケアが提供されている.定期的に患者を訪問し,症状の状況と看護の必要度を監視し,医療用ベッドなどの手配や夜間の看護ケアの手配,注射ないし自動注入器によるモルヒネなどの医薬品の投与を行っている
マクミラン・ナース/緩和ケア専門看護師	この専門看護師の任務は患者の状態と患者ケアについての情報提供や助言をし,情緒面で患者と家族を支援することである.実地的な看護ケアを行わず,通常,時間外には利用できない
マリー・キュリー・ナースと在宅ホスピスサービス	在宅での実地的な看護を提供する看護師や医療補助者で,患者の地域の看護師により手配されることが多い.患者ができるだけ長く自宅にとどまれるよう支援することが目標で,しばしば夜間も数時間を患者に付き添う
在宅介護士	地域の介護士は社会福祉局などに所属し,患者の清潔,排泄,食事,飲水の世話をし,家族の支援も行う.患者の状態を熟知しているので,患者と家族の少しの変化にも気づくことができる
理学療法士,作業療法士	運動の実施や住居の改造などによって患者の機能的能力を最大限に高める.息切れや不安の症状緩和に関する非薬物療法についても助言を行う
ソーシャルワーカー	在宅介護士やケアホームの申し込み方法など,地域で生活するための資源やサービスについての助言や調整を行う責任を担う.ケアの財政的な面,医療費の支援の受け方などの助言も行う
チャプレン/宗教家	スピリチュアルな面のケアの支援は,患者が信仰者であるときには大いに助けとなる.また信仰者でない患者が実存的な問題を抱えているときには宗教の枠外で話し合うとよい
補完的療法士	補完的療法が,特にホスピスでは実施可能である.リラクセーションが不安や不眠を対象に実施されている
ボランティア	非医療者であるが,ボランティアの生活経験や技術が付加価値をもたらし,緩和ケアサービスに不可欠な部分となっている.ボランティアは,飲食物の提供,アクティビティの調整,患者と家族への積極的傾聴など,広きにわたる仕事で患者を,また家族を助けている.ボランティアは周りの地域社会との重要なつながりもつくっている

Box B　患者とのパートナーシップ	
礼儀正しく，丁寧に 傾聴する 高ぶらない 正直に	説明する 優先順位とゴールについて賛同する 治療法の選択肢について話し合う 治療拒否を受け入れる

あり，必要となったらいかに早くそれにアクセスできるか，患者が自宅にとどまることについて気持ちが変わったとしても，それは失敗ではないと保証されることである．

イギリスにおいて患者が死亡する場所として最も多いのは急性期病院である．この患者の選択していたことと実際の死亡場所との矛盾は，病気が深刻になる前に自分の希望，例えば緊急入院を希望しないことなどを記録しておくACP（アドバンス・ケア・プランニング）を推進する一助となっている（➡ 276頁）．

自宅（在宅）

自宅でも質の高いケアが可能なことが多い．社会的つながりが強く，家族がケアに密接に参加できる場合である．さらに，社会からの支援ネットワークが良好であることも不可欠である．すなわち，昼夜を問わず医療と看護にアクセスでき，また必要な助言が専門医から得られ，家庭で使用する器具の調整が速やかにできることなどが必要であろう．

最期の日々の準備が特に重要で，思慮深く最期の状態への対応を話し合い，その備えについて家族や介護者が適切に準備する．「もしものときの薬」を患者の周辺に備えておき，不快な症状が現れたときに医療者がすぐに投与できるようにしておく（➡ 283頁）．さまざまな医療職がよく連携し，何度も別々に訪問することを避け（患者が疲れるばかりである），継続的なケアを保証することが重要である．

最初に自宅でケアを受けたいと希望を表していたにもかかわらず，病状の進行とともに徐々に在宅療養の選択は減少してくる[13]．介護をすることは，多くの人々が想像しているよりもはるかにきつく，極度の疲弊は絶えずつきまとう脅威となるからであろう．

ホスピスでのデイケア

ホスピスの多くでは，地域にいる患者のために週1～2日のデイケアが可能である．この頻度は受け入れ可能な人数により制限されるかもしれない．デイケアは，社会的に孤立している患者に有益であり，患者の家族には休養する時間を与えることにもなる．デイケアで患者は，従来の医療，看護ケアとともに，補完的療法やリラクセーションも受けられ，患者が在宅で過ごせる期間を長くすることへの支援ともなる．

介護施設あるいは居住型ケアホーム

特に慢性的なフレイル(虚弱)※や認知症の患者が意義ある緩和ケアを受けられる．これらのケアホームは，長期にわたり患者を常時見守る環境であり，患者は自分の好みを知ってくれているスタッフと慣れ親しむようになる．看護師は，問題となる症状に気づき，適切なときに他の医療職の関与を求めることができる専門家である．

ホスピス/緩和ケア病棟

ホスピスは優れた専門的緩和ケアを提供する施設である．ホスピスが歴史的にがん患者に焦点を当ててきたことを反映して，大多数の患者はがんの診断を受けた人である．多くのホスピスは，かなり多くのチャリティ資金を受けている(時に運営費の50％以上にあたることがある)．しばしば補完的療法などのサービスも加えてくれる．

イギリスでのホスピスのベッド数は限られており，この希少資源の割り当ては課題となっている．入院ベッドは通常，他の施設では満たすことができないような複雑な身体的・心理的・社会的・スピリチュアルなニーズがある患者のために確保されている．平均入院期間は10～14日であり，通常，治療の目的は症状の緩和である．半数の患者はホスピスで死亡し，残りの半数は退院し，自宅あるいはケアホームに戻っている．

病院

生涯の終わりに近づいた患者は，危機が起こると，しばしば病院に入院する．そして多くの患者は退院できるまでには回復しない．病期のより早い段階，特に治癒を目的とする治療を受けているのであれば入院が適切であろう．しかし，多忙な病棟の環境は，生命の終焉に近い患者にとってあまり適切ではない．急性期疾患の患者を看護しているスタッフには，死にゆく患者の急激に変わりゆくニーズをケアするための十分な時間がない．

おわりに　Conclusion

過去50年間に，緩和ケアが発展し，重要な臨床部門となった．しかし，専門科にかかわりなく，すべての医療者に緩和ケアの基本的な知識をもたせる必要がある．イギリスでは，研修1年目の医師が，医師の資格をとった最初の1年間におよそ40人の死が近づいた患者のケアにあたっている．つまり，あらかじめ緩和ケアをよく理解しておくべきなのである．

さらに，イギリスでは医学部卒業生の半数以上が家庭医になり，自宅やケアホーム

※訳注：フレイルの用語については，長寿科学振興財団のウェブサイトにある定義を参照のこと

で亡くなる患者の40％のケアを担い，中心的役割を果たしている．それゆえ，死にゆく患者のケアについても正しく学んでおくべきである．患者の1度きりの人生にかかわる機会なので，死にゆく患者のケアは実に挑戦的でやりがいが非常に大きい．臨床的，薬理学的，コミュニケーション，そしてチームワークのスキルを学ぶことが不可欠である．ある患者の遺族から，若い医師に宛てた手紙を紹介する．

「私たちは，あなたが母の最期の数日に示したおだやかで安心できる診療を決して忘れることがないでしょう．母を心地よくし続けてくれるというあなたのゆるぎない自信と，どこで助言を得られるかを知っていることへの自信は，つらい喪失をとても軽くしてくださいました．あなたにお礼をお伝えします．ありがとう！」

文献

1. WHO (2002) *National Cancer Control Programmes. Policies and managerial guidelines (2e)*. World Health Organization, Geneva.
2. National Council for Hospice and Specialist Palliative Care Services (2002) *Definitions of Supportive and Palliative Care Briefing paper 11*. London.
3. Senn H-J and Glaus A (2002) Supportive care in cancer - 15 years thereafter. *Supportive Care in Cancer*. **10**: 8-12.
4. Association for Children's Palliative Care (2011) *A care pathway to support extubation within a children's palliative care framework*. www.togetherforshortlives.org.uk/professionals/resources/2433_the_extubation_care_pathway_2010
5. Cohen S and Mount B (1992) Quality of life in terminal illness: defining and measuring subjective well-being in the dying. *Journal of Palliative Care*. **8**: 40-45.
6. Calman KC (1984) Quality of life in cancer patients - an hypothesis. *Journal of Medical Ethics*. **10**: 124-127.
7. Boulay du S (2007) *Cicely Saunders: the founder of the modern hospice movement*. Society for Promoting Christian Knowledge, London.
8. Murtagh FE *et al.* (2014) How many people need palliative care? A study developing and comparing methods for population-based estimates. *Palliative Medicine*. **28**: 49-58.
9. Neuberger J (2013) *More care, less pathway: a review of the Liverpool Care Pathway*. Department of Health, London.
10. Leadership Alliance for the Care of Dying People (2014) One chance to get it right. Improving people's experience of care in the last few days and hours of life. www.gov.uk/government/uploads/system/uploads/attachment_data/file/323188/One_chance_to_get_it_right.pdf
11. NICE (2015) *Care of dying adults in the last days of life*. www.nice.org.uk/guidance/ng31
12. Hoare S (2015) Do patients want to die at home? A systematic review of the UK literature, focused on missing preferences for place of death. *PLoS ONE*. **10**: e0142723.
13. Munday D *et al.* (2009) Exploring preferences for place of death with terminally ill patients: qualitative study of experiences of general practitioners and community nurses in England. *British Medical Journal*. **338**: b2391.

（高橋美賀子，武田文和）

2 倫理的側面
Ethical aspects

倫理的な意思決定 ……………… 13	医療による死の幇助：
適切な治療：治療の差し控えと中止 … 17	安楽死と自殺幇助 ………………… 20
延命治療の差し控えの意思決定 ……… 19	苦痛緩和のための鎮静 ……………… 27
	持続的な深い鎮静(CDS) ………… 28

倫理的な意思決定　Ethical decision-making

　臨床的な医療行為はすべて，意思決定を伴う．なかには，患者のみならず医療者，社会全般に対して重大な結果をもたらすような倫理的な課題を伴うことがある．

基本原則
　医療現場では，下記のような基本原則が適用される．
- 自律性(自己決定)
- 与益(善行)
- 無害(最小限の害)
- 正義(入手できる資源の公正な活用)[1]

　4つの基本原則は，生命を尊び，患者の健康を守り，尊敬と尊厳をもって患者を治療する価値観に基づいたものであり，4つの原則の重要性は同等である[2]．終末期において，life(生命，人生)に敬意を払うことは，最終的に避けられない死を受け入れることにつながる[3]．そのため，臨床現場では，以下のような3つの対立する点についてバランスをとる必要がある．
- 治療によって得られる利益とリスクないし負担
- 延命治療を行ったが，治療による負担が利益を上回るような場合に，治療を中止するか保留するか，あるいは苦痛のない死を提供するか
- 個人のニーズと社会のニーズ

　もう1つの倫理原則として，「臨床的な誠実さ」があげられる．臨床的な誠実さにおいて特に強調しなければならないのは，患者の価値観，ニーズ，希望を尊重すること，さらには実現可能な最良のケアというだけでなく，同時に他の患者にも公平な方

法で利益をもたらす方法であるという点である[4]．

　臨床的な誠実さには，ケアのあらゆる面において常に最新のものに更新することが含まれる．具体的には，自らの限界を認識し，必要に応じて他からの助けを求めてケアをよりよいものとすることである．また，個人の性格や資質が誠実であることが臨床的な誠実さに関係してくる．そして，常に臨床的な誠実さを保つことが，エンドオブライフ・ケアにおけるあらゆる課題を乗り越えるための助けになる．

　加えて，緩和ケアにおいて必要なことは，迅速性を認識する感性である．緩和ケアは，急性期ケアといってもよいからである．この点については，以下の緩和ケアの解放原則(emancipation principle)で言及されている．

　「科学的，臨床的な力を尽くして，死にゆく人を痛みの苦しみから解放すべきである．痛みは，意識を侵し，支配し，萎縮させ，亡くなる前に考え，伝えておきたいことを伝えるための心理・精神的な余裕を失わせる[5]」

パートナーシップ

　自律性といったとき，患者の自律性について論じられることが多いが，その理由は医療現場でのパターナリズムに対する反省があるためである．しかし，真の自律性とは，患者と専門家双方の自律性を含むものである[6]．つまり，患者と専門家の間のパートナーシップこそが臨床における自律性なのである．患者は，病いを得て人生や家族がどのような影響を受けているかということについてのエキスパートである．一方，専門家も臨床的判断と治療の選択肢についてのエキスパートであり，両者はどちらもエキスパートである．

　したがって，患者が要望することをそのまま行うことが自律性なのではない．これでは専門家の役割を放棄することになる．もし両者の意見に相違があった場合には，医師は自分の判断を繰り返し患者に伝え，患者がセカンドオピニオンを受けることができるよう援助すべきである[2]．

　逆に，イギリス，ならびに他の多くの国においては，たとえ患者が治療を拒否することで死が早まったとしても，患者は医師が勧める治療を受け入れる法的な義務をもっていない[7,8]．

　とはいえ，患者のほとんどはパートナーシップを望み，専門的見地からの助言を喜んで受け入れるであろう．したがって，医師は法的に次のような責務を負う．すなわち，治療の選択肢とその意味するところを患者と話し合い，患者の価値観や希望を考慮し，そしてインフォームド・コンセントを得ることである．

　医師は，同意を得ないことによって傷害罪のリスクを負うことになる[9]．同様に，患者の意向を無視することは，法律違反につながる可能性もある[10]．誤解を避けるためには，よいコミュニケーションをとることがきわめて重要である(➡ 35頁)．

意思決定能力

　意思決定能力とは，適切な意思決定をするための患者の能力を指す．認知障害が疑われない限り，人間には意思決定能力があると推定するべきである．意思決定能力の欠如の原因として，強いうつ状態，せん妄（急性昏迷），認知症があげられる．
　イギリスにおける意思決定能力の4つの構成要素．
- 意思決定すべき内容とその理由を理解する能力
- 意思決定した場合としない場合，それぞれ予想される結果を理解する能力
- 意思決定に関連した情報を理解し，記憶し，取り扱い，比較検討できる能力
- 意思決定について意思表示する能力（話す，言語や他の方法でサインを出す）[11]

　人によって，意思決定できる内容とできない内容がある．また，意思決定できないのは，決めるということに関してだけかもしれず，一時的な問題のための場合もある．患者に意思決定能力がない場合，医療者の法的な責務はどのようなものであろうか．それは患者に対して法的な権限のある人を巻き込みながら，患者が最善の利益を得られるように意思決定することである（→ 273 頁）．このとき，以下のような法律上の責務を念頭に置く必要がある．
- 年齢，外見，身分，地位，境遇による差別を排して判断する
- 患者本人に関する重要な要素をすべて考慮する
- 将来的に意思決定能力が回復する可能性がある場合は，決定を待つことを検討する
- 意思決定能力が低下していても，患者本人も可能な範囲で意思決定に参加すべきである
- 延命治療について検討する場合，意思決定する人に対して死をもたらすような方向づけは避ける
- 患者本人の過去と現在の希望，感情，信念や価値観を考慮する
- 家族やパートナー，介護者など「キーパーソン以外の関係者」にも意見を求める[11]

二重効果の原則

　二重効果の原則とは以下のようなことである．
　利益と害の2つの効果を生じることが予測されるとき，好ましい効果が意図されている，あるいは，好ましい効果は好ましくない効果によってもたらされるものではない，さらに同じ結果を得るために他により安全な方法がないのであれば，その行為は許容され，倫理的に必ずしも禁じられるものではない[1]．

　二重効果の原則は，13世紀の神学者であり哲学者であるトマス・アクィナスによるものとされている．その起源は正当防衛に関連したものである．すなわち，加害者の襲撃に対して，被害者が抵抗し，加害者に重傷を負わせたり殺したりした場合は，正当防衛にあたり，傷害罪・殺人罪とはならない，というものである．
　このように，二重効果の原則は，好ましい行為が意図しない害という結果になった

ときに，責めを負わないようにするために世界的に認められている原則である．臨床医療は，このような原則なしには立ちゆかない．なぜなら，治療はすべてリスクを伴うものであり，時には悪い結果となりうるからである．ただし，能力不足のために生じる害は，この原則に当てはまらない．

終末期患者の鎮痛のためにモルヒネなどのオピオイド鎮痛薬を使用するという議論の際に，しばしば二重効果の原則が当てはめられる．これでは，終末期にモルヒネを使用することはハイリスクな治療である，という誤った印象を与えてしまう[12]．モルヒネなどの強オピオイド鎮痛薬は，正しい方法で使用すればきわめて安全で，重篤な害を生じることはほとんどない[13]．逆に，NSAIDs（非ステロイド性抗炎症薬）はより重篤な好ましくない効果を生じる可能性があり，特定の患者群においては時に致死的でさえある．

鎮痛によって得られる利益は，重篤な好ましくない効果のリスクをはるかに上回る．したがって，鎮痛薬の使用は正当であり，終末期患者においては特にそうである．しかし，利益と起こりうる害とのバランスは，鎮痛薬によってそれぞれ異なる．例えば，腎障害のある患者などにおいてである．

イギリスでの見解は，次のような古典的な法的判断にみられる．

「病人や死にゆく人を診療する医師は，投与した薬が患者の余命に及ぼす，分単位または時間単位の効果を計算する必要はない（おそらく，数日や数週間といった長さはこれに該当しない）．さもなければ，故意の殺人の罪を着せられるリスクがある．医学的な最初の目的（健康の回復）が達成できる見込みがなくなった場合でも，医師のなすべきことは多い．医師は，痛みと苦しみを和らげるために，適切かつ必要なことをすべて行う権利が与えられている．それがたとえ，生命予後を短縮する可能性があったとしても，である[14]」

他の国でも同様の意見がみられ，国際的に広く普及している．

緩和ケアにおいても，意図する治療目的は，患者の死ではなく苦痛緩和であるべきだとされている．極度の状況では大きなリスクも許容されるが，まずは生命に対するリスクが少しでも小さい方法をとるべきである．

したがって，極度の状況においては患者の意識を低下させることは許容されるかもしれないが〔それ以外の方法で適切な苦痛緩和がはかれないことを理由に（➡ 27頁）〕，死を意図することは許されない．事実，EAPC（欧州緩和医療学会）では，安楽死は緩和ケアの範疇ではないとみなしている[15]．安楽死は，患者へのアプローチが根本的に異なっているからというのがその理由である（➡ 23頁）．

治療の意図を解釈する際には，生命に対する社会の考え方を配慮する．イギリスを含むほとんどの国では，生命を尊重することが，医療行為と専門職の行動規範の下地になっている．しかし，一部の国や地域では異なる考えがみられる．すなわち，終末期では，死は望ましく，よい結果として考えられている[16]．このように，意図と結果

は，社会の生命に対する考え方を法律も含めて考慮して解釈する必要がある．

倫理的な緊張

行為の倫理（規範的倫理）について考える際に，4つの基本原則（➡ 13頁）と並んで，3つの大きなアプローチがあげられる．
- 義務論：意思決定は，個人の義務と他人の権利に基づいてなされるべきである
- 結果主義：行為の道徳性はその結果によって判断される
- 善行の倫理：行為そのものよりも，行為する人自身の高潔さ（人格，品性）が焦点になる

これらのアプローチの強調点はそれぞれ異なっており，人がある行為に対して声高に反対したい場合に用いられる．例えば，二重効果の原則では行為の意図を重視するのに対して，結果主義者は行為の結果を重視する．2つの立場の緊張は，特別な倫理的配慮が必要な場面で明瞭となる．

適切な治療：治療の差し控えと中止
Appropriate treatment : withholding and withdrawing

「患者に事実上利益がない治療は，倫理的にも法的にも差し控えるか中止すべきであり，医療のゴールは症状緩和に変更すべきである」[17]

終末期の意思決定で最も大きな課題は，抗菌薬，人工栄養，人工呼吸といった延命治療の差し控えや中止に関するものである．

医師は，すべての患者が必ず死ぬことになるということを心にとめ，治療の利益と負担，およびリスクを比較考慮する必要がある．すなわち，どのようなときに積極的に治療を行うのか，そしてどのようなときに治療による苦痛を避け，延命せず，死を許容するのか決定する．

医師には「すべてを犠牲にしてまで」生命を維持しなければならないという法的，倫理的な責務はない[2]．患者が明らかに死に向かっているとき，優先すべきことは変わってくる．医師には死の過程を長引かせるためだけの治療を行う責務も権利もない[18, 19]．医師には死んでゆくための薬を処方する義務も権利もない．緩和ケアの主要な治療目標は，必ずしも延命することではなく，限りある人生をできる限り快適で意味あるものにすることである．

医療は，完全な治癒を目的としたものから症状緩和を目的としたものに至る連続したものである．そして，どのような治療を行うときにも，治療目的を明確に心にとめておくことが重要である．何が適切であるか決定する際に念頭に置くべきことは以下の点である．
- 個々の患者のゴールと希望

- 治療による生物学的な利益
- 1つひとつの治療の目的と利益
- 1つひとつの治療の負担とリスク
- ニーズと社会的リソースのバランスをうまくとること

　治療の利益とは，以下のようなことが含まれる．
- 病気の進行を遅らせる
- 延命
- 機能低下の軽減，体調の改善
- 不快感の軽減

　治療が，現実的にこれらの目的を1つも達成できないのであれば，おそらく無益な治療である．

　治療の負担とは次のようなものを含む．
- 死への過程を長引かせること
- 痛み，消耗，強い有害事象，侵襲を伴う治療

　時には，「ある治療を試してみて，2～3日経過観察し明らかな利益がないようなら中止する」といった期間を限定した試験的治療(time-limited trial)が正しい対応となる．

　医療者は通常，治療を差し控えることより，中止することのほうが難しいと感じる．しかし，両者には倫理的な相違はない．このことを理解していないために，利益があるかもしれない治療を開始できなかったり，利益のない治療を継続してしまったりすることが生じる[2]．治療方針について議論になった場合，患者，家族，医療スタッフ間でよいコミュニケーションをとり，共感し譲り合うことで，多くの困難を解決することができる．意見の調整と熟考のためには十分な時間が重要である．もし意見の相違が続くようなら，セカンドオピニオンを得るべきである．また，倫理委員会，法的な部門へのコンサルテーションが必要なこともある．

人工的水分・栄養補給

　飲食は生命を維持するために本質的なものであることから，患者・家族の心情面に影響する．また，嚥下ができ，重篤な息苦しさや喘鳴のリスクがない限り，飲食を助けることは基本的なケアである[2]．

　嚥下障害は，頭頸部がんや運動ニューロン疾患/筋萎縮性側索硬化症(MND/ALS)の経過中にみられ，患者がまだ比較的元気な時期には大きな影響を及ぼす．飢餓と脱水を防ぐために，経口摂取が不十分となった患者で検討すべきことは下記の通りである．
- 人工栄養：経静脈栄養または経管栄養〔経鼻チューブないしPEG(経皮的内視鏡的胃瘻造設術)による〕
- 輸液：経静脈または皮下輸液

しかし，人工的水分・栄養補給は「医学的な治療」であり[20]，意思決定の前には倫理的な熟考が必要である．文献上は，相反する結果が報告されており，特に延命について顕著である[21]．個々の意思決定には，余命，QOL(quality of life：生命・生活の質)，また病変の治療をした場合としない場合の影響について検討する必要がある．

人工的栄養補給について意思決定する場合のゴールは次のようなことが含まれる．
- 体重が減少している患者の体重増加
- 褥瘡の治癒促進
- リハビリテーションのための能力向上
- 延命[22]

負担については以下のようなことが含まれる．
- 経腸管チューブの位置や逆流による合併症は10%にみられ，30日以内の死亡率は6%である．リスクは運動ニューロン疾患/筋萎縮性側索硬化症(MND/ALS)のような特別な状況で有意に上がる．
- 1日のうち最大20時間にわたりポンプにつながれる，あるいは1〜2時間ごとの間欠的な投与が必要であること
- 人と食事の時間を共有したり食べる楽しみが失われること
- ボディイメージが変化すること

また，輸液も，利益（例：口渇や脱水を防ぐ）が不便，不快，好ましくない作用（例：分泌亢進，四肢の浮腫，肺水腫，腹部膨満 ➡ 286頁）を上回る場合に考慮される．

死が近づくにつれて飲食に対する興味を失い，全般的な機能が低下することは死の過程の一部である．したがって，一般的に人工的水分・栄養補給による利益は小さくなり，負担が上回る．患者ごとに個別に評価し，わかりやすく説明し，監視を注意深く行うことが必要である（➡ 286頁）．このような状況でも，口を潤す水分を提供し，口腔ケアを行うことは基本的なケアとして継続する．

延命治療の差し控えの意思決定
Do not attempt cardiopulmonary resuscitation (DNACPR) decisions

心肺蘇生(CPR)は，心肺停止の状態で心肺機能の再開を試みる処置のことである．延命治療の差し控え(DNACPR)〔訳注：日本ではDNAR(Do not attempt resuscitation)と呼ばれることが多い〕の意思決定は，患者が無益な蘇生処置に苦しまないように行うものである．

イギリスでは，DNACPRの意思決定に関する国のガイドラインがある[23]．患者が心肺停止の危険がある場合には，医師は心肺蘇生の利益と負担，リスクを比較検討する必要がある．心肺蘇生の効果は，心肺停止の原因，状態や環境によって異なり，特別な環境においてのみ有効となる．死にゆく患者の心肺蘇生は決して成功しない．

通常，無益な治療は行われず，患者が意思を表明していない場合には話し合いがなされる．しかし，2014年に延命治療の差し控えの意思決定についての判決があった．裁判所は，延命治療の差し控えの指示を患者と話し合っていなければ，欧州人権協会の違反に当たると裁決した．ただし例外として，「話し合いが患者の負担となり害を及ぼす」と医師が判断する場合にはその限りでないとした．

　この判決の重要な点は，意思決定についてではなく，心肺蘇生について話し合いをしない患者の権利を保障したことにある[10]．こうした意思決定の考え方は，十分に周知されるべきである．延命治療の差し控えの意思決定は，一般社会の心情に訴えるものであるという点で特別である．そして心肺蘇生とは，それをしない場合には，そのための文書を必要とする点で，数少ない特別な治療である．

　また，DNACPRの意思決定がなされれば，積極的な治療を中止することは当然であると考えられることがあるが，これは課題である．国のガイダンスでは，他のことで積極的な治療をしている患者においてさえも，心肺蘇生は無効な可能性があることを明示し，すべての入院患者は蘇生をするか否かを決めなければならないとしている[24]．

　残念なことに，心肺蘇生は治療方針全体の流れのなかで議論されずに，しばしば独立して議論されてしまう．患者にとっての治療目標が明確になれば，他の治療計画（例：Universal Form of Treatment Options[25]，Treatment Escalation Plans[26]，Emergency Care and Treatment Plans[27]）を開始し，計画のなかに含まれる心肺蘇生の意思決定を行う．このほうがはるかに患者と家族にとって受け入れやすい．

　心肺蘇生が有効な場合には，患者が情報提供されたうえでの意思決定ができるように利益とリスク，負担について細やかに患者と話し合うべきである．患者のなかには，死にまつわる話をしないことを選ぶ者もいる．患者に意思決定能力がない場合には，患者にとって最善の利益が得られるように意思決定を行う．正しいと考えられる臨床的判断であっても，意見の相違が生じた場合には，時間をかけた細やかなコミュニケーションによって意思決定する．必要があれば，セカンドオピニオンを得る機会を提供する．

医療による死の幇助：安楽死と自殺幇助
Medically-assisted dying：euthanasia and assisted suicide

　死の幇助(assisted dying：AD)とは，個人の自発性と権限で死を早めたいという明白な意思に従う医療介入である．
- 自殺幇助〔assisted suicide (AS), physician-assisted suicide (PAS)〕：個人が自分で薬を使って自殺できるように，医師が意図して手助けすること
- 安楽死(積極的安楽死)：医師が薬を投与することにより故意に個人を死に至らしめ

ること[28]．

　自殺幇助はより広い意味で，個人が自分の命を扱うための手段や知識(情報，助言，処方)を医療専門職が提供することを含む．また安楽死は，死ぬ個人の利益のため，できる限り苦痛の少ない手段を使用することを意味する[29]．

　非自発的安楽死(non-voluntary euthanasia)は，個人が意思決定できる能力がなく(例えば，認知症や脳疾患)，したがって法的に有効な同意が得られないため，本人にとって最善の利益になるように代理意思決定を行うものである．反対に，まだ判断能力がある患者にもかかわらず，意思確認をせずに死に至らしめるのは，不本意な安楽死(involuntary euthanasia)である(事実上の殺人である)．

　間接的安楽死(indirect euthanasia)は，昔，終末期患者にオピオイド鎮痛薬を使用することを指して用いられた．しかし，痛みを軽減するために投与量を調節することは，故意に死を早めるために致死量を投与することとは異なる．

　したがって，以下のことは医療による死の幇助には当たらない．
- 死の差し迫った患者に自然な経過を許容すること
- 生物学的に無益な治療を中止すること
- 治療による負担が有益性を上回るとき，その治療を中止すること
- ガイドラインに則り，痛みを和らげるためにモルヒネや他の薬を使用すること

安楽死と自殺幇助の要請

　患者が希死念慮を表現したとしても，その意思が持続することは稀である[30]．

> 「医師に死の幇助を要請する患者が語ることは，心身の苦しみから解放してほしい，それが無理なら死を望む，というものである．患者の絶望に耳を傾け，死に対する揺れる気持ちを理解し，抑うつを治療し，苦痛を緩和すると希死念慮は消え去るのが普通である」[31]

　つまり，死の幇助を要請する患者の多くは，生きる手助けを望んでいるのである．

　一般に，希死念慮のある患者に共通するものは絶望である．それは，希望のなさ，無力，自律性の喪失，そして無限の苦しみである．患者は，以下のことを現実に体験，あるいは予期している．
- 激しい痛みと他の身体的な苦しみ(息切れ，息苦しさ，嘔吐)
- 人に頼ることが増えてくること
- 月単位で緩徐に体力が低下すること
- 家族や友人の重荷になること
- QOL が低くなったとき，あるいは昏睡になったときに，機械と管につながれて生き続けること

　また，絶望は下記のことからも生じる．
- 余命が限りあると知ったときに生じる短期間の適応障害

- 気力喪失(混乱)
- 抑うつ(うつ症状を呈する病いを意味し,単なる悲嘆や気力喪失とは異なる)

　希死念慮のある患者の約半数において,抑うつや他の精神疾患が絶望の原因となっている[32].さらに,絶望がなければ,耐えられない苦しみを予期することはないと考えられる.そして通常は,抑うつがなければ,苦痛が耐えられないという感情が持続することはない[33].

　絶望感(つまり耐えられない苦しみ)が持続するのは,おそらく,強く,健康的で自立していることに価値をおく人生観に関係している[34].医師は,判断を加えずに患者の話を聞くことにより,希死念慮の原因を診断することができる.抑うつの患者には治療が必要である(→ 196 頁).抑うつ以外のほとんどの患者では,以下のような緩和ケアによる利益を体験するにつれて,希死念慮は小さくなる.

- 無条件の肯定的配慮(敬意)
- 良好なコミュニケーション
- 目標設定
- 全人的な援助
- 迅速な対応
- 質の高い痛みと症状のマネジメント
- かかわり続けること(見捨てないこと)

現状

　イギリスでは,死の幇助は法制化(合法化)されておらず,自殺幇助は実刑を受ける.自殺幇助を合法化する試みは,2015 年にスコットランド,イングランドとウェールズでも覆された.

　法律が変わらないという理由もあって,1 年に約 30 人のイギリスの居住者が自殺幇助を受けるためにスイスのクリニックを訪問している.スイスは,自殺幇助が違法ではないからである.ロンドンの検察当局の長官は,終末期患者がスイスに行くのを手助けしても起訴しないというガイダンスを公布した[35].したがって,イギリスではここ数年間,このような方法で自殺を援助したということで起訴された人はいない.

　いくつかの国と地域では,基準を満たした成人,場合によっては未成年(16 歳以上)に,安楽死または自殺幇助が認められている.オランダでは死の幇助は 12 歳から認められており,ベルギーでは年齢の制限なく小児でも,意思決定能力があれば,安楽死が許されている[36,37].特段に若年であることや,知的障害・意識障害がある場合は除外されている.重度の障害をもった新生児の安楽死は,非自発的安楽死にあたるが,オランダのフローニンゲンプロトコルが認めている[38,39].

継続中の論争

一般に，実用主義を起源とした功利主義や結果主義の人々が，死の幇助に関する論争を巻き起こしている．相互に排他的な哲学的立場で論争しても，合意に至ることは決してない．

ヒポクラテスの時代から，医療職は死の幇助に反対の立場をとってきたにもかかわらず，古代ギリシャから死の幇助については歴史的な例がある．また，現在死の幇助が認められている国と地域においても考え方が変化してきている．

イギリスでの調査では，市民の 60〜80％ は，死の幇助が認められるよう法律が変わることを支持しているが，医師の 60〜70％ は反対している[40-42]．反対意見が最も多かったのは緩和ケア医であり，変化を望む医師はわずか 10％ であった[40,42]．

この矛盾を理解しようとすることが重要である．死の幇助を支持する理由の多くは，単なる無知，あるいは過去に親族が苦しみながら死亡したなどの経験からきている．同時に，緩和ケアがどのようなことを提供可能であるかということを知らないことにも関係している．また，病状進行に伴い，体力が低下し他者に依存しなければならず，尊厳が損なわれたことに耐えられないという感情（自ら決断する権利と自律性）が影響していることもある(**Box A**)．

しかし，これとは対照的に，多くの医師が緩和ケアのアプローチを行うことで，肯定的な結果を生んでいる(➡ 1 頁)．

こうしたことを通して，人々は「死に至るまで生きる」希望を持ち続けることができるようになり，やり残した（心理社会的な）ことを完成させ，死の幇助を求めずに安らかに死を迎える（「尊厳をもって」）ことができるようになる[15]．

さらに，法治社会においては，人が危険にさらされたとき，その人の自律性を制限することは妥当なことである．このような場合，われわれは 4 つの基本原則のバランスをとることが必要になる(➡ 13 頁)．結論として，社会一般は公共の利益を守るように行動すべきである．

したがって，死の幇助の論争において中心となる疑問は以下のことである：不治の進行性疾患や加齢によって衰弱が進んだ場合，他人を傷つけることなく，自分の望むように生命を終わらせることができる制度設計が可能だろうか？

死の幇助を擁護する人は，それが可能であると主張し，一方それに反論する人は，死の幇助を認めるように法律を変えることは物事をより悪化させることになると主張する．

しかし，死の幇助についての個人の意思は別として，法律そのものが変わることに反対する人は，死の幇助以外の選択肢を複数もっている．どのような変化に対しても **Box B** にあげることが，物事を正しい方向に導く根拠として役立つ．

残念なことであるが，苦痛を和らげるために「人よりも動物のほうが扱いやすいのに」や「もし動物だったら，安楽死だろう」といった意見がしばしば聞かれる．この

Box A 死の幇助を支持する論拠

人は,自ら意思決定する権利(自律性)をもっており,死ぬときと方法を選択する権利をもっている.

現在,人は先祖よりはるかに長生きであり,しばしば多くの年月を身体障害や尊厳の損なわれた認知症に苦しまなければならない.

耐えられない苦しみのある人の死を幇助することは,憐れみ深いことである.

緩和ケアは,必ずしも適切に苦痛症状を和らげられるとは限らず,死の幇助は手段の1つとして必要である.

死の幇助は,難治性の疾病に対する過剰な治療を避ける方法として必要である.

人は,最も基本的な身体的ニーズさえも他人に依存しなければならない状態で数か月,数年にわたり生きるよりも,死の幇助によって尊厳のある死を迎えることができる.

死の幇助は広く人目につかない形で行われている.明確な法律の枠組みは適切な手段であり濫用の防止になる.

死の幇助が合法である地域において,何か害が生じた,当初の予想外の展開になったという証拠はない.

Box B 死の幇助に反対する論拠

予後は,確実ではなく予測に基づいて行われるため,予測よりもはるかに長く生きる場合がある.

死の幇助が合法化されたら,医師は殺人者になることに恐怖をしばしば感じるようになり,患者は緩和ケアを受けることを拒み,結果的に不必要な苦しみを味わうことになる.

死の幇助により,医師と患者の関係性は大きく変化するだろう.

過重労働の医師は,仕事の負荷を減らすために,死の幇助を促進する可能性がある.

暗黙の強制,例えばオランダの医師は「過去に,こちらが安楽死を提案すると10人中9人は安楽死を選択する,そして緩和ケアを提案すると緩和ケアを選択する」と言っていた[43].

終末期患者が死を早めることを望んでいると表現しても,それは死の幇助を意味するのではなく,傾聴されたい,つらさと恐怖を表現し理解してもらいたいのである.

患者の気持ちは変化する,ことに質の高い緩和ケアを受けた患者ではそうである.

死を早めたいという希望は,うつ病でない限り,通常は持続しないし,うつ病は治療に反応する.

死を早めたいという気持ちは,常に絶望(希望がないこと,無力であること)と関係している.緩和ケアは,患者とともに新しい目標を設定することで,希望を回復させ,絶望感を克服する.

死の幇助が可能になると,機能障害や病弱に対する社会の受容能力が脆弱になる.

医療費を圧縮するために,死の幇助を選ぶような圧力が増す可能性がある.

予想外の展開となることは不可避である:このことについては,オランダの経験(安楽死と死の幇助)とベルギーの経験(安楽死)は動かぬ証拠であり,オレゴン州の状況はさらに納得できないものである(本文を参照).

ような意見は,哲学的・倫理的原則の議論から切り離されており,また,しばしば放置されている激しい苦痛と深い同情を反映している[44].

また,死の幇助に賛成する人々は,人が生き続けたくないと望む実存段階があることを強調している.例えば,不可逆的な昏睡や植物状態にある患者が,もし意識があれば,生きる意味や目的がないといって死の幇助を求めるだろうと.

死の幇助に関して検討している国々では,死にゆく患者の必要に見合う包括的な緩和ケアの提供があると保証することが急務である.しかし,緩和ケアは必ずしも死のすべての経過を和らげられるわけではない.例えば,がんが顔面に浸潤し,顔貌が悪臭を伴った肉芽腫様の潰瘍で取って代わる場合,また会陰部の潰瘍性変化の結果,尿失禁,便失禁のストレスと惨めさのなかにある場合などである.死の幇助に反対する

立場の人は，これらの強烈なイメージが真実であると認めざるを得ない．実際，以下のようなことがいえる．
- 患者を死に至らしめることの誘惑を感じたことのない医師は，おそらく臨床経験が限られている，または苦しむ患者に共感できないかのどちらかであろう
- 患者を耐えられない苦痛のままに任せる医師は，死の幇助を選ぶ医師(他の方法を知らないために)よりも，さらに道徳的に非難されるべきである

オレゴン尊厳死法

イギリスのなかで現在議論されている死の幇助は，1994年に制定されたオレゴン尊厳死法に基づいた提案であることから，オレゴン州は特に注目に値する．法が施行された1997年以来，1年ごとに統計結果が出版されている．オレゴン州で死の幇助を受けた人の70％以上が，大学を卒業した人であり，しかも身体的な苦痛はなかった．彼らの主な心配は，自律性を失うことや，活動を楽しめなくなること，そして尊厳の喪失であった．
- 死の幇助のための処方箋の67％は，限られた少数の医師によって発行されていた．州内の医師1万人のうち，29名の医師による処方であった[45]
- 死の幇助を受け死亡した人のほとんどは，コンパッション・アンド・チョイス(オレゴン州の死の幇助の擁護団体)の顧客であり[45]，代替案について十分な話し合いがされていない可能性がある
- 2人の資格を満たした医師が，詳細が公開されている5つの症例を審査したところでは，患者の懸念は適切に評価されておらず，患者は死の幇助を好む傾向があることが明らかになった[31]
- 死を早めることを望む患者のなかで，うつ病の罹患率は約40％前後にもかかわらず[32]，現在，オレゴン州で死の幇助を望んでいる患者のわずか3％しか精神科医の評価をうけるよう指示されていない(1998～1999年の30～40％から減っている)
- 死の幇助を要請した18人の患者を精神科教授が調査した結果では，3人(17％)がうつ病であった．しかし，3人ともうつ病の診断はされておらず，したがって治療もされていなかった．3人とも2か月以内に死の幇助によって死亡していた[46]
- 死の幇助の処方箋を受け取るための基準には，「予後が6か月以内であること」が含まれているが，10％を超える人々はそれより長い予後であり，予後が1～3年あったと考えられる人もいた(オレゴン州の公衆衛生部DWDA年報からの推定による)

予想外の展開(mission creep)

死の幇助が法律で認められるようになると，初期には起こりえないこととして確かに請け合われていたことであっても，合意を得た範囲を超えて広がってしまう傾向がある[47]．これは予想されることであり，避けられないことである．なぜなら，推進派

たちは，要求を減じて活動することで世間の支持を得たからである．いったん法律が変わってしまえば，彼らは法律を発展させて，より広い目的を十分に達成するのである．

オランダの 2002 年の法律の合意は，不治の進行性の病いで改善の見込みがない患者が，死の幇助を選ぶことを認めるものであった．死の幇助の筆頭支持者であったオランダの倫理学者であり，12 年間安楽死検討委員会のメンバーであった者が，次のように書いている．

「安楽死は，がん患者の死の『標準的な』方法となりつつある．法律は安楽死を例外としてみなしているのに対して，市民の意見は安楽死の権利とそれに伴う医師の義務を検討するようになってきている」[48]

オランダの死の権利協会は，安楽死を手助けする巡回医師(「終末期クリニック」)のネットワークを設立しており，死を望んでいる 70 歳以上の人が死ぬための薬を得られるようにするためのキャンペーンも行っている．

ベルギーにおいても，重大な予想外の展開が生じ[49]，さらに精神科患者にも広がっている．ある精神科クリニックの外来で，4 年以上続けて安楽死を希望している 100 人の患者のなかで，約 1/2 が受け入れられた[50]．診断は，うつ病，双極性障害，パーソナリティ障害，統合失調症，心的外傷後ストレス障害，慢性疲労症候群，複雑性悲嘆が含まれていた．

さらに，ベルギーでは，患者の家族は，患者がたとえ穏やかな死の過程をたどっていても，それは尊厳がなく無益で無意味であると考える傾向がある．現在，家族が，高齢の親に対して短期間で積極的な介入をしばしば高圧的に要請してくるようになっている．その結果，医師は故意に死を早めることを強いられているように感じている[47]．

イギリスの法律では，現在のところ死の幇助は禁じられている．時に医師(と非医療者)はこの点について混乱することがあるようだが，死の幇助が法的に禁じられていることは明白であり，単純明快な区分が引かれている[51]．非常に厳しい状況においては死の幇助は倫理的に許容されるが，法律を変えることは愚かであろう，という議論は常に首尾一貫している．法律は，複雑な倫理問題を扱うには，精妙さを欠く方法である．現在のところ，自由裁量が許容されてしまうような新しい法律を導入するよりも，難しい症例には個別の手段を用いて対応するほうがよいようである．

最後に，次のことが注意喚起されるべきである．もし法律が変わったとしても，医師と看護師が巻き込まれる絶対的な理由はない．臨床的な資格をもたない個人が行う自殺のサービスが現れ，法的な規定を満たす患者に対して致死的な投与量を処方することができるというような事態が厳重な監視のもとに起こりうるかもしれない[52]．

表1 死にゆく過程で用いられる鎮静の種類の比較

一次的	不安を和らげる，あるいは意識を低下させることを意図した鎮静	二次的	適切に症状緩和をすることにより，結果として生じた鎮静
浅い	容易に覚醒する意識レベル	深い	無意識にする
間欠的	数時間，長くても数日に限定して鎮静を繰り返す	持続的	死ぬまで維持する
漸増	意識に対する影響を最小限にするために低用量から開始し，患者の安楽が得られるまで必要に応じて緩徐に増量する	急速	素早く昏睡に至るように投与する計画を立てる
身体的苦痛に対して	難治性の耐えがたい症状に応じて	実存的苦痛に対して	難治性の耐えがたい心理的な苦痛に応じて

苦痛緩和のための鎮静　Palliative sedation

　苦痛緩和のための鎮静とは，通常，治療抵抗性の症状からくる耐えがたい苦痛を和らげるために，意識の低下を意図して薬を投与することをいう(➡ 265頁)[53,54]．

　耐えがたい苦痛とは，患者が耐えられない症状や状態と定義される．治療抵抗性の症状とは，どの治療もうまくいかず，残された時間と許容可能なリスクの範囲で，有効な治療がないと考えられるものである．

　しかし，苦痛緩和のための鎮静という言葉は，死にゆく過程でのすべての鎮静をおおざっぱに統括する言葉としてしばしば使われている[55]．これは，多くの文献の解釈や比較を難しくしている．この言葉をやめて，より正確な専門用語を使おうという意見が多い(**表1**)．

　ある特殊な状況においては，これらすべての鎮静について，その必要性の根拠(できる限り意識や生命へのリスクを最小限にしながら苦痛を緩和する必要性)を容認している．しかし，持続的な深い鎮静(continuous deep sedation：CDS)が寿命を短縮することは避けられないとの理由から，持続的な深い鎮静は決して「ルーチンの方策」として考えてはならない(次項参照)．

　最期の数日に鎮静を行う場合，そのほとんどが二次的な鎮静である．例えば，せん妄で興奮している患者に，せん妄に対する治療として抗精神病薬(例：ハロペリドール，レボメプロマジン)を使い，二次的な効果として鎮静を伴うといったことである．ベンゾジアゼピン系薬(例：ミダゾラム)は，不安に対する治療として投与されるが，これも鎮静効果を伴う．

　初回投与量は少量とし，必要に応じて増量する鎮静(proportionate sedation)を行う．すべての非薬物治療，および薬物治療を駆使しても激しい苦痛が持続するときに限って，初めから持続的な深い鎮静を意図して鎮静薬の投与量を増量する(➡ 265頁)．

持続的な深い鎮静(CDS)　　Continuous deep sedation(CDS) until death

　　　持続的な深い鎮静(CDS)にはさまざまな見解があり，論争が大変多い(**Box C**)[56]．

「普通の」治療なのか，または「最後の手段」なのか？

　　　CDSはある特定の状況においては臨床的に許容できると考えられており，「普通の」治療である．しかし，それはどのような状況においてなのか，ということについては異論が多い．

　　　CDSは，人の生涯と社会生活の終わりを意味するという点から，常に例外的な「最後の手段」として考えられるべきであり，標準的な選択肢でもルーチンでも決してない[57]．

　　　いくつかの国〔例えば，オランダやフランダース(ベルギー)など〕の一般医の臨床では，CDSが増加していることが懸念されており，実際，CDSが突然死を除いた死の12％を占めている[58, 59]．

　　　これらの国で鎮静を施行する際，安楽死と区別して考えられてはいるものの，典型的には「深い意識不明状態」が急速に導入されている[60]．これは死を早めるようにという親類や人々からの少なからぬ圧力があるところでは，ありがちな対応であると理解される．実際に，CDSは安楽死のように仕立てられ，患者が永久に無意識になる前に，家族が別れを告げるというようなことがある[60]．

　　　反対に，ベルギーの緩和ケアセンターでは，この6年間でCDSの施行率が7％から3％に減少した[61]．この現象は，標準的な緩和ケアの質が向上したこと，またチームアプローチによる意思決定が奏効したからと考えられている．ということは，CDSを検討する際には，専門的な緩和ケアチームが診察，ケアをしたうえでなければ認められないのでは？　という疑問が浮上する．

　　　イギリスの臨床場面では，EAPC(欧州緩和医療学会)によって作成された苦痛緩和のための鎮静のためのガイドラインが用いられることが多い[54]．このガイドラインでは，少しでも可能性があるなら意識を保ちながら，症状に応じて投与量を調節することが強調されている(➡ 265頁)[60]．

Box C　持続的な深い鎮静(CDS)：論争

「普通の」治療なのか，または「最後の手段」なのか？
ガイドラインは助けになっているのか，妨げになっているのか？
CDSは生命予後を短縮するのか？
実存的な苦痛はCDSの妥当な適応になるのか？
どの時点で，CDSが「緩徐な安楽死」になるのか？
人工栄養と輸液を控えるのは倫理的か？
CDSの臨床は，予想外の展開(mission creep)になっていないか？

ガイドラインは助けになっているのか，妨げになっているのか？

　ガイドラインは，臨床医が適切な薬，投与量を用いて臨床実践を改善するために作成されている．しかし，CDS のガイドラインはそれとかけ離れており，議論の余地があることが明らかである[62]．

　複数のガイドラインでは「死が数時間または 2〜3 日以内に予想されること」と強調している[53]．しかし，なかには王立オランダ医師会のガイドライン[63]のように「死が 2 週間以内に予想されること」としているものもある．当然のことながら，国によって CDS の臨床実践が大きく異なることになる．

　ほとんどのガイドラインでは，鎮静薬の第一選択はミダゾラムであるとしている．CDS を行う理由で最も多いのがせん妄と激しい呼吸困難であるので，この処方には限界がある[64]．せん妄はミダゾラムをはじめベンゾジアゼピン系薬で悪化することがあり（→ 288 頁），悪循環（苦痛→ミダゾラム増量→興奮の増悪→ミダゾラム増量→不必要な深い鎮静）に陥る可能性がある．

　激しい呼吸困難に関していえば，ミダゾラムが恐怖と興奮を鎮め改善する可能性があるので，モルヒネとミダゾラムの併用が最大効果を得るための最善の方法である（→ 288 頁）．

　さらに，ガイドラインに従って症状に対して細やかなマネジメントを行うのではなく，何の判断も加えずにガイドラインで示された処方を金科玉条として対応しようとする危険性が想定される[65]．

持続的な深い鎮静は生命予後を短縮するのか？

　反対意見もあるが，持続的な深い鎮静（CDS）は予想通り生命予後を短縮する[66]．そして，CDS は（公正に行われた場合は）二重効果原則の一例となる（→ 15 頁）．

　CDS（よい効果）に必要な薬剤の投与量は，同時に，また不可避的に，生命中枢，すなわち脳幹にある，血圧，心拍，嚥下・咳嗽の咽頭筋の中枢を抑制する（悪い効果）．こうして CDS は，患者の予後が数時間より長い場合，確実に生命を縮める打撃となる．

実存的な苦痛は CDS の妥当な適応になるのか？

　「実存」的とは人生の意味と目的に関する事柄である．「実存」とは心理的なものよりもさらに深遠なものであり，通常は，興奮やせん妄を含まない．

　緩和ケア専門医のほとんどは，実存的な苦痛を理由とした CDS が正当化されることは稀であると考えている．正当化されるには，明確な基準が重要であり，次のような要件が含まれる必要がある．

- 治療抵抗性の苦悩であるとの判定．これは熟練した心理的評価が繰り返しなされ，うつ病の併発を除外診断し，さらに，患者に明るい展望をもたせる援助が失敗したあとにのみ，判定されるべきものである
- 深い鎮静は，最初から持続的に行うのではなく，まずは間欠的に行う
- CDSを進めるための決定はチームによる決定でなければならない．一個人が決定することは感じ方やバーンアウト（燃えつき）によりバイアスがかかってしまうことが避けられない
- もし患者に死が差し迫っていないならば，輸液は患者が拒否しない限り続けなければならない[67]

　日本の全国調査によれば，専門的緩和ケア病棟にいる9,000人の患者のうち，わずか90人（1％）しか治療抵抗性の実存的苦痛を理由にCDSを受けていなかった．このうち，約60％が心理または精神医学の専門家によるサポート，または宗教的なサポートを受けていた．また，94％は，少なくとも1回の間欠的鎮静をCDSの前に受けていた[68]．

　CDSを開始したあとの生命予後はさまざまである．約2/3が1週間以内に死亡し，これらの患者はCDSが開始されたときには死が差し迫った状況であったといえるだろう．1か月を超えて患者が生存することは稀である[68]．明言はできないが，患者のほとんどがおそらくCDSの間も輸液を受けていたのであろう．

　緩和ケア病棟では実存的苦痛によるCDSの適用が少ないことから，次のようにいえる．実存的苦痛が著しく減るのは，患者が質の高い緩和ケアを受けたときである．実際，緩和ケア医たちは一般的に，実存的苦痛だけを理由にCDSを提供しようとはしない．特に予後が日単位ではなく月単位であるときはそうである．なぜなら緩和ケアの専門医にとっては，苦痛が治療抵抗性であると確信することはほとんどありえないからである[69]．

　死が差し迫っていない患者に対して，実存的苦痛だけを理由にCDSを行うことは，たとえ輸液を行ったとしても「緩徐な安楽死」に近いであろう．

どの時点で，CDSが「緩徐な安楽死」になるのか？

　死が差し迫っているときには，CDSと安楽死を区別することは可能である（**表2**）．一方，死が差し迫っていないときのCDSは，それが期間限定的な場合と輸液を行っている場合を除いて，「緩徐な安楽死」と同義である．

　オランダの医師のなかには，煩雑な手続きを減らすという単純な理由から，安楽死よりもCDSを選択するように患者に強く勧める医師がいることは注目すべきである（**表3**）[60,70,71]．

表2 持続的な深い鎮静と安楽死の比較

	持続的な深い鎮静（CDS）	安楽死
意図	意識を低下させることで緩和する	殺すことで緩和する
方法	投与量を調節する	決まった投与量
薬剤	鎮静薬	致死薬物
苦痛とのつり合い	少なくとも理論的には，つり合わせる	なし
成功の基準	苦痛の緩和	即死

表3 オランダにおける持続的な深い鎮静と安楽死の適応の必要条件

	持続的な深い鎮静（CDS）	安楽死
予後	2週間未満	特にない[a]
法的適格性	必須ではない	あり
冷却期間	なし	あり
セカンドオピニオン	なし	あり
文書手続き	なし	あり

a：患者は，改善の見込みがなく，耐えられない苦痛に苦しんでいること

人工栄養と輸液を控えるのは倫理的か？

死が数時間以内に差し迫っているならば，輸液は不適切であり害となる（→18頁）．しかし，実存的苦痛のためにCDSを受けている患者には輸液を維持すべきであるという考えが一般的である．栄養の問題については，無視はされていないもののあまり議論されていない．

CDSの臨床は，予想外の展開（mission creep）になっていないか？

この疑問に対する答えは，ほぼ明らかにyesである．

- オランダでは，CDSが安楽死の代わりになることがある[71]
- CDSが，非自発的（本人の要請のない）安楽死となる可能性についての報告がある[72]
- ノルウェーの医学協会では，最近になって，「苦痛緩和のための持続的鎮静」（予後2週間未満）から，「終末期の苦痛緩和のための鎮静」（予後を特定しない）にガイドラインの扱う範囲を広げた[73]
- アメリカでは，「最後の手段」の基準は取り下げるべきであり，CDSは予後6か月未満の患者であれば許されると提案されている[74]
- フランス政府はCDSを安楽死の特殊な代用として合法化する計画を立てている

Proportionate sedation（苦痛が和らげられるレベルに徐々に意識を減らす鎮静）

極度の苦痛に対する適切な鎮静は，他で議論する（➡ 265 頁）．一方，緩和ケアで働くある医師の証言は注目に値する．

「私は持続的な鎮静を行ったことはない．終末期に興奮する患者は多くいるが，興奮と不穏を和らげる薬剤を適切に投与する．薬剤による鎮静効果はみられるが，その目的は必ずしも鎮静ではなく，興奮と不穏の緩和，そして安楽が目的なのである」（イギリスの医師）[70]

キーポイント

- CDS を行う前に緩和ケア専門医を参加させる
- CDS の必要性は，質の高い緩和ケアによって減少する
- CDS が必要となるのは稀である

おわりに

「ケアの方策に限界がみえてきたり，患者が不安と短気，罪悪感，怒りや絶望の状態に耐えられなくなると，鎮静を施行する傾向がある．よくなる見込みのない多くの治療は，急場しのぎの便宜的なものである．しかし，歴史上，患者ではなく治療者にとって助けになるための方法がとられてしまう悪い慣習がある」[75]

文献

1. Beauchamp T and Childress J (2013) *Principles of Biomedical Ethics. 7th edition.* Oxford University Press, New York.
2. General Medical Council (2010) *Treatment and care towards the end of life: good practice in decision making.* www.gmc-uk.org/guidance
3. Gillon R (1994) Medical ethics: four principles plus attention to scope. *British Medical Journal.* **309**: 184-188.
4. National Health and Medical Research Council (2011) *An ethical framework for integrating palliative care principles into the management of advanced chronic or terminal conditions.* National Health and Medical Research Council, Commonwealth of Australia.
5. Roy DJ (1990) Need they sleep before they die? *Journal of Palliative Care.* **6**: 3-4.
6. Stirrat GM and Gill R (2005) Autonomy in medical ethics after O'Neill. *Journal of Medical Ethics.* **31**: 127-130.
7. Re T (1992) Adult: refusal of treatment. *All England Reports.* **4**: 649-670.
8. Re MB (1997) An adult: medical treatment. *Family Court Reports.* **2**: 541.
9. Fleming JG (1998) *Law of Torts* (9e). LBC Information Services, p. 29.
10. Royal Courts of Justice (2014) *Tracey versus Cambridge University Hospitals NHS Foundation Trust and others.* Royal Courts of Justice, London. www.judiciary.gov.uk/wp-content/uploads/2014/2006/tracey-approved.pdf
11. Department for Constitutional Affairs (2007) *Mental Capacity Act Code of Practice.* TSO, London.
12. Gilbert J and Kirkham S (1999) Double effect, double bind or double speak? *Palliative Medicine.* **13**: 365-366.
13. George R and Regnard C (2007) Lethal opioids or dangerous prescribers? *Palliative Medicine.* **21**: 77-80.
14. Devlin P (1985) *Easing the Passing. The trial of Dr John Bodkin Adams.* The Bodley Head, London.
15. Radbruch L *et al.* (2015) Euthanasia and physician-assisted suicide: A white paper from the European Association for Palliative Care. *Palliative Medicine.* **30**: 104-116.
16. Allmark P *et al.* (2010) Is the doctrine of double effect irrelevant in end-of-life decision making? *Nursing Philosophy.* **11**: 170-177.

17 BMA (1999) *Withholding or withdrawing life-prolonging medical treatment. Guidance for decision making.* BMA, London.
18 Gillon R (1999) End-of-life decisions. *Journal of Medical Ethics.* **25**: 435-436.
19 London D (2000) Withdrawing and withholding life-prolonging medical treatment from adult patients. *Journal of the Royal College of Physicians of London.* **34**: 122-124.
20 Airedale NHS Trust v Bland (1993) 1 All ER 821.
21 Department of Health (2007) *Improving Nutritional Care.* A Joint action plan from the Department of Health and Nutrition Summit stakeholders. DOH, Leeds.
22 Royal College of Physicians and British Society of Gastroenterology (2010) *Oral feeding difficulties and dilemmas: A guide to practical care, particularly towards the end of life.* Royal College of Physicians, London.
23 BMA, the Resuscitation Council (UK) and the RCN (2014) *Decisions relating to cardiopulmonary resuscitation. 3rd edition.* www.resus.org.uk/dnacpr/decisions-relating-to-cpr/
24 NCEPOD (2012) *Time to intervene.* www.ncepod.org.uk/2012cap.htm
25 Fritz Z et al. (2013) The Universal Form of Treatment Options (UFTO) as an alternative to Do Not Attempt Cardiopulmonary Resuscitation (DNACPR) orders: a mixed methods evaluation of the effects on clinical practice and patient care. *PLoS One.* **8**: e70977.
26 Obolensky L et al. (2010) A patient and relative centred evaluation of treatment escalation plans: a replacement for the do-not-resuscitate process. *Journal of Medical Ethics.* **36**: 518-520.
27 National Emergency Care and Treatment Plan. www.resus.org.uk/consultations/emergency-care-and-treatment-plan/
28 Materstvedt LJ et al. (2003) Euthanasia and physician-assisted suicide: a view from an EAPC Ethics Task Force. *Palliative Medicine.* **17**: 97-101.
29 Draper H (1998) Euthanasia. In: R Chadwick (ed) *Encylopaedia of Applied Ethics, 2.* Academic Press p 176.
30 Zylicz Z and Janssens M (1998) Options in palliative care: dealing with those who want to die. *Bailliere's Clinical Anaesthesiology.* **12**: 121-131.
31 Hendin H and Foley K (2008) Physician-assisted suicide in Oregon: a medical perspective. *Michigan Law Review.* **106**: 1613-1639.
32 Wilson KG et al. (2014) Mental disorders and the desire for death in patients receiving palliative care for cancer. *British Medical Journal Supportive Palliative Care.* www.spcare.bmj.com/content/early/2014/03/04/bmjspcare-2013-000604. short
33 Dees MK et al. (2011) Unbearable suffering: a qualitative study on the perspectives of patients who request assistance in dying. *Journal of Medical Ethics.* **37**: 727-734.
34 Krag E (2014) Rich, white, and vulnerable: rethinking oppressive socialization in the euthanasia debate. *Journal of Medical Philosophy.* **39**: 406-429.
35 Director of Public Prosecutions (2014) *Policy for prosecutors in respect of cases of encouraging or assisting suicide.* CPS, London.
36 Dan B et al. (2014) Self-requested euthanasia for children in Belgium. *Lancet.* **383**: 671-672.
37 Siegel AM et al. (2014) Pediatric euthanasia in Belgium: disturbing developments. *Journal of the American Medical Association.* **311**: 1963-1964.
38 Verhagen E and Sauer PJ (2005) The Groningen protocol-euthanasia in severely ill newborns. *New England Journal of Medicine.* **352**: 959-962.
39 Jotkowitz A et al. (2008) A case against justified non-voluntary active euthanasia (the Groningen Protocol) *American Journal of Bioethics.* **8**: 23-26.
40 Seale C (2009) Legalisation of euthanasia or physician-assisted suicide: survey of doctors' attitudes. *Palliative Medicine.* **23**: 205-212.
41 Royal College of Physicians (2014) RCP position on assisted dying. www.rcplondon.ac.uk/press-releases/rcp-reaffirms-position-against-assisted-dying
42 Association for Palliative Medicine (2014) Survey on physician assisted suicide. www.apmonline.org/documents/142134248840564.pdf
43 Oostveen M (2001) Spijt. Voorvechters van euthanasie bezinnen zich. *NRC Handelsblad.* November 10.
44 Hurst SA and Mauron A (2006) The ethics of palliative care and euthanasia: exploring common values. *Palliative Medicine.* **20**: 107-112.
45 Stevens KR (2011) Concentration of Oregon's AS prescriptions and deaths from a small number of prescribing physicians. Analysis and critique of Hedberg et al. 2009. *Journal of Clinical Ethics.* **20**: 124-132.
46 Ganzini L et al. (2008) Prevalence of depression and anxiety in patients requesting physicians' aid in dying: cross sectional survey. *British Medical Journal.* **337**: a1682.
47 Vandenberghe P (2013) Assisted dying: the current situation in Flanders. *European Journal of Palliative Care.* **20**: 266-272.
48 Boer T (2014) Assisted dying: don't go there. *Daily Mail* on-line July 2014.
49 de Diesbach et al. (2012) *Dossier of European Institute of Bioethics: Euthanasia in Belgium 10 years on.*

50 Thienpont L *et al*.（2015）Euthanasia requests, procedures and outcomes for 100 Belgian patients suffering from psychiatric disorders: a retrospective, descriptive study. *BMJ Open*. **5**: e007454.
51 Finlay I（2006）Crossing the 'bright line'-difficult decisions at the end of life. *Clinical Medicine*. **6**: 398-402.
52 Finlay IG *et al*.（2005）The House of Lords Select Committee on the Assisted Dying for the Terminally Ill Bill: implications for specialist palliative care. *Palliative Medicine*. **19**: 444-453.
53 de Graeff A and Dean M（2007）Palliative sedation therapy in the last weeks of life: a literature review and recommendations for standards. *Journal of Palliative Medicine*. **10**: 67-85.
54 Cherny NI and Radbruch L（2009）European Association for Palliative Care（EAPC）recommended framework for the use of sedation in palliative care. *Palliative Medicine*. **23**: 581-593.
55 Papavasiliou ES *et al*.（2013）From sedation to continuous sedation until death: how has the conceptual basis of sedation in end-of-life care changed over time? *Journal of Pain and Symptom Management*. **46**: 691-706.
56 Schildmann E and Schildmann J（2014）Palliative sedation therapy: a systematic literature review and critical appraisal of available guidance on indication and decision making. *Journal of Palliative Medicine*. **17**: 601-611.
57 Van Delden JJM（2013）*The ethical evaluation of continuous sedation at the end of life*. Sterckx S, Raus K, Mortier F（eds）. Cambridge University Press, Cambridge, pp 218-227.
58 Onwuteaka-Philipsen BD *et al*.（2012）Trends in end-of-life practices before and after the enactment of the euthanasia law in the Netherlands from 1990 to 2010: a repeated cross-sectional survey. *Lancet*. **380**: 908-915.
59 Chambaere K *et al*.（2015）Recent trends in euthanasia and other end-of-life practices in Belgium. *New England Journal of Medicine*. **372**: 1179-1181.
60 Seale C *et al*.（2015）The language of sedation in end-of-life care: The ethical reasoning of care providers in three countries. *Health* **19**: 339-354.
61 Claessens P *et al*.（2007）Palliative sedation and nursing: The place of palliative sedation within palliative nursing care. *Journal of Hospice and Palliative Nursing*. **9**: 100-106.
62 Gurschick L *et al*.（2015）Palliative Sedation: An Analysis of International Guidelines and Position Statements. *American Journal of Hospice and Palliative Care*. **32**: 660-671.
63 KNMG（2009）*Guideline for palliative sedation*. www.knmg.artsennet.nl/Publicaties/KNMGpublicatie/Guideline-for-palliative-sedation-2009.htm
64 Maltoni M *et al*.（2012）Palliative sedation in end-of-life care and survival: a systematic review. *Journal of Clinical Oncology*. **30**: 1378-1383.
65 Scott JF（2015）The case against clinical guidelines for palliative sedation. In: Taboada P（ed.）. *Sedation at the end-of-life: an interdisciplinary approach*. Springer, Heidelberg, pp 143-159.
66 Rady MY and Verheijde JL（2010）Continuous deep sedation until death: palliation or physician-assisted death? *American Journal of Hospice and Palliative Care*. **27**: 205-214.
67 Cherny NI（1998）Commentary: sedation in response to refractory existential distress: walking the fine line. *Journal of Pain and Symptom Management*. **16**: 404-406.
68 Morita T（2004）Palliative sedation to relieve psycho-existential suffering of terminally ill cancer patients. *Journal of Pain and Symptom Management*. **28**: 445-450.
69 Weddington WW, Jr.（1981）Euthanasia. Clinical issues behind the request. *Journal of the American Medical Association*. **246**: 1949-1950.
70 Seymour J *et al*.（2015）Using continuous sedation until death for cancer patients: a qualitative interview study of physicians' and nurses' practice in three European countries. *Palliative Medicine*. **29**: 48-59.
71 Anquinet L *et al*.（2013）Similarities and differences between continuous sedation until death and euthanasia - professional caregivers' attitudes and experiences: a focus group study. *Palliative Medicine*. **27**: 553-561.
72 Harrison PJ（2008）Continuous deep sedation: Please, don't forget ethical responsibilities. *British Medical Journal*. **336**: 1085.
73 Forde R *et al*.（2015）Palliative sedation at the end of life - revised guidelines. *Tidsskrift for Den Norske Laegeforen*. **135**: 220-221.
74 LiPuma SH and DeMarco JP（2015）Expanding the use of continuous sedation until death: moving beyond the last resort for the terminally ill. *Journal of Clinical Ethics*. **26**: 121-131.
75 Main T（1957）The ailment. *British Journal of Medical Psychology*. **30**: 129-145.

（余宮きのみ）

3 コミュニケーション
Communication

良好なコミュニケーションは不可欠なもの ………………… 35	不確実性への対処法 ………………… 44
悪い知らせを伝える ………………… 41	希望 ………………………………… 46
	家族の問題 ………………………… 47

良好なコミュニケーションは不可欠なもの
Good communication is essential

「コミュニケーション技術は，任意の付加的なものではない．適切なコミュニケーション技術がなければ，私たちの知識や知的な努力はあっけなく無駄になってしまう」[1]

「コミュニケーションは，腫瘍同様，良性/悪性の双方があるかもしれない．コミュニケーションは侵襲的で，患者とのコミュニケーションの悪影響が家族に転移する可能性がある．コミュニケーションは私たちが利用可能な最も強力な治療薬の1つであることに違いないが，私たちはこの治療薬が生体に及ぼす作用への適切な理解を深め，使用する際の最適なタイミングと用量を認識する必要がある．同様に，希望と否認は合成してエネルギーを蓄積する同化作用があると理解する必要がある」[2]

良好なコミュニケーションは緩和ケアの不可欠な要素である．患者や家族が訴える苦情は，コミュニケーション不足によるものであることが多い．コミュニケーション不足は，特に生命に限りのある人へのケアの質(quality of care)，患者と家族の幸福度(well-being)，家族の死別への対処法に大きな悪影響を及ぼす可能性がある[3,4]．

コミュニケーションの目的は次の通りである．
- 情報を共有すること
- 不確実性を低減すること
- 選択や，患者と医療者との共同意思決定を促進すること
- 関係性を創造，構築，維持すること[5]

不確実性が増しているときに患者が聞きたい基本的なメッセージは次の通りである．
　「何が起こっても，私たちはあなたを見放しません」(見捨てないこと)
　「あなたは私たちにとって大切な存在です」(受容と肯定)

このメッセージを一部だけでも言葉で表現するとしたら次のようにいえるかもしれない．

「私たちはあなたの痛みを和らげ，他の症状も緩和することができます」
「私はあなたを定期的に診察します」
「私たちのうちの誰かがいつでもあなたに対応可能です」
「あなたとご家族に私たちができる最善策を考えてみましょう」

メッセージの大部分が患者に非言語的に伝えられている．

- 表情
- アイコンタクト
- 姿勢(座位で話すか，立位で話すかなど)
- 声の高さや話す速さ
- 接触(手を触れるなど)

アイコンタクトは，あなたが患者に集中して，耳を傾けていることを表現する．また，アイコンタクトによって，患者が述べることはあなたにとって重要であり，あなたが彼らのケアに積極的に関与していることを強調して示すことになる．アイコンタクトとは，凝視ということではなく，適度に視線を向けるということである．

向き合う姿勢や位置は，あらゆる面談に力動的な影響を及ぼす可能性がある．患者がベッドに座っているとき，あるいは横たわっているときに，あなたが立ったままでいると，それまでに認識されていた力関係やコントロール感のバランスが変化し，一般的に患者を怖がらせることになる．反対に，患者と同じ目の高さを保つことで，それまで経験した以上に，たくさんの会話をすることができる．

触れるということは，一般的に，他の人や世界とつながっているという感覚を確認するために重要な手段である．文化的規範は念頭に置くべきだが，患者の手や腕に，ほんの一瞬，手を置くだけで孤独感を減らすことができる．

面談を始める

効果的なコミュニケーションを促進するために，

- 面談の準備をする．例えば，臨床所見を通読すること，看護師と事前に話し合うことが大変重要である
- 中断することなく，ゆっくりと会話をするための時間をつくる．ポケットベルやPHSを持たない．扉に「入室禁止」のサインを出す
- 快適でプライバシーの守られた場を設定することが重要である
- 文化的に適切であれば自己紹介し，握手する(訳注：このことは，日常の社会生活で必要なことであるが，初診時にも重要なことである．例えば「医師の〇〇です．これからあなたを診察する担当医です」と自己紹介すると，患者とのコミュニケーションの円滑さが増す．日本の医師は自己紹介が少ないことが多く，改善すべきで

ある)
- あなた(説明者)が誰で，なぜここにいるのかを伝える
- 患者がどのように伝えられたいのか確認する
- 患者の話を聴く時間があることを示すために座る．時計を見ることを避ける
- アイコンタクトを保つ．遮られることなく患者が話せるようにする
- 医学用語を避ける．あなたの言ったことを患者が理解しているかどうか確認する

心配事を明らかにする

　面談の主な目的の1つは，患者の気持ちや心配事を引き出すことである．症状や心配事を多くもっていることがよくあるが，その場合には，優先して検討すべき課題を設定してもらうことが特に重要である．

　正式な系統だった問診から始めてしまうと，患者をいらだたせたり，動揺させたりする可能性がある．患者が自らにとって最も重要な問題が認識されにくいためである．いったん，医師が身体的な症状に焦点を当てると，心理社会的またはスピリチュアルな問題に話題を変えることが難しくなる．

　新しい患者が病気の始まりから話をすることは，それが多少以前のことであったとしても役に立つかもしれない．例えば，「私たちは今日初めてお会いしたので，あなたが最初から話してくれると助かります」と言うことが必要である．そうすることで，患者が以前から抱えている未解決の心配事や憤りを明らかにすることがあり，それはこれからマネジメント(治療)やサポートを提案するにあたって不可欠なことである．できるだけ中断することなく，しかも患者が話せるようにすることが重要である．

　その後，会話を始めるために役立つ方法は次のようなものがある．
「今日は，何かお困りのことはありますか？」
「最初に，特に話しておきたいことはありますか？」
「これまでのところで，やるべきなのに素通りしてしまったというようなことは何かありますか？」

　あなたの尋ね方次第で，患者があなたと共有したいと思う情報の量が増減する可能性がある．

- 誘導的な質問とは，例えば「今日は調子がよいですか？」というように，質問者が聞きたいと思っている答えを引き出すものである
- 閉じられた質問は，例えば「痛みはありますか？」というように，「はい」か「いいえ」で答えを引き出すものである．系統的な問診においては必須である
  対照的に，
- 開かれた質問(How)は，例えば「今日はどのように感じていますか？」あるいは「最後にお会いしてから，今日までの間に，どのように対処をしてきましたか？」というように，患者に自分の気持ちや心配事を表出するよう促す質問法である

- 開かれた質問(What)は，例えば「病状について最も心配していることは何ですか？」あるいは「最大の苦痛をもたらしているものは何ですか？」というように，より具体的な情報を引き出す質問法である．

開かれた質問だけで，患者が実際にどのように感じているか，主な心配事は何かを見出すことが可能である．

積極的傾聴

傾聴は，患者が言っていることをただ聴くということではない．より効果的にコミュニケーションを進めるためには，患者があなたに対して話すことが，あなたにとって重要であるということを患者に伝えることが不可欠である．

積極的傾聴として次のようなことがあげられる．

- あなたが常に患者に注意を払っていることを示すために時折頷く
- 患者の会話が途中で止まった場合には，最後の数語を繰り返す．そうすることで，会話の続行が可能となったり，あなたが患者の話を聴いていることを示したりすることができる
- 会話の手がかりを拾う．例えば「おばあちゃんの病気のようなものです」「『おばあちゃんの病気のようなもの』とはどういう意味ですか？」
- 質問を振り返る．例えば，「手術はどういった目的で行われると理解されていますか？」
- 気持ちについて尋ねる．例えば，「あなたはどのように感じていた／いるのですか？」
- 気持ちが正当であることを認める．例えば，「あなたがそのような気持ちになることは理解できます」
- ボディランゲージを観察し，非言語的手がかりを拾う
- 患者の問題を正しく理解できているか確認するために要約する
- 問題が多い場合には，患者に優先順位をつけることができるかどうか尋ねる

コミュニケーションへのバリア

効果的なコミュニケーションへのよくあるバリアを認識することもまた重要である．これには，患者，専門家，病気，および医療制度などが関連している．

患者の要因：

- 現在の身体状態および併存疾患．例えば，眠気，疲労，難聴，視力低下，認知症
- 対処メカニズム．例えば，否認
- 心理社会的状態．例えば，不安，抑うつ
- 言語．例えば，患者の第一言語が英語ではない（訳注：主治医の第一言語と異なること）

専門家の要因：
- 言語．例えば，専門用語，複雑な文章を用いること．医療者の第一言語（訳注：患者の第一言語と異なる場合）
- 能力．例えば，治癒不可能な場合の敗北感や無力感
- 前提．例えば，患者の情報への対処能力
- 情動．例えば，自分自身の脆弱性を思い出させるもの（個人的経験など）
- 恐怖．例えば，自責感，患者の反応に対して何と言ってよいかわからない

病気による要因：
- 症状．例えば，倦怠感，痛み，息切れ，混乱
- 予後．例えば，不確実性の意味することを議論するとき

医療制度の要因：
- 協調．例えば，複数の病院や診療所での診察
- 連続性．例えば，各診察や入院の際に異なってしまう受けもちの専門家
- コミュニケーション．例えば，専門家同士の間の情報伝達の貧弱さ
- 計画．例えば，ケアの統合的な計画性の欠如
- サポート．例えば，地域での専門家のサポートの不足
- 時間．例えば，予約がとれない

いくつかのバリアについては，それらを排除したり克服したりすることが困難であるが，可能な限りそれらを認識して，最小限に抑えることが重要である．

行動

患者や家族とのやりとりでは，父権的態度ではなく相互協力関係を築くことが重要である(➡ 14頁)．受け入れられない行動は次の通りである．
- 支配．例えば，命令する，啓蒙する，講義する，批判する
- 分類．例えば，「彼女は乳がんだ」「10号室は膵臓がん」「難しい患者」
- 素っ気ない態度．例えば，「心配しなくて大丈夫です」「悪くなる可能性があります」
- 心配事，不安，恐怖の表出を促さないことによって患者から遠ざかる（遮断する，かわす）

医師や他の医療者は，一般的に，患者と距離をおいていることに気がつかない．医師や他の医療者と患者に距離ができてしまう一般的な状況は次の通りである．
- 否定的な非言語メッセージ
  あまりにも忙しい
  表情/とても偉そうな
  声のトーン/イライラしている

- 「無難」と思われる身体的側面にのみ選択的に注意を払う
  患者「私は自分自身のことがとても心配です．体重が減って，背中の痛みが再燃しています」
  医師「痛みについて教えてください」
- 身体的なこと以外は決して尋ねない．例えば，次のようなことを決して<u>尋ねない</u>
  「今日の気分はいかがですか？」
  「これまでどのように対処してきましたか？」
- 閉じられた質問のみを用いる
- 早急すぎる正常化．例えば，患者が泣き出し始めた途端に「あなたが驚いている理由を詳しく教えていただけますか？」と尋ねる代わりに，「心配しないでください．あなたの立場であれば誰もが動揺します」と言う
- 早急すぎる，あるいは誤った安心感の提供．例えば，「心配しないでください．私に任せてください．すべて大丈夫です」と言う
- 誤解を招くような婉曲表現を用いる（「言葉の共謀」）．例えば，「肺に影/胃にポリープがありますが，私たちに任せてください．私たちが治します」
- 「おだてる」ことで患者が平静を装うことを期待する．例えば，「ほら，太陽が輝いていますよ．そんなに浮かない顔をする必要はありません！」
- 考えなくてもよい単純作業に集中する
- 不適切な冗談を言う
- ストレスの多い状況を避ける

注意：思考や感情，特に否定的な内面を表現する能力は人により大きく異なる．一部の人にとっては，難解な言語的コミュニケーションは事実上不可能である．しかし，そういう人であっても，例えば，音楽療法や芸術療法など非言語的な表現手段を通して，内面を表現することができる可能性がある．

まとめ

- よいコミュニケーションは患者，家族，専門家，医療サービスなどにかかわるすべての人々に有益である
- 効果的なコミュニケーションとは，会話以上のものである
- 構造化されたアプローチが，重要な問題を話し合う際に役立つ（SPIKES ➡ **Box A**，42頁）
- 患者に話すよう促し，開かれた質問をすることによって情報を引き出す
- 積極的傾聴によって，患者の話が医療者にとって重要であることを患者に伝える
- 効果的なコミュニケーションへの潜在的なバリアを認識することで，バリアの回避が可能となる

悪い知らせを伝える　Breaking bad news

「悪い知らせ」とは，将来への見通しを根底から否定的に変えてしまう情報である．私たち医療者が悪い知らせを患者に伝えることで，患者に大きな影響を与える可能性がある．悪い知らせを伝えることを避けることは容易であるが，実際には「伝えるか伝えないか」といった問いはほとんどなく，「いつ，どのように伝えるか」ということが問題である．

医療者が患者とその家族が望んでいると思う情報量と，実際に患者と家族が必要な情報量の間には大きな隔たりがあり，たいていの場合，患者はもっと多くの情報を得たいと望んでいる．

悪い知らせについて話し合うことは，一般的に患者にとっても，その知らせを伝えた人にとっても大きなストレスである．涙，怒り，否認といった強い情動反応に対する準備が必要である．

怒りは理解可能な健康的な反応であるが，患者の怒りが医療者に向けられた場合の対応は難しい．否認は初期には必要な対処戦略である．しかし，患者と家族が一緒の場で重要な知らせを伝えることで，こういった困難や不信を回避することが可能である．また，オープンな話し合いと互いにサポートし合う機会を提供することにもつながる．

継続的にサポートし，励ますなかで徐々に真実を伝えることにより，多くの場合，希望を強化することができる(➡ 46 頁)．覚えておくべきことは，患者-医師関係は信頼に基づいているということ，それは誠実さによって育まれるが，偽りによって容易に損なわれてしまうということである．

患者とその家族は，共有した情報のほんの一部しか覚えていないかもしれないし，正確には覚えていないかもしれない．それは，その知らせが圧倒的であるという，知らせそのものの結果かもしれないし，例えば，環境，不安，患者が理解できない言葉が用いられたこと，コントロール感の喪失など，他の要因によるものかもしれない．専門用語を避け，繰り返し情報を提供することが重要である．

悪い知らせの伝え方

悪い知らせを切り出す前の準備が重要である．以下にあげる構造化されたアプローチは一般的に有用である(**Box A**)．

場の設定は重要である．例えば，ポケットベル，PHS で遮られる心配がなく，静かで快適な環境を設定することは，プライバシーを最適に守るために必要である．しかし，病院では，患者がベッドにいることを望むかもしれない(例えば，説明室に行くよりもベッドにいたい)．

患者と家族の「病いの旅路(the illness journey)」の認識状況と現状についての知識

> **Box A　悪い知らせを切り出すための SPIKES プロトコル(翻案)**[5]
>
> Setting　場の設定(物理的環境，情報提供者の身振りなどのボディランゲージ)
> Perception　認識(患者/家族がすでに知っていることは何か？)
> Invitation or information　案内または情報(患者/家族はどれくらい知りたいのか？)
> Knowledge　知識(悪い知らせであることをあらかじめ告げてから情報を伝える)
> Empathy　共感(理解を示す．支援の気持ちを示す)
> Summarize and strategize　要約して対処法を考える(要点を繰り返し，基本計画を立てる)

を探るべきである．患者や家族の認識を探索することで，患者がすでに十分理解している問題について再度話し合うことはなくなり，あるいは，知識や理解のずれが明らかになる．認識の探索により，悪い知らせを伝える人は，話す速さと量を患者とその家族が対応可能な程度に調整するなど伝え方を検討できる．

　「何が起こっているのかということについて，あなたがこれまでに伝えられ，理解していることを，私に教えていただけますか？」(認識/再確認)

　患者と家族は，さらなる情報が提供されることを案内されなければならない．患者や家族は，現時点で病気についてもっと知りたいのか？　どのくらいの情報量をどのように伝えられることを望んでいるのか？　ある患者はすべてを一度に知りたいと思っており，ある患者は簡単な説明を聞き，あとでより詳細な検討を行うための面談の予約をとりたいのかもしれない．また別の患者は情報をまったく得たくないかもしれない．患者が自らの病気について話し合うかどうか，あるいはどのように話し合いたいのかを選択するのは患者自身であることを覚えておくことが重要である．

　「あなたは何が起こっているのか知りたいですか，あるいは医師にすべて任せたいですか？」(案内)
　「検査結果が出ています．結果についてあなたにお話ししてよろしいですか？」(案内)

　患者とその家族がもっと知りたいのであれば，段階的に情報を提供するべきである．「情報(悪い知らせであることをあらかじめ告げること)」を通告してから，少しずつ情報を伝えることが有用である．

　「検査結果は，私たちが深刻に対処する必要があることを示しています」(情報)

　「情報の提供と確認」というアプローチも役立つ．ひとまとまりの情報を提供し，次の情報を提供する前に患者の理解度とさらなる情報を知りたいかどうかを確認する．

　「今日はたくさんのことを話しました．私がすべてを明確に説明できたかどうかを確かめさせてください．ご理解いただけたのかを確認したいので，私が話したことを説明していただけますか？」(理解)

　誤解を防ぐために，専門用語や婉曲表現〔例えば，がんについて話しているときに「増大(growth)」や「かたまり(mass)」〕などの単語の使用は避ける．

悪い知らせを伝える人は，患者や家族に対して共感を示す必要がある．怒りは悪い知らせに対する正常な反応であり，悪い知らせを伝えた人に向けられるかもしれない．防衛的にならないことが重要である．代わりに，患者や家族が訴えていることに慎重に耳を傾け，患者や家族の怒りの理由を明らかにし，あなたが彼らの怒りを認識していることを伝える．怒りの矛先が適切かどうかを判断することは有用ではない．沈黙は有用な手段になる．

　「あなたが対応しなければならないことを考えれば，あなたが怒るのは当然です」（共感）

　「私が今あなたに伝えた話は，あなたを非常に混乱させてしまうものであると理解しています」（共感）

　最後に，悪い知らせを伝える人が，話し合ったことを簡単に要約し，今後起こることへの対処法を概説することは，患者とその家族にとって有益である．要約と対処法は，患者とその家族をサポートすることが可能であることを強調し，適切な希望を維持するために役立つものである．

　「あなたの病気は『がん』であり，治癒しない可能性があるという検査結果について話しました．しかし私たちは，これから生じる可能性のある問題に対処する方法や，可能な限り生活の質を維持する方法，あなたとご家族をサポートする方法について話し合いました」（要約）

　「私たちが話し合ったことを家で考えるときには，たくさんの疑問がわくかもしれません．私たち医療チームのスタッフは，あなたが望むときに，いつでも再び話すことができます」（対処法）

　「医療チームの主な連絡先をお伝えします．定期的な診察の間に必要があればいつでも連絡していただくことができますので，その方法について確認させてください」（対処法）

　悪い知らせを伝えることは決して容易ではない．しかし，患者や家族に悪い知らせを伝えないことで，状況や未来が変化することはない．あなたは患者や家族を守っているつもりかもしれないが，一般的には自分自身を守るために偽るのである．

まとめ

- 悪い知らせを伝える前の準備が重要である
- 構造化された（あらかじめ計画した）アプローチが有用である（**Box A**）
- 患者をサポートするために家族や友人に同席してもらう
- プライバシーを確保し，話の中断を避ける
- 患者の病気について，これまでに何が起こったのかを知る
- 強い感情の表出を認める．例えば，涙，怒り

- 患者が否認することは認めるが，患者の否認を利用するようなことはしない
- 決して思い込みで決めつけてはならない
- 共感を示す
- 不確実性を伴って生きることがいかに難しいかを認識し，それによって生じる問題を探る（下記参照）
- 「新たに生じるあらゆる事象」に対応するために次回の診察を予約する

不確実性への対処法　Coping with uncertainty

　生命に限りのある病気の患者に携わっていると，予後に関する質問が一般的にある．生存の平均値や中央値を示すことができるかもしれないが，これらはあくまで患者群の平均値を表しているにすぎず，あなたの目の前に座っている患者のことではない．予後は，身体的要因，心理的要因と多くの要因に依存する．したがって，予後はデータに基づく「推定」以上のものではない．進行がんにおいては，医師は過度に楽観的に見積もる傾向があるが[6]，それ以外では，総じて過小評価されがちである．

　予後について話すことは，患者とその家族が今後の計画を立て，優先順位を変更する機会となるので重要である．したがって，患者が予後について質問するとき，彼らには尋ねる理由がある．その理由を明確にすることで，予後の質問に対して最も有用に対応することが可能となる．

　　患者「私はあとどれくらいでしょうか，先生？」
　　医師「その質問にお答えする前に，なぜあなたが今その質問をされたのか確認させていただけますか？　正確に理解することで，あなたが必要な情報をお伝えするのに役立つのです」
　　患者「ええ．来年，私の娘は結婚する予定なのですが，私のせいで結婚式をしないのではないかと心配しています．彼女は延期すると言っています．どうしたらよいかわかりません」

　予後について質問した理由を明らかにしたら，生命に限りのある病気は予測不可能な性質をもっており，さらに慢性疾患の再燃で急性増悪することがあり，新たな感染から回復する際の個人差も予測が不可能であるということから，特にがん以外の生命に限界のある病気を抱えた患者の個別の予後を知りうる者は実際のところ誰もいないということを患者に伝えることが重要である．それでもなお，「定期的に計画を立てる」アプローチが役立つ可能性がある．

　　患者「私はあとどれくらいでしょうか，先生？」
　　医師「残念ながら，あなたにそのことを確実に伝えることのできる人はいません．私たちが言えることは，『最善の推定』であり，概してその見積もりは外れます．しか

し，大まかな目安として，これからのことを予測するために役立つのは，あなたにとって状況がどのように変化しているかを振り返って検討することです．状況が毎月のように悪化している場合，おそらく一度に数か月先まで計画するよう話し合います．週ごとに状況が変化してきたら，まず数週間先までの計画が立てられるかもしれません．日ごとに変化してきたら，数日単位となるかもしれません」

なかには文字通りに受け取ってしまう患者がいるので，特定の時の長さを提示しないようにする必要がある．「明確な」予後の知らせによって，一部の人々は一見したところ軽率な行動に駆り立てられたり，反対に病気にとらわれて，医師の伝えた「締め切り」が近づくにつれてますます恐怖に駆られるようになってしまう可能性がある．さらに，不確実なことに対する解釈は，患者と医師で大きく異なる可能性があると心得ておく．

医師「2〜3か月かもしれませんし，2〜3年かもしれません」と告げると，
患者は後で家族に「先生は私が2か月しか生きられないと言った」，あるいは「先生は私には少なくとも3年あると言った」と言うかもしれない．

不確実性をもったまま生きることが非常に難しいことを認識し，可能な限り希望を保てる方向で対処できる戦略について話し合う(次項「希望」参照)．

- この種の病気は，ジェットコースターに乗っているような気分にさせる
「この病気はいろいろな意味で予期しないことが起こります．あなたはよい時間を過ごすことができるでしょう．でも，時々悪いときもあると思います．そういうときはつらいですが，気分がよいときにはその時間を楽しむことが重要です」

- 時に私たちは最善の結果を期待するが，最悪の事態に備えて計画を立てなければならないこともある
「希望を維持することと同時に，普段，やりたいと思いながら先延ばしにしていることを考えることも重要です」

- 特定のイベントや記念日を目標にする
「数か月後にお孫さんが生まれるなんて素晴らしいことですね．とても楽しみなことですね」

- 難しいかもしれないが，一日一日を大切にする
「前もって計画することは重要ですが，毎日をあるがままに受け入れて，私たちが望むことやできることを行うことも，時には必要であるということを受け入れましょう」

希望 Hope

「希望とは,目標を達成するためのゼロ以上の期待である」

希望は人生の方向性を示し,人生に目的を与えるうえで重要であり,人々が回復力をもち,逆境に対処できるようにするものである.希望は心理的な安定を維持するために重要であり,生命に限りのある病気に対処する際には特に重要である.希望の根底にある主な要素は次の通りである.

- 経験:成功や挫折といった出来事は人間であることの一部だということを受け入れること,満足感は達成することよりもむしろ存在していること自体から得られるということ
- 人生の過去,現在,そして未来を正当化し,認めること
- 関係性:他の人とつながっていること[7]

希望の根源にある要素は,家族などの外部資源と人格などの内部資源の両方から影響を受ける.希望を育むためには目的が必要である.患者とともに現実的な目標を設定することで,希望を回復し,維持することが可能となる.時に,(おそらく非現実的な)最終的な目標を(より現実的な)「小さな目標」に小分けにする必要がある.したがって,患者が「治りたい」と言ったり,下半身不随の患者が「もう一度歩きたい」と言ったりした場合の最初の返答は次の通りである.

「わかります…….それは究極の目標です.しかし,もしもこの目標を達成するための段階的な短期目標を立てることに意見がまとまれば,それは有用だと思います.1つひとつの目標に到達することで,みんなが達成感を得られると思います.あなたはどう思いますか?」

目標を設定することは,生命に限りのある病気を抱えた患者をケアするために不可欠である.すなわち目標設定は,緩和ケアの不可欠な要素である.ある研究において,緩和ケア病棟の医師と看護師は,一般病院の医師,看護師と比較して,大幅に多くの目標を設定することが示唆されている[8].

痛みを感じさせる真実を伝えることが,希望を壊すということになるとは限らない.しかし,人々は自分の状況をコントロールできなくなると,人生の意味を見失い,絶望感につながる可能性がある.誠実であること,患者の窮状を理解すること,具体的で達成可能な小さな目標を設定することによってコントロール感が増大し,その結果,希望が生まれる.したがって,人は死に近づいたときでさえ,ケアと快適さが十分であれば,希望が増す可能性がある(**表1**)[9].他に何の希望も残っていないときには,安らかな死を望むということが現実的な希望となる.

表1　終末期患者の希望に影響を及ぼす因子[9]

希望を減らす因子	希望を増やす因子
価値がないという感覚	価値があるという感覚
見捨てられ感と孤独感	重要な意味のある関係
「沈黙の共謀(不利な立場に追い込まれる事実に対して沈黙を守ろうという周囲の人々の申し合わせ)」	回想
「言葉の共謀(不利な立場に追い込まれる事実に反する言語的説明の申し合わせ)」	ユーモア
「私があなたのためにできることは何もありません」	
方向性/目標の欠如	現実的な目標
緩和することのない痛みや不快感	痛みや症状の緩和

家族の問題　Family matters

　患者の家族や親しい友人をサポートすることも，緩和ケアにとって不可欠である．サポートを受けている家族がケアに関与することで，患者がサポートされ，ケアを受けていると感じられる可能性が高くなる．家族と医師の間のコミュニケーションは，一般的に医師から開始され，維持される必要がある．患者が臨床的な関係の中心であるため，家族を無視することは容易である．しかし，患者に最良のケアを提供するためには家族は最強の協力者である．また，気持ちが大きく動揺するような困難のなかで，家族ががんに関連する問題に対処できるように支援していく必要がある．

家族の力動

　がんは常に，よくも悪くも家族内の精神状態の変化に影響を及ぼす．機能不全の家族内の精神状態の変化は，予後が限られていることを知らされるよりも前から存在している．医療者は，患者のケアと家族に対するサポートの優先順位だけでなく，自らの権限の範囲(および限度)と能力を認識する必要がある．

　家族内では，一方では気持ちの面，実務面のサポートを信頼して受け入れてほしいと望み，他方では愛する人，特に子どもや病弱な親を苦しみから守りたいと望むが，その間で葛藤が生じることがある．家族内で沈黙するように申し合わせること(話し合い)は珍しいことではなく，感情，恐怖，未来そして死の準備についての話し合いを妨げ，緊張関係の原因になる可能性がある．申し合わせをどのように扱うかということは複雑である．

情報の共有

　結局のところ，意思決定能力のある患者には，自らの診断について知り，そのような情報を誰と共有するかを決定する権利がある．動転する可能性のある知らせを耳に入れないようにすることで患者を守っていると感じている家族に対して，このことを

説明することは難しいかもしれない．医療者は，そのような状況に，慎重に，そつなく対応する必要があるが，自らが影響を及ぼす範囲のなかで，その責任と法的枠組みに常に留意すべきである．

したがって，医療者は，情報を共有することができる患者からどの程度の情報を得られているかを知っておく必要がある．診断やマネジメント（治療）の計画，予後についての知識に関連して，患者と家族の足並みが大きくずれていると，患者と家族の間にバリアが生じることになる．

一般的な初期反応は次の通りである．

「先生，彼に言わないですよね？」

「先生，彼に言わないでください」

これらは，愛する人を傷つけないように保護しようとする家族の本能的な願望から生じる初期のショック反応とみなされるべきであり，患者に何も言わない言い訳の言葉として用いるべきではない．患者と家族が互いに支え合っている場合，家族が最初の拒否的反応から，心を大きく開いて，信頼できる存在となるよう手助けする必要がある．

家族は，医師が患者と診断や予後について話すことを禁止することはできない．確かに，医学的守秘義務の倫理を考慮すると，患者の暗示的または明示的な許可だけで，家族に伝えることは可能ではあるが，その逆はない．こういったときに役立つ言い方は次の通りである．

「私たちはあなた（患者）をさしおいて，ご家族だけにあなたに関する情報を伝えることはありません．情報はあなた（患者）の情報ですが，もし（患者の）ご家族が具体的に尋ねてこられた場合，私たちはご家族と話し合わなければなりませんが，このような状況が発生した際には，ご家族との会話にあなたに同席してほしいと思います」

実際に，診断やその後について患者，家族，医師，看護師が一緒に話し合うことにはよい面がたくさんある．一緒に話し合うことで，患者が情報共有の過程から除外されるような申し合わせや「沈黙するよう申し合わせること」が防がれ，さらに，看護師が話し合いに参加し，その後を看護師がフォローすることで，患者自身が話し合った内容をより深く理解するようになる．

医師は，患者と家族の両方から離れたところから，両者をみる機会をつくってもよいかもしれない．先に述べたように，患者同様家族にとっても，悪い知らせを聞いてそれに適応するためには時間が必要であるので，家族と診断についての話し合いは慎重に行う必要がある．

入院中のケアへの関与

家族は病院や緩和ケア病棟への入院を敗北とみなす可能性がある．とりわけ患者が自宅でのケアを望んでいた場合には，家族は自宅で患者のケアのすべてをやっていく

ことができるはずだったと感じる可能性もある．そのため，家族が患者をいかによくケアしてきたかということ，特定の状況のために入院が必要となるということを強調することが有用である．また，患者が病棟にいる間，家族の存在が重要であることも強調すべきである．実現可能であれば，制限のない自由な訪問を推奨するべきである．

家族の分離不安は，例えば，枕を調整し，水差しに水を補充し，食事を補助し，口腔ケアを行うなど患者のケアに継続して関与するよう働きかけることによって，軽減される可能性がある．一部の家族には，例えば，彼らがまるで自宅にいるかのように振る舞い，本や新聞を読んだり，編み物をしたり，テレビを見るように，病室での過ごし方を教える必要がある．こういった家族には無意味なおしゃべりを早口で話し続ける必要がないことも伝える必要がある．

必要に応じて，可能であれば，特に患者が終末期に家に帰ることができない場合には，家族が宿泊できるよう手配するとよい．

退院計画

生命を脅かす病状でも患者の一部は，家に帰れるほど十分に体調がよい場合でも，あるいは生命が尽きようとしている場合でも，自宅で亡くなることを望んでいる．残念なことに，多くの家族が，患者が退院して帰宅したときに何か起こるのではないかと危惧している．可能であれば，医療者の付き添いのもと，日中あるいは週末を家で過ごすことで，不安を和らげたり，あるいは退院が現実的ではないことを確認することが十分に可能となる．

退院計画については，患者が帰宅する前に家族と十分に話し合う必要がある．家族は，患者の主要な介護者が誰なのか，日常的な問い合わせや緊急時に誰に連絡をするのかということを知っておく必要がある．

家族は，自宅で患者に対して，何でもしてあげてしまうことがある．このように患者を過保護に扱うことで家族は疲弊し，患者はいらだつ可能性がある．患者にできることとできないこと，患者の自立性を可能な限り許容することの重要性を，医療チームが家族に説明することが患者をサポートすることになる．

治療の説明

家族がかかわっていると感じさせるためには，患者のケアについてのあらゆる状況を，患者が入院するたびに家族にも説明するとよい．患者の死が近づいたときには，実施可能なケアの方法を説明する必要がある．例えば，嚥下が困難になる場合は，痛みや他の症状が再燃するのを防ぐために，薬の投与を注射で行う必要があるかもしれないといったことを事前に説明しておくとよい．

患者が亡くなるとき

緩和ケアは患者が亡くなるときが終わりではない．医療者は亡くなった患者の家族にもケアを提供するという責務を担っている[10]．家族の愛する人が亡くなった直後に，家族が希望すれば，ケアに加われることは重要である．

家族と話し合う時間をつくって，質問や心配がある場合には，さらに医療者と会話できることを知っているか確認する．家族はしばしば罪悪感に陥っている．

「もし私がこうしていたら！」

「もしもっと早く病院に行っていたら，彼は死んでいなかったかもしれない」

他の患者に緊急対応する必要がある場合には，見過ごされてしまいがちだが，家族に対して気持ちを表出する機会を与えるよう接していくべきである．

文献

1. Silverman J et al. (2005) *Skills for communicating with patients* (2nd ed). Radcliffe Publishing Ltd, Abingdon.
2. Simpson M (1979) *The Facts of Death.* Prentice-Hall, Englewood Cliffs, New Jersey.
3. Fallowfield LJ et al. (2002) Truth may hurt but deceit hurts more: communication in palliative care. *Palliative Medicine.* **16:** 297-303.
4. Edmonds P and Rogers A (2003) 'If only someone had told me' - a review of the care of patients dying in hospital. *Clinical Medicine.* **3:** 149-152.
5. Buckman RA (2005) Breaking bad news: the S-P-I-K-E-S strategy. *Community Oncology.* **2:** 138-142.
6. Glare P et al. (2003) A systematic review of physicians' survival predictions in terminally ill cancer patients. *British Medical Journal.* **327:** 195-198.
7. Macleod R (1999) Health professionals' perception of hope: Understanding its significance in the care of people who are dying. *Mortality.* **4:** 309-317.
8. Lunt B and Neale C (1987) A comparison of hospice and hospital: care goals set by staff. *Palliative Medicine.* **1:** 136-148.
9. Herth K (1990) Fostering hope in terminally ill people. *Journal of Advanced Nursing.* **15:** 1250-1259.
10. General Medical Council (2010) Treatment and care towards the end of life: good practice in decision making. www.gmc-uk.org/guidance/ethical_guidance/end_of_life_care.asp

さらに読むべき本

Dunphy J (2011) *Communication in palliative care: clear practical advice, based on a series of real case studies.* Radcliffe Publishing Ltd. Abingdon.

Kissane D et al. (eds) (2010) *Handbook of communication in oncology and palliative care.* Oxford University Press, Oxford.

（藤森麻衣子）

4 心理学的側面
Psychological aspects

生命に限りのある病気の影響………51	一般的なサポート……………………55
喪失と変化の役割……………………51	その他の問題…………………………55
否認………………………………………54	世間と交わらない患者………………56
怒り………………………………………54	ケアが困難な患者……………………57
不安と抑うつ…………………………55	

生命に限りのある病気の影響　Impact of life-limiting illness

　生命に限りのある病気は気持ちを大きく動揺させ，激しい感情を呼び起こし，深刻な影響を与える．医療者はこのことを理解し，最大限サポートすることが重要である．最初の時点で患者はほとんど例外なく激しく動揺し，将来がどうなるのかおびえる．そして，病気が進行し何が起こるのか不確かななかで，喪失感や孤独感を抱く．喪失の心理状態を理解している医療者は，患者家族によりよい共感を示すことができ，それは本当の意味での支援となる．

　覚えておくこと：患者や家族が受ける衝撃は，病気の診断や経過をどのように知ったか，医療者がどのようにコミュニケーションをとったか，彼らの気持ちをどうサポートしたかによって大きく影響される．

喪失と変化の役割　Loss and change of role

　生命に限りのある病気であると診断されたとき，多くの患者が以下のようなさまざまな範囲の喪失感を経験するであろう．
- 主体性や制御感の喪失
- 将来への希望の喪失
- 職業(仕事)の喪失
- 家族のなかでの「大黒柱」としての立場の喪失

　家族も似たような喪失を経験しうる．例えば，家族の長，まとめ役，あるいは，「強い者」の喪失，家族が知っている患者の本来の姿の喪失，将来の計画や希望の喪失などである．

表1 喪失に対する心理学的反応

時期	症状	代表的な期間
混乱	不信 否認 衝撃，無感覚 落胆	数日 → 数週間
抑うつ	不安 不眠 集中困難 怒り 罪悪感 活動性低下 悲しみ 落ち込み	数週間 → 数か月
適応(調整)	(抑うつが軽減するにつれて) 状況への直面 新しい目標の確立 再び希望に焦点を当て，取り戻す 再び活動を始める	数週間 → 数か月

似たような心理学的反応は，さまざまな種類の重大な喪失に生じる．例えば，解雇，切断手術，離婚，死別などである(**表1**)．これらの反応は必ずしも論理的，予測通りの順序で起こるわけではない．いくつかは一緒に起こるかもしれないし，それ以外は起こらないかもしれない．共通しているのは，患者やその近しい人の感情や反応の浮き沈みが激しいことである．

がん患者については，病期のいくつかの時点において，より著しい反応がみられることがある．

- 診断時とその直後
- 最初の再発
- 機能が失われていくとき
- 死が差し迫っているとき

適応とは複雑な心理社会的推移であり，患者の近しい人によって助けられることもあれば，妨げられることもある(➡ **図1** と 47 頁)[1]．

疾病受容の過程は複雑に入り組み，長期にわたる(**図2**)．また，時には心的平衡にたどり着かないこともある[3]．

典型的な対処方法は以下の通りである．

- 否認，回避(下記参照)
- 闘志，戦意
- 諦め
- 無力感，絶望感

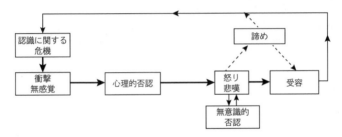

図1 適応：認識に関する危機から受容までの過程（Stedeford, 1984 から許可を得て改変）[2]

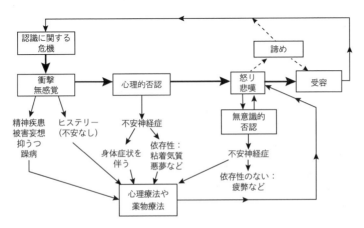

図2 受容への回り道（Stedeford, 1984 から許可を得て改変）[2]

- 予期不安[4]

否認と闘志は，しばしば心理的苦痛の少なさに，他の3つは無快楽症〔悲哀，人生における楽しみの喪失（訳注：興味や喜びを感じられない状態）〕と関連している[5]．

人生の大きな喪失においては，最終的に適応にたどり着くだろう．しかし，難治で進行性の生命を脅かすような状態では，大きな喪失がさらなる喪失によって悪化するため，適応は継続的，あるいは反復する心理社会的なプロセスなのかもしれない．

このプロセスには，個人によって否定的な結果と肯定的な結果の両方が含まれうる（➡3頁）．

否認　Denial

「耐えられない現実への心理学的無感覚」
「感情的に受け入れがたいものを心のなかで抑圧することで心理的な衝撃を吸収すること」

　否認とは一般的な対処方法(防衛機制)であり，短期的あるいは長期的に重大な影響を及ぼすような知らせを受け取ったときに生じるものである．

　その知らせを無視することで脅威を消し去ったり縮小したりすることができるが，それゆえに「一時的な解決策」なのである．

　否認は特定することが難しく，必ずしも患者の支えになるわけではないが，意識的，あるいは無意識的に起こりうる．また，否認は持続したり間欠的に生じる．否認は心理的で非言語的な不安の徴候と関連しているかもしれない(➡ 191頁)．

　大半の患者や家族が示す否認は，真実を知りたいという願いと，動揺するような知らせを避けたいという願い，それに関連する不安の間で葛藤していることを示している．

　否認が持続することで以下の点が妨げられているとき，具体的な支援や介入が必要となるだろう．

- 治療に関する意思決定
- 将来の計画を立てること(患者に計画するつもりがなかったとしても)
- 対人関係

怒り　Anger

　怒りは患者や家族に共通してみられるものであり，病気が疑われたり，明らかにされたりしたときの短期的な反応としては妥当なのかもしれない．

　患者は自身の怒りを以下に焦点化するだろう．

- 患者自身．例えば，なぜ異変に気づくことができなかったのか
- 介護者．例えば，なぜ医者が早く対処してくれなかったのか
- 人生の不公平さ．例えば，なぜ自分に起こったのか

　持続する怒りが家族や医療者に向けられた場合，対応は困難である．同じように怒りで対応するのはあまりに安易である．怒りは大抵がいつも逆効果であり，疎外感を生じやすい．

　穏やかに対応しながら，患者(あるいは家族)の怒りの理由を把握し，理解することは，その状況を取り除き，患者が前へ進むための手助けとなる．

　怒りはまた限界を受け入れることの妨げとなり，患者が身体的な不自由さを前向きに調整することを妨げるかもしれない．また，怒りと否認が一緒になると，将来につ

いて計画することを妨げるかもしれない．さらに，怒りが抑圧されると，患者は引きこもったり，非協力的になったり，抑うつ的になったりするだろう．

不安と抑うつ　Anxiety and depression

不安と抑うつは，進行性で致死的な病気に共通してみられる．不安と抑うつのマネジメントについては 11 章に述べる（➡ 191 頁）．

一般的なサポート　General support

心理的混乱のなかにいる患者に対して，以下のようなサポートができる．
- スタッフと患者，またはスタッフ間の良好なコミュニケーションや関係性は信頼性を高め，持続的なケアを促す
- 個人が必要な情報を，受け取りやすい形や方法で提供すること，言い換えれば，患者や家族が必要としているだろうと専門家が考える情報ではなく，彼らが本当にほしい情報を提供すること（➡ 35 頁）
- ヒエラルキーより，むしろ平等性を重視し，互いに尊敬の念をもった患者と医療スタッフの結びつき（➡ 7 頁）

大まかに言うと，「苦労も分かち合えば半分になる」ということわざがまさしく当てはまり，「聴く耳」はとても重要である．患者は，家族や知人以外の人と，心配事，恐れや不安を話すことで気が晴れることがある．

ニーズの高い患者や介護者は，緩和ケア専門チーム，カウンセラーや臨床心理士によるサポートの恩恵を受けるとよい．パニック発作，心的外傷後ストレス障害，うつ病やその他の精神疾患の既往がある者，退役軍人，ホロコーストの生存者，虐待被害者など，複雑なニーズをもった患者には精神医学的介入が必要となるだろう．

覚えておくこと：予後不良への反応や適応には「正しい」方法などない．専門家の課題は，患者が適応できるように，個々の患者家族，文化や宗教的背景を考慮しながら，よりよい，あるいはより適した方法を探すことである．しかし，多くの人々は家族や友人などから潜在的によいサポートを得ており，それによって日常生活に支障をきたすほどのつらさを長期的に感じず対処できるのである．

その他の問題　Other problems

生命に限りのある病気と診断された患者はさまざまな心理的問題を経験する．
- 病気に関連した問題：性的機能への影響（➡ 184 頁），麻痺を抱えることや脳転移の影響を受け入れる困難さ，死までのプロセス，死ぬということ，あるいは死にゆ

くことへの恐れ
- 治療に関連した問題：脱毛，手術痕や変形，人工肛門を受け入れる困難さ
- 同時に起こる問題：死別(➡ 69 頁)，関係性の難しさ，病気を発症する前から存在する心理的問題や精神疾患

世間と交わらない患者　The withdrawn patient

　患者のなかには，引きこもることで心理的支援が届きにくくなる者がいる．患者に引きこもる弊害がなかったとしても，患者の表情や行動は潜在的にかなりの心理的苦痛を示すときがある．引きこもっている患者に治療を受けさせることは非常に難しく，患者の家族や介護者にも深刻な悪影響を及ぼしうる．

原因
　引きこもりにはさまざまな原因があり，いくつかは併存している(Box A)．

マネジメント
　引きこもりのマネジメントは原因によって異なる．心理的な原因がありそうであれば，患者が問題に気づくのを手助けし，より健全で穏やかな気持ちになるために，患者の守られた殻にある「窓」を探してみるとよい．よいコミュニケーションスキルは以下を達成するために必要不可欠である．

Box A　引きこもりの原因[6]

性格
病理学的原因
　脳腫瘍
　脳血管障害
　二次性の精神疾患(例：薬剤性，臓器不全)
　合併症(例：甲状腺機能低下症)
薬理学的原因
　過鎮静
　遅発性ジスキネジア
心理学的原因
　怒り　　　　┐
　癒着　　　　├「気持ちを話すことに大切さを感じていない」
　不信感　　　┘
　恐れ　　　　「あまりにも苦痛すぎる」
　罪悪感　　　┐
　羞恥心　　　┴「あまりにも取り乱しすぎている」
精神医学的原因
　抑うつ　　　「気持ちを話すことに大切さを感じていない」
　妄想　　　　「危険だと感じている」

- 「私たちは会話を始めるのが難しそうだ」というあなた(自身)の困難を理解する
- 患者に受け入れるか拒否するかという提案をする(例えば,「なぜそのことを話すのが難しいかについて教えてもらえますか？」)
- 患者が話したくない理由に関する手がかりを与えてくれたら,穏やかに,しかし,確固として追求すべきである(例えば,「実際に何が問題になっているか教えていただけませんか？」)
- 患者が心理的な動揺というよりもむしろ精神医学的な病気の場合,気分障害の頻度や程度を確認することが重要である
- うまくいかないと感じたら,専門家の助けを求める

ケアが困難な患者　Patients who are difficult to care for

　すべての患者に対して平等に接することは不可能である.患者と医療者の双方に関係する問題であったとしても,主として患者ではなく医療者に問題があると覚えておくことが重要である.つまり,「ブラウンさんは気難しい」ではなく,「ブラウンさんはケアをするのが難しくて大変」と言うべきなのである.

原因

　患者のケアが難しい理由はたくさんある(**Box B**).困難さは,われわれの無気力や力不足などの気持ちから引き出されている.われわれは成功していないと感じ,治療的関与を終わりにしようとしてしまうことがある.

　陰性転移と逆転移の反応は,過去の体験を治療者に反映させる患者の行動・性格特性によって引き起こされた否定的な感情であり(転移),あるいは,治療者が患者に対して抱く否定的な感情(逆転移)である.治療者と患者のどちらにとっても「心の動揺」を感じるものであり,否定的な反応となる.

Box B　患者のケアが困難である原因

患者や家族に対する認識が以下のようなとき
　不愉快である
　誘惑的である(なまめかしい)
　満足してもらえない
　批判的である
　敵対的である
　要求が多い
　たくみに操作される
　過度に依存される

陰性転移や逆転移の反応

患者の行動
　引きこもり
　興奮しやすい,怒る
　抑うつ

患者の症状
　大きな傷がある
　悪臭
　症状マネジメントへの反応が悪い
　身体化

マネジメント
- 自分自身の困難さをチームの他のメンバーと認め合う
- なぜその患者の対応に困るのかについて理由を探索する

短期目標や，患者家族と過ごす時間を含めたマネジメント計画をチームでまとめてノートに記録するとよい．解決できない問題もあることを受け入れることも大切である．

文献
1. Brennan J (2001) Adjustment to cancer - coping or personal transition? *Psychooncology.* **10**: 1-18.
2. Stedeford A (1984) *Facing death : patients, families and professionals.* Heinemann Medical Books, Oxford.
3. Jaiswal R *et al.* (2014) A comprehensive review of palliative care in patients with cancer. *International Reviews of Psychiatry.* **26**: 87-101.
4. Watson M *et al.* (1984) Reaction to a diagnosis of breast cancer. Relationship between denial, delay and rates of psychological morbidity. *Cancer.* **53**: 2008-2012.
5. Watson M *et al.* (1991) Relationships between emotional control, adjustment to cancer and depression and anxiety in breast cancer patients. *Psychological Medicine.* **21**: 51-57.
6. Maguire P and Faulkner A (1993) Handling the withdrawn patient - a flow diagram. *Palliative Medicine.* **7**: 333-338.

さらに読むべき本
Holland JC *et al.* (eds). (2014) *Psycho-Oncology : A Quick Reference on the Psychosocial Dimensions of Cancer Symptom Management (2nd edn).* Oxford University Press, Oxford.
Kellehear A (2014) *The inner life of the dying person.* Columbia University Press, New York.
Lloyd-Williams M (ed) (2008) *Psychosocial issues in palliative care (2nd edn).* Oxford University Press, Oxford.
Robinson S *et al.* (2015) A systematic review of the demoralization syndrome in individuals with progressive disease and cancer: a decade of research. *Journal of Pain and Symptom Management.* **49**: 595-610.

（栁井優子）

5 スピリチュアルな側面
Spiritual aspects

はじめに……………………………… 59	スピリチュアルな悩みへの対処……… 63
スピリチュアルな苦痛の原因………… 61	宗教的ニーズ…………………………… 64
スピリチュアルな悩みの評価………… 62	医師自身の信条の影響………………… 66

はじめに　Introduction

　スピリチュアリティ(spirituality)は幅広い概念で，意味の探求，人格的な価値と発展，われわれ自身よりも大いなるもの(訳注：神仏など)とつながっている感覚までを含み，超越的なもの，つまり知性的な知識や通常の感覚的体験を超えるものまでの広がりをもつ(**Box A**)．

　スピリチュアリティは人間の性質の普遍的な側面で，人生全体を通して人々は意味を自身の体験に関係づける．ある人の環境の変化，例えば，生命を脅かす病気と診断されたり，自分が死に近づいていることをますます意識したりすると，しばしばスピリチュアルな悩みは先鋭化し，人は「究極の意味」を求めるよう動かされることもある[2]．

　実際，スピリチュアルな発展はより大きな統合と「全体性」への動きとしてみられることがある．これは，一般的には内的な癒しのニーズ，つまり自分自身，他者，環境，そして神や大いなる力との正しい関係を得て維持することを含む．ある患者が

Box A　スピリチュアリティの諸側面[1]

意味の発見(「なぜわれわれはここにいるのか？」)
　「人生の目的は何か？」
　「理由があって起こっていることなのか？」

変化(「私は何者か？」)
　動機づけ
　価値と信条
　創造性と達成
　自己価値感

つながり(「われわれは何者か？」)
　関係
　コミュニティ
　文化

超越するもの(感覚を超えて)
　畏怖と驚異
　神秘
　神あるいは大いなる力

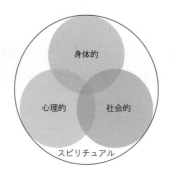

図1 「人間存在のモデル」：スピリチュアルな次元は身体的，心理的，および社会的次元を包括し，統合する

言ったように「死を治すことはできないが，死を癒やすことはできる」のである．

　内的な癒しの目的は，治癒することや生き延びることではなく，「全人的」になることである．これは，家族や友人にこう言えること(あるいは言葉を用いずに伝えること)を含む．例えば，

　「愛している」「許して」「許すよ」「ありがとう」「さようなら」

　実践におけるスピリチュアルケアの基礎は<u>受容</u>と<u>支持</u>である．つまり，患者に真の尊敬をもってかかわること，患者が誰で，何者で，どのようであったとしても固有の尊厳をもった，価値のある仲間と思っていることを示すことである．

　スピリチュアルな健全さを増すために推奨される多くの実践は，情緒的な健全さを増すために勧められるものに似ている．これはスピリチュアルな健全さと情緒的なそれとは重なり，互いに影響し合うからである．スピリチュアリティはしばしば自身より大いなるものとの意味あるつながりの探求を含むので，結果として<u>畏敬，安らぎ，感謝，平和，受容</u>といった肯定的な情緒が生じる．否定的な情緒にとらわれていたなら，人生における意味やつながりを見出すことは明らかに困難である．

　同じように，世界とつながっている感覚をもっていなければ，<u>感謝</u>や<u>共感</u>といった肯定的な情緒を培うのは困難である．このように，情緒とスピリチュアリティは互いに深く統合されている．実際，「人間存在」のスピリチュアルな次元は，すべてを包括的に統合する次元としてみると最もよい(**図1**)．

　スピリチュアリティと宗教とは同義ではないが，完全に区別することもできない．宗教は信念と儀礼の共有された枠組みと定義することができ，そのなかでスピリチュアリティが発現し，育まれ，人生の意味が求められるような社会的文脈を与える．

　2011年のイングランドとウェールズの国勢調査では，人口の2/3が宗教に属しているという結果が出た[3]．しかし，多くの宗教心のある人々は信念が完全に正統派であるわけではなく，宗教の伝統的な教義をすべて受け入れてはいないかもしれない．

表1 終末期における一般的なスピリチュアルな悩み

懸念の領域	患者や家族のコメント
人のアイデンティティ	「私は誰?」「私は覚えていてもらえるの?」
苦悩や痛みの意味	「なぜ神はこんなに私を苦しめるのか?」 「なぜこんなことが私に起こるのか? こんなことは不公平だ」 「こんなことはまったくやっていられない……,もうやめたい」
人生の意味	「死んでいく今,人生に意味があるのか?」 「いったい何が大切なのか?」
価値の体系	「これが人生で何が大切なのか,改めて考えさせてくれる」 「1日の終わりに,大切なのは愛と人々だ」
神についての疑問	「私は本当は何を信じていたのか?」 「神はいるのか?」 「なぜ神はこんなに私を苦しめるのか?」
罪の感情	「振り返ると,本当に後悔している」 「私は多くの過ちを犯した.どうしたら取り返せるだろう?」 「私は許されるだろうか?」
死後の世界,来世	「死後の世界はあるのか?」「それはどんなだろう?」 「どうしたら死後の世界,来世を信じられるのか?」

換言すれば,特定の宗教の名称は,必ずしもその人の信念の特定の内容を意味するわけではない.

スピリチュアルな苦痛の原因 Causes of spiritual distress

　現実には,人のスピリチュアリティ(または宗教)の影響は肯定的な場合も否定的な場合もある.肯定的な場合は,病いや死に直面した人に対して概して支持的に作用するが,否定的な場合には,恐怖や苦痛を悪化させる.

　人生の終末に近づいた人々は多くの場合,深く実存的な疑問をもつ(**表1**).多くの場合,支持され,受容されたいというニーズ,そしてそれに対応して許しと和解へのニーズが高まる.

　苦痛は身体ではなく,その人全体によって体験される.したがって,苦痛は身体の状態とは相関しない.患者は強い痛み,あるいは他の症状があっても,不安でないこともある.反対に,患者は身体症状がなくとも,ひどく苦しんでいることもある[4].「士気喪失症候群(demoralization syndrome)(訳注:絶望感および意味目的の喪失からくる無気力感)」という用語は,希望のなさと絶望によって特徴づけられたスピリチュアルな苦痛を表現するためにしばしば用いられる(➡ 196頁).

> **Box B　スピリチュアルな苦痛と痛みをもつ患者の病歴**
>
> 　ジョアンは30歳代半ばで,3歳と6歳の子どもがいた.彼女は,卵巣がんによるコントロールが困難な骨盤と坐骨の痛みに苦しんでいた.彼女を支えていたパートナーは彼女の死後,子どもたちの養育をどうするのか彼女と話し合うことはとても難しいと感じていた.彼女はひどい痛みのため,しばしば夜中に目覚めた.
> 　来る夜も来る夜も,ホスピスのスタッフは彼女が考えや気持ちを話すことに「同意」し(→55頁),あまり口をはさまず長時間話を聞いた.彼女は子どもたちの成長を見届けられないであろうことを嘆き,腹痛についてもっと早くかかりつけ医を訪ねなかったことを失敗だったと思っていた.彼女は彼女とパートナーがとても苦労して手に入れたものをすべて失いつつあることが,とても不公平だと感じていた.
> 　彼女はいつも教会に通う家庭で育っていたので,カトリックの神父が彼女を訪問することで幾分助けられた.彼女は,こんなことを生じるままにした神に,怒りを表し続けた.ホスピスのスタッフは彼女に,子どもたちのために「メモリーボックス(訳注:思い出の品や写真などをおさめた箱.亡くなったあとに大切な人を思い出したり眺め触れたりできる.亡くなったことや亡くなることを理解し,悲嘆にとって大切なプロセスとなる)」をつくるよう勧めた.時が経ち,彼女の痛みは大きく和らいだが,時に泣きたくなり,苦しむことは続いた.

　実存的な苦痛は多くの場合,身体症状に浸透し,それを増幅して,耐えがたいものにしてしまう(Box B).

スピリチュアルな悩みの評価　Evaluating spiritual concerns

　スピリチュアルな悩みを評価するには,繊細なコミュニケーションの技量が必要である.スピリチュアリティはきわめて個人的なもので,患者によってはそうしたことを話し合うのが苦でない場合もあるが,自分の希望,恐れや信条をそれまでまったく話したことがない人もいる.
　患者の「内面」を問うことは,「実存的」「スピリチュアル」といった言葉にまつわる曖昧さや不可解さを避けるために役立つ.以下のような質問が有用である:
「今のようなつらいときに,どうやって強くいられるのですか?」
「人生が困難なとき,最も役立つのは何だと思いますか?」
「あなたに起こったことすべてに,どんな意味があると思いますか?」
「このすべてのなかで,最も苦痛なことは何ですか?」
「もしあるとすれば,宗教や神があなたの人生のなかでどんな位置を占めていますか?」
「あなたは宗教や信仰の組織に属していますか?」

　患者の問いに対する返答に続けて会話することで,スピリチュアルなニーズをはっきりと引き出すことができるかもしれない(Box C).
　注意:患者は,そうする機会が与えられたのでなければ,介護者との間で実存的な問いを提起しようとはしないものであり,機会を与えられてもそうはしないかもしれない[6].さらに,患者がとても敏感であるかもしれず,このレベルのコミュニケーションが介護者を不快にすると思えば,相手を困惑させようとはしないものである.
　しかし,患者がそうした話題をもち出し,それを聞いた介護者がそのレベルの問題

> **Box C　スピリチュアルなニーズ，痛みや病気の指標[5]**
>
> 絶望感，無力感，無意味さの感覚(患者は引きこもり，自殺を願うかもしれない)：「こんなふうに生きるのなら死んだほうがいい」「こんなことに何の意味があるのか？」
> 強烈な苦痛(孤独，孤立感，弱さを含む)：「こんなことにはもう耐えられない」「これしかできないなら，死んだほうがいい」
> 神から遠ざかる，宗教的絆の断絶：「もう神など信じない」「助けてなどと頼まない」
> 神，宗教，聖職者への怒り：「なぜ？　なぜ私が？」「こんな目に遭うなんて，私が何をしたというのか？」
> 過度の我慢とそれを他者に示そうとする欲望：「私は，神を/教会を/家族を失望させてはならない」
> 罪や恥，罰せられること，恨み，自分や他者を許せないという感覚：「私は病気になって当然だ」「私はよくなる資格がない」
> 敵意と他者を許せないこと：「私または家族に対してしたことで，ずっと彼を憎む」「とにかく！　彼にはここに来てもらいたくない．会いたくないと伝えてくれ．ずっとだ！」
> 生々しい夢/悪夢：例えば，箱の中に閉じ込められる，底なしの穴に落ちる

にかかわりたくない場合には，介護者は患者が司祭や他の宗教者を知っているか確かめるべきである．そうして，介護者はその宗教者に患者の懸念を伝えることができる．

スピリチュアルな悩みへの対処　Managing spiritual concerns

　聴く耳をもっていることは，患者がまず期待していることである．彼らは概して医師にスピリチュアルな指導をしてほしいと求めない．彼らは全人的に扱われ，恐れを共有できる関係をもつことを望んでいるのである[7]．
　患者にスピリチュアリティについて尋ね，それについて語る余地を与えるプロセスはまさに，実存的な悩みに取り組み，それを解決するために本質的な役割を果たす．このプロセスは，それまでの苦痛にスピリチュアルな原因があると考えていなかった患者にとって特に有用である．患者に彼らの不快感の本当の源を認識させることは，スピリチュアルな癒しに向けて大きな一歩である．
　患者のスピリチュアルなニーズがはっきりと現実的な解決に至ることもある．例えば，ある人が親族や友人からの許しや和解が必要だと感じているとしたら，その人と会えるように調整し，必要であればその面会の間，患者を支えると提案するとよい．
　さらに，患者が情報をチームメンバーと共有することを認めてくれれば，起こった問題について，より適したメンバーが対処することもできる．看護師は多くの場合，医師よりも長い時間を患者とともに過ごしているので，緩和ケアで働いている看護師はスピリチュアリティについて話し合うことに熟達するものである．
　イギリスでは病院や緩和ケアチームは，一般的に複数の宗教に対応できるチャプレン制度が利用できるようになっている．こうしたチャプレン制度は患者がいかなる信仰をもっていても，あるいはもたなくても，安全かつ非審判的にスピリチュアルな悩みを探索することを助けることができる．

より複雑なスピリチュアルな苦痛を抱えた患者は，より定型化された治療が役立つかもしれない．Viktor. Franklの理論に基づいた意味中心精神療法(meaning centered psychotherapy)など[9]，さまざまなエビデンスに基づいた介入がある[8]．

宗教的ニーズ　Religious needs

宗教心をもった人々にとっては，スピリチュアルなニーズは彼らが信仰する団体との関係を保ち，持続的に宗教行事に加わり，かかわり続けることによって促進されることが多い．

医療チームはこうした活動を促すため，患者や家族に宗教活動について尋ねるべき

表2　宗教的ニーズとエンドオブライフ・ケア

宗教	食事の制限	医療への態度	死が近づいたときの宗教的実践	
仏教	菜食主義のこともある	麻酔や鎮静を拒否することがある．思考の明晰さが彼らには重要である 「人を助けること」は根本的な理想である；家族に独自のニーズや望みを尋ねること	仏教の僧侶に連絡をとる	
キリスト教	制限なし． 個人の選択	概してきわめて肯定的．しかし，医師や薬に頼ることを妨げる宗派もある	司祭や牧師が定期的に訪れ，チャプレンと責任を分担することもある． 秘蹟を望むこともある：悔い改め，聖別，聖体拝領	
ヒンズー教	しばしば菜食主義． 牛肉は食べない． 同じカーストに属する人が用意する食事を望むことがある	麻酔や鎮静を拒否することがある． 剖検は喜ばれない	「母なる大地」に近い階での死を望むことがある． 死が近づくと，家族が患者の唇や口内をガンジス川の水で湿らすことがある	
イスラム教	アルコールは禁止． ハラル食． 豚肉と貝は禁止	慎みが重要：異性から清拭されたり，看護されたりすることや，身体診察のため裸になることは好まない． 剖検は法的に必要なときのみ	友人たちが魂に平安をもたらすため，コーランの聖句を読み，イスラム信仰の文言をささやく． 家族全員が可能な限り訪れる	
ユダヤ教	コーシェル食． 豚肉と貝は禁止	臓器移植が制限されることがある． 剖検は法的に必要なときのみ	地域のユダヤ社会が病院にいる患者をケアするためのグループを組織する	
シク教	アルコールは禁止． ハラル食． 通常，牛肉は禁止． しばしば菜食主義	多くのシク教徒は，医療に対し肯定的で，体調が悪いときは進んで医学的援助と助言を求める	死が近づくと，シク教の経典の重要な部分が朗読される． シク教のシンボルを尊重することが求められる	

である．イギリスでは一般的に，病院やホスピスであれば，チャプレンやスピリチュアル・ケア・カウンセラーの訪問は歓迎される．

イギリスでは，多くの病院やホスピスには複数の信仰に対応できる教会や静穏室がある．多くの患者はそうした施設の平穏さや静けさを評価し，時に「あそこに座ってからより多くのことが感じられるようになった」と語ることもある．

前に述べたように，宗教心のあつい人が常に信仰において正統的なわけではない．特定の宗教をもっていることが，必ずしも個人の信条がその宗教に典型的なものであることにつながるわけではない．したがって，先入観をもたず，常にそうであるように，患者に聞いてみることが重要である．

宗教によっては，ケアする人が留意するべきことがある場合がある（**表2**）．患者の

	葬儀	服喪	死後の世界，来世に関する信条
	火葬または土葬．誰でも体を洗える．	白と黒は喪の色である	生まれ変わり
	火葬または土葬．誰でも体を洗える．司祭・牧師が葬儀を司式する	黒は喪の伝統的な色である	天国での復活
	通常は火葬．親族が体を洗うことを望むことがある	正式な喪は7～41日続き，家族親族や友人がかかわる	転生
	24時間以内に土葬される．死者がメッカの方角を向くために，ベッドを動かす．スタッフは使い捨ての手袋をして最後の任務を果たす．スタッフは体を洗ってはならない：イスラムの葬儀社か同性の家族により行われる	多様である	天国での復活
	24時間以内に土葬される．スタッフは使い捨ての手袋をして最後の任務を果たす．スタッフは体を洗ってはならない：これはユダヤ社会のメンバーが行い，その人は遺体とともに病院にとどまることを望むこともある	親族は自分の感情を率直に表現するように促される：強い悲嘆の期間が3日，そのあと嘆きの期間が7日あり，再適応のための期間が30日とされる	信条はきわめて多様である：しばしば生命を保つことについて，重大な倫理的問題が生じる
	通常は火葬．遺体の前でシク教の聖句が読まれる．スタッフは遺体を扱ってもいいが，通常は家族が遺体を洗う	白が喪の色である．正式な喪は10日間続き，最後に特別な儀式がある	転生

死後の身体のケア(「最後の任務」)は通常,看護師によって行われるが,いくつかの宗教では葬儀のために体を洗い,準備をすることは家族や宗教のリーダーによって行われなければならない[10].

注意:広く世俗化したポストキリスト教文化においてさえ,多くの家族はチャプレンが「いくつかの言葉を言った」り,彼らの愛する人が死んだあと,われわれはみな生と死の境界に立っているという祈りを聞くことを歓迎するものである.

医師自身の信条の影響　The impact of the doctor's own beliefs

患者を全人的にケアするときには,自分自身のスピリチュアリティの影響を知ることが重要である[11].スピリチュアリティは,まさに患者がそれを通して自身の世界やニーズを解釈するレンズを形づくるので,臨床家のスピリチュアリティはケアを行う動機づけと方法に深く影響を与えることになる.

重要なのは,患者が苦しんでいるスピリチュアルな苦痛を理解できるとは思わないことである.スピリチュアリティは深い部分まで個人によるものなので,患者の問いに手際よく答えることは,すなわち患者と距離をとる振る舞いである.そうすることよりも,積極的な傾聴と,混乱と苦痛の最中にある彼らとともにあることのほうが,支援と快適さを多くもたらすことが多い.

患者を個人として尊重することは,患者に自分の信仰(または無信仰)を課すのを許容することではない.しかしながら,多くの患者は自分の担当医(あるいはケア担当者)が宗教的信条をもっていることを知ると力づけられる.自分の信条について話すことが適切であるときもあるであろうが,ケアするためには自分自身の信条を患者や家族に押しつけないことが必要である.

文献

1　Wright M (2004) Hospice care and models of spirituality. *European Journal of Palliative Care*. **11**: 75-78.
2　MacKinlay EB and Trevitt C (2007) Spiritual care and ageing in a secular society. *Medical Journal of Australia*. **186**: S74-S76.
3　Census for England and Wales (2011) www.ons.gov.uk
4　Mount BM et al. (2007) Healing connections: on moving from suffering to a sense of well being. *Journal of Pain and Symptom Management*. **33**: 372-388.
5　Speck P (1984) *Being there: pastoral care in time of illness*. Society for Promoting Cristian Knowledge, London.
6　Best M et al. (2015) Doctors discussing religion and spirituality: a systematic literature review. *Palliative Medicine*. **30**: 327-337.
7　Best M and Olver P (2014) Spiritual support of cancer patients and the role of the doctor. *Support Care Cancer*. **22**: 1333-1339.
8　Best M et al. (2015) Treatment of holistic suffering in cancer: a systematic literature review. *Palliative Medicine*. **29**: 885-898.
9　Breitbart W et al. (2015) Meaning-centered group psychotherapy: an effective intervention for improving psychological well-being in patients with advanced cancer. *Journal of Clinical Oncology*. **33**: 749-754.
10　Neuberger J (2004) *Caring for dying people of different faiths* (3rd edition). Radcliffe Medical Press, Oxford.
11　Best M et al. (2015) Creating a safe space: a qualitative inquiry into the way doctors discuss spirituality. *Palliative and Supportive Care*. 1-13.

さらに読むべき本

Frankl VF（1988）The will to meaning: foundations and applications of logotherapy. Expanded edition. Penguin Books, New York.
Nolan S（2012）Spiritual Care at the End of Life. Jessica Kingsley, London.

（岡島美朗）

6 死別
Bereavement

はじめに	69	複雑性悲嘆	74
悲嘆モデル	69	死後のケア	74
死別のケア	73		

はじめに　Introduction

　死別すること(遺族となること)は人生で最大の個人的危機の1つであり，かなり多くの人々に重大な健康被害が生じうる．死別前後のケアは緩和ケアの中核的要素である[1]．そこには死亡後の患者へのケアと患者の家族や友人のケアの両方が包含される．死が予測される患者には「予期悲嘆」がみられる可能性もあり，そのような場合には死別のケアは患者が亡くなる前から始まる．

　「死別」とは愛する人の死の体験であり，一方「悲嘆」とは死別後の悲しみや精神的苦痛といった遺族の心の反応を表している．悲嘆とは遺族が喪失という現実を徐々に理解し，故人がいない生活をしていく方法を見つけ出すまでの移行過程なのである[2]．悲嘆は単に情緒的な体験であるだけでなく，行動面，認知面，身体面，社会面，さらにはスピリチュアルな次元ももっている[3]．このような観点から悲嘆には総合的なアプローチが必要である(**Box A**)．

　死別は遺族の死亡率，特に死別数か月後の心臓血管疾患による死亡率の増加と関連する[4]．さらに身体的，精神的な疾患，感染，アルコール依存の罹患率[5]，医療機関や向精神薬の利用も増加する[5,6]．

悲嘆モデル　Models of grief

　悲嘆は非常に個人的な体験であって，個人差が顕著である．しかし，たとえそうであっても多数の典型的な段階を同定することが可能であり，それらがいくつかの悲嘆モデルにつながった．

　これらのモデルが遺族を支援する際に有用であるためには，常に単純化されケアに適用できなければならない．段階に沿って直線的に進むことが標準ではない．人々は

> **Box A　死別に対する一般的な反応**
>
> **感情**
> 　苛立ち
> 　怒り
> 　不安
> 　抑うつ
> 　自責
> 　孤独
> 　安堵
>
> **態度**
> 　希望のなさ
> 　自尊心の低下
> 　良心の呵責
> 　非現実感
> 　社会からの引きこもり
> 　疑念
> 　故人への思慕/切望
>
> **行動**
> 　アルコール依存
> 　倦怠感
> 　涙もろい
>
> **生理的変化**
> 　口渇
> 　脱毛
> 　頭痛
> 　消化不良
> 　不眠
> 　食欲や体重の減少
> 　筋肉痛
> 　動悸
> 　息切れ
> 　ストレス関連の疾患，感染
> 　薬物乱用
> 　視覚の症状

一般的に自分自身と周囲の人の両者を混乱させるような形で行ったり来たりする．

「悲嘆では"とどまっているもの"が何もない．ある段階から抜け出てはまた戻る．堂々巡り．すべてが繰り返し．円を描いているのか，螺旋だといいのだが[7]」

このように遺族が悲嘆のどこにいるのか，あるいはいるはずなのかについては性急な判断を避けることが重要である．

性格は大きい影響を与える[3]．自分自身の感情を普段から認識している人は伝統的モデルで記述されている悲嘆モデルを体験しやすい．一方で思考的な人は悲嘆を認知過程として体験し，情報を収集したり問題を熟考したり行動を起こしたり気分転換をしたりといった対処をするかもしれないが，パターンは必ずしも問題とはならないのである[3]．

また，悲嘆をどのように体験し表現するかといったことについても文化を超えた重要な多様性がある[8]．イギリスやアメリカでは自立と独立が強調されているが，そのことが遺族，特に男性に対して，感情抑制や苦痛を隠すといった社会的圧力をかけているのである[9]．

伝統的モデル

伝統的モデルでは特定の数段階からなる過程を記述しているが，現実にはそれらは重複したり予期しない変化が生じたりするであろう．

■無感覚

初期の反応はショックと不信感であり，それに続いて非現実感と「自動操縦」でい

るような感覚がある．身体症状ははっきりわかるようなこともあれば，そうでないこともある．

■分離と痛み

　無感覚は徐々に強烈な切望，不安，緊張，怒りの出現にとって代わられる．そこには故人に戻ってきてほしいという強い願いがある．この願いは夢や聴覚・感覚で故人を感じる，思い出で頭が一杯になる，といった形で現れる．また死にまつわる出来事を振り返るというこだわりもみられるかもしれない．身体症状もよくみられる．

■絶望

　これは故人がもう戻ってこないことが現実となることに伴って生じる．共通する特徴としては，集中困難，無気力，引きこもり，目的の欠如，極度の悲しみが含まれる．

■受容

　絶望は徐々に喪失の受容へと移り変わる．完了した状態である受容は知識面から始まり，徐々に感情面で生じる．悲しみと感情の揺らぎは1年以上続くかもしれない．

■解決と再生

　遺族はついには故人のいない生活に適応し始める．自分自身のアイデンティティや目的を再構築し，新しいスキルを獲得し，新しい役割をこなすのである．そして徐々にポジティブな感情が芽生え，エネルギーが回復し，新たな関心や関係が展開する．感情に圧倒されることなく故人を思い出すことができるようになるが，故人を偲ぶ記念の日や特別な日はしばしば悲嘆を引き起こすきっかけとなる．

デンバー悲嘆旋回

　このモデルは伝統的モデルに類似した概念を図式的に示している（図1）．
　平常時の生活機能が喪失によって中断され，無感覚や否認を伴ったショックが生じる．これに続いて怒りや自責を伴った抗議が生じ，その後は悲しみ，孤独，空虚感を伴った無秩序感が生じる．最後には再構成が生じ，一般的には死別前の機能状態に回復するが，人生や価値に関する態度が変容することもしばしば起こる．

二重過程モデル

　このモデルが強調しているのは，遺族は悲嘆に直接向き合う喪失志向の活動（具体的には故人のことを考える，切望する，思い出にしがみつく，感情を表現するなど）と，日常生活を何とかやっていくための悲嘆からの気そらしをしようとする回復志向

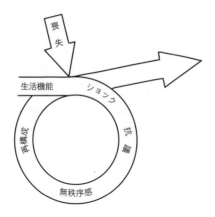

図1　デンバー悲嘆旋回[10]

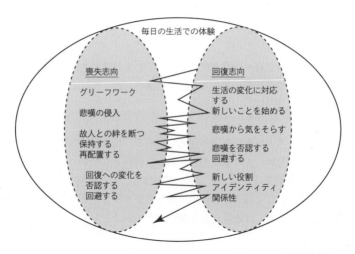

図2　喪失対処の二重過程モデル　Stroebe & Shut 1999[11]**から許可を得て改変**

の活動(具体的には思い出さないようにする,感情を制御する,忙しくするなど)との双方の間を行ったり来たりするということである(図2)[11].

　回復志向は遺族が適応し,新しいアイデンティティを築くことを可能にするが,日常生活は失ったものを思い出させるもので溢れているので,この2つの行動の間を振動する.それぞれ個々の主要な行動および振動の程度は性格,性別,文化的背景といった要因によって決まる.時が経過するにつれて,徐々に活動の大部分が喪失志向から回復志向の行動へと移行する.

　このモデルは,ある日にはうまく対処できている人がなぜ次の日には悲嘆にくれて

しまうのかを説明する手助けとなる．困難が生じるのは行動のバランスが極端に喪失に傾いたり(慢性悲嘆)または回復に傾いたり(悲嘆の欠如)する場合に出現するのかもしれない．

子どもを亡くした親の悲嘆は非常に難しい．すなわち，一方の親は大部分が喪失志向の悲嘆にあり，もう一方の親は大部分が回復志向の悲嘆にある場合は，互いが相手の悲嘆のやり方を理解できないために双方に緊張が生まれる．

死別のケア　Bereavement care

死別のケアは死亡前の一般的なケアが素晴らしいこと，十分なコミュニケーション，家族との信頼関係が基盤である．死亡の確認や証明，自宅からの薬や機器の回収，質問に答えるための応対，などが迅速にできると現在進行中の苦痛を軽減するのに大いに役立つ．

死別のケアを提供する精神保健の専門家には，さまざまな死別ケアの組織，例えばクルーズ・ビリーブメント・ケアといった悲嘆のケアを提供する組織だけでなく家庭医，地域の看護師，地域専門の緩和ケア看護師が含まれる．外傷体験や自殺，死産や子どもの死を体験した遺族には専門の組織(例えば「コンパッショネイト・フレンズ」)が利用できるし，死別を体験した小児のための専門の組織もある(→ 317 頁)．

緩和ケア病棟で患者が亡くなったあとは，複雑性悲嘆(次項参照)の危険因子を抱える家族に対して公的な死別サポートが提供されることが一般的である．

大部分の遺族には基本的な「支持的-表出的」アプローチで十分である．個別に気持ちを話してくれるように促し，それを注意深く聴くのである．これは非常に治療的な価値があり，すべての精神保健の専門家が提供できるようになるべきである．実際に，よい死別の結果に最も影響するポジティブな要因は，サポーティブな家族や友人であり，遺族が悲嘆を表出し，必要なだけ長く無条件で気持ちを語ることを許してくれることである[12]．悲嘆や死別ケアの組織に関する文書を提供することも役立つかもしれない．

ケアのゴールは，遺族が自分の力で立ち上がり自分自身の対処方法を展開していけるようにすることである．遺族は援助を要請することに気が進まないかもしれないが，どのように対処しているかを尋ねることは重要である．彼らは自分の悲嘆体験が正常であることの保証を求めていることがしばしばある．死別に対する反応は，直後に生じるものから遅れて生じるもの，短期間から長期間，軽度から重度までさまざまである．大多数の遺族は家族や友人のサポートと精神保健の専門家の共感的な傾聴によって悲嘆を克服する．約 10％ はボランティアの死別カウンセリングやサポートグループの支援を必要とし，約 5％ は専門の心理士や精神科医の介入が必要な複雑性(病的)悲嘆に進展する．

家族とは別に，特に死亡が外傷的であった患者をケアしていた人には専門家のケアの必要性を考慮することも重要である(➡ 291 頁)．大部分の遺族には「支持的-表出的」なアプローチで十分である．

複雑性悲嘆　Complicated grief

複雑性悲嘆とは身体的かつ/または精神的な障害が遷延する悲嘆とされる．危険因子は以下の通り．
- 早すぎる予期しない死
- 極度な動揺を伴う死
- 故人との過度な依存，相反する感情，または難しい関係
- 社会的支援のネットワークの乏しさ
- 死別前の率直な会話や計画の機会の欠如
- サポートの偏りや社会的孤立を引き起こすかもしれないような怒り
- 同時に生じた他のライフイベント，例えば，経済的な心配，失業，扶養される子どもや高齢の親戚による悲嘆のための時間や場所の減少
- 過去の死別
- 死別前からの身体的あるいは精神的疾患
- アルコール依存症，薬物乱用，あるいは自殺企図の既往

複雑性悲嘆は，通常は正常な悲嘆の極端なものとして現れる．複雑性悲嘆の操作的な診断はいまだに一貫したものがない．DSM-5 では精神医学的診断として複雑性悲嘆が含まれていないが，しかし死別は大うつ病の除外基準としては今では含まれていない[13]．

複雑性悲嘆に苦しむ人には専門的な心理的・精神医学的な支援が必要である．介入には悲哀誘導，対人関係療法，認知行動療法，家族志向悲嘆療法などがある．

短期間のベンゾジアゼピン系睡眠薬の薬物療法も役立つかもしれないが，依存しないような注意深い観察が必要である．

例えば，うつ病，不安障害，薬物乱用，心的外傷後ストレス障害，精神障害といった精神科疾患が認められる人には標準的な精神科診療を行って管理する．

死後のケア　Care after death

人が亡くなったあとはすぐに対応しなければならない現実的な問題が数多くある[14]．これらについて家族に助言すること，あるいは家族にさらなる支援や情報が得られる場所へ案内することも死後のケアの一部である(**表 1**)．病院では，死後に死別ケア部門が連携する．地域では，葬儀社が助言の貴重な情報源である．

死後のケア　75

表1　愛する人の死後によく聞かれる質問

質問	解説
親族がたった今，亡くなりました．私はそばにいてもよいですか？	若手医師が死亡確認に呼ばれるでしょう．看護師(特定の文化の場合は家族)が故人の体を清めて服を着せるでしょう．数時間の間に病院内の霊安室に移されることが多いですが，一般的には家族は故人とできるだけ長く過ごすことができます
明日，来て故人に会うことができますか？	一般的には病院内の遺体安置所や葬儀社の応接室で故人に会うことができます．時間は予約しておく必要があります．時間としては一般的には1時間までです
書類は何を出す必要がありますか？	いったん死亡が確認されて患者カルテに記載されると，死亡診断書が発行されます．これは2週間以内に患者ケアに従事した医師，一般的には病院の若手医師や家庭医が書く必要があります． GMCガイドラインでは死亡診断書は死亡後にできるだけ早く書き上げることの重要性が強調されていますが，それはこれが出来上がらないと葬儀の準備が始められないからです． 親族は出生・死亡・婚姻登録の部署に死亡診断書を提出し死亡登録(イングランドとウェールズでは5日以内，スコットランドでは8日以内)し，死亡証明書を得ます．これは埋葬に必要です． 火葬が予定されている場合には，さらにいくつかの書類が必要です．1通は死亡診断書を作成した若手医師や家庭医が作成します．もう1通はまったく別の医師で最低5年間は医師名簿に登録された医師(病院では病理医，地域では他の領域で研修している年配の家庭医)が作成します． これらの医師は身体を診察して，ペースメーカや他の埋め込まれたものを確認して取り除き，最期の疾患に関する追加情報を提供します．そして火葬場の医学査察官が葬儀を公認します(→付録2)． (訳注：本邦での手続きについては，主治医や看護師，葬儀社などに聞くとよい)
検死官/地方検察官がかかわる必要があるのはいつですか？	イングランドとウェールズでは検死官が，スコットランドでは地方検察官が死亡診断書の裏面に死亡について記載します．これがなされるのは主に死因が不確かで不自然な場合です． 検死官の事務職員は死亡診断書の記載と検死官の紹介に関する助言を喜んでしてくれます．また彼らはあなたのために死亡診断書の発行，あるいは検死官による死体解剖や死因の取り調べなどといった今後の調査の調整に関する検死官の許可を手に入れてくれます．就業時間外は検死官の事務所は利用できませんが，警察官が検死官の事務員の代理の役割を担うので，地域の派出所を利用して連絡を取ることができます
親族がたった今，自宅で亡くなりました．何が起こりますか？	自宅で誰かが亡くなった場合には，家庭医をできるだけ早く呼ぶことが必要です．死亡が予測でき，家庭医がその2週間前から診察していれば死亡診断書が発行できます．その後，家族は葬儀社を選んで，故人をその会社の冷蔵保管設備に安置します． もし死亡が予測できなかった場合，例えば死因不明，自殺のように検死官への紹介が必須な理由がある場合は死亡診断書が発行できませんので，故人を病院の遺体安置所に運んだのちに死体解剖が行われます[14]
死体解剖には何が含まれますか？	医学生のときに死体解剖に参加しておくと，あなたはこの質問に適切に答えられるようになります．技術者は鎖骨から恥骨までの正中線を切開して大部分の臓器を取り除き，頭皮を切開して脳を取り出します．すべての病変が記載され，その後で臓器は元の位置に戻されます．切開は縫合され，衣服をつけるので弔問客には死体解剖を実施したことは，一見してはわかりません
死体解剖を希望しませんが，止められますか？	検死官によって要求されれば，死体解剖は法的要求事項ですので，文化的伝統で死体解剖を受け入れられない，あるいは日没前の埋葬が重要であったとしても，家族がこれを拒否することはできません．病院が死体解剖を研究や教育の目的で提案する場合は，上級医が家族に依頼しますが，家族はこれを断ることができます

(つづく)

表1 愛する人の死後によく聞かれる質問(つづき)

質問	解説
親族が受けたケアについて上級医と話せますか？	患者が受けたケアについて親族は若手医師であるあなたが回答できると感じるものをはるかに超えた質問をするかもしれません．このような場合は，上級医や看護師とのミーティングを急いで調整する必要があります
葬儀はどのように調整したらよいですか？	多くの人々は地域の葬儀社を選びます．彼らは一般的には24時間営業で，自宅から遺体を運びます．死亡証明書が発行された場合には，病院内の霊安室から遺体を運びます．もし家族からの依頼があれば，宗教者と墓地または火葬場に連絡します．なかには自分が死んだあとに家族が楽なように，死ぬ前に葬儀社と自身の葬儀を準備して支払いを済ませておく人もいます
私の宗教では死亡日の日没までに埋葬するようにいわれていますが，それは可能ですか？	イスラム教やユダヤ教のように特定の文化や宗教的伝統がある場合はこのような質問がよく出ます．死亡が朝方であって死亡診断書を迅速に発行することができれば，これは可能かもしれません．病院牧師と葬儀チーム，あるいは地域の葬儀社は，誰に連絡をしてどのように必要な調整を行うかを知っていると思われるので，連携する必要があるでしょう
遺言はどうすればよいですか？	故人の願いがわからなければ，葬儀に関する特別な要求がある場合に備えて(例えば，土葬か火葬かなど)，遺言書を調べる必要があります．出生・死亡・婚姻の登録機関は遺言書の検認(遺言書の記載に従って故人の遺産を処分することの許可)に関して助言できます．複雑な場合は，遺言書を準備した事務弁護士に関与してもらう必要があるかもしれません
故人の年金と生命保険はどうすればよいですか？	家族または遺言執行人は，政府機関(例えば，地方自治体やイギリス歳入関税局)に死亡を知らせる必要があります．イングランドとウェールズには，Tell Us Once(すぐ報告のこと)というシステムが利用できる地域もあります．保険会社では請求が確定される前に死亡証明書のコピーを請求してきます．

文献

1. Stroebe W and Stroebe M (1987) *Bereavement and Health*. Cambridge University Press, Cambridge.
2. Parkes C (1993) Bereavement as a psychosocial transition: processes of adaptation to change. In: M Stroebe *et al.* (eds) *Handbook of Bereavement*. Cambridge University Press, Cambridge, pp. 91–101.
3. Martin T and Doka K (2000) *Men Don't Cry… Women Do*. Taylor and Francis, Philadelphia.
4. Kaprio J *et al.* (1987) Mortality after bereavement: a prospective study of 95,647 widowed persons. *American Journal of Public Health.* **77**: 283–287.
5. Guldin MB *et al.* (2013) Healthcare utilization of bereaved relatives of patients who died from cancer. A national population-based study. *Psychooncology.* **22**: 1152–1158.
6. Osterweiss M *et al.* (1984) *Bereavement Reactions: Consequences and Care*. National Academy Press, Washington.
7. Lewis C (1961) *A Grief Observed*. Faber and Faber, London.
8. Parkes C *et al.* (1997) *Death and Bereavement Across Cultures*. Routledge, London.
9. Parkes C (1986) *Bereavement: Studies of Grief in Adult Life*. Pelican, London.
10. Grief Education Institute Denver (1986) *Bereavement Support: Leadership Manual*.
11. Stroebe M and Schut H (1999) The dual process model of coping with bereavement; rationale and description. *Death Studies.* **23**: 197–224.
12. Raphael B (1977) Preventive intervention with the recently bereaved. *Archives of General Psychiatry.* **34**: 1450–1454.
13. American Psychiatric Association (2013) *Diagnostic and Statistical Manual of Mental Disorders 5th Edition*. American Psychiatric Publishing, Arlington, USA.
14. UK Government. *What to do when someone dies*. www.gov.uk/after-a-death/overview

(浅井真理子)

7 症状マネジメント―その基本原則と痛みのマネジメント

Symptom management: principles and pain

終末期の症状 ……………………… 77	痛みのマネジメント ……………… 84
基本原則 …………………………… 77	鎮痛薬の使用 ……………………… 90
「これでもう十分です」といわれる	鎮痛補助薬 ………………………… 94
症状緩和 ………………………… 81	代替投与経路 ……………………… 97
痛み ………………………………… 82	現実に沿った期待 ………………… 99

終末期の症状　Symptoms at the end of life

　疾患の終末期になると，がん，あるいは非がんともにさまざまな症状がみられる．有病率は研究によって異なるが，最も重要なメッセージは明らかである．多くの死にゆく患者は，さまざまな症状，特に痛み，倦怠感，呼吸困難が軽減される必要がある[1]．その他の共通する症状として，食欲不振，悪心・嘔吐，便秘，不安，気分の落ち込み/抑うつ，せん妄などがあげられる．特定の症状は特定の疾患に伴う．例えば，慢性閉塞性肺疾患(COPD)患者の 90〜95％ に呼吸困難が，後天性免疫不全症候群(エイズ)患者の 30〜90％ には下痢が伴う．そして他の疾患の終末期においても，程度は少ないもののこれらの症状が起こる[1]．

基本原則　General principles

　症状マネジメントの科学的な方策は「EEMMA」という略語で包括することができる．

- Evaluation（症状の評価・診断）：治療前の，それぞれの症状の原因の診断
- Explanation（説明）：治療前の，患者への説明
- Management（マネジメント：治療）：患者に合わせた治療計画
- Monitoring（モニタリング：監視・観察）：実施中の治療効果の見直し
- Attention to detail（細やかな配慮）：思い込みをしない

評価(Evaluation)

　評価・診断は常に治療に先立って行われ，それは確率とパターン認識に基づくもの

である.患者は,口渇感,味覚の変化,食欲不振,かゆみや不眠などで,担当医を煩わせたくないと思っているかもしれない.患者からの自発的な報告に完全に頼るのではなく,患者に質問していくべきである.

■症状の原因は何か？
　原疾患が常に症状の原因となっているわけではない.原因となる要素は以下も含まれる.
- 治療
- 衰弱
- 併存疾患

　症状はいろいろな要素によってもたらされる.そして,すべての症状が,不眠,疲労,不安,恐怖,無力感,絶望感,抑うつによって悪化する.

■もとになる病態メカニズムは何か？
　がんでは特に,1つの症状が種々の機序によって引き起こされる.例えば,悪心は高カルシウム血症によって起こるものと,頭蓋内圧亢進によるものがある.それに伴って治療法も異なる.

■これまで何が試されたか,うまくいかなかったものは何か？
　特定の治療が適切に行われたならば,その治療を選択肢から除外することが一助となる.適切に行われていなければ,その薬をさらに試すことが必要となる.

■症状が患者の生活にどのような影響を与えているのか？
　以下の質問が,ある1つの症状が患者の生活にどのくらい影響するかを測定するのに役立つ.
　「"その症状"は,どの程度,あなたの生活に影響を与えていますか？」
　「それを悪化または改善させるのは何ですか？」
　「日中または夜間の特定の時間にそれは悪化しますか？」
　「それは睡眠を妨げますか？」

説明(Explanation)
■簡単な言葉で,もとになっている原因について説明する
　治療は,担当医による症状の原因(複数)に関する説明とともに始まる.例えば,「息苦しさは,がんによるものと,右肺の胸水によるものです.また,貧血も原因です」というような説明は,症状によってもたらされている患者の陰性的な精神状態への影響を軽減させ,それが症状の強さ自体を軽減させる.説明が省かれた場合,患者

は自分の状態が不可解だと思い続けてしまう．「担当医すらも何が起こっているのかわからないこと」は患者にとって恐ろしいことである．説明を行った場合には，通常，患者は提案された治療法の妥当性を理解することができ，それは患者のその治療に対するアドヒアランスを高めることになる．

■患者と治療の選択肢について話し合う

可能な限り，担当医と患者は協力して治療の進め方を決定すべきである．自分のことについての議論から外されることほど，患者の自尊心が傷つけられることはない．

治療・マネジメント（Management）
■治せるものを治す

緩和ケアは，それが過度な負担にならず臨床的である場合には，疾病に特異的な治療を含む．例えば，呼吸困難と気管支けいれんで苦しんでいる患者には，気管支拡張薬が有用であろう．同様に，乾燥した皮膚には保湿クリームを局所に塗れば湿潤するので，併存するかゆみを和らげる．

■薬物治療と同様に非薬物治療を使う

非薬物治療の例は，個々の症状を扱うそれぞれの項目に含まれる．リラクセーションは広く適応される非薬物治療である．

■持続する症状には予防的に薬を処方する

持続する症状を薬によって治療する場合には，予防投与をもとにして定時的な薬の投与を行うべきであり，それに加えて必要に応じ「頓用」の薬も処方すべきである．「時間を決めて」に基づく定時投与を行わず，頓用薬のみ投与しては，苦痛が改善されないことが多くなる原因となる．

■できるだけ複雑でない治療法を維持する

薬の追加を検討する場合には，以下を自問すべきである．
「治療のゴールは？」
「どのように経過を監視できるか？」
「好ましくない作用が出るリスクは何か？」
「薬の相互作用のリスクは何か？」
「現在の処方のうちで何か中止できるものがあるか？」
「実際に，患者はそれを使うかどうか？」

■書面による助言が重要である

　患者の協力が最大限に得られるための詳細なガイドラインが必要である．患者の不安に対する対策として，「好きな量を服用し，好きな回数服用してもよい」という指示をしては患者の不安を増し，症状緩和が不十分となり，副作用が増えるだけである．

　薬の投与計画は，患者とその家族のために，すべて書面に記載されるべきである（→ 331, 332 頁）．服用回数，薬剤名，効能（鎮痛薬，胃腸薬など），処方量（○△mL，△×錠）がすべて明示されなければならない．また，患者には今後の処方の受け取り方，場所（医療機関）についても話しておく．これは通常家庭医によって行われることになる．

■治療が困難な状況にみえる場合，同僚からの助言を求める

　患者のケアにおいてすべての領域の専門家はいない．例えば，稀な泌尿器・生殖器疾患については，泌尿器科医または婦人科医からの助言が改善につながる可能性がある．

■「やれることはすべてやった」「これ以上できることはない」と言ってはならない

　通常，治療のレパートリーを広げることは可能である．あまり多くは確約せず，患者に対して救いとなる，自分ができるすべてのことを行うことを保証する．例えば，「約束はできないが，われわれは最善を尽くします」ということである．

　多くの場合，少しずつ症状を取り除いていき，即時の完全な症状緩和は期待しないということになる．このように取り組んだ場合，決断力と粘り強さによって，どれだけ達成されるかに驚かされる．

モニタリング・監視・観察（Monitoring）

■見直し！　見直し！　見直し！

　患者は変化する．そして，適切なオピオイド鎮痛薬，緩下薬，向精神薬の投与量を予測することは常に可能とはいえない．好ましくない作用（副作用）は，患者の服薬遵守を危うくする．薬の効果の監視と調整を行う手配が求められる．そのうえ，いかなる進行性の病変においても新たな症状が発現するため，それらの症状には緊急に対応しなければならない．

　症状の完全な緩和は，受け入れがたく，かつ好ましくない作用（副作用）を避けるため，時には妥協する必要がある．例えば，抗ムスカリン様作用の口渇や視力障害が薬の増量を妨げてしまうことや，手術不能な消化管閉塞で完全に嘔吐をなくすことを求めるよりも 1 日に 1～2 回の嘔吐に減らしていくことがよいこともある．

細やかな配慮 (Attention to detail)

　細やかな配慮は緩和ケアに大きな道筋をつけることになる．それがなければ，達成感は失われ，患者は不必要に苦しむことになる．細やかな配慮を実行するには，繰り返し「なぜ？」と聞くような，突き詰めて自問する心が必要である．

　「この乳がん患者はなぜ嘔吐するのか？　彼女はモルヒネも服用していないし，高カルシウム血症でもない．どうして嘔吐するのか？」

　「膵がん患者で首に痛みがある．典型的な転移のパターンに当てはまらない．なぜその患者は首に痛みがあるのか？」

　思い込みはしないことが重要である．思い込む (assume) という言葉は，あなた (u) と私 (me) をバカ (ass) としてしまうということだ (ass-u-me：make an ass of u and me)．

　細やかな配慮を行うことは，以下のすべての段階において重要である．説明する段階（専門用語だらけの言葉ではなく，わかりやすい言葉を使う），症状マネジメント法を決定する段階（例えば，患者にとってわかりやすい服薬計画とし，書面に助言を書き加える），治療をモニタリングする段階．

　細やかな配慮を行うことは，非身体面のケアと同様に重要である．すべての症状は，例えば不安や恐怖といった陰性感情によって増幅される．

「これでもう十分です」といわれる症状緩和　'Good enough' relief

以下の点を心にとめておくことが重要である．
- 治療への反応は患者によって異なる．症状緩和が不完全であるかもしれない
- 体動によって悪化する症状もある
- 症状の改善はしばしば「一度限りのこと」でも「永続的なこと」でもない．例えば，古い痛みが病期の進行により再燃するかもしれないし，または新たな痛みが発生するかもしれない

　このような状況での症状マネジメントの当面の目標は，特定の症状によって打ち負かされることなく，打ち勝てるよう訓練することにあると再設定する必要がある．

　例えば，患者が痛みに打ちのめされると，痛みがすべてになってしまう．十分に痛みが改善すれば，患者は以下のように言うことになる．

　「自分はまだ痛みをもっているかもしれないが，その痛みは苦になるものではない」

　「まだ痛みがあるが，それは痛みというほどのものではない」

　「自分はうまくやっていけるし，今はそれを忘れている」

　もちろん究極の目標は完全な症状緩和であり，全人的な症状コントロールを行う原則に従うと同時に，症状が調整困難な場合には専門家チームの助けを求めることが重要である．そのようなことを行ったうえで，もし患者が以前より快適で，精神面でも安定しており，患者も家族も全体の状況を掌握できていれば，症状緩和が部分的で

表1 痛みの感じ方に影響を与える因子

痛みの感じ方を増強する因子	痛みの感じ方を軽減する因子
怒り	受容
不安	不安の減退，緊張感の緩和
倦怠	創造的な活動
抑うつ	気分の高揚
不快感	他の症状の緩和
深い悲しみ	感情の発散，カウンセリング
不眠 → 疲労	睡眠
症状についての理解不足	説明
孤独感，社会的地位の喪失	人とのふれあい

あっても容認してよいだろう．このような環境のなかでは，より侵襲的な方法を駆使して究極のゴールを絶え間なく追い続ける必要はない．こうしたことは成功が保証されるどころか，悲惨な合併症の原因となるか，あるいは自宅で過ごしたいなど患者のゴールの達成を妨げることになる．

痛み Pain

> ここではがんに焦点を当てているが，基本理念は同様に非がんの痛みに対しても適用可能である．しかし非がん慢性痛に対してのオピオイド鎮痛薬の使用は増加しており，それに伴い精神依存や過剰摂取の頻度が増加してきている．
> 非がん患者に対するオピオイド鎮痛薬の使用は一般的に利益が比較的少なく，リスクは比較的高いため[2]，専門家による助言(イギリス疼痛学会ガイドラインなど[3])に従うか，慢性疼痛チームからの助言を求めるべきである．
> しかし，予後が短い(週から月単位)患者においては，痛みからの解放が最も重要であり，オピオイド鎮痛薬から得られる利益はいかなるリスクにも勝ると考えられるため，主たる病因にかかわらず，必要であれば使用すべきである．

「痛みとは，患者自身が"痛い"と言うことそのものである」

痛みは，不快な感覚的および感情的体験であり，組織損傷が起こったとき，または組織損傷が差し迫ったときに起こり，あるいは損傷を表現するときに使われる言葉である[4]．言い換えれば，痛みは心と身体の両面における現象であり，次によって影響を受ける．

- 患者の気分や気力
- 患者にとっての痛みの意味

進行がんの持続する痛みが意味するものは，「自分はもう治らない．もう死んでしまうのだ」という考えである．痛みの強さの感じ方に影響する一般的な因子を**表1**に

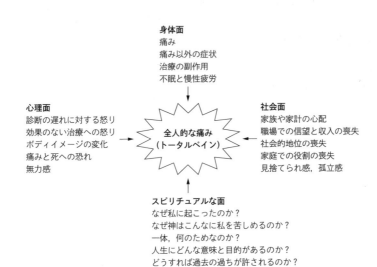

図1 痛みを構成する4つの因子

表2 時間経過による痛みの分類

	急性の痛み	慢性的な痛み	
時間経過	一時的	持続的	
患者にとっての意味	肯定的 損傷や疾病に気持ちが向く	否定的 何も有益な目的がない	肯定的 二次的な利益を獲得する
随伴症状	闘争-逃走反応(戦うか逃げるか) 　瞳孔散大 　発汗 　頻呼吸 　頻脈 　内臓から筋肉への血液の短絡	無為 睡眠障害 食欲不振 性欲減退 生活に何の楽しみもない 便秘 身体にのみに注意が集中 人格変化 無気力	

示した.痛みには多面性がある.身体面,心理面,社会面,スピリチュアルな面での4つの苦痛からなる<u>全人的な痛み</u>と考えると,理解しやすい(**図1**).

慢性的に持続する痛みをもっている患者は,自律神経随伴症状を欠くため,外見からは痛みに苦しんでいるようにみえないのが普通である(**表2**).がん患者においては,痛みが激烈か,発生したばかりか,あるいは痛みが発作的である場合にのみ,急性の痛みを伴っていることが明らかになる.

痛みのマネジメント　Pain management

痛みの評価

がんの治療を受けている患者の約半数が痛みを訴えている[5]．進行がん患者においても痛みは一様ではない．全体としておおよそ以下のようになる．

- 3/4 の患者が痛みを経験する
- 1/4 の患者は痛みを経験しない[5]

痛みの同時多発は，痛みをもつがん患者では一般的である．おおよそ，

- 1/3 の患者は 1 つの痛みを抱えている
- 1/3 の患者は 2 つの痛みを抱えている
- 1/3 の患者は 3 つまたはそれ以上の痛みを抱えている[6]

痛みの評価は多次元的である．連続的に続ける必要もあれば，同時に行う必要がある場合もある．まず患者に痛みの部位（「どの部位に痛みがあるか正確に教えてください」）とその痛みの期間（「いつから痛むようになりましたか？」）を尋ねることから始める．患者が痛みについて Box A に示すような質問に答える間に，医師は次のことを検討する．

- 痛みの原因（がんによる痛みか，がん以外による痛みか）
- 痛みの機序（機能的なものか，器質的なものか．侵害受容性か，神経障害性か）
- 身体的因子以外の関与

痛みの原因

進行がん患者に起こる痛みは，原因別に次の 4 群に分類される．

- <u>がん自体</u>による痛み．例えば，軟部組織の痛み，内臓痛，骨痛，神経障害性の痛み
- <u>がん治療またはその他の治療</u>によって生じる痛み．例えば，化学療法による口内炎の痛み
- <u>がんに関連する全身衰弱</u>による痛み．例えば，便秘，筋肉の緊張や攣縮による痛み

Box A　痛みを評価する：SOCRATES

痛みの場所(Site)	「どこが痛みますか？」
痛みの始まり(Onset)	「いつから痛むようになりましたか？」
痛みの特徴(Characteristics)	「どのように感じる痛みですか？」
痛みの放散(Radiation)	「痛みはどこかに広がりますか？」
痛みに伴う症状(Associated symptoms)	「痛みに関連して何か症状を伴いますか？」
痛みのタイミング(Timing)	「痛みは常にありますか，あるときとないときがありますか？」
痛みの悪化因子/軽減因子 (Exacerbating/alleviating factors)	「痛みを悪化させるものはありますか？」 「痛みを和らげるものはありますか？」
痛みの程度(Severity)	「どのくらい強い痛みですか？」 「どの程度生活に影響しますか？」

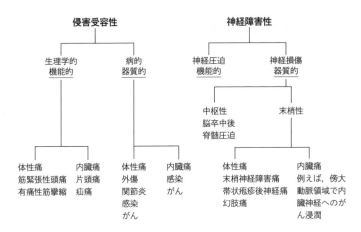

図2 痛みの分類

- 併存疾患による痛み．例えば，脊椎症，骨関節炎による痛み

> 進行がんの患者でも，痛みはがん自体によって引き起こされていない場合もある．

痛みの発生機序

　機能的な痛みと病的な痛みの鑑別が重要である（図2）．機能的な筋肉痛は誰もが日常生活のなかで経験する痛みである．
- 骨格筋の緊張による痛み．例えば，筋緊張性頭痛，有痛性筋攣縮，筋や筋膜の痛み
- 平滑筋の緊張による痛み．例えば，腹部膨満感と疝痛

　筋・筋膜の痛みは筋・筋膜のトリガーポイントに関連する特異的なタイプの攣縮である．これらは肩帯の筋群，頸部の筋群によくみられる．そして，全身衰弱や不安が強い患者にとって，より厄介な痛みとして認識される可能性が高い[7]．機能的な筋肉痛は進行がん患者によくみられ，持続的になる可能性がある．

　病的な痛みは次のように分類される．
- 侵害受容性
  - 組織のひずみや損傷によって侵害受容器を活性化させる
  - 感覚神経（体性または内臓神経）が機能的に正常である
- 神経障害性
  - 神経の圧迫または損傷に伴うもの
  - 感覚神経（体性または内臓神経）が機能的に異常である

Box B　進行がん患者における神経障害性の痛みの原因とその分布

がん
　単神経障害(皮膚の神経支配領域)
　神経叢障害(皮膚の神経支配領域)
　多発神経障害[a](「手袋・靴下型」)
　脊髄圧迫
　視床腫瘍(さまざまな分布)

がん病変の治療，その他の治療
　手術瘢痕部の慢性痛
　薬 → 多発神経障害(手袋・靴下型)
　　がん化学療法
　　サリドマイド投与
　幻肢痛
　放射線治療後線維化 → 神経叢障害

全身衰弱
　帯状疱疹後神経痛(皮膚の神経支配領域)

合併症
　糖尿病性多発神経障害(「手袋・靴下型」)
　脳血管障害後の痛み(感覚変化が発現した部位内のさまざまな領域)

a：腫瘍随伴性

> 感覚の異常または消失がある領域に起こっている痛みは常に神経障害性である．

　がん患者には神経障害性の痛みを起こしうる多くの原因がある(**Box B**)．以下に注意すべきである．

- がんによって直接的に生じる神経圧迫は，一般的に神経損傷に先行して起こる
- 1つの末梢神経または神経叢の圧迫によって起こる痛みは，さまざまな強さのうずく痛みであり，神経の支配領域に一致する
- 末梢神経損傷による痛みは，表在的で灼熱感がある痛みであることが多く，刺すような，または走るような自発痛を伴ったり伴わなかったりする(深部のうずきを伴ったり伴わなかったりもする)痛みであるが，神経の支配領域は同様である
- 腫瘍随伴性，糖尿病性および薬剤性の末梢性多発神経障害の分布(痛みを伴う)は，典型的な「手袋・靴下型」である

神経損傷による痛みの特徴は，神経系におけるいくつかの病的な変化に起因する(**Box C**)．

- 損傷部位における神経の興奮性の亢進と自発性神経活動
- 中枢神経系，特に脊髄後角における神経化学的および神経生理学的変化が次々と起こる(「中枢性感作」)[8]．

これらの変化は以下に示すような結果を引き起こす[9]．

- オピオイド鎮痛薬に対する反応の多様性
- 神経障害領域の自発痛，痛覚過敏(例えば，軽い侵害刺激がより強い侵害刺激となっていく)，アロディニア(例えば，非侵害刺激が侵害刺激となる)
- 痛みが進行性に発生，増強，継続

継続され，増強された痛みのシグナルは，知覚(例えば，中脳，皮質)や，情動(例

> **Box C　神経障害性の痛みの臨床的特徴**
>
> **性質**
> 　以下の1つまたは2つ以上に該当する.
> - 皮膚表面の灼熱感/刺すような痛み,特に末梢の障害の場合
> - 刺すような自発的な痛み/電撃痛
> - 深いうずくような痛み
>
> **随伴症状**
> 　しばしばみられるものとして,
> - アロディニア(軽く触っても痛みを悪化させる),例えば,障害部位に服が当たるのに耐えられない
> - 感覚の欠損,一般的にはしびれ
> 　時々,以下に示される交感神経関連の要素がみられる.
> - 表皮の血管拡張→皮膚温の上昇
> - 発汗
> 　患者は特に不眠が伴う場合には憔悴し,気分が低下する
>
> **鎮痛薬による緩和**
> 　がんによって引き起こされる神経障害の痛みのうち約50%が非ステロイド性抗炎症薬(NSAIDs)と強オピオイド鎮痛薬の併用に反応する.その残りは鎮痛補助薬が必要である[11].

えば,大脳辺縁系)や覚醒レベルにとって重要な,大脳皮質,中脳の高位中枢に伝達される.

　さまざまな痛みの機序に基づく重要性は患者ごとに異なり,臨床所見や薬物治療への反応の多様性の要因となる可能性がある[10].

身体的以外の因子

　身体的以外の因子は,痛みの強さに影響するため,心理社会的評価が重要である.患者が恐怖や不安を表出できるようにすることは,ほとんどの患者に有効である.時々,例えば抑うつの治療のように,特殊な治療を必要とすることもある.

　陰性感情を他の方法で表現できず,痛みとして身体表現しているように思われる患者(身体化:somatization)では,臨床心理士または精神腫瘍医の協力と支援が必要である.患者が自らにとって有用な対処法を見出し,それを活用するようにさせることが目的である.

- 痛みをマネジメントする.または痛みを抱えながらも働く
- 自らの状況を受け入れ順応する.例えば,痛みによる影響が少ない活動や目標に目を向ける
- 意味のある貴重な人生を送る[12]

説明

　多くの患者にがん以外の原因による痛みがあるとすれば,痛みの原因と機序について説明する重要性はいうまでもなく明らかである.標準的な鎮痛薬投与が効かない神経障害性の痛みの場合には,次のように患者に伝えることが重要である.

表3 痛みの発生機序と関連した治療指針

痛みのタイプ	機序	例	オピオイド鎮痛薬への反応性	典型的な第一選択治療法
侵害受容性の痛み	痛覚神経終末の刺激			
筋攣縮痛		有痛性筋攣縮	−	骨格筋弛緩薬
体性神経領域の痛み（体性痛）		軟部組織，骨痛	±	NSAID±オピオイド鎮痛薬
内臓神経領域の痛み		肝臓の痛み	±	NSAID±オピオイド鎮痛薬
神経障害性の痛み				
圧迫による				
末梢神経	神経鞘の痛覚神経終末の刺激	肺尖部がんによる腕神経叢の圧迫	±	コルチコステロイド＋オピオイド鎮痛薬
中枢神経	神経虚血（→長期化すると不可逆的損傷になる）	脊髄圧迫	±	コルチコステロイド＋オピオイド鎮痛薬
損傷による				
末梢神経	神経損傷	神経腫または神経浸潤，例：上腕または腰仙骨神経叢	±	NSAID＋オピオイド鎮痛薬および/または三環系抗うつ薬±抗てんかん薬
中枢神経	神経損傷	視床転移	±	三環系抗うつ薬±抗てんかん薬

- 神経圧迫による痛みには，「鎮痛薬と同様にコルチコステロイドの投与が必要です」
- 神経損傷による痛みには，「モルヒネなどの鎮痛薬が常に効くとは限りません……．したがって，鎮痛薬とは異なるタイプの薬を使い始める必要があります．そして，次の大事なステップは，あなたが夜によく眠れるようになることです」

治療（マネジメント）

　がんの痛みは複数の機序が共存するため，複数の治療法を併用することが最適な痛みの除去法となる．

　痛みのタイプによって治療法を変える必要があることはもっともなことである（**表3**）．広範なスペクトラムをもつ多様なアプローチがしばしば必要である（**Box D**）．がん自体の痛みは，（適切な薬を正しい量と間隔で投与すれば）薬物治療で十分に軽減できるが，特に骨転移の場合は緩和的な放射線治療がきわめて重要になることが多い．

　がんに対する治療が推奨されている場合でも，がん治療が痛みを消失させるまで鎮痛薬を使用すべきである．これには数週間かかるであろう．

　痛みを除去するには，次のような段階的目標を設定するのが最良である．
- 夜には痛みがない
- 昼間は，安静にしていれば痛みがない

Box D　がんの痛みのマネジメントのための治療手段

説明
　原因不明の痛みに対する心理状態の影響を緩和する
病理学的背景を改善する
　放射線治療
　内分泌療法
　がん化学療法
　経皮的インターベンション
　　椎体形成術
　　椎骨形成術
　外科手術
　　整形外科手術
　　その他
鎮痛薬
　非オピオイド鎮痛薬
　オピオイド鎮痛薬
　鎮痛補助薬
　　コルチコステロイド
　　抗うつ薬
　　抗てんかん薬
　　NMDA受容体・チャネル遮断薬
　　筋弛緩薬
　　ビスホスホネート
非薬物治療
　理学療法
　　マッサージ
　　温湿布
　　経皮的電気神経刺激術

心理療法
　心理的問題を確認し取り組む
　筋弛緩療法
　認知行動療法
神経遮断術および神経系外科手術
　局所麻酔薬
　　リドカイン(キシロカイン®)
　　ブピバカイン(マーカイン®)
　神経破壊法
　　化学的(例:アルコール,フェノール)
　　冷凍凝固法
　　熱凝固法
　脳外科的治療法
　　例:コルドトミー
生活様式,環境の改善
　痛みを増強する行動の回避
　痛みの部位の固定
　　頸部カラー
　　コルセット
　　吊り包帯
　　整形外科手術
　　歩行器
　　車いす
　　吊り上げ器(座位または臥位のまま吊り上げて移動に使う器具の総称)

- 体動時にも痛みがない(常に完全に達成できるわけではない)

　痛みの改善は，それぞれの痛みに関連して評価されなければならない．もし，強い不安または抑うつが患者にある場合，最大限の有効性を得るためには3～4週間かかるかもしれない．再評価は引き続き行う必要がある．古い痛みは悪化し，新しい痛みが発生する可能性があるためである．

治せるものを治す

　病態のプロセスを可能な限り適切に改善させることができれば，それによって痛みを緩和させること，時には消失させることができる．治療法としては，放射線治療，内分泌療法(例えば，乳がん，子宮体がん，前立腺がんに対して)，がん化学療法および外科手術がある．

非薬物治療

　痛みの認知には，それに対する意識と注意が必要である．痛みは，人間のすべての意識が痛みに集中していると増強する．活動，特に創造的な活動は，痛みをうまく処

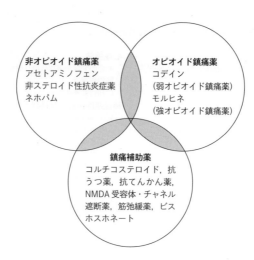

図3 広いスペクトラムの鎮痛治療

理するための一助となり,また痛み自体を和らげるため,単に時間をつぶすこと以上の有用性がある.そして,患者の不安や恐怖を専門的にアセスメントするための時間は決して無駄ではなく,痛みのマネジメントの向上に直接関連する.

鎮痛薬の使用とこれまでに詳細に説明した非薬物治療に加えて,体動時痛に対しては,患者の生活習慣や環境の調整を行うことが痛みの治療の助けとなる可能性がある.これらには理学療法士と作業療法士がしばしば非常に貴重な存在となる.

鎮痛薬の使用 Use of analgesics

18章「緩和ケアの重要薬」(➡ 327 頁)におけるそれぞれの項目を参照のこと.
便宜上,鎮痛薬は3群に分類される(図3).
- 非オピオイド鎮痛薬(➡ 333 頁)
- オピオイド鎮痛薬(➡ 336, 338 頁)
- 鎮痛補助薬(➡ 94 頁)

痛みの性状と薬に対する反応性に応じて,各カテゴリーから単独または複数の薬を組み合わせて使用する.

持続性の痛みに対する鎮痛薬の使用法の基本原則は"WHO Method for Relief of Cancer Pain"[13]〔武田文和,的場元弘,鈴木勉(訳):よくわかる WHO 方式がん疼痛治療法,金原出版,2016 年〕に要約されている.

- 「経口的に(by the mouth)」:経口投与は,オピオイド鎮痛薬を含む鎮痛薬全体の標準的な投与経路である

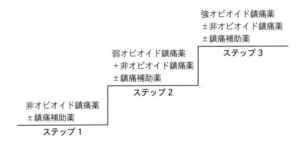

図4 WHO 3段階除痛ラダー[13]

- 「時刻を決めて規則的に(by the clock)」：持続的な痛みには，予防的に治療する必要がある．鎮痛薬を定時的，予防的かつ「必要に応じて」使用すべきである
- 「除痛ラダーに沿って(by the ladder)」：除痛ラダーを使用する(**図4**)．鎮痛薬の適正化を行ったあとに，鎮痛効果がみられない場合には1つ上のステップに進む
- 「患者ごとの個別的な量で(individual dose titration)」：痛みが除去されるまで，あるいは副作用が増量を妨げるまで必要とする増量調整を行う
- 「鎮痛補助薬の使用(use adjuvant drugs)」(➡ 94頁)
- 「細やかな配慮をする(attention to detail)」(➡ 77頁)

　ステップ2を設定したのは，30年前には多くの国でモルヒネがまだ効果的に使用できなかったことが本来の理由である．ステップ2は，医師たちにそれまでに使用可能である薬の使用を促進させることが目的であった一方，同時に，モルヒネが使用可能となるための折り合いをつけるための交渉を推進することが目的であった．本来，強オピオイド鎮痛薬を使用する前に弱オピオイド鎮痛薬を使用する薬理学的な根拠は存在しない[14]．

　一般的に，小児の痛みのマネジメントは成人と同等である．しかし，コデインは小児に対してもはや推奨することができなくなっているため，小児のWHO除痛ラダーにおいては，ステップ2を省いた2段階ラダーとなっている(➡ 314頁)．

　成人においては，弱オピオイド鎮痛薬と比較して，少量のモルヒネ(30 mg/日)投与によって得られる恩恵はより大きく，より早い[15]．したがって，モルヒネがすでに使用可能な国では，ステップ2を通り越し，小児と同様に成人でも2段階ラダーが標準治療となっていると思われる．がんの痛みには，典型的な炎症性の部分があるため，一般的には鎮痛補助薬を使用する前にNSAIDsとオピオイド鎮痛薬で痛みの治療を最適化することが適切である．

　しかし，がんの治療に伴う痛み(例えば，化学療法惹起性神経障害性疼痛，慢性手術後瘢痕痛)やがんとは関係ない痛み(例えば，帯状疱疹後神経痛，筋けいれん痛)に対しては，鎮痛補助薬(例えば，神経障害性疼痛に対する抗うつ薬や抗てんかん薬)を

第一選択として使用することが適切であるかもしれない．

突出痛

がんの痛みのいくつかは持続的なものではなく，むしろ一時的で，間欠的な痛みである．

- 予測できる（突発的な）痛みで，体重の負荷や体動（嚥下，排便，咳嗽，医療/看護処置を含む）により増強する痛み
- 予測できない（自発的な）痛みで，体動や活動に関係なく起こる痛み．例えば，腹部疝痛や神経損傷に関連する，刺すような痛み

持続痛に対し「時間を決めて」オピオイド鎮痛薬を定時で服用している患者において，突発的に起こる痛みは「突出痛」といわれている．定時でオピオイド鎮痛薬が投与されている患者においては，がん患者（最高で90％），非がん患者（最高で75％）で共通した部分である[16,17]．

ただ，持続的な痛みの調節が不十分な患者はこの定義に当てはまらない．その場合には鎮痛薬の定時投与量を適正に増量する必要がある．同様に，定時の鎮痛薬の投与が行われる直前に繰り返し起こる痛み（「鎮痛薬の切れ目の痛み」）も真の突出痛とは考えられていない．

1回以上の突出痛を経験する患者は，異なる原因の痛みをもっている可能性がある．突出痛は良好にコントロールされている持続痛の場所と異なることもある[18,19]．さまざまな対策をとることで，そのような痛みの影響を減らすことになる（図5）[20]．

オピオイド徐放性製剤が使用可能になる以前には，経口モルヒネ製剤を1日に4時間ごとの定時投与量と同量（すなわち1日量の1/6）を追加投与するのが伝統的な方法であった．しかし，多くの突出痛は発現時間が短く，この方法だと追加投与してから4時間はオピオイド鎮痛薬の内服量が2倍となってしまう．このため，多くの施設では現在，患者が最初に速放性製剤を投与されるとき，1日量の10％を1回分のレスキュー薬とするよう推奨している[21,22]．

標準的に定時的に投与される鎮痛薬の量は，すべての患者のすべての痛みに対して適しているとは考えにくい．特に痛みの強さとその影響は患者によってかなり異なっている．レスキュー投与を処方された患者の適正な投与量は，1日のオピオイド鎮痛薬総投与量の5〜20％とさまざまである[23,24]．

一般的に，突出痛は比較的急速に発現し，持続時間が短い（すなわち20〜30分，1分未満から3時間の幅がある）とされており，一方，経口モルヒネは比較的，作用発現が緩徐であり（30分），効果持続時間は長い（3〜6時間）[25]．このことは，予測できる中等度から強度の比較的短い持続時間の突出痛それぞれに対して，経口オピオイド鎮痛薬のレスキュー投与を，なぜ多くの患者が行っていないのかを説明する[16,26]．

突出痛の持続時間と鎮痛薬の効果時間の不釣り合いを回避する対策は，以下のよう

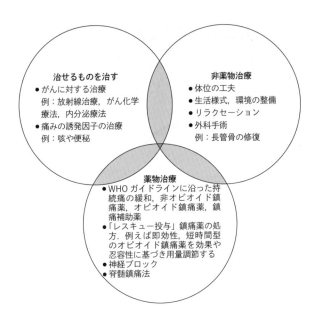

図5 突出痛をマネジメントをするための集学的アプローチ

になる.
- 痛みが伴うと予測される活動, 治療のタイミングに合わせて, 定期的な, あるいはレスキュー投与の経口モルヒネや他の強オピオイド鎮痛薬の血中濃度がピークになる(モルヒネは1〜2時間後)ように投与する
- 吸収がより速いフェンタニルのようなオピオイド鎮痛薬(脂溶性)で, 例えば, 口腔粘膜内, 経鼻, 舌下などの投与経路を活用する[27]

経粘膜吸収のフェンタニル製剤は経口オピオイド鎮痛薬に比べて実質的に高価である.

また, その使用経験上での注意点は,
- 十分な鎮痛効果があるレスキュー薬と定時的に投与されている強オピオイド鎮痛薬量との間に相関がほとんどない
- レスキュー薬は個々の患者に合わせて設定される必要がある
- 異なる製剤は生物学的に同等性がなく, それぞれに代わるものとはなりえない
- 重篤な副作用の出現, 死亡事故は以下のことで起こりうる.
  ▷ 不適切な患者の選択. 例えば, オピオイド鎮痛薬に忍容性をもたない患者, 一過性の急性痛の患者
  ▷ 不適切な製品の使用. 例えば, 推奨投与回数以上の使用, 他の製品の同じ投与量での代用

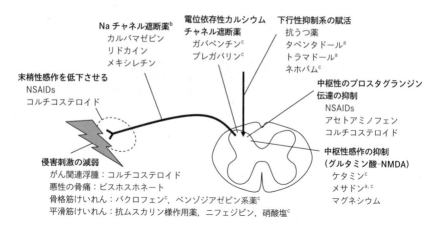

図6 鎮痛薬の末梢性部位と脊髄のオピオイド以外の作用部位に関する概観

a：オピオイドμ受容体作動薬としても作用する
b：傷害された神経細胞から発生した異所性のシグナルを抑制する．より高濃度のリドカインの局所的/区域的な使用は神経のシグナル伝達を完全に遮断する
c：それ以外の作用ももっている

　以上，それらの使用は，それに必要な専門性のある医師に限るべきである（➡ 18章，340頁）．

鎮痛補助薬　Adjuvant analgesics

　鎮痛補助薬は，状況に応じて鎮痛効果を示す薬の総称である．直接，痛みを起こす刺激を減じる薬もある．
- がん関連の骨痛（ビスホスホネート）
- 骨格筋のけいれん（筋弛緩薬）
- 平滑筋のけいれん（抗てんかん薬）
  ▷ がん関連浮腫（コルチコステロイド）

　持続する強い痛みや神経系の障害によって惹起される痛みの伝達の異常を正常化するものもある．
- 末梢性の感作（NSAIDsとコルチコステロイド）
- 神経の障害によって引き起こされる異所性の病巣（抗てんかん薬の一部）
- 中枢性の感作（NMDA受容体・チャネル遮断薬，抗てんかん薬の一部）
- 下行性疼痛抑制系の変性（抗うつ薬の一部）

　多くの薬は1つ以上の役割をもっている（**図6**）．ほとんどの薬は痛み以外の適応に対して市販されている（訳注：すなわち適応外使用となることが多い）．

いくつかの鎮痛補助薬は標準の鎮痛薬よりも作用発現までの時間が長く，完全な鎮痛が常に可能なわけではない．好ましくない作用(副作用)は多くの場合，フレイル患者では特に使用が制限される因子となる[28]．いかなる鎮痛薬についても，その薬の望ましい成果，発現する可能性のある問題点，効果が現れそうなタイミングについて患者と話し合うことが重要である．

一般的には，神経障害性の痛みでの最初の重要なステップは，夜眠れるようにすることである．次のステップは昼間の痛みやアロディニアを耐えられるレベルに軽減することである．最初は，1日のなかでの最悪の痛みの程度が軽くなるよりも，痛みの程度が軽いか，または痛みがまったくない時間が少しでも長くなっていくという鎮痛効果の日内変動がみられることもある．単一の薬では有効な痛みの調節ができない場合(適切な投与量に調節されたとしても)，少量の他の薬を組み合わせて治療を行うことが望ましい．

例えば，神経障害性の痛みに対してノルトリプチリンとガバペンチンを併用することは，それぞれ単独で使用するより効果的である[29]．

他の鎮痛法と比較して使用する

がんの痛みは典型的に炎症性の要素をもっているため，通常，鎮痛補助薬を投与する前に，NSAIDs(→334頁)やオピオイド鎮痛薬(→338頁)を併用していくことが適切な治療である．結果として，以下の目的のために鎮痛補助薬を加えていく．

- それらの薬を使用しても効果がみられない痛みを和らげるため
- 例えば，オピオイド鎮痛薬の必要量を減じて副作用を減らしていかなければならないとき

しかし，がんの治療に伴う痛み(例えば，化学療法惹起性神経障害性疼痛や慢性術後創部痛)やがんに関係しない痛み(例えば，帯状疱疹後神経痛や筋けいれん痛)などに対しては，鎮痛補助薬は適切な第一選択薬となりうる．

抗うつ薬と抗てんかん薬

神経障害性の痛みに対する第一選択薬としてはアミトリプチリン(→347頁)とガバペンチン(→354頁)がある．それらの有効性と忍容性はそれら以外の選択肢であるプレガバリン，デュロキセチンやノルトリプチリンと同等である．これらの選択にあたっては，薬価と個々を取り巻く環境，例えば併存疾患，気持ちの落ち込みの有無，不眠の有無などを考慮する．単一の薬で効果がみられない場合には，異なる機序をもつ薬を組み合わせることができる(図7)．

ビスホスホネート

ビスホスホネート(→368頁)は破骨細胞を抑制し，転移性の骨痛を和らげるため，

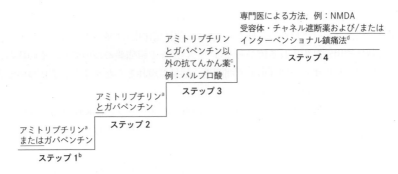

図7 神経障害性の痛みに対して推奨される鎮痛補助薬

a：アミトリプチリンに忍容性がない場合には，ノルトリプチリンまたはデュロキセチンを考慮すべきである．しかし，鎮痛機序が類似しているため，アミトリプチリンが無効である場合には考慮しない
b：特に，痛みに伴って四肢麻痺が起こっている場合，放射線治療などの治療法の効果が出現するまで待つ期間など，コルチコステロイドの全身投与は，がん関連の神経障害性の痛みに対しての代わりの治療法となる
c：ガバペンチンの有効性が不十分な場合，プレガバリンや作用機序が異なる他の抗てんかん薬であるバルプロ酸などに変更することは，最良の選択であるかどうかは定かではない．ガバペンチンは直接，プレガバリンに変更することができる．ただ一般的には，ガバペンチンを中止してからプレガバリンの用量調節を行う
d：脊髄鎮痛法，神経ブロックなど

鎮痛薬や放射線照射に加えて整形外科的治療が行われても痛みが継続する患者に対して使用される．文献的には，乳がんと骨髄腫に関する報告が主であるが，その他のがんに対しても有効性が認められている．約50％の患者で通常1〜2週間後には効果がみられ，2〜3か月持続する可能性がある．効果が2回目の投与後にのみみられることもあるが，2回目以降に効果がないときはビスホスホネートをそれ以上使用しても何も得ることがない[30,31]．効果がある患者では，それが有効である限り，必要に応じて使用を続ける．

コルチコステロイド

コルチコステロイドの全身投与はさまざまなタイプの痛みに対して使用される（➡ 18章 Box K，374頁）．特に，次に示す痛みに対して使用される．
- 神経根あるいは神経幹の圧迫
- 脊髄圧迫
- 頭蓋内圧亢進

コルチコステロイドの全身投与は，例えば慢性の術後創部痛や帯状疱疹後神経痛などの，非がんで純粋な神経障害性の痛みには役立たない．しかし，がん関連の神経障害性の痛みには，デキサメタゾンを5〜7日使用することで有用性がみられることがある．コルチコステロイドのデポ剤（効果持続製剤）の硬膜外投与は，時々，脊髄転移による根性痛を和らげるために行われる．

NMDA 受容体・チャネル遮断薬

NMDA(N-メチル-D-アスパラギン酸)受容体・チャネル遮断薬を以下に示す．
- ケタミン
- メサドン
- マグネシウム

一般的に，神経障害性の痛みが標準的な鎮痛薬と抗うつ薬や抗てんかん薬の併用に反応しない場合，NMDA 受容体・チャネル遮断薬を使用する．それらはこれまでに虚血性の痛み，骨痛，重度の口内炎に対して使用されてきた．それらの使用は適切な専門医に限られるべきである．

骨格筋弛緩薬

骨格筋弛緩薬には，ジアゼパム，バクロフェンなどがある．有痛性骨格筋攣縮(筋けいれん)および筋や筋膜の痛みには，一般的に理学療法(マッサージ，局所温熱，鍼)などの薬物治療以外の治療法が好ましいが，緊張緩和療法または緊張緩和療法にジアゼパムの併用が有効な場合もある(➡ 365 頁)．筋・筋膜の圧痛点の痛みには局所麻酔薬の直接注射や鍼が有効である[7,32]．これらの痛みがいかに強くとも，有痛性筋攣縮や圧痛点の痛みに対してモルヒネは効果がみられない．

平滑筋弛緩薬(鎮痙薬)

平滑筋弛緩薬(鎮痙薬)は，抗ムスカリン様作用薬，三硝酸グリセリン，カルシウムチャネル遮断薬(例えば，ニフェジピン)などの薬の総称である．

抗ムスカリン様作用薬は腹部膨満痛や疝痛に使用される．ブチルスコポラミン臭化物(ブスコパン®)やグリコピロニウム(シーブリ®)は4級アンモニア化合物であり，血液脳関門を通過しないため，中枢性の副作用がまったくなく，鎮痙薬の第一選択薬として広く知られている(➡ 358 頁)．

三硝酸グリセリンやカルシウムチャネル遮断薬は同様の適応で使用できるが，食道や直腸，肛門の有痛性けいれんが起こったときに使用される傾向がある．

代替投与経路　Alternative routes of administration

すべての患者が錠剤やカプセルを服用できるわけではなく，悪心や嘔吐があると経口投与を継続することができない．さまざまな代替投与経路を利用することができる．実際の選択肢としては地域で使用可能かどうかに頼るところが大きい(図8)．

「まぶす(sprinkling)」とは，徐放性モルヒネカプセルの中の粒剤をティースプーンの上のアップルソース，ピューレ，ジャム，ヨーグルト，アイスクリームなどの半固形状の食品に服用直前にまぶすことである．小袋入り徐放性モルヒネ粒剤は懸濁液と

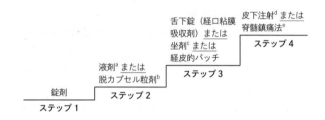

図8 代替投与経路

a：水溶液または懸濁液
b：粒剤を半固形状の食品にまぶしたもの
c：緊急時は徐放性製剤を使用することができる
d：イギリスでは一般的に間欠皮下注射よりも持続皮下注入が好まれる
e：脊髄鎮痛法は緩和ケア領域においては一般的に使われなくなっている

しても使えるが,製剤が高価である.

使用可能なバッカル錠や舌下錠には,ランソプラゾールとブプレノルフィンがある.ランソプラゾールの口腔内崩壊錠(タケプロン®OD錠)は実際には,口腔内溶解性の経口薬であり,溶けた錠剤は飲み込まなければ作用しない.一方,ブプレノルフィン舌下錠は局所からの粘膜吸収であり,飲み込んでしまうと,肝臓での初回通過効果による代謝により,有効性の大部分が失われてしまうことになる.

ブプレノルフィンとフェンタニルの貼付剤は,ある特定の患者には代替薬となる.突出痛の軽減に対しては,フェンタニルのバッカル錠と舌下錠と経鼻投与製剤が使用可能である(➡ 344頁).

モルヒネを舌下投与しても口腔粘膜からの吸収は悪く,ほとんどの吸収は飲み込んだものが中心である[33].しかし,自宅で最期を迎える患者にとっては非常に有効利用されているルートである.モルヒネ坐剤も肛門からの投与で使用できるが,常に適しているとはいえない.

持続皮下注入

電池内蔵式の携帯用持続注入器は,悪心・嘔吐,その他のさまざまな理由で経口投与ができない患者に対する非常に便利な投与法である.

- 悪心や嘔吐の対策が行いやすい(薬の吸収も保証できる)
- 持続的な鎮痛が可能である(ピークとトラフがない)
- 多くの場合,24時間あたり1回の交換で行える(看護師の時間を節約できる)
- 不快な点がなく,信頼性も高い(注射回数が最少となる)
- 生活活動を妨げない(軽くて小さい)

持続皮下注入の詳細情報はPCF(トワイクロス先生の緩和ケア処方薬 薬効・薬理と薬の使い方 第2版,医学書院,2017年)と www.palliativedrugs.com を参照された

い．持続静脈内注入の場合には，ヒックマン(Hickman)カテーテルを使用する．静脈内注入は最初に選択すべき方法ではなく，持続皮下注入のほうが一般的に優先される．

モルヒネの末梢部位への投与

　侵害性求心性線維には末梢性オピオイド受容体が存在するが，局所の炎症が存在しない場合は活性化されない．局所のモルヒネ投与療法は，しばしば褥瘡に伴う皮膚潰瘍の治療抵抗性の痛みを軽減するため有効に使用されていた．

　一般的には，モルヒネ硫酸塩 10 mg/mL の注射液 1 mL と IntraSite® ゲルの 8 g 小袋を混合して作製された，0.1％(1 mg/mL)のゲルとして使用される．より高濃度のものは，すなわち 0.3～0.5％ 製剤として以下の病態に伴う痛みの治療に使用されてきた．
- 腟の瘻孔に伴う炎症性の痛み
- 直腸潰瘍

　使用されるゲルの量は潰瘍の大きさと場所によってさまざまであるが，典型的には 5～10 mL を 1 日に 2～3 回塗布する．局所モルヒネ投与療法は以下のように局所にとどめられる．
- 非吸収性のパッドまたは被覆材．例えば，オプサイト®
- 黄色ワセリンを塗布したガーゼ

　例えば，モルヒネ以外ではヘロイン(ジアモルヒネ)やメサドン，担体としては Stomahesive® ペーストやメドロニダゾールゲルが使用されている．

脊髄モルヒネ

　イギリスでは，がん患者に対しては脊髄(硬膜外またはクモ膜下投与)モルヒネがほとんど使用されていない．

　その主たる適応は以下の通りである．
- 標準的な鎮痛薬と鎮痛補助薬を適切に組み合わせても治療が難しい痛み
- オピオイド鎮痛薬全身投与による耐えられない，好ましくない作用(副作用)があること

　この投与経路は，通常，麻酔科医によって行われる．神経障害性の痛みに対しては特に，モルヒネに局所麻酔薬(例えば，ブピバカイン)や，時にクロニジンと混合して投与される．

現実に沿った期待　Realistic expectations

　痛みを長期間抱えているがん患者は，痛みの改善に対しての期待が希薄になっている．したがって，初診時にすべての患者に対して，その状況を改善することを保証し

なければならない．多少の例外はあるが，<u>少なくとも</u>ある程度の改善は48時間以内に達成することが可能である．しかし，活動することで悪化する痛みの場合には，まずは痛みのない夜間の睡眠が十分にとれるようにすること，そして次に，日中の安静時の痛みの軽減を目指すように，徐々に痛みを減らしていくことを目標にするほうが賢明である(➡88頁)．

しかし，医師やその他の医療者は症状コントロールを完遂させるという決意をもっていなければならず，患者の痛みや他の苦痛の評価，再評価に時間を割く姿勢をもたなければならない．睡眠と患者の気力を改善しながら，治療に「間を置く期間」と，さらなる治療の取り組みに踏み出すタイミングとのバランスをうまくとる必要がある．

この方法を展開しなければ，医師と患者は「後手」症候群に陥ってしまう．正しいことはほとんどがなされることになるが，それは常に2～3日後か数週間後であり，遅すぎてしまうことが多い[34]．「後手」症候群は，90歳の男性が骨の痛みで大学病院に入院し，3か月後に痛みを抱えたまま死亡したという例が如実に描かれている[35]．

文献

1 Solano J et al. (2006) A comparison of symptom prevalence in far advanced cancer, AIDS, heart disease, chronic obstructive pulmonary disease and renal disease. *Journal of Pain and Symptom Management*. **31**: 58-69.
2 Manchikanti L et al. (2012) American Society of Interventional Pain Physicians (ASIPP) guidelines for responsible opioid prescribing in chronic non-cancer pain: Part I-evidence assessment. *Pain Physician*. **15**: S1-S65.
3 British Pain Society (2010) *Opioids for persistent pain: Good practice*. London. www.britishpainsociety.org
4 IASP Task Force on Taxonomy (2011) www.iasp-pain.org/Education/Content.aspx?ItemNumber=1698&navItemNumber=576
5 Van den Beuken-van Everdingen MH et al. (2007) High prevalence of pain in patients with cancer in a large population-based study in The Netherlands. *Pain*. **132**: 312-320.
6 Grond S et al. (1996) Assessment of cancer pain: a prospective evaluation in 2266 cancer patients referred to a pain service. *Pain*. **64**: 107-114.
7 Lavelle ED et al. (2007) Myofascial trigger points. *Anesthesiology Clinics*. **25**: 841-851.
8 Baron R (2000) Peripheral neuropathic pain: from mechanisms to symptoms. *Clinical Journal of Pain*. **16**: S12-S20.
9 Romero-Sandoval EA et al. (2008) Neuroimmune interactions and pain: focus on glial-modulating targets. *Current Opinion in Investigational Drugs*. **9**: 726-734.
10 Sindrup S and Jensen T (1999) Efficacy of pharmacological treatments of neuropathic pain: an update and effect related to mechanism of drug action. *Pain*. **83**: 389-400.
11 Grond S et al. (1999) Assessment and treatment of neuropathic cancer pain following WHO guidelines. *Pain*. **79**: 15-20.
12 Van Damme S et al. (2008) Coping with pain: a motivational perspective. *Pain*. **139**: 1-4.
13 WHO (1986) *Cancer Pain Relief*. World Health Organization, Geneva.
14 Caraceni A et al. (2012) Use of opioid analgesics in the treatment of cancer pain: evidence-based recommendations from the EAPC. *Lancet Oncology*. **13**: e58-e68.
15 Bandieri E et al. (2016) Randomized trial of low-dose morphine versus weak opioids in moderate cancer pain. *Journal of Clinical Oncology*. **34**: 436-442.
16 Davies AN et al. (2009) The management of cancer-related breakthrough pain: recommendations of a task group of the Science Committee of the Association for Palliative Medicine of Great Britain and Ireland. *European Journal of Pain*. **13**: 331-338.
17 Douglas I et al. (2000) Central issues in the management of temporal variation in cancer pain. In: R Hillier et al. (eds) *The Effective Management of Cancer Pain*. Aesculapius Medical Press, London, pp. 93-106.
18 Davies A (ed) (2006) *Cancer-related breakthrough pain*. Oxford University Press, Oxford. UK.
19 Portenoy RK et al. (2006) Prevalence and characteristics of breakthrough pain in opioid-treated patients with chronic noncancer pain. *Journal of Pain*. **7**: 583-591.
20 Zeppetella G and Ribeiro MD (2002) Episodic pain in patients with advanced cancer. *American Journal of Hospice and*

Palliative Care, **19**: 267-276.
21 Davis MP *et al.* (2005) Controversies in pharmacotherapy of pain management. *Lancet Oncology*, **6**: 696-704.
22 Davis MP (2003) Guidelines for breakthrough pain dosing. *American Journal of Hospice and Palliative Care*, **20**: 334.
23 Portenoy K and Hagen N (1990) Breakthrough pain: definition, prevalence and characteristics. *Pain*, **41**: 273-281.
24 Mercadante S *et al.* (2002) Episodic (breakthrough) pain: consensus conference of an expert working group of the EAPC. *Cancer*, **94**: 832-839.
25 Zeppetella G (2008) Opioids for cancer breakthrough pain: a pilot study reporting patient assessment of time to meaningful pain relief. *Journal of Pain and Symptom Management*, **35**: 563-567.
26 Gomez-Batiste X *et al.* (2002) Breakthrough cancer pain: prevalence and characteristics in Catalonia. *Journal of Pain and Symptom Management*, **24**: 45-52.
27 Davies A *et al.* (2011) Multi-centre European study of breakthrough cancer pain: Pain characteristics and patient perceptions of current and potential management strategies. *European Journal of Pain*, **15**: 756-763.
28 Bennett MI (2010) Effectiveness of antiepileptic or antidepressant drugs when added to opioids for cancer pain: systematic review. *Palliative Medicine*, **25**: 553-559.
29 Gilron I *et al.* (2009) Nortriptyline and gabapentin, alone and in combination for neuropathic pain: a double-blind, randomised controlled crossover trial. *Lancet*, **374**: 1252-1261.
30 Mannix K *et al.* (2000) Using bisphosphonates to control the pain of bone metastases: evidence-based guidelines for palliative care. *Palliative Medicine*, **14**: 455-461.
31 Wong R and Wiffen PJ (2002) Bisphosphonates for the relief of pain secondary to bone metastases. *Cochrane Database Systematic Reviews*, **2**: CD002068. www.thecochranelibrary.com
32 Sola A and Bonica J (1990) Myofascial pain syndromes. In: J Bonica (ed) *The Management of Pain* (2e). Lea and Febiger, Philadelphia, pp. 352-367.
33 Coluzzi P (1998) Sublingual morphine: efficacy reviewed. *Journal of Pain and Symptom Management*, **16**: 184-192.
34 Fenton A. (1992) The ultimate failure. *British Medical Journal*, **305**: 1027-1027.
35 Hunt JM *et al.* (1977) Patients with protracted pain. *Journal of Medical Ethics*, **3**: 61-73.

(下山直人,下山恵美)

8 消化器系の症状マネジメント
Symptom management : alimentary

口渇(口内乾燥)	103	早わかり臨床ガイド：悪心・嘔吐	127
口腔咽頭カンジダ症	104	便秘	129
口内不快	106	早わかり臨床ガイド：	
味覚障害	107	オピオイド誘発性便秘	131
食欲不振	108	下痢	133
悪液質	111	消化管閉塞	135
嚥下困難	114	早わかり臨床ガイド：	
胃もたれ	118	手術不能な消化管閉塞	140
胃内容の停滞	121	腹水	142
悪心・嘔吐	122	黄疸	146

口渇(口内乾燥)　Dry mouth (xerostomia)

口渇には多くの原因がある(**Box A**).

治療(マネジメント)
■予防できるものを予防する
- 理想的には，頭頸部の放射線治療を開始する前に，患者は歯科検診と必要な治療を受けるべきである
- 放射線治療前，治療中，治療後にわたって口腔ケアを行い，良好な口内衛生を保つ

■治せるものを治す
- 処方内容を見直し，可能ならば抗ムスカリン様作用薬を中止もしくは減量する
- 抗ムスカリン様作用が少ない，あるいは抗ムスカリン様作用のない薬に変更する．例えば，アミトリプチリン(トリプタノール®)の代わりにセロトニン再取り込み阻害薬(SSRI)，プロクロルペラジン(ノバミン®)やクロルプロマジン(ウインタミン®，コントミン®)の代わりにハロペリドール(セレネース®)を処方する
- 口腔カンジダ症を治療する(➡ 105 頁)

Box A　進行がん患者の口渇(口内乾燥)の原因	
がん 　口腔粘膜のびらん 　高カルシウム血症(→脱水) 　唾液腺内へのがん浸潤 **がん治療** 　薬，特に 　●抗ムスカリン様作用薬 　●利尿薬 　●オピオイド鎮痛薬 　●酸素 　局所の根治術 ｝唾液腺への影響 　局所の放射線治療 　好中球減少症による口内炎	**全身衰弱** 　不安 　脱水 　抑うつ 　感染 　口呼吸 　亜鉛欠乏 **合併症** 　アルコール 　アミロイド 　自己免疫疾患 　糖尿病 　●自律神経障害 　●コントロール不良→脱水 　甲状腺機能低下症 　カフェイン 　サルコイド 　喫煙

■非薬物治療

　好みに応じて少量の水，なるべく氷やミネラルウォーターを頻回に摂取することで，一時的に口渇を改善させる．好みに応じて，爽快さを保ちつつ，過剰なガスを減らすために炭酸水は同量の水と混ぜる．

　舌苔がついていれば，乳児用の歯ブラシで1日に数回やさしくこすって舌を清潔にする．

　人工唾液は唾液の代用品としては不十分なので，主要な唾液管が途絶していなければ，唾液分泌刺激薬の使用が好ましい．

　チューインガムは唾液分泌刺激薬の代用となり，ムチンベースの人工唾液と同等か，それ以上の効果がある．ガムは砂糖を含まないものが望ましく，義歯患者には(Orbit®のように)粘着性の低い製品が望ましい．

■薬物治療

　唾液分泌刺激薬，例えば，ピロカルピン(サラジェン®)や人工唾液を用いる．

口腔咽頭カンジダ症　Oropharyngeal candidosis

　口腔や咽頭のカンジダ症は進行がん患者によくみられるカンジダによる真菌感染症である[1]．多くの患者は食道感染を合併し，なかには全身性の真菌感染症に発展する人もいる．口腔カンジダ症は次の因子と関連している．

表1 典型的な抗真菌治療薬

薬	推奨される処方例	備考
ナイスタチン	経口懸濁液 100,000 単位/mL．5 mL を 1 日 4 回 7 日間 (消失後 48 時間継続)．少なくとも 1 分間は口に含み，その後飲み込む	少量であるほど患部に当てることが困難になる
フルコナゾール (ジフルカン®)	カプセル 50 mg, 150 mg, 200 mg 経口懸濁液 50 mg/5 mL, 200 mg/5 mL. 50〜100 mg を 1 日 1 回 7 日間	免疫不全のある患者やより重度の感染がある患者はより大量・長期間の投薬が必要となるかもしれない

- 全身状態(パフォーマンス・ステータス)がよくない
- 口渇
- 義歯
- 局所の抗菌薬およびコルチコステロイド
- エイズ患者で，CD4(HIV の受容体)細胞＜200 個/μL
  口腔カンジダ症は通常，次のような臨床像を示す．
- 頬粘膜の薄くて不連続な白苔，および舌の厚くて融合した白苔．または
- 舌または頬粘膜の平滑で，痛みのある発赤．または
- 口角炎

治療(マネジメント)

■治せるものを治す

原因となる要素，特に口渇や義歯の衛生状態不良を可能であれば改善する．

義歯は爪ブラシや義歯ブラシで磨き，石鹸や水もしくは適切な市販の製品を用いて，少なくとも 1 日に 1 回は十分に洗う．また義歯はクロルヘキシジン(ヒビテン®)，次亜塩素酸ナトリウム(ミルトン)などの市販の消毒薬に一晩浸しておいてもよい．次亜塩素酸ナトリウムは金属部品がついている義歯には使用しない．

義歯が殺菌できていないと真菌治療の失敗にもつながる．義歯は薬の不活化を防ぐために再装着する前に十分に洗う必要がある．

■薬物治療

免疫不全のない患者の軽度の口腔カンジダ症にはナイスタチン(ナイスタチン®)がよい選択であり，中等度から重度の感染やナイスタチンが使用できない患者にはフルコナゾール(ジフルカン®)が望ましい(表1)[2]．代用薬には，アムホテリシン B(ファンギゾン®)，ミコナゾール(フロリード®)，イトラコナゾール(イトリゾール®)が用いられる．

交差耐性や交差感染が起こる．アゾール耐性をもつ人が多い地域では，地域のガイドラインに従うべきである．

アゾール系抗真菌薬はチトクロム P450 の阻害作用を有し，臨床上関連のある薬との相互作用が起こりうる．通常，フルコナゾール(ジフルカン®，弱い CYP 阻害薬)では起こりにくい．

口内不快　Mouth discomfort

口内不快は乾燥，感染(真菌，ウイルス，細菌)，粘膜炎，さまざまな欠乏症(例えば，貧血)，外傷(例えば，義歯の不適合)や薬〔例えば，抗菌薬，フェニトイン(アレビアチン®)〕が原因となる．

口内炎は口腔内の粘膜面に生じたびまん性の炎症や，侵食性または潰瘍性の病変を表す一般的な単語である．「粘膜炎」は化学療法や局所の放射線治療による口内炎に限定する傾向がある．

これに対し，通常，アフタ性潰瘍とは不連続の円形もしくは楕円形の小さい潰瘍性病変で，辺縁明瞭，紅斑性の周堤を伴い，潰瘍底は黄色もしくは灰色である．自己免疫や日和見感染にさまざまな増悪因子(例えば，遺伝的背景，ストレス，免疫抑制)が組み合わさることで出現する．

治療(マネジメント)

対症療法だけでなく，適切なものがあれば，特異的な治療を行うために原因を特定することが重要である．

■治せるものを治す
- 処方内容を見直し，可能なら，口内炎や口渇の原因となる薬を減量ないし中止する
- 放射線治療や化学療法の実施中，実施の前後を通して口腔ケアを行い，口内炎の重症化を防ぐ
- 歯や義歯のチェック．不適合義歯の取り替えや調整
- 口渇(➡ 103 頁)
- カンジダ症(➡ 104 頁)
- アフタ性潰瘍

■非薬物治療

潰瘍があるときの痛みの緩和には，次が役立つ．
- 香辛料を加えた食物，酸味の強い果汁，炭酸飲料を避ける
- 口腔内を素通りさせるため，ストローを使って飲む
- クラッカーのような尖った食物を避ける

■薬による対症療法

　潰瘍面への塗り薬は付着させることが難しく，頑固な口腔内の炎症性の痛みを和らげない．しかし，露出面に塗って覆うことにより，接触による痛み，例えば，食べる，または飲み込むことによる痛みを減らすのには役立つかもしれない．使用できる薬としては次のものがある．
- ポリビニルピロリジンやヒアルロン酸ナトリウムの口腔内ジェル(Gelclair®)を食前
- カルメロースナトリウム(Orabase® ペースト，Orahesive® パウダー)を食後

　局所投与の鎮痛薬は次のものがある．
- NSAIDs，例えば，ベンジダミン 0.15％ 口腔内すすぎ液(本邦未導入)
- 局所麻酔薬，例えば，リドカイン軟膏5％(キシロカイン® 軟膏5％)を患部へやさしく塗る
- 局所モルヒネ，例えば，局所に用いられる溶液やジェル

　全身投与の鎮痛薬(非オピオイド鎮痛薬とオピオイド鎮痛薬)も役立つだろう．

味覚障害　Abnormal taste

　味覚の異常には次のものがある．
- 味覚の減少(味覚減退)「食べ物が同じ味がしない」
- 味覚の喪失(味覚消失)「どれを食べても綿のような味がする」
- 不快な味覚(味覚錯誤)「口の中で金属の味がする」
- 味覚の変調(味覚異常)「肉を食べるのはあきらめた，非常に苦い」

　味覚障害は全身性の炎症，栄養の欠乏(例えば，亜鉛)，薬〔例えば，アンジオテンシン変換酵素(ACE)阻害薬，抗菌薬，抗精神病薬〕，化学療法や局所の放射線治療が一因となる．

治療(マネジメント)

■治せるものを治す
- 処方内容を見直し，可能なら味覚障害や口渇の原因となる薬を中止ないし減量する
- 口腔内と歯の衛生状態を改善する
- 口腔カンジダ症を治療する

■非薬物治療

　栄養士の助言を求めるべきであり，患者に適切な料理書を紹介する．味覚が減退しているときには調味料の使用が役立つ．

　次のような一般的な助言を行う．
- 酸味の強い食物をとる．例えば，ピクルス，レモンジュース，ビネガー

- 新鮮な果物や硬いキャンディのような後味のよい食物をとる
- 好みに合わせて砂糖の量を加減する
- 白身の肉，卵，乳製品をとって食物に含まれる尿素量を減らす
- 尿素を含む食物の苦みを消す．例えば，
  - スープやソース類にワインやビールを加える
  - 鶏肉，魚，肉類をマリネする
  - 濃い味の調味料を多めに使う
  - 冷やした食物，室温に冷ました食物をとる
  - 水分を多めにとる

食欲不振　Anorexia

食欲不振(食欲低下)は，多くの進行性疾患患者によくみられる．

病因

食事(エネルギー)摂取の調整には，視床下部の役割が重要である．がんや多くの他の慢性疾患では，サイトカイン，例えば IL-1 や TNF-α の発現が視床下部で増加している．その結果，
- 空腹信号に対する視床下部の反応を阻害する
- オレキシン作動神経を阻害する
- 食欲不振関連神経を刺激する

結果として食欲不振が起こり，エネルギー消費が増え，体重減少が起こる．

消化管から上行する迷走神経の求心性刺激，例えば，胃・十二指腸の膨張は脳幹部に伝わり，飽食感につながる．膨張の増加，すなわち加齢や病気，薬などによる胃からの排泄遅延も，結果として早期満腹感につながる．

早期満腹感は食欲不振なしに起こることがある．「食事を期待して待っているのですが，2〜3口食べると満腹となり，それ以上食べられなくなるのです」．これは次のようなさまざまな病態と関連している．
- 小さな胃(胃切除術後)
- 肝腫大
- 多量の腹水

1つ以上の他の因子が食欲不振に関与している可能性がある(**表2**)．

表2 進行性疾患における食欲低下の原因

原因	可能なマネジメント
食欲をなくす食物	患者による食物の選択
多量に盛りつけた食事	少量に減らす
嗅覚・味覚の変化	嗅覚・味覚の変化に対応した食事の調整
消化不良	制酸薬,抗鼓腸薬,蠕動促進薬(➡ 118頁)
悪心・嘔吐	制吐薬
早期飽食感	蠕動促進薬,「少量で頻回」の食事,食事というより軽食
胃内容の停滞	蠕動促進薬
便秘	緩下薬
口内不快感	口腔ケア
歯列が悪い,義歯の不適合	歯科受診
痛み	鎮痛薬
悪臭	悪臭の治療
生化学的異常	
高カルシウム血症	高カルシウム血症の治療(➡ 255頁)
低ナトリウム血症	抗利尿ホルモン分泌異常によるときはデメクロサイクリン(レダマイシン®)
尿毒症	制吐薬
治療に起因したもの	
薬	
放射線治療	処方内容の修正:制吐薬
化学療法	
疾患の進行	食欲促進薬(本文を参照)
不安	共感的なサポート:抗不安薬(➡ 191頁)
抑うつ	共感的なサポート:抗うつ薬(➡ 196頁)
社会的孤立,孤独	誰かと一緒に食事をする:デイケアセンターに参加する

治療(マネジメント)

■治せるものを治す

適切であれば,原因を同定して治療する.早期満腹感はしばしばみられるが,その同定と治療は難しい.

■非薬物治療

一般的なアドバイスは113頁を参照のこと.

予後が2か月未満の患者へのアドバイス:誰にとっての問題か? 患者なのか,それとも家族なのか?

患者と家族が食欲不振を受け入れ,どう対応していくかを手助けすることがしばしばマネジメントの焦点になる.

- 家族が恐れていることに耳を傾ける:病状が進行しているという点について話し合いをすることにつながる
- 次のことを説明する.
  ▷ 「このような状況ではわずかな食事の量で満腹になってしまうのは普通のことです」

▷「患者が食べたいと思ったとき，すぐに食べられる物を用意できるようにしてください」（電子レンジはこのようなときに便利である）
- 少量の食事を小さな食器に盛ると患者にとって心地よい
- 個別的な食事指導，特に早期満腹感の患者で必要
- 「食べなければ死んでしまう症候群」という誤解をとく．終末期患者にとってはバランスのとれた食事をしっかりとる必要がないことを強調する
  ▷「患者さんが好むものを少量ずつとれるようにしてください」
  ▷「水分をとってくれたことだけでも喜ばしいことです」
- 「食物＝愛情」「患者に食べさせることが責務」と思い込んでしまう症候群があることを理解し，家族の力が食べること以外のケアへと振り向けられるよう推奨し，「患者のそばにいること」の重要性を教える
- 食事は社会的習慣である．誰でも，服装を整えてテーブルにつくとよく食べられる

■ 薬物治療

早期満腹感のある患者では，蠕動促進薬の投与を検討する（➡ 351 頁）．

食欲促進薬はカロリー摂取を増加させることができるが，食欲不振の患者の一部に適応が限られる．投与したら注意深く患者を観察し，1〜2 週間経っても効果がない場合には投与を中止する．

- コルチコステロイド，例えば，
  ▷ プレドニゾロン（プレドニゾロン，プレドニン®）15〜40 mg 毎朝，もしくは
  ▷ デキサメタゾン（デカドロン®）2〜6 mg 毎朝[3]
- プロゲステロン製剤，例えば，酢酸メゲストロール〔訳注：本邦では類似薬としてメドロキシプロゲステロン（ヒスロン® H）が子宮体がんと乳がんに対して使用可能である〕
  ▷ 最初は 1 日 80〜160 mg 毎朝経口投与
  ▷ もし反応が乏しければ 2 週間後に 2 倍投与を検討
  ▷ 最大量は一般的に 800 mg を 24 時間ごとに経口投与[4]

特にがんやエイズ以外の患者では，プロゲステロン製剤の有効性がリスクより相対的に低い場合には，使用は慎重に検討したほうがよい[5]．

コルチコステロイドでも重大な副作用が起こりうる．両者とも，少量より開始し，効果が得られる最少量に調節すべきである．

プロゲステロン製剤とコルチコステロイドは「抗悪液質薬」とみなさないほうがよい．体重増加は脂肪増加と水分貯留によるところが大きく，特に非活動性の人では骨格筋の異化が進む．

悪液質　Cachexia

悪液質はがんや他の慢性疾患でよく起こり，QOL(quality of life)を損ない，病的な状態と死亡率を増加させる[6,7]．骨格筋や脂肪の喪失により特徴づけられ，従来の栄養サポートでは十分な回復が見込めない．

推奨されるがん悪液質の診断基準としては次のものがある．
- 過去6か月間において5%以上の意図しない体重減少
- BMIが20 kg/m^2未満もしくは骨格筋のサルコペニア(性別の水準の5パーセンタイル以下の絶対筋肉量)の患者における2%以上の体重減少

体重減少の少ない患者は前悪液質状態とみなされる．

原因

がん悪液質は多因子によって引き起こされる複雑な腫瘍随伴現象である(**Box B**)．

2つの主要な機序は，食物の摂取量の減少(食欲不振)と宿主である患者自身に起こる代謝異常である．これらは，蛋白質分解誘導因子などのがんが産生する物質，あるいはサイトカインなどのがんの存在に対する宿主の反応によって産生される物質により引き起こされる．この結果の1つが，血清CRPの上昇によって裏づけされる慢性炎症状態であり，その程度が体重減少の程度や進行速度と関連する．

IL-1やTNF-αなどのサイトカインは視床下部と骨格筋で活性化され，結果として次のことが起こる．
- 食欲不振
- 非効率的なエネルギー消費
- 体脂肪の減少
- 骨格筋の消耗

Box B　がん悪液質における因子

腫瘍随伴性	合併症
宿主の細胞や腫瘍が産生するサイトカインや他の物質，例えば，TNF-α，IL-1，IL-6，蛋白質分解誘導因子(PIF)，により引き起こされる． ● 炎症を促進する状態 ● 異常な代謝 　▷ 蛋白 → 急性期蛋白の増加，骨格筋の減少(異化↑，同化↓) 　▷ 脂肪 → 脂肪分解，脂肪酸の酸化 　▷ 炭水化物 → 糖産生と再利用，インスリン抵抗性，糖耐性の増大 ● 代謝率の増加 → エネルギー消費の増加	食欲不振 → 食事摂取量の減少 嘔吐 下痢 吸収異常 消化管閉塞 治療による衰弱 ● 手術 ● 放射線治療 ● 化学療法 潰瘍形成・出血 → 過剰な体内蛋白質の喪失

悪液質のマネジメントは，栄養摂取の減少と宿主の異常な代謝の両方の修正が必要である．栄養摂取を増加させるだけでは不十分である[8]．

臨床像

がん悪液質の基本的な症状．
- 体重減少
- 食欲不振
- 脱力感
- 倦怠感

関連する身体症状．
- 味覚異常
- 義歯の適合不良による痛みと咀嚼困難
- 早期満腹感
- 青白い顔(貧血)
- 浮腫(低アルブミン血症)
- 褥瘡

心理社会的影響．
- 服が合わなくなることによる喪失感，疎外感の増幅
- ボディイメージの変貌による恐怖感，孤独感
- 難しくなる人間関係，家族関係

治療(マネジメント)

悪液質の最適なマネジメントには，栄養摂取の減少と代謝異常の両方を考慮した多職種による集学的なアプローチが必要であり，消耗が高度となる前に開始されるべきである．

がん悪液質が進行した状態，例えば，筋肉が深刻に消耗している状態，ECOG(ヨーロッパ腫瘍学研究連合)のパフォーマンス・ステータスが3～4，治療に反応しない転移性の疾患，予後が3か月未満の場合には治療への反応は見込めない．これらの状態では，症状緩和や心理社会的なサポートに注目すべきである．

合併する食欲不振のマネジメントは，109頁を参照のこと．

■予防できるものを予防する

早期の診断と介入が望ましく，栄養不良には積極的なアプローチが必要となる．座位中心の生活スタイルは廃用萎縮により筋肉量を減少させる．そのため，患者はできるだけ運動を行うとよい．

■治せるものを治す

適切なら，食事摂取を制限している因子を把握して治療する．経口摂取が改善すれば，次のことに特に注意すべきである．
- 食物を入手し，用意する能力
- 口腔内の問題．例えば，口渇，粘膜炎，口腔カンジダ症(それぞれ ➡ 103, 106, 104 頁)
- 治療されていない悪心・嘔吐(➡ 122 頁)
- 嚥下困難(➡ 114 頁)

特に神経因性の嚥下困難に関しては，液体や半固形の食物に増粘剤を追加するといった簡単な方法でもよい．原則として，飲み込むことが困難であり，誤嚥のリスクが高い患者は言語聴覚士が評価を行うべきである．

■非薬物治療

確立してしまったがん悪液質では代謝異常が起こっているため，積極的な栄養補助(経腸ないし非経口)だけでは，ほとんど意味がない[9]．

患者の予後により，食事指導の目標は変わる．
- 予後 3 か月未満で，悪液質が確立してしまっているときは，食べることや飲むことの心理社会的側面に焦点を当てるべきである(下記参照)
- 予後 3 か月以上のときには，エネルギー，蛋白質，電解質，ビタミン，ミネラルと微量元素の十分な摂取を促して患者の体重減少を予防あるいは遅らせることに焦点を当てるべきである

食事指導には次のことを含む．
- 食事パターン．例えば，少量を頻回にとる
- 水が主体の茶，コーヒーではなく，牛乳主体の飲料．例えば，ホットチョコレート，麦芽飲料，カフェラテにする
- 栄養強化食品．例えば，全脂肪乳やクリーム，エクストラバター，マーガリン，油，砂糖(脂肪はエネルギーが最も多い)
- 食事制限(例えば，糖尿病食)の緩和を考慮する
- 電子レンジ調理の食事や便利な食事を利用する．手早く簡単に準備でき，小分けされており，脂肪と塩分が多く含まれている．脂肪と塩分が多く含まれる食事は味覚が衰えた患者の助けとなる．

一般的に，食事指導と栄養補助を併用したほうが，食事指導単独よりも病状に関連した栄養不良を示す患者の体重増加につながりやすい[10]．しかし，体重増加は筋組織より脂肪組織の増加によることになる[11]．

悪液質の進行に伴い，治療の焦点を体重よりも身体的合併症に伴う患者や介護者の心理社会的影響に向けるようにすべきである(「食欲不振」の項 ➡ 108 頁)．

- 体重減少は一般に，病期の進行による短い予後の指標とみられており，懸念が増大することになる
- 「生きていたい」ために食べようとしているときに，それがうまくいかないこと(すなわち体重減少の持続)は，患者にとっても(おそらく患者以上に)介護者にとっても大きな負担となる不愉快な問題となり，不安や無理解，自制感の喪失，怒り，葛藤，絶望，拒否，罪悪感をもたらす
- 医療者は，患者と介護者の状況についての理解を探り，患者と介護者が感情を表出したり，説明したり，現実的な目標を立てたりすることにより，状況を受け入れる手助けをする
- 咀嚼機能や顔のイメージの改善のため，義歯を調整する．簡単な調整であれば，ベッドサイドでもでき，3か月は維持できることが多い
- 可能なら，自尊心を高めるために新しい服を買う
- 自立の維持を助ける道具を用意する．例えば，便座を高くした便器，ポータブルトイレ，歩行器，車いす
- 褥瘡のリスクと皮膚のケアの重要性について患者と介護者に指導する

■薬物治療

現在，がん悪液質に対する治療法は確立されていない．いくつかの薬が炎症性の反応や異常な代謝を標的としており，臨床試験で効果を示したものもある．

- サリドマイド〔サレド®，TNF-αや他のサイトカインを阻害(訳注：本邦においてサリドマイドの処方については厳格な安全管理がなされており，食欲不振に対して使用できない)〕
- インドメタシン(インダシン®，炎症を抑制)
- エイコサペンタエン酸，ω-3多価不飽和脂肪酸(炎症を抑制)．いくつかの経口栄養補助剤で大量に含有されている(訳注：本邦ではプロシュア®)
- グレリン受容体作動薬〔食事摂取を刺激して脂肪代謝を減らす(訳注：本邦では治験中)〕

嚥下困難　Dysphagia

嚥下困難(飲み込むことが難しいこと)は一般的に次の原因により生じる．
- 機械的な閉塞．および/または
- 神経筋の機能障害

がん患者(**Box C**)，運動ニューロン疾患/筋萎縮性側索硬化症(MND/ALS)，認知症，他の神経変性疾患，脳梗塞の患者によく起こる．極度の衰弱による終末期ではほぼ共通している．嚥下困難は脱水，栄養不良，誤嚥の原因となる．口腔内や胃の内容物の

Box C　進行がん患者における嚥下困難の原因

がん
　口腔と胃の間の腫瘍
　脳神経の障害
　球麻痺(脳転移)
　腫瘍随伴症候群

全身衰弱
　口渇
　カンジダ症
　咽頭の細菌感染
　不安 → 食道攣縮
　極度の全身衰弱
　高カルシウム血症(稀)

治療
　手術
　化学療法や放射線治療後の粘膜炎・食道炎
　放射線治療後の線維化
　食道内挿管チューブの逸脱
　薬(筋緊張異常)
　　抗精神病薬
　　メトクロプラミド(プリンペラン®)

合併症
　逆流性食道炎
　良性狭窄
　鉄欠乏

誤嚥は必ずしも咳を生じないが，次のリスクを増加させる．
- 気道閉塞
- 肺炎
- 膿瘍形成
- 肺線維症
- 成人呼吸窮迫症候群(非心原性肺水腫)

　意識レベルの低下は誤嚥のリスクを増加させる．食事中の液体や食物の多量の誤嚥は，咽頭，喉頭，気管の急速な閉塞による窒息の原因となる可能性がある(→ 243頁)．

生理学

　嚥下は4つの相からなる複合的な機能であり，2つは随意的，2つは反射的な相である．
- 口腔内準備相：食物は唾液と混ぜられ，咀嚼され，砕かれ，小さくなる
- 口腔内嚥下相：口から外へ漏れないよう口唇を閉じ，舌の前部が収縮し，波状に持ち上げられ，口腔咽頭へ食物を押し出す
- 咽頭相：食物が舌の後部に到達したことが引き金になって起こる．喉頭が閉じ，息が止まり，蠕動波が食物を1秒以内に食道に送り込む．咽頭は空気と食物の共通の通路であるため，この複合的な動きは気道を守るために必要である
- 食道相：反射的な蠕動運動によって胃に食物を送り込む

評価

　一般的に病歴と臨床的な観察により，問題が口腔内なのか，咽頭なのか，より遠位部の食道内にあるのかを区別し，嚥下困難と嚥下時痛(有痛性の嚥下障害)を区別す

る．覚えておきたいことは，
- 閉塞性病変が原因の場合は固形物の嚥下困難が先行し，続いて流動物の嚥下困難へと進行する
- 神経・筋の機能障害が原因の場合は固形物，流動物の嚥下困難が同時に起こる
- ほとんどの場合，患者は正確に閉塞しているレベルを認識できる

口腔内と咽頭内で起こる問題は，飲み込む前，飲み込んでいる最中，飲み込んだ直後に生じる．臨床像としては次がある．
- 口から食物がこぼれる
- 口の中に食物がとどまる
- 鼻に食物が迷入する

飲み込む前，飲み込んでいる最中，飲み込んだ直後の咳や窒息は，咽頭の問題であることを示唆する．

食道内での問題では，症状は飲み込んだあとに起こる．内視鏡が適応となることが普通である．

説明

食物や唾液の誤嚥により，咳や窒息といった苦痛を生じると，患者はその再発に強い恐怖を抱くようになる．この恐怖をしっかりと受け止め，患者に窒息して死ぬことはないと保証する方策をとるべきである．強調すべきことは，
- 患者とその家族に，咳を伴う誤嚥は比較的よく起こるが，致死的な窒息を引き起こすことはごく稀であると伝える
- 誤嚥と窒息の発作の頻度と程度を減らす方法があることを伝える

治療（マネジメント）

水だけの誤嚥であれば，咳発作を起こさない限り耐えられるものである．患者が口内乾燥や口渇を軽減するために水や氷片をとることを止めるべきではない．

■治せるものを治す

がんによる閉塞の場合に，内腔を保持するために可能な方法は，
- 食道ステント
- 放射線治療±化学療法
- デキサメタゾン（デカドロン®）12～16 mg/日（明らかに有効であった場合のみ減量して継続する）

■非薬物治療

患者，家族，医療者の間で，摂取可能な食物とそうでない食物の説明に基づき，食

物の摂取の到達目標と実施計画について合意を得ておく．

　理想的には，誤嚥や窒息が主要な問題になる前から言語聴覚士がかかわるべきである．彼らは患者と介護者に誤嚥や窒息を予防し，対応するのに役立つ技術について助言ができる．
- 「安全な嚥下法」(特定の嚥下にかかわる問題に対して個別化された方法)
- 落ち着くこと
- 口からの閉塞物質の取り除き方
- 窒息の緊急的治療法(➡ 243 頁)

　栄養士からの個々の患者用の専門的な説明も役立つ．
- 少量の食事によって最大のエネルギーを摂取する方法．例えば，
    ▷ スープにクリームを入れる
    ▷ スプーン 1 杯ずつ冷たいサワークリームを食べる
    ▷ 経口用の栄養サプリメント
- 患者に適した軟らかい食物の料理書の活用を勧める
- ジューサー，ミキサーの使用
- 食事時間についての一般的な助言

　嚥下困難の心理社会面への影響に対処するために，患者と介護者への支援が必要である(食事の際に，食べたり，飲んだり，社会的に交流したりする通常のパターンが中断される)

経管栄養

　人工的水分・栄養補給は医学的治療に含まれると考えており，基本的ケアに含まれる事項ではない．

　患者によっては利益が多い治療法である．例えば，腫瘍が頸部に限局する患者や運動ニューロン疾患/筋萎縮性側索硬化症(MND/ALS)の患者である．理想的には，患者が嚥下不能になる前に，人工栄養や輸液の要否についての議論を十分に行っておくべきである(➡ 18 頁).

　経腸栄養を開始するか否かの決定には慎重な議論が必要である．多くのことが，機能低下の速度と，医療者・介護者の意見をふまえた患者・家族の意見の両方によって決定される．

注意：患者によっては，医師が経鼻胃管や胃瘻の造設を強制しないことをきめ細やかに確認すると安心感をもつことができる．

　疑問があるときは，数日あるいは数週間でも，実施を延期するとよい．実施し始めてから中止するよりは開始しないほうが容易である．

　経管栄養の合併症は，
- 痛み(挿入後)

- 出血
- 気腹症
- 腹膜炎
- ストーマ周囲の感染
- 機械的閉塞
- チューブの逸脱
- チューブ周囲からの漏出
- 胃大腸瘻
- 上部消化管不調(嘔吐，下痢，便秘)

人工栄養と輸液に関する倫理的，臨床的なガイドラインが入手可能である[12-14].

■薬物治療

食道炎や食道攣縮に起因する嚥下困難と嚥下時痛は，ニトログリセリン 400 μg の舌下投与を食前 15 分前に行うと効果的である.

完全閉塞があって流涎がみられる場合には，抗ムスカリン様作用薬(分泌抑制薬)を処方する(➡ 358 頁).

運動ニューロン疾患/筋萎縮性側索硬化症(MND/ALS)の患者や類似の神経障害患者においては，経口モルヒネは誤嚥，例えば，唾液による咳の頻度を減らすために鎮咳薬として使用されてきた．一般には少量で開始する．例えば，モルヒネ水 5～6 mg/回を 1 日 3 回，食前と就寝前に内服，次いで必要量へ投与量を調節する.

気管内に溜まってしまったものを排出できない患者では，飲んだり食べたりしたときの過剰な唾液や咳を減らすために，スコポラミン臭化水素酸塩(ハイスコ®)0.3 mg の舌下投与を用意しておくべきである.

胃もたれ　　Dyspepsia

胃もたれ(消化不良)は，特に食後に起こる上部消化管に関連した諸症状，例えば，胃部不快感や痛み，腹部膨満感もしくは膨隆，早期満腹感，悪心や嘔吐を示す状態である.

病因

機能性消化不良(機能性ディスペプシア，器質的原因のないもの)が一般的であり，人口の 1/4 が経験する．胃もたれの原因は数多くある(**Box D**).

機能性消化不良の症状は次に関連していることが多い.

- 過敏症 → 胃の通常の膨張を不快に感じる
- 胃の運動障害：通常は胃内容の排出遅延の原因となるが，胃内容の排出を促進する

> **Box D　進行性疾患患者における胃もたれの原因**
>
> **がん**
> 　小さい胃内腔
> 　　切除不能な大きな胃がん
> 　　大量の腹水
> 　胃アトニー(腫瘍随伴神経障害)
>
> **治療**
> 　手術
> 　　胃切除後
> 　　逆流性食道炎
> 　放射線治療
> 　　腰椎
> 　　上腹部
> 　薬
> 　　身体的刺激 → 胃炎
> 　　　例えば，鉄剤，トラネキサム酸
> 　　胃酸刺激 → 胃炎
> 　　　例えば，非ステロイド性抗炎症薬(NSAIDs)，コルチコステロイド
> 　　胃内容の停滞
> 　　　例えば，抗ムスカリン様作用薬，オピオイド鎮痛薬，シスプラチン
>
> **全身衰弱**
> 　食道カンジダ症
> 　ごく少量の食物と水分の摂取
> 　不安 → 空気嚥下症
>
> **合併症**
> 　器質性消化不良
> 　　消化性潰瘍
> 　　逆流性食道炎
> 　　胆石
> 　　腎不全
> 　非潰瘍性消化不良
> 　　運動障害
> 　　空気嚥下症

こともある
- 脂肪・酸に対する十二指腸の過敏性
- ストレスや性格特性などの精神な要因
  併存している可能性のある過敏性症候群と類似点がある．

評価

特異的な治療を行うために適切な限り原因を特定する．胸やけ，胃内容物の逆流など，逆流症と特定できたらプロトンポンプ阻害薬(PPI)などを用いて適切に治療する．
　機能性消化不良(機能性ディスペプシア)は，主な症状によって分類でき，治療方針の決定に役立つ．
- 上腹部膨満感もしくは膨隆，早期満腹感：食後愁訴症候群
- 食事とは関連しない上腹部痛，胸やけ：上腹部痛症候群[15]
  悪心・嘔吐，げっぷと関連していることがある．

治療(マネジメント)

適切な場合には，原因となっている器質的疾患を治療する．

■治せるものを治す

例えば，可能なら，原因となる薬を中止あるいは減量し，腹水を排液する．

■非薬物治療

学会での報告によると,次が有効なようである.

- 「少量ずつ頻回に」.すなわち1日2～3回の食事よりも,5～6回の軽食やおやつにする
- 食事のときは,多量の水分を飲むことを避ける
- 夜遅くの食事は避ける
- 脂肪の少ない食事とする
- 特定の食品を避ける.例えば,タマネギ,胡椒,柑橘類,コーヒー,炭酸飲料,スパイスなど[16]

■薬物治療

食後愁訴症候群(上腹部膨満感もしくは膨隆,早期満腹感,悪心・嘔吐)

胃の調整機能,運動,内容排出の障害の可能性があるとき,

- 蠕動促進薬,制吐薬を処方する.例えば,メトクロプラミド(プリンペラン®),ドンペリドン(ナウゼリン®)
- 蠕動促進薬で症状が増悪する場合は,胃内容の排出亢進が原因かもしれない.蠕動促進薬を中止し,抗ムスカリン様作用薬の処方を考慮する.例えば,アミトリプチリン(トリプタノール®)10～25 mg 就寝前[17]

胃内腔が狭くなっている患者では,食後の抗鼓腸薬が充満した胃を空にするのを助けることがある(下記参照).

上腹部痛症候群(上腹部痛,胸やけ)

過敏症の可能性がある場合,

- 胃酸の抑制.例えば,プロトンポンプ阻害薬(PPI:タケプロン®)
  ▷ 胸やけを訴える患者で最も容易に効果が得られる可能性が高い
  ▷ NSAIDs に関連した胃炎でも使用される[18]
- 三環系抗うつ薬(TCA)[17]

過度のげっぷ

- ジメチコン(ガスコン®),あるいは制酸作用に抗発泡作用を併せもつ薬(抗鼓腸薬).例えば,Altacite plus®
- 患者個別の必要度に応じて服用する.必要時,1日4回,もしくはその両方

胃内容の停滞　Gastric stasis

胃内容の停滞(胃内容の排出遅延)は進行がん患者によく起こる．

臨床像
胃内容の停滞を示す症状は，軽度の胃もたれや食欲不振，持続するひどい悪心や大量の嘔吐など多岐にわたり，さまざまである(Box E)．胃内容の停滞は通常，機能的なものであり，次のような状態が関連している．
- 機能性消化不良(➡ 118 頁)
- 便秘
- 薬(例えば，オピオイド鎮痛薬，抗ムスカリン様作用薬，レボドパ)
- 膵頭部がん(十二指腸閉塞)
- 腫瘍随伴自律神経障害
- 後腹膜疾患(→ 神経障害)
- 脊髄圧迫
- 糖尿病性自律神経障害
- パーキンソン病
- 術後の変化(例えば，胃や食道)

Box E　胃内容の停滞の臨床像

症状
早期満腹感	おくび
食後の膨満感	しゃっくり
上腹部の膨隆	悪心
上腹部の不快感	むかつき
胸やけ	嘔吐

所見
上腹部の膨満 ⎫
振盪音　　　 ⎭ 必ずしもみられるわけではない

振盪音が聞こえる場合には胃内に 400～500 mL 以上の液体貯留と大量のガスが必要である．腸蠕動音は通常は正常であるが，薬による場合は低下しているかもしれない．
自律神経障害が関連している場合は，しばしば他の自律神経障害の徴候がある．例えば，代償性頻脈を伴わない起立性低血圧．

薬物治療
メトクロプラミド(プリンペラン®)の使用により通常は快方に向かい，振盪音は消失する．

治療(マネジメント)
■治せるものを治す
例えば，
- 便秘の治療をする
- 可能な限り，原因となる薬を中止または減量する

■非薬物治療
食事指導をする，例えば，
- 「少量ずつ頻回に」食べるようにする．すなわち，1日に2〜3回の食事をするよりも5〜6回の軽食やおやつを食べる
- 胃内のガスを増やす炭酸飲料を避ける

■薬物治療
蠕動運動を促進させる制吐薬．例えば，メトクロプラミド(プリンペラン® ➡ 351頁)，ドンペリドン(ナウゼリン® ➡ 353頁)を処方する．

蠕動促進薬と抗ムスカリン様作用薬を同時に使用することは避ける．後者は小腸の平滑筋線維のコリン作動性受容体を阻害し，蠕動促進薬の作用を競合的に阻害するためである．

エリスロマイシン(エリスロシン®)はモチリン受容体作動性をもち，メトクロプラミド(プリンペラン®)やドンペリドン(ナウゼリン®)で症状が軽減しない場合に使用してみるとよい．

制吐特性を併せもつ抗うつ薬[ミルタザピン(レメロン®，リフレックス®)]が有効であったとする報告がある．抗うつ薬の作用機序は解明されていないが，悪心が胃内容の停滞を悪化させることにより生じる悪循環を断ち切るとされる．

悪心・嘔吐　Nausea and vomiting

悪心とは，嘔吐せずにはいられなくなるような不快な感覚であり，しばしば，顔面蒼白，冷汗，唾液分泌，頻脈，下痢などの自律神経症状を伴う．

悪心があるときには通常，横隔膜と腹筋の周期的かつ発作的な収縮運動によりむかつきとなり，しばしば嘔吐に至る．

嘔吐とは，強制的に胃内容物を口から吐き出すことである．

病因
悪心と嘔吐の病因は複雑である(図1)．悪心は自律神経が刺激を受けた結果として起こり，むかつきや嘔吐は体性神経を介して起こる．悪心は胃，下部食道括約筋，幽

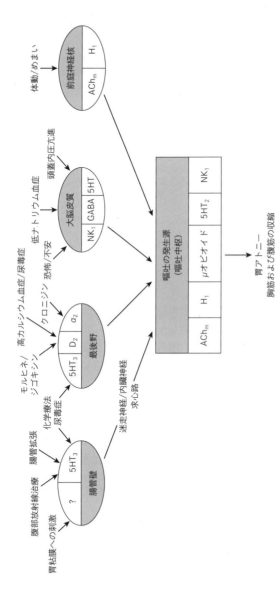

図1 嘔吐制御における神経メカニズム

受容体型の略語：ACh_m＝ムスカリン性コリン受容体，$α_2$＝アドレナリン$α_2$受容体，D_2＝ドパミンD_2受容体，GABA＝γ-アミノ酪酸，$5HT_2$，$5HT_3$＝5-ヒドロキシトリプタミン（セロトニン）タイプ2，タイプ3受容体，H_1＝ヒスタミンH_1受容体，NK_1＝ニューロキニン1受容体．制吐薬はこれらの受容体に拮抗作用を示す．一方，中枢性のクロニジンやオピオイド鎮痛薬はこれらの受容体に作用する．

Box F　進行がん患者における悪心・嘔吐の原因	
がん 　胃アトニー(腫瘍随伴症候としての内臓神経障害) 　胃に貯留した血液 　便秘 　腸閉塞 　肝腫大 　大量腹水 　頭蓋内圧亢進 　咳 　痛み 　不安 　高カルシウム血症 　低ナトリウム血症 　腎不全 **全身衰弱** 　便秘 　咳 　感染	**治療** 　化学療法 　放射線治療 　薬 　　抗菌薬 　　コルチコステロイド 　　鉄剤 　　刺激性粘液溶解薬 　　リチウム 　　NSAIDs 　　オピオイド鎮痛薬 **合併症** 　機能性消化不良 　消化性潰瘍 　アルコール性胃炎 　腎不全 　ケトーシス

門の弛緩と関連し，それらによって上部消化管内容物の逆行性の排出が促進される．

　嘔吐は上部消化管，横隔膜，腹筋の協調した運動である．吐き出す力は呼吸筋や呼吸補助筋，特に腹筋によって生み出され，弛緩した上部消化管の内容物を排出する．

　嘔吐中枢はいくつかの部位からの入力を受け，それを統合して，このように協調した流れを生み出す．

原因

　進行性疾患患者には悪心と嘔吐の原因が多く存在するが(**Box F**)，ほとんどの患者においては，胃内容の停滞(➡ 121 頁)，消化管閉塞(➡ 135 頁)，薬，生化学的な異常の 4 つに集約できる．

評価

　1 つひとつに注意していくと，しばしば疑わしい原因を同定することが可能となり，治療戦略にかかわる．

治療(マネジメント)
■治せるものを治す

　例えば，胃を刺激している薬の中止を検討し，高カルシウム血症を治療する．

表3　悪心・嘔吐の緩和に使用する薬の分類

推定作用部位		分類	例
中枢神経			
	嘔吐中枢	抗ムスカリン様作用薬	スコポラミン臭化水素酸塩(ハイスコ®)[a]
		抗ヒスタミン・抗ムスカリン様作用薬[b]	シクリジン(本邦未導入)
		広域抗精神病薬	レボメプロマジン(ヒルナミン®)，オランザピン(ジプレキサ®)
		NK$_1$受容体拮抗薬	アプレピタント(イメンド®)
	最後野(化学受容器引金帯)	D$_2$受容体拮抗薬	ハロペリドール(セレネース®)，メトクロプラミド(プリンペラン®)，ドンペリドン(ナウゼリン®)
		5HT$_3$受容体拮抗薬	グラニセトロン(カイトリル®)，オンダンセトロン(ゾフラン®)
	大脳皮質	ベンゾジアゼピン系薬	ロラゼパム(ワイパックス®)
		カンナビノイド	ナビロン(本邦未導入)
		コルチコステロイド	デキサメタゾン(デカドロン®)
		NK$_1$受容体拮抗薬	アプレピタント(イメンド®)
消化管			
	蠕動促進	5HT$_4$受容体作動薬	メトクロプラミド(プリンペラン®)
		D$_2$受容体拮抗薬	メトクロプラミド(プリンペラン®)，ドンペリドン(ナウゼリン®)
		モチリン受容体拮抗薬	エリスロマイシン(エリスロシン®)
	分泌抑制	抗ムスカリン様作用薬	ブチルスコポラミン臭化物(ブスコパン®)，グリコピロニウム(本邦未導入)
		ソマトスタチン誘導体	オクトレオチド(サンドスタチン®)，ランレオチド(本邦未導入)
	迷走神経5HT$_3$受容体	5HT$_3$受容体拮抗薬	グラニセトロン(カイトリル®)，オンダンセトロン(ゾフラン®)，大量のメトクロプラミド(プリンペラン®)
	抗炎症作用	コルチコステロイド	デキサメタゾン(デカドロン®)

a：消化管での分泌抑制効果をもっているが，より大量では，中枢神経系への副作用が出現する危険性がある(血液脳関門を通過しないブチルスコポラミン臭化物やグリコピロニウムとは異なる)
b：抗ヒスタミン薬とフェノチアジン系薬は両方とも，抗ヒスタミン作用と抗ムスカリン様作用をもっている

■非薬物治療
- 食物が見えたり匂ったりしない，落ち着いた環境をつくる
- 一度にたくさん食べるよりも軽食で済ませる

■薬物治療
　実際には，緩和ケアにおける制吐薬は，推定される悪心や嘔吐の原因や薬の作用機序により選択される(図1，表3)．この「機械的なアプローチ」はほとんどの患者で成功する(早わかり臨床ガイド ➡ 127頁)．制吐薬についてのより詳細な情報につい

ては，351頁参照.
考慮すべき他の因子には次が含まれる.
- すでに投与された制吐薬への反応
- 代替薬の相対的な長所
  ▷ 消化管運動への効果(例えば，抗ムスカリン様作用薬は運動を遅らせる)
  ▷ 好ましくない作用(副作用)
  ▷ 費用
- 1つ以上の制吐薬が考慮される場合
  ▷ 異なった受容体への親和性をもつ薬を併用する〔例えば，シクリジン(本邦未導入)，抗ヒスタミン薬とハロペリドール(セレネース®)〕
  ▷ 受容体の阻害作用をもつ薬の併用を避ける〔例えば，シクリジンとメトクロプラミド(プリンペラン®)〕
  ▷ より広いスペクトラムをもつ薬を検討する．レボメプロマジン(ヒルナミン®)，オランザピン(ジプレキサ®)は多くの受容体との親和性があり，2つ以上の制吐薬を同時に併用する場合と同程度に効果的で，かつ患者にとっては併用するよりも扱いやすいだろう
- 補助薬
  ▷ 分泌抑制薬〔例えば，ブチルスコポラミン臭化物(ブスコパン®)，グリコピロニウム(本邦未導入)，オクトレオチド(サンドスタチン®)〕
  ▷ コルチコステロイド〔例えば，デキサメタゾン(デカドロン®)〕
  ▷ ベンゾジアゼピン系薬〔例えば，ロラゼパム(ワイパックス®)，ミダゾラム(ドルミカム®)〕
  ▷ 抗てんかん薬〔例えば，バルプロ酸(デパケン®)〕
- 非薬物治療

早わかり臨床ガイド：悪心・嘔吐
Quick clinical guide: nausea and vomiting

1. 病歴と身体所見に基づいて，最も疑わしい悪心・嘔吐の原因（複数の場合もある）を明らかにする．生化学的異常が疑われる場合には血液検査を行う．消化管閉塞は，「早わかり臨床ガイド：手術不能な消化管閉塞」を参照．
2. 薬，激痛，咳，感染，高カルシウム血症など治療できる原因や増悪因子を治療する（覚えておきたいこと：死が差し迫った患者では，感染や高カルシウム血症を治療することが必ずしも適切ではない）．
3. 最も適切と考えらえる制吐薬を定時もしくは頓用として処方する．
4. 持続する悪心や頻回の嘔吐がある場合には皮下注射または持続皮下注入を行う．
5. 最初の定時投与までの期間や持続皮下注入で治療域に達するまでの期間を補うためにただちに頓用の投与量で開始する．
6. まず制吐薬の1日量を見直す．頓用の回数に注意し，定時投与量を調節する．
7. 投与量を調節しても十分に改善しない場合は想定している原因が誤っていないか再検討し，制吐薬とその投与経路を見直す．より広いスペクトラムをもつ制吐薬への変更や，場合に応じて2種類以上の制吐薬の使用を必要とすることがある．
8. 蠕動促進薬はコリン作動性回路を介して作用する．一方で，抗ムスカリン様作用薬はそこに競合的に拮抗するため，両者の併用は避ける．
9. 時折，けいれんが悪心として出現する（例えば，髄膜癌腫症）．この場合は，抗てんかん薬もしくはベンゾジアゼピン系薬に反応する．
10. 原因が自然寛解しない限り制吐薬を継続する．機械的な消化管閉塞の場合を除き（「早わかり臨床ガイド：手術不能な消化管閉塞」→ 140頁），持続皮下注入により悪心・嘔吐が3日間落ち着いていた場合，経口投与への切り替えを考慮する．
11. 2種類以上の制吐薬の使用が有効であった場合，2つのうち1つの投与量を漸減することにより1～2週間後に処方を簡略化することも可能である．

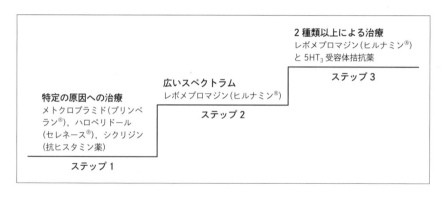

よく用いられるステップ1(特定の原因)の制吐薬

胃炎,胃内容の停滞,機能的消化管閉塞(蠕動不全)による場合
蠕動促進性制吐薬
- メトクロプラミド(プリンペラン®)
  ▷ 経口 10 mg 1日 3〜4回および 10 mg 頓用
  ▷ 持続皮下注入 30〜40 mg/日および 10 mg 皮下注射頓用
  ▷ 経口/持続皮下注入を通常最大量 100 mg/日
- ドンペリドン(ナウゼリン®)
  ▷ 経口 10 mg 1日 2〜3回

大部分の化学物質による嘔吐.例えば,モルヒネ,高カルシウム血症,腎不全による場合
主に化学受容器引金帯に作用する制吐薬
- ハロペリドール(セレネース®)
  ▷ 経口 0.5〜1.5 mg 就寝前および頓用
  ▷ 皮下注射/持続皮下注入 2.5〜5 mg/日および 1 mg 皮下注射頓用
  ▷ 経口/皮下注射/持続皮下注入を通常最大量 10 mg/日

メトクロプラミド(プリンペラン®)も同様に中枢への作用がある

頭蓋内圧亢進〔デキサメタゾン(デカドロン®)と併用〕もしくは乗り物酔いの場合
主に嘔吐中枢に作用する制吐薬
- シクリジン(本邦未導入,抗ヒスタミン薬)
  ▷ 経口 50 mg 1日 2〜3回および 50 mg 頓用
  ▷ 持続皮下注入 100〜150 mg/日および 50 mg 皮下注射頓用
  ▷ 経口/持続皮下注入を通常最大量 200 mg/日

疝痛を伴う機能的消化管閉塞(「早わかり臨床ガイド:手術不能な消化管閉塞」を参照)や消化液分泌を抑制する必要がある場合
鎮痙作用と分泌抑制作用をもつ制吐薬
- ブチルスコポラミン臭化物(ブスコパン®)
  ▷ 持続皮下注入 60〜120 mg/日および 20 mg 皮下注射頓用
  ▷ 通常最大量 300 mg/日

よく用いられるステップ2と3の制吐薬

ステップ2:広いスペクトラム
- レボメプロマジン(ヒルナミン®)
  ▷ 経口/皮下注射 6〜6.25 mg 就寝前および頓用
  ▷ 通常最大量 50 mg/日を就寝前に1回,もしくは 25 mg を1日2回のどちらか
  ▷ 自宅では,就寝前の皮下注射が実用的ではない場合,持続皮下注入を検討する

ステップ3:2種類以上による治療(異なる機序をもつ制吐薬の併用)
- レボメプロマジン(ヒルナミン®)+5HT$_3$ 受容体拮抗薬.例えば,グラニセトロン(カイトリル®)1〜2 mg 皮下注射 1日1回,もしくは持続皮下注入,またはオンダンセトロン(ゾフラン®)16 mg/日を持続皮下注入.腸管クロム親和性細胞や血小板から大量のセロトニンの分泌がある場合(例えば,化学療法,腹部への放射線治療,腸管膨張,腎不全)
- レボメプロマジン(ヒルナミン®)+ベンゾジアゼピン系薬.例えば,ロラゼパム(ワイパックス®)0.5〜1 mg 舌下投与 1日2回,もしくはミダゾラム(ドルミカム®)10 mg/日を持続皮下注入.特に不安がある場合や予期嘔吐の場合
- レボメプロマジン(ヒルナミン®)+デキサメタゾン(デカドロン®)8〜16 mg 経口/皮下注射をただちに1日1回.他の制吐薬の効果が不十分であった場合1週間投与し無効の場合はデキサメタゾン(デカドロン®)を中止する.あるいは,有効最少量まで週に 2 mg ずつ漸減する.

便秘　Constipation

　便秘は便が小さく硬くなり，排便に困難を伴い，頻度も少なくなることと定義される．進行性疾患患者によく起こる問題で一般に複数の要因があり，例えば，食事や水分の摂取量低下，衰弱，基礎疾患，薬(特にオピオイド鎮痛薬)があげられる．
　便秘自体は直接の症状はないが，次のような症状を示す患者もいる．
- 食欲不振，悪心・嘔吐，腸閉塞
- 腹部の張り，不快感，痛み
- 直腸痛(持続痛もしくは突出痛)
- 泌尿器系の障害．例えば，排尿困難，尿閉，溢流性尿失禁
- 直腸からの異常分泌，便の漏出，溢流性下痢
- せん妄

評価

　患者の普段の(あるいは病前の)排便習慣や現在の排便状況について問診する．腹部の触診で下行結腸において便塊に触れることがあり，時に横行結腸や，稀に上行結腸でも触れることがある．便秘は盲腸の拡張や同部位の痛みの原因となり，また古典的な腸閉塞の像を示しうる．
　病歴や腹部の身体所見で適応があると考えられる場合には，直腸診を行う．しかし，肛門からの異常分泌のある患者，便の漏出もしくは下痢のある患者に対しては必ず直腸診を行うべきである．

治療(マネジメント)

　ほとんどの患者は緩下薬投与に反応する．少数の患者においては，便秘のマネジメントに難渋することがある．

■非薬物治療
一般的な方法
- 可能であれば，便秘の原因となっている薬を中止あるいは減量する
- 可能なら，患者に身体を動かしてもらう
- ポータブルトイレに対する患者の訴えには迅速に対応する．あるいはトイレに行くのを介助する
- 差し込み便器ではなく，ポータブルトイレを用いる
- 腹圧を高めて排便しやすくなるような姿勢を指導する
    - ▷ 足台の上に足をのせて，膝が臀部よりも高い位置にくるようにする
    - ▷ 前傾になり，肘を膝の上に置き，脊柱がまっすぐになるようにする

- 1人で排便しやすいように，自宅の便座を高くして，手すりを設置する

食事

食事摂取量を増やすことのできる患者において，
- 食事にぬかを混ぜる
- 水分摂取量を増やす(少なくとも24時間で1.5L，すなわちカップ8杯分)
- 果汁をとるように勧める

■**薬物治療**

　早わかり臨床ガイド：オピオイド誘発性便秘(➡次頁)や18章・緩下薬の項(➡377頁)を参照．食欲不振や身体的な衰弱があるため，便秘の治療では緩下薬が中心的な役割を果たす．

　緩下薬の選択は，便秘の病態生理(特にオピオイド誘発性)，緩下薬の働きの違い(➡377頁)やコストの評価に左右される．刺激性緩下薬，例えば，ビサコジル(テレミンソフト®)やセンナ(プルゼニド®，アローゼン®)が一般に好まれる．

　ダントロン(訳注：本邦では，ソルベン®が製造中止となった)はもう1つの有名な刺激性緩下薬である．しかし，ダントロン含有緩下薬はコストが高く，尿失禁や便失禁がみられる患者では，接触性皮膚熱傷を起こす可能性がある．

早わかり臨床ガイド：オピオイド誘発性便秘
Quick clinical guide: opioid-induced constipation

> オピオイド鎮痛薬を処方する際には一般に，刺激性緩下薬を処方して，1〜2日おきにいきむことなく，通常の便通を維持するべきである．標準化された治療計画により，マネジメントが可能になる．
>
> 現在の処方の最適化が，部分的な標準的緩下薬への自動的な変更よりも適している場合がある．
>
> このガイドはオピオイド鎮痛薬を服用していないが，おそらく少量のオピオイド鎮痛薬を必要とする患者にも適用できる．

1. 患者の以前の排便習慣と現在の排便習慣や緩下薬の使用状況について尋ねる．前回の排便日を記録する．
2. 結腸の部位に沿って便塊を触診で確認する：3日以上排便がない場合，患者が直腸の不快感を訴える場合，宿便と溢流性下痢が疑われる場合は直腸診を行う．
3. 入院患者については，毎日の排便状況を記録する．
4. 水分摂取を増やすように勧める．特に果汁や果物の摂取．
5. オピオイド鎮痛薬が処方されている場合は，ビサコジル（テレミンソフト®）やセンナ（プルゼニド®，アローゼン®）を処方し，反応に合わせて量を調節する．

    ビサコジル（訳注：海外で用いられている内服のビサコジルを想定し記載されている．本邦では坐剤のテレミンソフト®を医療用として用いることが可能であるが投与経路が異なる）

    便秘がない場合
    - 一般に，5 mg 就寝前投与で開始する
    - 24〜48 時間後も反応がない場合，10 mg に増量する

    すでに便秘がある場合
    - 一般に，10 mg 就寝前投与で開始する
    - 24〜48 時間後も反応がない場合，20 mg に増量する
    - さらに 24〜48 時間後も反応がない場合，日中にも投与追加を検討する
    - 必要であれば，最大 20 mg を 1 日 3 回投与までの増量を検討する

    センナ

    便秘がない場合
    - 一般に，15 mg 就寝前投与で開始する
    - 24〜48 時間後も反応がない場合，就寝前と毎朝 15 mg 投与へ増量する

    すでに便秘がある場合
    - 一般に，就寝前と毎朝 10 mg 投与で開始する

- 24～48時間後も反応がない場合，就寝前と毎朝22.5 mg投与へ増量する
- さらに24～48時間後も反応がない場合，日中に3回目の投与追加を検討する
- 必要であれば，最大30 mgを1日3回投与までの増量を検討する

経口液(7.5 mg/5 mL)は錠剤の代用品である．無味であり，一般に安価である．

6. 投与量を漸増している間やその後3日以上経過しても排便がない場合は坐剤を使用する．例えば，ビサコジル(テレミンソフト®)10 mgとグリセリン(グリセリン浣腸液)4 g，もしくはマイクロ浣腸．これらが効果的でない場合，リン酸塩浣腸を施行し，必要であれば翌日も繰り返して実施する．
7. 刺激性緩下薬の最大量でも無効の場合や開始後も3～4日間排便がない場合，便軟化薬を加えて必要に応じて増減する．例えば，
   - マクロゴール(例えば，Movicol®)毎朝1包，もしくは
   - ラクツロース(モニラック®)15 mLを1日1～2回
8. オピオイド鎮痛薬を使用中の患者では，適量の経口緩下薬と経直腸的処置を併用しても望ましい反応が得られなかった場合，メチルナルトレキソン(本邦導入準備中)の皮下注射を検討する．
9. 刺激性緩下薬が腹部疝痛を生じる場合は，1日量をより少量にして頻回に分割したり，便軟化薬(上記参照)に変更して必要に応じて増減したりする．
10. 刺激性緩下薬により疝痛を生じた病歴のある患者においては，最初の治療として便軟化薬が好ましい．

メチルナルトレキソン(訳注：本邦導入準備中)

> メチルナルトレキソンは末梢で作用するオピオイド拮抗薬であり，皮下注射で使用される．比較的高価であり，最適な緩下薬投与によってもオピオイド鎮痛薬による便秘が解消しない患者で検討されるべきである．進行性疾患患者では一般に，便秘の原因として複数の因子が影響しているため，メチルナルトレキソンは既存の緩下薬処方に加えて用いられる．

- 推奨量：
  - 体重38～61 kgの患者では，1日おきの8 mgから開始する
  - 体重62～114 kgの患者では，1日おきの12 mgから開始する
  - 上記の範囲を超える場合は，150 μg/kgを1日おきに投与する
  - 投与間隔を延ばすことも回数を減らすことも可能であるが，1日1回以上にすることはできない
- 高度な腎障害(クレアチニンクリアランス30 mL/分以下)では，次のように減量する．
  - 体重62～114 kgの患者では，8 mgへ減量する
  - 上記の範囲を超える場合は75 μg/kgへ減量し，0.1 mLに近い量であれば，0.1 mLに切り上げる
- メチルナルトレキソンは，腸閉塞が存在，あるいは存在が疑われる患者では禁忌である．穿孔しかかっている状況の患者では注意して使用するべきである．
- 主な副作用は，腹痛/疝痛，下痢，鼓腸，悪心・嘔吐である．これらは一般に，排便により解消する．起立性低血圧も起こりうる．
- メチルナルトレキソンを投与された患者の約1/3～1/2は4時間以内に排便がある．排便は急速にみられる場合もあり，特に移動が困難な患者では，当て物や決まった場所への便器の配置を行う．
  〔訳注：本邦では内服の末梢性オピオイド受容体拮抗薬であるナルデメジン(スインプロイク®)を用いることができ，自然排便の回数増加や排便困難感を改善させる効果がある．3～7時間程度で排便がみられることが多い．ナルデメジン0.2 mg，1日1回朝〕

下痢　Diarrhoea

下痢とは，排便回数の増加，および/または便の水分の増加が起こることである．24 時間に 3 回以上の無形便と定義されることがある[19]．通常は便中への水分や電解質の排出を伴い，時には血液や膿の混入もある．重篤な場合は便失禁がある．

原因

多くの潜在的な原因があるが(**Box G**)，次にあげる原因が最も多い．
- 過量の緩下薬
- 溢流性の下痢を伴う宿便
- 結腸の不完全閉塞
- 胃腸炎，主としてウイルス性
- 放射線腸炎
- 薬
- 脂肪便

脂肪便は過剰の脂肪(20 g/日以上)を含む便である．通常，色調は白っぽく，大量かつ浮遊状のため，水で流すことが難しい．脂肪便の原因には，膵がん，慢性膵炎，閉塞性黄疸が含まれる．

一般に，放射線腸炎は照射から 6 週間以内に発症し，2～6 か月後には終息する．

Box G　下痢の原因(「LOOSED」)

腸の長さ(短くなった腸) (Length of bowel)
　腸切除，大腸人工肛門，回腸ストーマ，回腸大腸瘻

溢流 (Overflow)
　宿便(→ 379 頁)
　消化管閉塞(→ 135 頁)

浸透圧性 (Osmotic)
　非吸収性の糖：例えば，ラクツロース，ソルビトール混入液
　経腸栄養
　マグネシウム塩

分泌性 (Secretory)
　感染性：例えば，胃腸炎，ディフィシル菌による下痢，コレラ，細菌増殖
　損傷：例えば，放射線治療，化学療法，潰瘍性大腸炎
　胆汁性

腸蠕動の亢進 (Enhanced motility)
　食事
　体質
　不安
　過敏性腸症候群
　甲状腺機能亢進症
　脂肪便
　カルチノイド症候群
　島細胞腫瘍：例えば，VIP 産生腫瘍
　内臓神経障害：例えば，糖尿病性，腫瘍随伴性
　腹腔神経叢ブロック
　腰部交感神経切除

薬，例えば (Drugs, e. g.)
　制酸薬：例えば，マグネシウム塩
　抗菌薬
　化学療法：例えば，フルオロウラシル(5-FU)
　鉄剤
　緩下薬
　選択的セロトニン再取り込み阻害薬(SSRI)

時には照射から数か月ないし数年経ってから発症することがあり，潰瘍形成，線維化，腸管狭窄，瘻孔形成が起こる．発症には吸収不良や細菌増殖が関与している可能性がある．

発熱，腹痛，悪心・嘔吐を伴う下痢は，白血球減少性腸炎(同義語：壊死性腸炎，壊死性盲腸炎)に特徴的であり，生命にかかわる化学療法の合併症である．腸管壁に細菌あるいは真菌の感染を生じ，壊死を起こす．敗血症や穿孔を避けるためにも一刻も早い治療が必要である．

下痢はエイズ患者にもよく起こる．原因菌は約半数の患者で同定できる．

■ディフィシル菌による下痢

抗菌薬治療による合併症であり，スペクトラムの広い抗菌薬，例えば，アモキシシリン(サワシリン®)，セファロスポリン，クリンダマイシン(ダラシン®)，シプロフロキサシン(シプロキサン®)，クラリスロマイシン(クラリス®，クラリシッド®)，エリスロマイシン(エリスロシン®)の使用に際して多くみられる．ディフィシル菌の腸内での増殖と粘膜損傷を引き起こすトキシンの産生によって起こる．

水様性下痢(＋粘液±血液)，腹痛，発熱，倦怠感，脱水±せん妄といった症状は一般に，抗菌薬投与開始後1週間以内，もしくは中止した直後に生じるが，1か月後までは起こる可能性がある[20]．

偽膜性腸炎の重症例では炎症を起こした大腸上皮が脱落し，粘液と血液が混じった悪臭のある下痢便となる．高齢で虚弱(フレイル)な患者での致死率は25％にのぼる．

評価

多くの場合，病状経過の注意深い検討と診察によって，最も可能性のある下痢の原因を同定できる(➡ Box G)．

使用中の薬の注意深い見直しが重要で，それによって緩下薬の過量投与が原因かどうか明らかになる．

適切であれば，血液検査，腹部X線単純撮影，便の顕微鏡検査と培養だけでなく，ディフィシル菌トキシンの検査を行う．

治療(マネジメント)

■ディフィシル菌による下痢の予防

地域の環境基準ガイドラインと抗菌薬処方ガイドラインに従う．

■治せるものを治す

- 食事を見直し，可能であれば，便通を促進する食物，例えば，豆，ヒラマメ，生の果物を避ける．アルコールや高浸透圧性のサプリメントの摂取を中止する

- 緩下薬を含む使用中の薬を見直し，必要なら修正する．緩下薬が過量である場合には緩下薬を減量すべきであり，止痢薬は処方しない
- 感染性の原因や細菌増殖が原因の場合には，抗菌薬を考慮する
- ディフィシル菌による下痢の場合には，原因となる抗菌薬を可能な限り中止し，地域のガイドラインに沿って治療する

■非薬物治療

　下痢が重症で持続するようであれば，脱水の防止が重要である．下痢をしたあとに経口補液剤，例えば，Dioralyte® 200〜400 mL や，入手できなければ，炭酸の抜けたコカ・コーラやレモネードを飲むとよい(訳注：本邦の経口補水液にはオーエスワン®がある)．悪心・嘔吐，脱水がある場合には，非経口的な水分補給が必要となる．

■薬物治療

　ディフィシル菌の治療は地域のガイドラインを参照する．

　宿便，腸閉塞，腸炎(潰瘍性，感染性，抗菌薬関連性)やその他の特異的な治療を必要とする原因が除外された場合に，非特異的な止痢薬，例えば，ロペラミド(ロペミン®，→ 349 頁)を処方する．

　下痢を管理するためにモルヒネ(→ 340 頁)が必要になることもある(例えば，エイズ患者)．ロペラミド(ロペミン®)が末梢のみに作用するのに対し，モルヒネは末梢性と中枢性双方に止痢作用がある．

　化学療法や放射線治療に起因する下痢には，オクトレオチド(サンドスタチン®) 250〜1,500 μg/日の持続皮下注入が必要になることがある．

- 重症例では初回治療で使用される(すなわち，基準から 7 回/日以上の排便の増加では，入院での点滴が必要)
- ロペラミド(ロペミン®)24 mg/日に反応しない軽症から中等症例では，二次治療で使用される

消化管閉塞　　Bowel obstruction

　消化管の閉塞はどの部位にも起こりうる．臨床的には，上部(近位)もしくは下部(遠位)での閉塞を反映して，4 つの部位に分けて症候群にまとめるとわかりやすい．
- 食道，主として食道胃接合部
- 胃幽門および小腸近位部
- 小腸遠位部
- 大腸

　腹腔内に播種したがん(例えば，大腸がんや卵巣がん)の患者では，小腸と大腸の両

方で閉塞が多発するのが普通である．それぞれの部位では，機能的(蠕動障害)なもの，機械的(器質的)なもの，もしくはその双方が合併したものとして閉塞が起こる．また次のことも起こりうる．
- 不完全閉塞あるいは完全閉塞
- 一時的(急性)閉塞あるいは持続的(慢性)閉塞

機械的な腸閉塞の場合，絶食や補液にて数日間消化管を休めることで改善するが再発を繰り返す患者もいる．そういった症状の再発が頻度を増し，症状の期間が長くなり，最終的には不可逆的な完全閉塞となる．

予後は一般に不良で，平均1〜3か月である[21,22]．

原因

進行性疾患患者における腸閉塞は，次の原因の1つないしは複数によって起こる．
- がん自体．例えば，
  ▷ 機械的閉塞
  ▷ 機能的閉塞(後腹膜病変 → 内臓神経障害)
- 過去の治療．例えば，手術後の癒着，放射線治療後の虚血性線維化
- 薬．例えば，オピオイド鎮痛薬，抗ムスカリン様作用薬
- 衰弱．例えば，宿便，電解質異常
- がんと関係ない良性病変．例えば，絞扼性ヘルニア

臨床像

主な症状は閉塞する部位によって異なる．機械的な食道閉塞では一般に，固形物の嚥下障害が最初に生じ，次に液体の嚥下障害が生じる．

幽門と小腸近位部の閉塞では，少量の経口摂取によっても嘔吐が起こり，また胃から食道への逆流や胃の膨張による胸骨後面から上腹部の不快感が起こることが多い．経口摂取をしなくても，次は胃から除去する必要がある．
- 飲み込んだ唾液(〜1,500 mL/日)
- 胃液(〜1,500 mL/日)

つまり，2〜3 L/日以下の嘔吐の場合，一部は閉塞を通過している．悪心は間欠的ないしは持続的である．

小腸遠位部と大腸の閉塞では一般に，嘔吐はより少なく(1〜2回/日)，悪臭のする便性の嘔吐になりうる．

がんに関連した腹痛はよくみられ，持続的な深い痛みであることが多い．機械的閉塞では疝痛がよくみられる．

膨満感の発生率は患者ごとに異なり(遠位の閉塞では起こりやすい)，排便状態は，まったく便が出ない状態から，貯留した便の感染による液状化から二次的に発生した

下痢までさまざまである．腸雑音は，機能的閉塞ではまったく聞こえないことがあるが，機械的閉塞では亢進した雑音(腹鳴)がはっきり聞こえることがある．金属的な腸雑音を聞くことはあまりない．

評価

病歴や腹部の理学的所見に基づき，手術記録から得られた情報(例えば，過去の開腹所見)と併せて検討する．さらなる検査，例えば，腹部X線単純撮影，CT，内視鏡による検査は，閉塞の部位や性質が把握できるので，原因が明らかでない腸閉塞の患者では全員に考慮されるべきである．

治療(マネジメント)

上部消化管閉塞

食道閉塞
■治せるものを治す

プラスチック膜でコーティングされた自己拡張型の金属製ステント(SEMS：Self-expanding metallic stent)は，食道がんや上部胃がん患者の嚥下障害の改善や気管食道瘻の閉鎖に使われる．多くの患者では，効果が直後から得られる．手技実施に際しての死亡率は低いが，次の合併症の発生率は比較的高い．
- 鎮痛薬の追加が必要となる胸痛：一般に2〜3日続く
- 出血
- 食道の穿孔
- 瘻孔形成
- 胃食道逆流，誤嚥
- 気道の圧迫

嚥下障害の再発が1/4〜1/3の患者に起こる．その原因は次にある．
- がんがステントの周りや内部に成長し続けた場合
- 肉芽組織の増殖
- 多量の食物が一気に詰まる
- ステントの逸脱

がんによる再閉塞に対しては，ステントの再留置を考慮する．妥当な期間の予後が見込める患者の場合，小線源による近接照射療法も選択肢である．

嚥下障害の再発率が金属製ステントで比較的高いことから，嚥下障害に対する唯一の治療としての金属製ステントの使用は，予後が短い患者や抗がん治療がもはや不適切となった患者に最も適している．

幽門と十二指腸閉塞
■治せるものを治す
- 自己拡張型の金属製ステント(SEMS)
- 胃空腸吻合術(開腹ないしは腹腔鏡下手術)

蠕動障害の一因の可能性のある電解質異常(例えば、低カリウム血症、低マグネシウム血症)を補正する.

■非薬物治療
閉塞が部分的である場合、食事指導が役立つ.例えば、
- 1日のほとんど、もしくはすべてを通して、少量の液体や水っぽい食物を摂取する.例えば、栄養補助食品
- 胃をガスで充満させる炭酸飲料は避ける

胃空腸吻合術やステントが適応ではない、もしくは可能ではない場合、時にはドレナージが必要である
- 経鼻胃管
- 胃瘻造設

■薬物治療
機能的閉塞.
- メトクロプラミド(プリンペラン®)30 mg/日を皮下注入.有効な場合は100 mg/日まで増量する
- 嘔吐の増悪は機械的な閉塞を示唆する.メトクロプラミド(プリンペラン®)を中止する

機械的閉塞.
上部消化管閉塞の場合、薬物治療で嘔吐を完全に消失させることは一般に不可能である.実際的な目標は、嘔吐回数を、例えば2〜3回/日へ減らすことである.ドレナージが不可能である場合、薬物治療、例えば抗ムスカリン様作用薬が必要になる(→140頁).

下部消化管閉塞

遠位小腸と大腸閉塞
■治せるものを治す
外科的治療、例えば、姑息的切除、バイパス術、人工肛門造設は、慎重に選んだ患者グループでは有効であり、次の条件をすべて満たしていれば適応となる.
- 単発の孤立した機械的閉塞(例えば、術後の癒着)あるいは孤立性のがん(例えば、回腸終末のカルチノイド)による場合

- 患者の全身状態(パフォーマンス・ステータス)がよく(自立している,活動的である),がんが広い範囲に広がっていない場合
- 患者が手術を希望している場合

びまん性の腹腔播種は外科的治療が禁忌であり,それは例えば,腹水を急速に貯留させるびまん性の触知可能な腹腔内腫瘍により示されている.

蠕動障害の一因の可能性のある電解質異常(例えば,低カリウム血症,低マグネシウム血症)を補正する.

■非薬物治療

最初に数日間,消化管を安静にすることで,機械的閉塞が解決する場合がある(早わかり臨床ガイド:手術不能な消化管閉塞 → 140頁).消化管の安静により,消化管膨張 → 分泌の増加と再吸収の減少 → 運動の減少に伴う消化管膨張の進行という悪循環が断ち切られる.一般に,薬物治療と統合して対応する.

閉塞が不可逆で慢性であることが明らかな場合,薬物治療の目的は嘔吐を最小限に減らし,経鼻胃管の留置を回避したり,点滴せずに脱水にならない程度の水分補給を経口で行ったりすることである.このことは必ずしも可能ではない.

慢性閉塞の患者に対しては,少量ずつ飲水することやエネルギー摂取を液体の栄養補助食品に頼ることを推奨すべきである.患者の好きな食物は少量なら摂取できるが,消化が困難なもの,例えば繊維が多いものは避けたほうがよい.

抗ムスカリン様作用薬や水分摂取の減量は口内乾燥や口渇を招くことが多い.これらは一般に,念入りな口腔ケアで解消される.

下行結腸から直腸にかけての閉塞では,自己拡張型の金属製ステント±その後の手術が選択肢となる.合併症は食道ステントと同様である(上記参照)[23].

■薬物治療

早わかり臨床ガイド:手術不能な消化管閉塞(→ 140頁)と悪心・嘔吐(→ 127頁)を参照のこと.

薬物治療は苦痛や悪心・嘔吐の緩和を第一に焦点を当てている.投与は一般に,持続皮下注入もしくは皮下注射によって行われる.症状を最適に緩和するためには投与量調節に数日間必要になる場合もある.

腸管安静時に,デキサメタゾン(デカドロン®),ラニチジン(ザンタック®)の投与を標準治療とした研究では,患者の約1/3では嘔吐を完全に管理できている[24].

閉塞を解除するためにコルチコステロイドの投与の試みはありうるが,エビデンスは限られており,結論は出ていない[25].コルチコステロイドは腫瘍周囲の浮腫を減少させ,腸管腔内の通過をよくすることに加えて,嘔吐に対する特定の効果も併せもつ.

早わかり臨床ガイド：手術不能な消化管閉塞
Quick clinical guide: inoperable bowel obstruction

初期のマネジメント（治療）
1. 数日間の消化管の安静により，一時的に閉塞が解除される場合がある．
    - 経口摂取は口内を快適にするための少量水分に制限し，静脈内注射/皮下注射で補給する（例えば，10〜20 mL/kg/日）
    - 1日2〜3回以上の大量の嘔吐をする患者には経鼻胃管が適応となる
    - 蠕動障害の一因の可能性のある電解質異常（例えば，低カリウム血症，低マグネシウム血症）を補正する
    - 鎮痛薬（オピオイド鎮痛薬，鎮痙薬），制吐薬，分泌抑制薬を組み合わせて，腹痛，疝痛，悪心・嘔吐を管理すべきである（下記参照）
    - 施設によっては，デキサメタゾン（デカドロン®），例えば，6.6 mg 1日1回を皮下注射5〜7日間（有益な傾向があるというエビデンスのみ）に加えて，制酸薬としてラニチジン（ザンタック®）50 mg 1日3〜4回を静脈内注射/皮下注射もしくは150〜200 mg/日の持続皮下注入を使用する．ラニチジン（ザンタック®）はプロトンポンプ阻害薬と違って，胃での分泌を減少させ，さらにシリンジポンプで使用される他の薬のほとんどと混注することができる．

マネジメント（治療）の継続（1週間経過後）
2. 上記の方法で閉塞が解除されない場合は，目的（必ずしも達成されないが）を次に設定する．
    - 苦痛や悪心を治療する
    - 嘔吐を最小限にし，経鼻胃管の留置を避ける
    - 十分な経口摂取により，水分補給を維持する

症状マネジメント（治療）
3. 背景にある持続的ながんの痛みに対しては，モルヒネを時間通りに規則正しく，または痛みの発生時に使用すべきである．疝痛のある患者では，鎮痙薬，分泌抑制薬，制吐薬が使用されるべきである（下記参照）．
4. 手術不能な消化管閉塞に対する薬は持続皮下注入で投与するほうがよい（制吐薬の情報については，「早わかり臨床ガイド：悪心・嘔吐」→ 127頁）が，1日1回皮下注射で投与できる薬もある．例えば，デキサメタゾン（デカドロン®），レボメプロマジン（ヒルナミン®）．
5. ラダーは一般的な対応を示している．症状を最適に緩和するためには，投与量調節に数日間必要になる場合もある．

早わかり臨床ガイド：手術不能な消化管閉塞

```
                                        嘔吐が持続する場合：経口摂
                                        取の見直し±オクトレオチド
                                        (サンドスタチン®)±経鼻胃
                    疝痛がある(もしくはメト  管留置もしくは胃瘻造設
                    クロプラミドが無効であ   悪心が持続する場合：+5HT₃
                    る)場合：ブチルスコポラ  受容体拮抗薬ᵃ
                    ミン臭化物(ブスコパ
                    ン®)±レボメプロマジン    ステップ3
                    (ヒルナミン®)
        疝痛がない場合  ステップ2
        メトクロプラミド
        (プリンペラン®)
        ステップ1

                 ±デキサメタゾン(デカドロン®)ᵇ

    a：例えば，グラニセトロン(カイトリル®)1〜2 mg を 1 日 1 回皮下注射，オンダンセ
      トロン(ゾフラン®)16 mg/日を持続皮下注入
    b：初期のマネジメント(治療)を参照
```

- 疝痛がない場合，ステップ1を開始する．機能的腸閉塞の疑い(すなわち蠕動障害)．
  - ▷ メトクロプラミド(プリンペラン®)30〜40 mg/日を持続皮下注入および発作時 10 mg 皮下注射
  - ▷ 有効な場合，100 mg/日まで増量する
- 疝痛がある場合，ステップ2に切り替える．機械的腸閉塞の疑い．
  - ▷ ブチルスコポラミン臭化物(ブスコパン®)60〜120 mg/日を持続皮下注入および発作時 20 mg 皮下注射
  - ▷ 通常最大量 300 mg/日

6. レボメプロマジン(ヒルナミン®)の代用として，次を使用する施設もある．
   - シクリジン(本邦未導入)100〜150 mg/日を持続皮下注入および発作時 50 mg 皮下注射，もしくは
   - ハロペリドール(セレネース®)2.5〜5 mg/日を持続皮下注入および発作時 1 mg 皮下注射
   注意：シクリジンはブチルスコポラミン臭化物(ブスコパン®)と混ぜることはできない

7. レボメプロマジンの鎮静作用が強い場合，シクリジンとハロペリドール(セレネース®)の両方投与，もしくはオランザピン(ジプレキサ®)1.25〜2.5 mg 就寝前皮下注射

8. ブチルスコポラミン臭化物(ブスコパン®)が嘔吐の管理に不適切である場合，もしくは，より早急な嘔吐の緩和を目的とする場合，オクトレオチド(サンドスタ

チン®,ソマトスタチンアナログ,分泌抑制薬)を検討する.
- 疝痛がある場合,ブチルスコポラミン臭化物(ブスコパン®)を追加する
- 疝痛がない場合,次に変更もしくはブチルスコポラミン臭化物(ブスコパン®)の代わりに使用する.
    ▷ オクトレオチド(サンドスタチン®)100 μg をただちに皮下注射
    ▷ 500 μg/日を持続皮下注入(訳注:本邦で承認されている開始量は 300 μg/日の持続皮下注入)
    ▷ 通常最大量 1,000 μg/日,より大量になる場合もある

9. 嘔吐が持続する場合,患者の経口摂取を見直す.摂取した水分と食物の嘔吐を分泌抑制薬が十分に緩和できない場合は経鼻胃管留置または胃瘻造設を検討する.
10. 部分的な閉塞では腸内ガスや便が通過する可能性がある.緩下薬が必要である場合,腸管を拡張しない便軟化薬,例えば,ジオクチルソジウムスルホサクシネート(ビーマス®)100~200 mg を 1 日 2 回使用する.

栄養

11. 患者や介護者には,経口でのエネルギー摂取が制限されることを心配し,慎重なカウンセリングが必要なことがある.
    注意:
    - 繊維が含まれていない経口栄養補助食品や容易に消化できる食物を少量摂取する
    - 場合によっては,長期間の経鼻胃管留置もしくは胃瘻造設を検討し,経口摂取の制限を取り払う
    - 抗がん治療の選択肢が限られている患者や全身状態(パフォーマンス・ステータス)が不良である患者では,一般に非経口の栄養投与についての規則はない

腹水 Ascites

腹水は腹腔内の過剰な液体の貯留であり,(毛細血管から)液体が過剰に産生され,(リンパ管を通した)液体の吸収が減少した結果として生じる.大量の腹水は一連の症状の原因となる(Box H).

Box H 腹水の臨床症状	
腹部膨満	悪心・嘔吐
腹部不快感/痛み	呼吸困難
早期満腹感,食欲不振	まっすぐに座れない
胃もたれ,胃内容の逆流	下肢の浮腫

表4 腹水の鑑別診断

血清：腹水アルブミン勾配			
< 1.1 g/dL		≧ 1.1 g/dL	
腹水蛋白量		頸静脈圧	
≧ 2.5 g/dL	< 2.5 g/dL	正常または減少	上昇
がん性腹膜炎	蛋白喪失性腸症	肝転移	心不全
結核	腎症	肝硬変	収縮性心膜炎
膵炎	栄養不良	アルコール性肝炎	肺高血圧症
細菌性腹膜炎		肝不全	
		バッド・キアリ症候群	
		門脈塞栓	
		甲状腺機能低下症	

細菌性腹膜炎により，一過性もしくは二次的のどちらにでも腹水は悪化しうる．

腹水を伴う場合は予後不良である．がん患者では，平均生存期間は約5か月であり，原発不明がんや消化管原発のがんではさらに生存期間が短い．肝硬変患者では平均生存期間は約2年である．

原因

腹水のあるすべての患者の10％ほどの原因ががんである．がん以外の原因としては，肝硬変(最も多い)，心不全，腎疾患，膵炎があげられる．がんに関連した腹水の発生機序として主なものは次の2つである．
- がんによる腹膜や領域リンパ節におけるリンパ管の閉塞
- 門脈圧亢進症や低アルブミン血症

評価

臨床所見としては，腹囲の増大，側腹部の膨隆，濁音界の変動，足関節の浮腫がある．有用な検査には次がある．
- 超音波検査：100 mL以上の腹水を発見することができ，腹部膨隆が液体の貯留によるものか，がんの増大によるものか，腫大した臓器や拡張した腸管によるものかを鑑別できる
- 細胞診，微生物学的検査，生化学検査：診断が確定しない場合に考慮する

腹水の蛋白含有量は血清の蛋白濃度と門脈圧を反映している．血清アルブミン濃度と腹水アルブミン濃度の差(血清：腹水アルブミン勾配)はその他の所見とともに，腹水の原因の推定に役立つ(表4)．

感染が疑わしい場合，診断的腹腔穿刺を行い，グラム染色，細胞数，培養の結果を抗菌薬のマネジメントに役立てるべきである．

治療(マネジメント)

■治せるものを治す
　適切で効果的な化学療法があれば，その実施により腹水は減少する．化学療法は全身投与あるいは腹腔内投与のどちらかとする．

■非薬物治療
腹水穿刺
　腹水穿刺は次の患者に適応がある．
- 原因不明の腹水
- 早急な緩和を必要とする腹部の強い緊満
- 利尿薬に反応の乏しい腹水，すなわち大部分が腹膜由来の腹水(比較的アルブミン濃度の高い滲出物)や乳び腹水
- 利尿薬による治療に反応しない腹水
- 利尿薬による治療があまり効かない腹水
- 細菌性腹膜炎が疑われる場合

　腹水穿刺の絶対的な禁忌は，臨床的に線溶系の亢進や播種性血管内凝固症候群がある場合のみである．

　腹水穿刺によりほとんどの患者(90％)で症状の緩和が得られ，時には比較的少ない量の排液，例えば1～2Lでも有効である．超音波ガイド下での腹水穿刺がますます増えている[26]．

　腹水穿刺には次のような合併症がある．
- 腹部不快感：鎮痛薬の追加投与が必要な場合がある
- 出血，輸血を要する出血(＜1％)
- 腸管または膀胱穿刺
- 穿刺部からの持続的な少量の腹水漏出(＜1％)
- 低血圧：利尿薬を投与されている肝硬変患者や，血清クレアチニン＞2.83 mg/dL(腎不全の疑い)，アルブミン＜3.0 g/dL，ナトリウム＜125 mEq/L の患者では，排液を5L以下にすると低血圧発生の危険性を少なくできる(訳注：検査値は測定方法や基準により異なる)
- 肺塞栓：腹腔内の静脈への圧迫が緩和されるために起こる可能性がある
- 局所的な感染もしくは腹膜炎：無菌技術で発生を減らすことができる
　肝硬変患者で5L以上の腹水を排液する場合，
- 腹水軽減目的の利尿薬は，穿刺48時間前，穿刺中，穿刺直後は中止する
- 代用血漿を投与する．例えば，腹水排液量2.5Lに対して，アルブミン200 mg/L(20％)を100 mLずつ静脈内注射する
- 穿刺中は30分おきに脈拍や血圧を測定し，その後も6時間後まで1時間おきに測

定する

　がんによる腹水患者では5L以上の腹水排液が問題となることは少ない[27]．しかし，血清クレアチニン，血清アルブミン，血清ナトリウムに異常がある患者(上記参照)では，肝硬変患者の腹水の場合と同じように対処することが望ましい．

留置カテーテル

　頻回の穿刺を必要とし，1か月以上の予後が見込まれる患者では，留置カテーテル(例えば，PleurX®)を考慮する．留置カテーテルは通院の頻度を減らすことにつながり，体力の低下した患者にとって利点をもたらす(訳注：本邦ではトロッカーアスピレーションキット®が使用可能)．

　患者には，真空ボトルのついた特別な排液セットを使用して排液を行い，毎日2Lの排液を最初の1〜2週間毎日続けて，その後は必要に応じ，多くの場合は隔日で排液するように指導する．合併症(すなわち，感染，被包化，持続的な漏出)が発生する割合は，間欠的穿刺の場合と差がない($<10\%$)[28]．

腹腔・静脈シャント

　腹腔・静脈シャントは，腹水を腹腔から上大静脈に誘導する一方向弁を備えていて，頻回の腹水穿刺の代用となりうる．そのため，蛋白質と水分の喪失を回避できる利点がある[29]．しかし，多くのシャントにおいて，閉塞や合併症が起こりやすく，また留置カテーテルの利用が増えるにつれ，腹腔・静脈シャントの実施例は減少している．

■薬物治療
利尿薬

　門脈圧亢進に関連した腹水貯留(血清：腹水アルブミン勾配$\geq 1.1\,g/dL$の漏出液の産生)の際には，しばしば高アルドステロン血症を生じている．

- 肝硬変
- 肝細胞がん
- 多発肝転移

　スピロノラクトン(アルダクトン®A)：アルドステロン拮抗薬を単独使用もしくはフロセミド(ラシックス®)との併用のどちらかは，上記の患者の多くにおいて有効である[30]．腹水の減少には10〜28日を必要とする(**Box I**)．

　がんの腹膜播種や乳び腹水の患者では，スピロノラクトン(アルダクトン®A)への反応はあまり期待できない．その使用は，二次性高アルドステロン血症も合併したとき(足関節の浮腫により示唆される)のみに考慮する．

コルチコステロイド

　がんの腹膜播種においては，予備的な穿刺のあとで，腹水の生成を減らすためにコルチコステロイドのデポ剤の腹腔内注入が行われてきた．例えば，

> **Box I　腹水の利尿薬による治療**
>
> 体重の変化と腎機能をモニターすること．
> スピロノラクトン(アルダクトン®A) 100～200 mg 1日1回朝．悪心・嘔吐が生じた際には分割投与とする．
> 必要ならば3～7日ごとに100 mg追加投与し，0.5～1.0 kg/日の体重減少を目標とする(末梢の浮腫がない場合には0.5 kg/日未満を目標)．
> 典型的な維持量は200～300 mg 1日1回．最大投与量は400～600 mg 1日1回である．
> 300～400 mg 1日1回投与で体重減少が認められない場合には，フロセミド(ラシックス®) 40～80 mgの毎朝内服を考慮する．
> 肝硬変では，フロセミド(ラシックス®)は3日ごとに40 mgずつ，最大160 mg 1日1回まで増量していくことが一般的である．
> Na^+ < 120 mEq/L ならば，いったん利尿薬を中止する．
> K^+ < 3.5 mEq/L ならば，フロセミド(ラシックス®)をいったん中止するか減量する．
> K^+ > 5.5 mEq/L ならば，スピロノラクトン(アルダクトン®A)を半減する．K^+ > 6 mEq/L ならば，いったん中止する．
> クレアチニン値 > 1.70 mg/dL ならば，いったん利尿薬を中止する．
> 腹腔穿刺が必要な場合にも，腹水再貯留の割合を減らすために利尿薬は継続するべきである．
> 利尿薬による循環血漿量と腎灌流の減少は，ナトリウムや水分の再吸収を増加させるため，腎機能を監視しなければならない．これらの変化は利尿薬の効果を減弱させ，腎障害を引き起こす．

- トリアムシノロン・アセトニド(ケナコルト-A®) 8 mg/kg，最大520 mg(13バイアル)まで投与，もしくは
- メチルプレドニゾロン(メドロール®) 10 mg/kg，最大640 mg(8バイアル)まで投与

限定的なエビデンスであるが，非盲検試験では次の穿刺までの平均期間が9日から18日に延長した[31,32]．

オクトレオチド

オクトレオチド(サンドスタチン®)は悪性腹水の生成を遅らせ，次の穿刺までの期間を延長すると報告されている[33]．オクトレオチド(サンドスタチン®)は内臓血流の減少および血管透過性の低下により腹水の生成を阻害する．

オクトレオチド(サンドスタチン®)はがんの腹膜播種や広範な肝転移のために急速な腹水貯留を示す患者で，利尿薬に反応しない場合に検討する余地がある．同様に乳び腹水の患者でも効果がある場合がある[34]．

黄疸　Jaundice

黄疸は血中ビリルビン濃度の上昇(高ビリルビン血症)により肌，粘膜，眼の結膜がやや黄色に変色することである．

臨床像

以下ような主要な特徴がある．
- 肌の色の変化(血清ビリルビン > 2.0 mg/dL を必要とする)

- 食欲不振
- 悪心
- かゆみ
- 倦怠感
- 暗色尿と白色便(胆管閉塞がある場合)

患者は出血(凝固因子の低下)や腎障害(肝腎症候群)を起こす危険性が高い.

原因

進行がんでは,黄疸は次のうち1つ以上の原因によって生じる.
- がんによる胆管系の閉塞.例えば,膵頭部がん,肝門部リンパ節へのがん転移,肝転移
- 薬.例えば,フェノチアジン系,バルプロ酸(デパケン®)
- 併発疾患.例えば,肝硬変,胆石,溶血,ウイルス性肝炎

評価

注意深い問診や診察により,可能性が最も高い原因を特定しやすくなる.定期的な血液検査には肝機能と凝固検査を含めるべきである.超音波検査は可逆的な可能性のある胆管閉塞を見分けるのに役立つ.

治療(マネジメント)

■治せるものを治す

原因ごとに特定のマネジメントがある.例えば,疑わしい薬を中止する.

■非薬物治療

胆管ステント

立ち止まって考えてみる! 利益が処置の負担を上回るだろうか? ステントは一般に,予後が1~2週間しかない患者には適応がない.
手技上は内視鏡下もしくは経皮的のどちらでもステントを留置することができる.
ほとんどの患者で症状が緩和するが,予後は不良で平均2~3か月を要する[35].
処置の合併症には穿孔,胆管敗血症,膵炎.ステントの合併症には閉塞(プラスチックステントより金属ステントのほうが少ない),迷入,敗血症(胆管炎)があげられる.

手術

手術による胆管閉塞の解除の適応は限られており,より侵襲の少ない方法が実行できない場合に,慎重に選択した患者に行われるべきである.

148　8　消化器系の症状マネジメント

■胆汁うっ滞によるかゆみの治療
236頁を参照のこと.

文献

1. Finlay I and Davies A (2005) Fungal infections. In: A Davies and I Finlay (eds) *Oral Care in Advanced Disease*. Oxford University Press, Oxford, pp. 55-71.
2. Pappas PG *et al.* (2009) Clinical practice guidelines for the management of candidiasis: 2009 update by the Infectious Diseases Society of America. *Clinical Infectious Diseases.* **48**: 503-535.
3. Bruera E *et al.* (1985) Action of oral methylprednisolone in terminal cancer patients: a prospective randomized double-blind study. *Cancer Treatment Reports.* **69**: 751-754.
4. Vadell C *et al.* (1998) Anticachectic efficacy of megestrol acetate at different doses and versus placebo in patients with neoplastic cachexia. *American Journal of Clinical Oncology.* **21**: 347-351.
5. Ruiz Garcia V *et al.* (2013) Megestrol acetate for treatment of anorexia-cachexia syndrome. *Cochrane Database Systematic Reviews.* **3**: CD004310. www.thecochranelibrary.com
6. Laviano A *et al.* (2003) Cancer anorexia: clinical implications, pathogenesis, and therapeutic strategies. *Lancet Oncology.* **4**: 686-694.
7. Fearon K *et al.* (2010) Definition and classification of cancer cachexia: an international consensus framework. *Lancet Oncology.* **12**: 489-495.
8. Davis MP *et al.* (2004) Appetite and cancer-associated anorexia: a review. *Journal of Clinical Oncology.* **22**: 1510-1517.
9. Arends J *et al.* (2006) ESPEN guidelines on enteral nutrition: non-surgical oncology. *Clinical Nutrition.* **25**: 245-259.
10. Baldwin C and Weekes C (2008) Dietary advice for illness-related malnutrition in adults. *Cochrane Database of Systematic Reviews.* **1**: CD002008. www.thecochranelibrary.com
11. Bosaeus I and Bosaeus I (2008) Nutritional support in multimodal therapy for cancer cachexia. *Supportive Care in Cancer.* **16**: 447-451.
12. National Council for Palliative Care and The Association of Palliative Medicine for Great Britain & Ireland (2007) *Artificial nutrition and hydration - guidance in end of life care for adults.* www.ncpc.org.uk/publications/index.html
13. General Medical Council (2002) *Withholding and withdrawing life-prolonging treatments: good practice in decision making.* www.gmc-uk.org
14. British Medical Association (2007) *Withholding and withdrawing life-prolonging medical treatment. Guidance for decision making (3e).* Blackwell Publishing, Oxford.
15. Geeraerts B and Tack J (2008) Functional dyspepsia: past, present, and future. *Journal of Gastroenterology.* **43**: 251-255.
16. Sigterman KE *et al.* (2013) Short-term treatment with proton pump inhibitors, H2-receptor antagonists and prokinetics for gastro-oesophageal reflux disease-like symptoms and endoscopy negative reflux disease. *Cochrane Database of Systematic Reviews.* **5**: CD002095. www.thecochranelibrary.com
17. Cherny N (2008) Evaluation and management of treatment-related diarrhea in patients with advanced cancer: a review. *Journal of Pain and Symptom Management.* **36**: 413-423.
18. Saad RJ and Chey WD (2006) Review article: current and emerging therapies for functional dyspepsia. *Alimentary Pharmacology and Therapeutics.* **24**: 475-492.
19. Camilleri M (2007) Functional dyspepsia: mechanisms of symptom generation and appropriate management of patients. *Gastroenterology Clinics of North America.* **36**: 649-664.
20. Shannon-Lowe J *et al.* (2010) Prevention and medical management of Clostridium difficile infection. *British Medical Journal.* **340**: c1296.
21. Laval G *et al.* (2006) Protocol for the treatment of malignant inoperable bowel obstruction: a prospective study of 80 cases at Grenoble University Hospital Center. *Journal of Pain and Symptom Management.* **31**: 502-512.
22. Chakraborty A *et al.* (2011) Malignant bowel obstruction: natural history of a heterogeneous patient population followed prospectively over two years. *Journal of Pain and Symptom Management.* **41**: 412-420.
23. WattAM *et al.* (2007) Self-expanding metallic stents for relieving malignant colorectal obstruction: a systematic review. *Annals of Surgery.* **246**: 24-30.
24. Currow DC *et al.* (2015) Double-blind, placebo-controlled, randomized trial of octreotide in malignant bowel obstruction. *Journal of Pain and Symptom Management.* **49**: 814-821.
25. Mercadante S *et al.* (2007) Medical treatment for inoperable malignant bowel obstruction: a qualitative systematic review. *Journal of Pain and Symptom Management.* **33**: 217-223.
26. McGibbon A *et al.* (2007) An evidence-based manual for abdominal paracentesis. *Digestive Diseases and Sciences.* **52**: 3307-3315.
27. Stephenson J and Gilbert J (2002) The development of clinical guidelines on paracentesis for ascites related to malignancy. *Palliative Medicine.* **16**: 213-218.

28 Rosenberg S *et al.* (2004) Comparison of percutaneous management techniques for recurrent malignant ascites. *Journal of Vascular Interventional Radiology.* **15**: 1129-1131.
29 Oosterlee J (1980) Peritoneovenous shunting for ascites in cancer patients. *British Journal of Surgery.* **67**: 663-666.
30 Becker G *et al.* (2006) Malignant ascites: systematic review and guideline for treatment. *European Journal of Cancer.* **42**: 589-597.
31 Mackey J *et al.* (2000) A phase II trial of triamcinolone hexacetanide for symptomatic recurrent malignant ascites. *Journal of Pain and Symptom Management.* **19**: 193-199.
32 Jenkin RP *et al.* (2008) The use of intraperitoneal triamcinolone acetonide for the management of recurrent malignant ascites in a patient with non-Hodgkin's lymphoma. *Journal of Pain and Symptom Management.* **36**: e4-5.
33 Jatoi A *et al.* (2012) A pilot study of long-acting octreotide for symptomatic malignant ascites. *Oncology.* **82**: 315-320.
34 Yildirim AE *et al.* (2011) Idiopathic chylous ascites treated with total parenteral nutrition and octreotide. A case report and review of the literature. *European Journal of Gastroenterology and Hepatology.* **23**: 961-963.
35 Dy SM *et al.* (2012) To stent or not to stent: an evidence-based approach to palliative procedures at the end of life. *Journal of Pain and Symptom Management.* **43**: 795-801.

(東端孝博,久永貴之,志真泰夫)

9 呼吸器系の症状マネジメント
Symptom management : respiratory

- 呼吸困難 …………………………… 151
- 咳(せき) …………………………… 161
- 喀血 ………………………………… 166
- 胸水 ………………………………… 168
- 吃逆(しゃっくり) ………………… 172

呼吸困難　Breathlessness

　呼吸困難は呼吸の不快感としての主観的体験である．それは強さに応じて変化する質的に独立した感覚である．身体的，心理的，社会的，環境要因などさまざまな要因が複雑に関与して生じるものであり，さらにそれが身体的な反応や行動に影響する可能性がある[1]．

　労作性呼吸困難は正常な(生理的な)体験であり，軽度の労作によって呼吸困難が起こるのは体調がよくないときと加齢である．呼吸困難が病的となるのは，日常生活動作(ADL)が制限されたり，不安などの気分障害が現れたりしたときである．

　呼吸困難とは一般的に，
- 間欠的な，5〜15分程度続く症状で，例えば，労作や身体をかがめたとき，話をするとき，不安があるとき，疲労感に伴って引き起こされる
- 日常生活や社会的役割を果たす一般的な活動，自立や役割を制約し，欲求不満や怒り，抑うつなどにつながる
- 不安，恐れ，パニック(➡ 193頁)，絶望や差し迫った死の感覚を引き起こす[2,3]

　呼吸困難は一般的に，進行がん，特に肺病変を伴う患者に生じる．治療不能の肺がん患者の50％が呼吸困難を訴える．

　肺とは関係のない呼吸困難は，身体機能障害や悪液質と関連した四肢や呼吸筋力の低下が原因となる．労作でのみ呼吸困難がある患者でさえ，四肢の筋肉疲労はしばしば日常生活動作(ADL)の低下につながると報告されている[4]．

　その他の進行性疾患において呼吸困難が出現する割合は，慢性閉塞性肺疾患(COPD)で90〜95％，心疾患で60〜90％，エイズと腎疾患で10〜60％である[5]．

　呼吸困難の出現は死が近づくにつれて増えると報告されており，亡くなる数週間前のがん患者においては70％に出現し，最期の週では25％が重度の呼吸困難を生じ

Box A　呼吸困難の原因

主な疾患
- 貧血
- 気管支喘息
- 無気肺
- がん(以下を参照)
- COPD(慢性閉塞性肺疾患)
- 膿胸
- 心不全
- 肺炎
- 気胸
- 肺塞栓

がん
- 腹部膨満
- 腹水(大量)
- 悪液質
  - 呼吸筋力の低下
- がんの微小肺塞栓
  - 血管床
- 心臓転移もしくは直接浸潤
- がん性リンパ管炎
- 大きな気道の閉塞
- 心嚢水
- 横隔神経麻痺
- 胸水
- 肺へのがんの浸潤
- 上大静脈閉塞

治療
- 化学療法によるもの
  - 肺炎
  - 線維化
  - 心筋症
  - 肺切除
  - 放射線肺臓炎

心理学的
- 不安
  - パニック発作
  - パニック障害
- うつ病

ている[6]．呼吸困難はパフォーマンス・ステータス(PS)に次ぐ，独立した生存期間の予測因子である[7]．

原因

進行性疾患における呼吸困難はさまざまな要因で生じる(**Box A**)．例えば，がんでは，多くの患者に以下の1つあるいはそれ以上が該当する．
- 肺実質もしくは胸膜の疾患
- 喫煙歴
- 肺機能異常(混合性＞拘束性＞閉塞性)
- 呼吸筋力の低下[8]

半数には低酸素血症があり，約1/5は虚血性心疾患や不整脈と同時に生じることがわかっている[8]．しかし，不安は常に一貫して，呼吸困難と相互作用をもつ[8-10]．

評価

病歴や診察，適切な検査は，肺，心臓，神経筋の異常を特定する手がかりとなる

Box B　呼吸困難のある患者の評価

病歴
　症状が出現する速度
　痛みや咳，喀血，痰，上気道狭窄音，喘鳴などの症状との関連
　悪化や改善の要素
　過呼吸を示唆する症状：
- 労作性呼吸困難との関連が乏しい
- 過呼吸発作が起こっている
- 安静時の呼吸困難
- 数分以内での呼吸困難の速い変動
- 発作中に突然死ぬのではないかという恐怖
- 社会的状況によって変化する呼吸困難

　既往歴(心疾患の既往など)
　内服薬(体液貯留や気管支攣縮を引き起こす薬など)
　不安もしくは抑うつ症状
　社会的環境やサポート体制
　自立の程度：
- 身の回りのことが自分でできるか
- 自分で処できているか

　呼吸困難が患者に与えている影響は何か？
　息苦しいときにどのように感じているか？

診察
　中枢性チアノーゼ(舌や口腔粘膜が青みがかること)は低酸素血症であることを示唆する．<u>注意：重度の貧血では低酸素血症であってもチアノーゼは出ないこともあり，逆に赤血球増多症では低酸素血症ではないにもかかわらずチアノーゼが出ることがある．</u>
　まとまった距離を歩くときや特別な負荷がかかるときの患者の様子を観察する．
　呼吸促迫により症状が軽減しているか？

検査
　一般的なもの
　胸部単純X線写真
　ヘモグロビン濃度
　一般的でないもの
　超音波検査(胸水か腫瘤なのかを区別するのに有用)
　酸素飽和度(酸素投与の効果を見極めるのに有用)
　ピークフローや肺機能検査(気管支拡張薬やコルチコステロイドの反応性を見極める)
　心電図
　心臓超音波検査
　胸部造影CT

(Box B)．
　評価は呼吸困難に関係する患者の知識や信念，行動とそれらの影響についても検討するべきである．
　<u>急激な変化</u>がたびたび起こるときは，抗菌薬や胸腔ドレナージなどの治療を見直し，悪化した原因を探ってみるべきである．

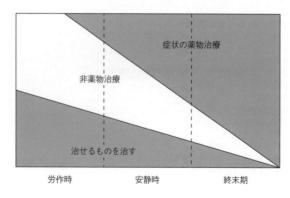

図1　重度の呼吸困難に対するアプローチ

治療（マネジメント）

実用的に，呼吸困難を3つのカテゴリーに分けることができる．
- 労作時の呼吸困難（予後：月〜年の単位のことが多い）
- 安静時の呼吸困難（予後：週〜月の単位のことが多い）
- 終末期の呼吸困難（予後：日〜週の単位のことが多い）

このカテゴリーはがん患者にとっては重要であるが，他の疾患には当てはまらない（例えば，がん患者で安静時に呼吸困難がある場合の生存期間中央値は6〜8週間であるが，それ以外の疾患ではもっと長い生存期間となる）．

この3つの治療カテゴリー（治せるものを治す，薬物治療，非薬物治療）の相対的な重要性は患者の状態が悪化するにつれて変化する（**図1**）．終末期の呼吸困難の治療（マネジメント）は287頁参照．

■治せるものを治す

とりわけ患者がまだ通院している間は，不安やパニック，抑うつも含めて，治せるものを治すよう検討すべきである（**表1**）．

■非薬物治療

精査や説明は非薬物治療において不可欠である（**Box C**）[11, 12]．単純なモデル（**図2**）を示すことで，患者や介護者は呼吸困難を悪化させる不安やパニックを含む悪循環を理解し，非薬物治療（**Box C**）を理解することができる．

看護師や作業療法士，理学療法士などの医療者が関心をもてば，これらの技術を提供するように訓練することは可能である．いくつかの領域では，特異的な呼吸困難のためのサービスが存在する．

表1　治療できる呼吸困難の原因

原因	治療
呼吸器感染症	抗菌薬 理学療法
COPD，気管支喘息	気管支拡張薬 コルチコステロイド 理学療法
低酸素血症	酸素療法
気管，気管支の閉塞	コルチコステロイド レーザー治療 放射線治療 ステント
上大静脈閉塞	➡ 250 頁
がん性リンパ管炎	コルチコステロイド 利尿薬 気管支拡張薬
胸水	胸腔穿刺 ドレナージや胸膜癒着 ➡ 168 頁
腹水	利尿薬 腹水穿刺
心嚢水	心嚢穿刺 心膜切開術/心膜開窓術
貧血	輸血
心不全	利尿薬 アンジオテンシン変換酵素(ACE)阻害薬
肺塞栓	抗凝固療法
呼吸筋力低下	運動ニューロン疾患/筋萎縮性側索硬化症(MND/ALS)で選択される呼吸補助

■呼吸法

浅くて速い呼吸は効果的ではなく，効率が悪い呼吸のパターンで，不安やパニックの一因となる．呼吸法では，患者に通常の換気量を保ち，首や肩，胸をリラックスさせるよう勧める．以下にその方法を示す．

- リラックスした穏やかな呼吸法：「空中に浮くように息を吸い，力を抜いて息を吐く」
- 呼吸の労力を最小限にする
- 呼吸困難が生じた状況をうまく処理する自信をもてるような呼吸のコントロールの感覚を獲得する

目的は呼吸補助筋を使うことよりも横隔膜を使うことである．理想的には，患者は鼻で息を吸い，受動的に息を吐き（吸気よりも 1.5〜2 倍の時間をかけて），呼気の最後は休みを入れるべきとされている．これは以下に示す 3R と呼ばれている．

Box C　呼吸困難の非薬物治療

患者や介護者の認識を確認する
　患者や介護者にとって呼吸困難がどの程度影響するか？
　特に呼吸困難が出現したときに突然死ぬのではないかなどという不安について．
　患者や介護者に呼吸困難自体が命を脅かすものではないと伝える．
　何が起こり，何が起こりえないのかをはっきりと伝える（息ができなくなったり，窒息して死ぬなどということはない，など）．
　現実的な目標を定める（悪化が進んでいくことが避けられないときに患者や介護者が順応できるように）．
　役割が果たせない，動けなくなることなどについて，患者が対処でき，順応できるようにする．

最大限呼吸困難を制御する
　呼吸の仕方（本文参照）
　力を抜いて呼吸する．
　急な出来事に対しての動きを決めておく．
　● 段階的な計画を書きとめる
　● 急なことにも対応できるという自信を増やしていく
　扇風機を使う（本文参照）．
　補完療法が有効な患者もいる．

運動機能を最大限にする
　体調不良からの回復や適応を維持するため，呼吸困難にふさわしい運動を勧める（本文を参照）．
　歩行補助具を使用する．
　地区保健師や作業療法士，理学療法士，社会福祉士による評価は，どのようなサポートが必要かを明確にするために重要である．

個人的，社会的孤立を減らす
　同じ状況の人と会う．
　デイサービスに行く．
　一時的に入院をする．

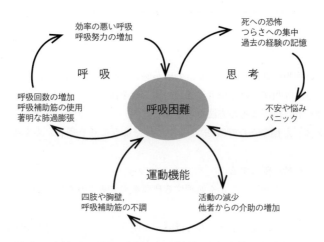

図2　呼吸困難を悪化させる悪循環を示す，呼吸，思考，運動機能の図（©Cambridge Breathlessness Intervention Service，許諾を得て掲載）

- Rise：息を吸うときは，必要なだけお腹を膨らませる
- Relax：お腹に力を入れずに息を吐く
- Rest：次の呼吸を急がずに，自然に吸気が始まるのを待つ

　これらは，呼吸困難から回復するのに最も行われている方法であるが，労作中にも役立つ方法である．必要なときに思い出すことができるよう，そして全体のリラックスを促すよい機会としても，1日10分の練習を行うとよい．
　呼吸法は肺過膨張を伴う重症の慢性閉塞性肺疾患(COPD)患者でみられる口すぼめ呼吸が併用される．それは鼻で息を吸い，一部口を閉じて息を吐く方法である．患者によっては自然に適応していることがある．呼吸法は安静時の呼吸を補助筋に頼っているような横隔膜平坦化を呈している重度の肺過膨張のある患者には適していない．

■体位
　特定の体位は特殊な状況下においては呼吸困難を改善してくれるかもしれない．まだ自然に習得していない患者においては，これらのことを促してみてもよい．以下に例を示す．
- 慢性閉塞性肺疾患(COPD)：腕や肘を膝やテーブルの上におく．これで平坦化した横隔膜に有効な腹圧をかけることができる．腕を固定すると，補助筋の効果を高めている肩を固定する
- 両側気管支肺疾患(虚脱や浸潤影，胸水など)：健側を下に横向きになり，換気血流比を最大限適合させる(この利点は大量胸水においてはなくなる)

　呼吸補助筋を使う多くの患者は腕を固定することが有益であると感じることができると思われる．その他には，腕を頭の後ろに置く，壁に寄りかかる，尻の上に置く，ポケットに手を入れる，ベルトの輪やベルトに引っ掛けるなどがある．

■扇風機を使う
　おそらくは顔や鼻咽頭の寒冷刺激受容体の刺激を介して，多くの患者が顔に直接冷たくて乾いた風を当てることが有効であると言っている[13-15]．たいていは，扇風機は労作後の呼吸困難を和らげるのに有効な方法として行われている．顔から約15〜20 cm離して，鼻や口に風が直接届くよう調節する．

■機能的能力を最大限にする
　呼吸困難は活動の低下→骨格筋力低下→呼吸困難の増強という，悪循環につながる可能性がある．通常の活動や運動はこの悪循環をもとに戻し，それによって呼吸困難感や機能を改善させることができる．
　呼吸困難は不快な症状ではあるが，危険なものではなく，呼吸困難が出るくらいの活動は推奨されるべきであり，避けるべきものではないという説明が大切である．

何が適切な活動や運動であるのかは，患者の目標や病気，パフォーマンス・ステータス(PS)，予後に合わせる．ウォーキングの時間を日ごとに増やすことから，心臓リハビリテーションや呼吸リハビリテーションのような相対的に厳しいリハビリテーションプログラムに参加することまで幅をもたせることができる．

■薬物治療

一般的に，呼吸困難に対する薬物治療は，適切な原因治療や非薬物治療が十分になされたあとに使用される．

気管支拡張薬

慢性閉塞性肺疾患(COPD)は呼吸困難の主な原因であり，COPD単独もしくは他疾患との併発でも生じ，特に肺がんに合併した場合は顕著である．しかし，COPDでは呼吸困難はそれほど重要と認識されておらず，そのため治療されていない．

イギリスと国際的なガイドラインにおいて，COPD患者に対する気管支拡張薬は有用であり，一般的に使用を継続すべきとされている[16,17]．しかし，緩和ケアではCOPDが認められたとき，肺機能検査の結果よりも，気管支拡張薬を1～2週間使用してみて症状改善の効果があるかどうかのほうがより実用的で妥当なアプローチである．

β_2刺激薬単独あるいは抗ムスカリン様作用薬を併用した吸入は，COPDを合併した多くの肺がん患者の呼吸困難を改善させる[18,19]．両薬剤とも気管支拡張を促し，または安静時や労作時のエアトラッピングを減らすことで，呼吸困難を改善させる．肺過膨張を減らすことは，臨床的にはおそらく1秒量を少し，もしくはまったく変化させない程度のものでしかないといわれている．患者には労作の前に，短時間作用型β_2刺激薬を必要に応じた投与量で使用することが推奨されている．

予後が日～週単位の患者にとって，吸入器を使用することは困難であり，短時間作用型の気管支拡張薬をネブライザーで吸入するほうが好ましいと思われる．

患者が他の疾患でコルチコステロイドを使用している場合は(➡373頁)，コルチコステロイド吸入を中止できることが多い．

オピオイド

一般的に，オピオイドは労作でのみ呼吸困難を感じる患者よりも，安静時に呼吸困難を感じる患者で有用である．最大限の労作を行ったとしても，呼吸困難は一般的に2～3分で改善するため，オピオイドを投与して効果が得られるよりはるかに速やかである．それゆえ，非薬物治療は労作時の呼吸困難において最も重要である(➡154頁)．

系統的レビューは，オピオイドを経口か非経口(ネブライザーではない)のいずれを投与するか，を考慮する際に常に参考とする[20-22]．

モルヒネやその他のオピオイドは，高炭酸ガス血症や低酸素血症，運動の際の呼吸の反応を減らし，呼吸努力(仕事量)と呼吸困難を減少させる．呼吸抑制を引き起こさない量で効果がみられる．オピオイドが使用されていない患者においては，以下のように対処する．

- 少量のモルヒネから開始する．例えば，必要に応じて 2.5〜5 mg の経口投与．高用量は状態を悪化させることがある
- 24 時間で 2 回以上の使用があれば，モルヒネの定時投与を設定し，効果と不快な症状の反応と持続時間に従って投与量を調節する
- 20〜60 mg/日の比較的低用量で十分である[22-24]

すでに痛みでモルヒネを使用している患者には以下のように対処する．

- 重度(修正 Borg スケールで 7/10 以上)の呼吸困難の場合は，4 時間ごとの鎮痛薬 1 回量の 100% あるいはそれ以上の量が必要であろう
- 中等度(修正 Borg スケールで 4〜6/10)の呼吸困難では，4 時間ごとの鎮痛薬 1 回量の 50〜100% の量で十分であろう
- 軽度(修正 Borg スケールで 3/10 以下)の呼吸困難では，4 時間ごとの鎮痛薬 1 回量の 25〜50% の量で十分であろう

しかし，痛みを伴っている場合，最適な効果を得るためには患者ごとの調節が必要とされる．ある患者では，持続皮下注入によるモルヒネ投与が許容され，苦痛を軽減できる．経口投与でみられるような血中濃度のピーク(不快な作用)やトラフ(効果の切れ目)を避けることができることから，モルヒネに代わるオピオイドを使用する場合も，上記と同様のアプローチを試みる．

オピオイドは，通常の治療を行っても呼吸困難に苦しむ重度の COPD 患者にも使われている．低用量と時間をかけた用量調節が推奨される[25]．

- モルヒネ 1 mg を 1 日 2 回経口投与から始め，1 週間以上かけて 1〜2.5 mg を 4 時間ごとに投与するまで増量する
- その後，満足の得られるまで，1 週間に 25% までの割合で増量する
- 適量となった段階で徐放性製剤への変更を検討する

酸素

呼吸困難改善のために酸素投与は広く普及しているにもかかわらず，ほとんどの研究では，空気と酸素を比較しても得られる効果に差がなかった[26]．

このことは，気流の流れを感じることが，効果に影響する重要な要素であることを示唆している．それゆえ，患者は持ち運びや手持ちができる扇風機から冷たい風を受けてみることが推奨される(→ 157 頁)．

イギリスのガイドラインでは，緩和ケアを受ける患者にはこのことが推奨されている．酸素投与は重度の低酸素血症のある患者(SpO_2 90% 以下)，もしくは酸素投与に

より呼吸困難が大きく改善する患者に限定されるべきである．低酸素血症のない患者に対しては，酸素投与の前に非薬物治療やオピオイドが試されるべきである[27]．

適切な酸素濃度は状態によって変化し，一般的に，正常な酸素濃度（SpO_2 94〜98％）に調節するほうが，高酸素血症となるよりも，よい結果が得られている[27]．

不適切な酸素投与は重篤，もしくは致命的な結果となりうる．例えば，高炭酸ガス血症を伴う呼吸不全の患者には，SpO_2 88〜92％より低い目標値とするべきである．こういった患者には高濃度の酸素は投与すべきではない．

死が差し迫り呼吸のつらさを感じていないときは，重度の低酸素血症があっても，ルーチンの酸素投与は行われるべきではない．すでに酸素投与を受けている多くの患者において，苦痛を生じることなく，酸素投与を中止することも可能である[28]．

抗不安薬

> 不安やパニック発作で患者が動けない，病的な不安と考えられるパニック，うつ状態がある場合は，抗うつ薬などの専門的な治療を行う．

呼吸困難と不安は関連しているため，不安を軽減することができれば，患者はよりうまく対処することができるだろう．

不安やパニック発作に対する非薬物治療のアプローチは，特に以下のような場合に，薬物治療よりも前に考慮されるべきである（➡ 195 頁）．

- オピオイドと違い，抗不安薬は呼吸困難に対する特別な効果があるわけではない[29]
- パニック発作は一般的に，抗不安薬の効果が得られるよりも早い，数分の間に落ち着いてくる[29]

非薬物治療やモルヒネ投与にもかかわらず，患者の不安が残っている場合は，ベンゾジアゼピン系薬か選択的セロトニン再取り込み阻害薬（SSRI）が，以下のように予後に応じて使用される．

- 予後が 2〜4 週間未満の場合，ベンゾジアゼピン系薬が使用される（例えば，ジアゼパム 2〜10 mg を就寝前に内服，必要に応じてロラゼパム 0.5〜1.0 mg を就寝前に内服など）
- 予後が 2〜4 週間以上の場合，SSRI かそれに加えてベンゾジアゼピン系薬を使用する（例えば，シタロプラム 10 mg を朝に内服）

オピオイドに加えてミダゾラムを使用する場合は，終末期の呼吸困難がある場合に特に有効である（➡ 288 頁）．

抗精神病薬は抗不安作用ももち（パニックに対する特別な効果はない），不安やせん妄状態の患者に有効である．抗精神病薬の選択肢であるハロペリドールは呼吸抑制の副作用がない．

咳（せき） Cough

咳は，外から入ってきたものや分泌物，膿を中枢気道から取り除く役割があり，通常は推奨されるものである．これが以下のようになる場合は病的である．
- 乾いた咳や何も出ない咳など，効果的でない咳
- 眠りや休息，食事など社会生活に影響する咳
- 筋肉疲労や肋骨骨折，嘔吐，失神，頭痛，失禁などを引き起こす咳

咳の有効性は以下の要素により減少する．
- 呼気の圧力や気流が低下する．すなわち，呼吸筋や腹筋の筋力低下
- 分泌物の粘稠度が増加する．すなわち，分泌物の水分量の減少
- 粘液線毛性の働きが低下する．すなわち，喫煙や感染症など

がん患者のなかで咳があるのは50～80%であり，肺がんで最も多い．急性の咳は3週間未満，慢性の咳は8週間を超えるものと分類されている．

病因

咳は以下の機械的刺激と化学的刺激の両方，またはどちらかにより引き起こされる．
- 気道の伸展（刺激性の）受容体やC線維受容体
- 迷走神経や三叉神経，横隔神経による刺激

中枢のインプットは脳幹で終了する．より高位からのインプットは咳の自発的な発生や抑制を行う．

胃液逆流は迷走神経を介して気管支収縮反応を起こさせたり，気道へ吸入したりすることにより咳を引き起こす．逆流の典型的な症状は，主に日中起きているときに咳が出現したり，止まったりすることを繰り返す．

COPDでは，咳は炎症または多量の気道分泌物の除去，あるいは両方のために生じる．COPDでは線毛の粘液クリアランスが緩徐なため，たとえ咳で排出されている様子がなくても，分泌物を取り除くのには役立っている．

アンジオテンシン変換酵素（ACE）阻害薬は使用を始めてすぐ，もしくは数週から数か月後に，10%未満の確率で乾性の咳を引き起こす．ACE阻害薬を中止して4週間以内に咳が消失することで診断される．

咳反射の感受性はさまざまな原因で起こる慢性の咳において重要と思われる．

評価

急性の咳で最も一般的な原因は呼吸器感染症である（**Box D**）．進行がんでは中枢気道の気管支内腫瘍により慢性の咳が最もよくみられる．

Box D　咳の原因	
心肺疾患 　気管支喘息 　胸部感染症 　慢性閉塞性肺疾患（COPD） 　心不全 　喫煙 　気管食道瘻 　腫瘍 　　気管支内 　　　気道浸潤，変形，閉塞 　　肺実質 　　　気道変形，閉塞 　　　がん性リンパ管炎 　　縦隔 　　胸膜，心膜 　　胸水 　上気道咳症候群（後鼻漏） 　声帯麻痺	**食道** 　胃食道逆流症 **誤嚥** 　嚥下機能低下 　胃食道逆流症 　神経筋疾患 **治療に関連するもの** 　ACE 阻害薬 　β 遮断薬 　化学療法 　　ブレオマイシン，メトトレキサート，シクロホスファミド 　　ニトロフラントイン 　放射線治療（照射量と関係） 　　5〜15％ で肺臓炎（早発性） 　　線維化（遅発性で 6 か月以降）

■湿性咳嗽か乾性咳嗽か？

　湿性咳嗽は一般的に生理学的な目的があり，痰を排出することが推奨される．乾性咳嗽は意味がなく，抑制されるべきである．弱々しく，痰の排出ができない死期の差し迫った患者では，苦痛となる湿性咳嗽も鎮咳薬によって止められるべきである．

■がんによる咳なのか？

　一般的にはがんが原因となる咳は明確である．喘息でみられる喘鳴や，胃食道逆流症でみられる胸やけのように関連する特徴があれば原因は絞られる．適切な検査は以下の通りである．
- 胸部単純 X 線写真
- 喀痰培養
- 誘発喀痰で好酸球増多があるか
- 肺機能検査（気管支拡張薬吸入前と後）
- 喉頭鏡
- 気管支鏡
- 胸部 CT

　単独もしくは併発での一般的な原因．
- 上気道咳症候群（後鼻漏）
- 気管支喘息
- 胃食道逆流症
- COPD

表2　治療できる咳の原因

原因	治療
喫煙	禁煙．改善するまでの中央値は4週間
後鼻漏	
アレルギー性鼻炎	コルチコステロイド点鼻薬±クロモグリク酸ナトリウム 第2世代抗ヒスタミン薬 　抗ヒスタミン薬は鎮静化はしないが，以前の抗ムスカリン様作用薬や抗ヒスタミン薬より乾燥しない
持続する感染後の鼻炎	抗ヒスタミン薬±うっ血除去薬
血管運動性鼻炎	イプラトロピウム臭化物点鼻薬
細菌性副鼻腔炎	抗菌薬±うっ血除去薬 　±コルチコステロイド点鼻薬(急性) 　±抗ヒスタミン薬(慢性)
気管支喘息	気管支拡張薬±コルチコステロイド
慢性閉塞性肺疾患(COPD)	禁煙 気管支拡張薬(イプラトロピウム臭化物) コルチコステロイド(特殊な状況)
胃食道逆流症	コーヒー，喫煙，薬を避ける(食道括約筋を緩める) 食道括約筋の緊張を亢進する消化管運動促進薬 胃酸を減らすためにプロトンポンプ阻害薬
ACE阻害薬	中止する．中止できなければアンジオテンシンⅡ受容体拮抗薬に変更する(ロサルタンなど)

■がんは改善可能か？

放射線治療(遠隔もしくは気管支内近接照射療法)は50〜60％の患者で咳を改善させる．その他の治療法としては，化学療法，ホルモン療法もしくは外科手術がある．不確かな場合はがん専門医に助言を求める．

■がんによる症状は改善可能か？

例えば，胸水ドレナージなどがある．

治療(マネジメント)
■治せるものを治す(原因特異的な治療)

理想をいえば，治療は基本的な原因に照準を合わせるべきである(**表2**)．

■非薬物治療(湿性咳嗽)
- 効果的な咳の仕方を助言する(仰向けになると効果的に咳をすることができない)
- 理学療法
- 蒸気の吸入
低〜中等度の肺容量から強制呼気をすることは，
- 粘液を取り除くのに有効である

- 胸部の下側や腹部を抑えるような,咳を補助する方法よりも忍容性がよい
- 患者の負担を軽くする
- 体位ドレナージを促進する

■薬物治療

> 去痰薬は咳をより効果的なものにし,粘液の粘稠度を下げることで,苦痛を軽減する.鎮咳薬は咳反射を抑制することで,咳の強さや頻度を低下させる.

湿性咳嗽

去痰薬は以下のようなさまざまな種類がある.
- 生理食塩液:2.5 mL で1日4回ネブライザーで投与する.必要に応じて理学療法の前に行う
- 粘液溶解薬:分泌物の粘稠度を下げて量を減らす.例えば,グアイフェネシン(フストジル®)やトコン(吐根.訳注:本邦には製剤がない)
- 化学的溶解液:分泌物の粘性を減らす.例えば,L-カルボシステイン(ムコダイン®)750 mg 1日3回,1日2回に減らしても十分な効果が得られる

3〜7% の高張食塩液のネブライザーは嚢胞性線維症で使用されており,気管支拡張症など他の疾患にも使用が広がっている.さらに,デオキシリボヌクレアーゼα,D-マンニトールなど嚢胞性線維症で使用されることが認可された専門的治療薬がある.

> 湿性咳嗽があると,夜間睡眠を得るために,また昼間に疲弊しないように,鎮咳薬が必要かもしれない.去痰薬とともに日中に使用すると,より効果的に,少ない労力で痰を排出できる.

乾性咳嗽

鎮咳薬は末梢に作用するものと,オピオイドのように中枢に作用するものに分けられる.必要なときにオピオイドを使用して治療を開始するのが一般的である.

治療薬にはグリセリンやシロップ(単シロップを1日3〜4回内服するなど)のようなものも含まれる.高濃度の糖液は唾液の分泌を促す作用や咽頭痛を和らげる作用がある.それを飲み込むということが咳反射を妨げると思われる.

オピオイドは主に脳幹の咳反射を抑制する働きがある.上気道の異常による咳にはあまり効果がない.例えば,上気道感染では,オピオイドに感受性のない機序による咳もしくは反射,あるいは両方に反応する(すなわち呼気の反射).

コデインやフォルコジン(本邦未導入),デキストロメトルファン(メジコン®)は鎮咳薬の一般的な成分であるが,少量ではおそらく効果が乏しい.それゆえ,配合薬の

有益性は主に高濃度糖液(やわらげる効果)にある.
オピオイドに神経質な患者に対しては以下のようなことを考慮する.
- コデイン(シロップ剤もしくは錠剤)15〜30 mg(5〜10 mL)を1日3〜4回
- 効果が得られなければ,モルヒネに変更し,以下のように開始する.
  ▷ 速放性製剤5〜10 mgを1日4回〜4時間ごと(コデインからの変更でなければ2.5〜5 mgを1日4回とする)
  ▷ 徐放性製剤10〜20 mgを1日2回(コデインからの変更でなければ5〜10 mgを1日2回とする)
- 必要であれば,咳がよくなるか,好ましくない作用(副作用)が許容できるまで,増量する.

<u>患者が痛みのためにすでに強オピオイドを処方されている場合,コデインもしくは弱オピオイドを処方することは意味がない.オピオイドによる鎮咳が不十分である場合は専門医の助言を求めるべきである.</u>

緩和ケアにおいて鎮痛をするためには,弱オピオイドよりも強オピオイドのほうがよい.同様のことが鎮咳作用についても適用されうる(➡ 336頁).

イギリス医薬品庁(MHRA)は,コデインを含む市販の鎮咳薬を18歳以下で使用しないことやデキストロメトルファンやフォルコジンを6歳以下で使用しないよう呼びかけている.

オピオイド鎮咳薬が不十分であった場合は以下のような治療が可能となる.

- クロモグリク酸ナトリウム(インタール®)10 mgの吸入を1日4回すると,36〜48時間以内に肺がん患者の咳が改善する[30]
- ガバペンチン(ガバペン®)300〜600 mgを1日3回内服すると特発性慢性咳嗽においてプラセボよりも効果的であった[31].症例報告では100 mgを1日2回など少量から始めたものもあった[32]
- ジアゼパム(セルシン®)5 mgを1日1回就寝前に内服すると肺転移に関連したひどい咳にも効果があると報告されている[33]
- バクロフェン(ギャバロン®)10 mgを1日3回もしくは20 mgを1日1回内服すると健康ボランティアやアンジオテンシン変換酵素(ACE)阻害薬による咳にも効果を示している(2〜4週間後が最も大きな効果がみられた)[34]

アミトリプチリン(トリプタノール®)やプレガバリン(リリカ®)も,特発性慢性咳嗽に有効である.それゆえ,中枢神経系を抑制する薬は,咳反射および慢性咳嗽で多くの患者に生じている気道過敏性に関与する中枢の感受性を抑制することで効果を発現する.

喀血　Haemoptysis

喀血は下気道からの出血を喀出することである．一般的に限定的で少量である．稀に，致命的な大量喀血による窒息が起こる(➡ 261 頁)[35]．

肺は 2 つの血流がある．
- ガス交換のための血流で低い圧力で肺を循環している
- 気道構造物のための血流で高い圧力で気管支を循環している．これが喀血のときにはより重要である

原因

喀血には多くの潜在的な原因がある(Box E)．大量喀血の主な原因を以下に示す．
- 肺がん
- 気管支拡張症
- 真菌感染
- 結核

肺がん患者の約 20％ が経過中に喀血を経験しており，そのうち 3％ が致死的である．大量喀血は，中枢側に位置する，もしくは空洞形成している扁平上皮がんの場合に最も起こりやすい．

造血器腫瘍においては，喀血は真菌感染と関連がある．

Box E　喀血の原因

がん 　原発性肺がん 　肺転移 　造血器腫瘍 **肺疾患** 　慢性閉塞性肺疾患(COPD) 　嚢胞性線維症 　塵肺 　肺線維症 　サルコイドーシス **肺感染症** 　膿瘍 　気管支拡張症 　真菌症(アスペルギルスなど) 　肺炎 　結核	**心血管系** 　大動脈気管支瘻 　動静脈奇形 　うっ血性心不全 　僧帽弁狭窄症 　肺塞栓症 　肺高血圧症 　血管炎(多発血管炎など) **その他** 　抗凝固療法 　出血性素因 　免疫不全 　外傷

評価

一般的に病歴や診察から出血の原因が示される．喀血と食道や胃からの出血を区別することは重要である．必要であれば，胸部単純X線写真や胸部CT，造影CT，気管支鏡検査などで確認する．

治療（マネジメント）

決して，「心配はいらない」とは言わず，「よく言ってくれましたね．とても心配でしたね」などと，患者の訴えを認めるべきである．

軽度から中等度の喀血であれば，悩ましく不快であるけれども，命にかかわることは稀であるということを患者に伝える．

■治せるものを治す

可能であれば原因に対する治療を行う．増悪因子がある場合，
- 出血素因を取り除く〔プロトロンビン時間(PT)，活性化部分トロンボプラスチン時間(APTT)，全血球数(FBC)を調べる〕
- 抗凝固薬の使用を調べ，可能であれば中止する
- 非選択的NSAIDsをアセトアミノフェンに変更，もしくは血小板機能を阻害しないNSAIDsに変更する(➡ 334頁)

■非薬物治療

放射線治療はがんに関連した喀血の約70％で長期的な止血効果を示した．緩和的照射は一般的には1～2回で行われ，必要であれば追加照射も許容される．パフォーマンス・ステータス(PS)がよい患者ではより高い線量で行われる．

喀血が改善しないか再発する，または追加の放射線照射が不可能な患者に対して，地域によっては提供可能な設備の有無でその他の治療法が変わってくる．
- 近接照射療法(気管支内照射)
- 寒冷療法
- レーザー治療
- 高周波アブレーション

例えば，大量喀血や動静脈奇形，他の治療では改善しない再発する喀血などに対しては，動脈塞栓術(気管支動脈など)が第一選択の治療となる[36,37]．

■薬物治療

トラネキサム酸(トランサミン®)は抗線維素溶解薬であり，軽度から中等度の喀血の量や持続期間を減らすかもしれない[38]．
- 1.5gをただちに内服し，1.0gを1日3回内服する

表 3 胸水の分類（Light の基準）[42]

	滲出性	漏出性
特徴		
胸水：血清蛋白比率	＞0.5	＜0.5
胸水 LDH	＞正常上限値の 2/3	＜正常上限値の 2/3
胸水：血清 LDH 比率	＞0.6	＜0.6
一般的な原因	がん 肺炎 結核	肝硬変 左心不全

- 3 日後に出血が落ち着いていなければ，1.5〜2.0 g を 1 日 3 回に増量する
- 製薬企業が推奨している最大量は 1.5 g を 1 日 3 回である
- 診療では 2.0 g 以下を 1 日 4 回までは使用したことがある
- 出血が止まって 1 週間後に中止，もしくは 500 mg を 1 日 3 回に減量する
- 出血が起これば再開し，できる限り無期限に継続する

他の選択肢としてはトラネキサム酸のネブライザーでの吸入がある（500 mg/5 mL のアンプルを薄めずに使用し 1 日 3〜4 回）[39,40]．

胸水　Pleural effusion

　20〜30 mL 程度の少量の胸水は潤滑剤として胸腔に存在している．毛細血管でつくられ，リンパ系の働きにより 24 時間で 100〜200 mL の割合でなくなっていく．胸水は過剰な産生や再吸収の減少，あるいはその両方の結果として現れる．胸水は滲出性もしくは漏出性に分類される（**表3**）．滲出性の場合は胸膜の表面もしくは毛細血管の透過性が亢進したときに増え，漏出性の場合は静水圧の上昇が胸水貯留に寄与する．

　肺がんと乳がん患者の 2/3 が悪性胸水を生じる[41]．95％ 以上が滲出性胸水である．血性胸水は一般的に血行性転移またはがんに関連した血管新生が起こった結果である．

　胸水は肺塞栓症の 50％ に生じる．約 90％ は少量（胸郭片側の 1/3）で，塞栓と同側または対側，あるいは両側の場合がある．臨床的に疑いが強ければ，造影 CT により調べるべきである．

　胸水は肺を圧排し，呼吸還流不適合や低酸素血症の結果として，呼吸困難を引き起こす．咳や胸痛とも関連があるかもしれない．

評価

　胸水が滲出性となる原因を特定するには，病歴や身体所見，胸部単純 X 線写真が有用である．

　左心不全のように，漏出性胸水の原因がわかっている疾患における両側胸水であれ

表4 診断に有用な胸水の特徴

特徴	診断
アンチョビソース様	腫瘍破裂
胆汁様の色	胆嚢瘻
食塊片	食道穿孔
ミルク様	乳び胸/偽乳び胸
腐敗した臭い	嫌気性膿胸

ば，非典型的な徴候がなく，基礎疾患に応じた治療への反応性が乏しくない限り，診断目的の胸水穿刺は必要ない．

滲出性胸水は，アミオダロンや β 遮断薬，メトトレキサート，ニトロフラントイン，フェニトイン使用下での報告が多い．

診断の大まかな目安として，
- 胸部単純X線写真：200 mL以上の胸水を検出する
- 超音波診断：ベッドサイドで施行できる
  ▷ 胸水の厚み，滲出性と漏出性，悪性と良性を区別する
  ▷ 胸水穿刺の目安となる．より安全でより成功しやすい
- CT：コントラストが強調される
  ▷ 診断に至らない滲出性胸水(完全に胸水が排液される前)
  ▷ 胸膜の厚みで悪性か良性かを見分ける
  ▷ 胸膜感染症を併発した場合(胸腔ドレナージで改善せず外科的手術が必要な場合)

胸水穿刺は21 G針で50 mLのシリンジで吸引する．最低限として以下の検体が必要である．
- 細胞診(20〜40 mL)：悪性胸水の約60％が診断に至る
- グラム染色や微生物培養(5 mL)
- 生化学：蛋白や乳酸脱水素酵素(LDH)(2〜5 mL)

血清総蛋白やLDHが滲出性と漏出性を見分けるLightの基準に適応される(**表3**)．

注意：利尿薬は胸腔の蛋白やLDHを上昇させ，漏出性であっても誤って滲出性に分類されうる．脳性ナトリウム利尿ペプチド(BNP)の上昇は滲出性胸水の原因として心不全の診断の補助となる．

滲出性胸水であることを確かめるには，以下の胸水検査項目を追加する．
- 膵炎 → アミラーゼ
- 血胸 → ヘマトクリット
- 感染症(胸水が膿性でない場合) → pH
- 関節リウマチ → グルコース[42]

リンパ球や好中球，好酸球などが胸水中で増えていれば，鑑別疾患が狭くなるが，疾患特異性のものではない．胸水が臭う場合は診断の補助となりうる(**表4**)．

表5 悪性胸水の治療法の選択肢

治療	適応	備考
経過観察のみ	少量で無症状の胸水	
胸腔穿刺	予後が4週間未満および/または全身状態が悪い．幅広い適応があり，外来患者でも施行できる	最大でも1.5Lまで(咳や胸痛があれば中止)の排液のため，繰り返し治療が必要なことが多い．短期間で再発する(4日で50％，4週間で97％)
胸腔ドレナージ＋タルク	予後が4週間以上．入院加療を要する	再膨張性肺水腫を予防するため，大量胸水ではドレナージは徐々に行う．最大1.5Lを2時間かけて排液し，咳，胸痛(迷走神経反応)が出現したら中止．ドレナージ後，タルクで胸膜癒着術を行えば80％以上で長期的に胸水のコントロールができる．胸膜癒着術は，収縮肺の不完全な再膨張，抵抗のない胸膜の50％以上で成功の見込みがない
胸腔鏡＋タルク	パフォーマンス・ステータス(PS)のよい患者，予後が4週間以上の患者，まだ診断されていない患者．入院を要し，鎮静もしくは全身麻酔が必要で術者の技量にも左右される	ドレナージ後にタルクを散布することで，癒着を行い，80％以上の症例で長期的に胸水をコントロールすることができる．肺を再膨張させ，タルクを成功させるために小房や凝血塊，癒着はできる限り取り除く．逆に，癒着の反応がよくなく胸腔カテーテルが必要な収縮肺を区別する
一時的に長期間胸腔カテーテルを入れておく(Pleurx®など)	胸膜癒着術が適応とならない患者にとってはよい選択肢である(再拡張を妨げる収縮肺など)．また，ドレナージと癒着を1, 2回行っても再貯留する患者	局所麻酔下で挿入され，患者や介護者に，一定の時間をおいて排液が少量たまったら，吸引ボトルを用いてドレナージを行う方法を伝えておく．症状は90％で抑制される．1〜2か月後にチューブの刺激によって，75％以下の患者に「自然に」癒着が起こり，抜去することができる．

　胸腔穿刺では確定的ではないが，がんが疑われる場合，局所麻酔もしくは全身麻酔下での胸腔鏡が選択肢となる．これで高い確率で確定診断を得ることができ，胸腔ドレナージやタルクによる胸膜癒着術などの治療としても有用性が高い．

治療(マネジメント)

　治療は原因に対して行うべきであり，適切な専門医から助言を得る．本項は悪性胸水について述べる．胸部のがんの訓練を受けた多彩なチームから得られた助言である．
　治療選択肢(**表5**)は以下の項目の影響を受ける．
- 症状の重症度
- パフォーマンス・ステータス(PS)・予後
- 治療反応性の見込み(化学療法や生物学的製剤，ホルモン療法)
- 胸水ドレナージにより再膨張した肺の状態

　胸腔穿刺やドレーン挿入は，体調が悪く動けないフレイル(虚弱)患者において重度の症状があるなど，臨床的に禁忌でない限りは超音波ガイド下で行われるべきである．しかし，ポータブルの超音波診断装置をベッドサイドで使えばより有用である．

> **Box F　ドレナージ後のタルクによる胸膜癒着術**[41]
>
> 　タルクは安価で広く使われており，有効な硬化剤である．胸腔内にフィブリンを形成することにより，炎症や凝固システムを活性化する．これにより胸膜の癒着が起こり，それによって胸腔内のスペースを消失させる．
> 　副作用として胸痛や発熱を引き起こす．
> 　胸部単純 X 線写真で胸水のドレナージと肺の再膨張を確認したら，すぐに胸膜癒着術を行う(24 時間の排液量は考慮しない)．
> 　肺の再膨張が不十分であれば，付着していない胸膜が 50％ 未満のときに癒着を試みる．
> 　痛みには以下のように対処する．
> - 癒着を行う 10 分前にオピオイド鎮痛薬やベンゾジアゼピン系薬を投与し，意思疎通や協力が得られない程度まで鎮静を行う(パルスオキシメーターをつけ，蘇生できるようにしておく)
> - タルクを注入する直前にリドカイン(3 mg/kg，最大 250 mg まで．例えば，1％ リドカイン 25 mL)を胸腔内に注入する
> 　50 mL の生理食塩液に 4〜5 g のタルクを溶解する．
> 　1 時間ドレーンをクランプする．患者が体位を変えることは必須ではない．
> 　以下の条件がそろえば 24〜48 時間以内にドレーンを抜去する．
> - 胸部単純 X 線写真で肺が再膨張した状態であるか，十分な胸水ドレナージができているかを確認する
> - 胸水排液は 250 mL/日未満であるか
> 　胸水があとで再発した場合，ドレナージや癒着を繰り返すか，収縮肺があれば胸腔カテーテルを留置する(本文参照)．

　胸腔穿刺やドレーン挿入が気胸，血胸，膿胸，肺胞浸潤(治療介入が難しくなる)，胸壁内のがん播種を引き起こすことがある．カテーテル留置の合併症にはカテーテル挿入部分に沿った蜂巣炎とがん播種がある．

　胸部単純 X 線写真で胸水の排液と肺の再膨張を確認したらすぐに，胸膜癒着術を行うべきである(**Box F**)．吸い込みは稀に，肺の拡張を不十分にしたり，持続的なエアリークを認めるかもしれない．大量に低圧で吸引する場合は，吸引圧を約 −20 mmHg まで緩やかに上げる．不完全な肺の再膨張に固執すると以下のことから，収縮肺が起こるかもしれない．

- 厚い臓側胸膜
- 胸膜の小房形成
- 中枢気道閉塞
- 気胸の持続

　不完全な肺の再膨張が続いている患者は胸腔鏡を検討するべきである(下記参照)．血栓溶解薬〔ストレプトキナーゼ(本邦未導入)など〕は小房を溶解しドレナージを改善することがある．

　悪性胸膜中皮腫の患者では，遠隔転移や局所再発の可能性を減らすために胸腔鏡や外科手術，太い胸腔チューブ挿入と同時に予防的放射線治療が行われる．

吃逆(しゃっくり) Hiccup

吃逆は横隔膜(片側のほうが両側よりも多い)や肋間筋の自動的なミオクローヌスである．突然の吸気と急な声門の閉鎖が特徴的な音をつくり出す．
　吃逆の構成要素は，
- 横隔神経，迷走神経，交感神経が求心性に刺激される
- 「吃逆中枢」が中脳や脳幹，頸髄に散在している
- 横隔神経，肋間神経，迷走神経が遠心性に刺激される

　一般的に吃逆は持続時間は48時間未満と短いが，1か月も続くものや，1か月以上続く難治性のものがあり，眠りを妨げたり，衰弱を促進するなどの影響が出る[43]．

原因

　広い範囲で反射弓を刺激することで吃逆が生じる(Box G)．ほとんどの場合が以下の項目と関連がある．
- 胃の拡張　　　　　　最も一般的
- 胃食道逆流症　　　　　↓
- 横隔膜の刺激　　　　　↓
- 横隔神経の刺激　　　一般的でない

Box G　吃逆の原因(主なもの)[43, 44]

中枢神経系
　てんかん
　多発性硬化症
　パーキンソン病
　精神疾患
　脳血管障害
　外傷
　腫瘍

頭頸部
　甲状腺腫
　炎症/感染
　腫瘍(がんや嚢腫)
　鼓室膜の刺激

胸部
　大動脈瘤
　感染症/肺炎
　心筋梗塞
　心膜炎
　横隔神経刺激
　腫瘍

腹部
　腸閉塞
　胆嚢炎
　横隔膜刺激
　胃の拡張
　胃食道逆流症
　胃炎/胃潰瘍
　膵炎
　腫瘍

代謝
　生化学的な障害
　高血糖
　副腎機能低下
　低炭酸ガス血症

薬
　アルコール
　ベンゾジアゼピン系薬
　コルチコステロイド
　ドパミン作動薬(ヘロインなど)
　オピオイド鎮痛薬

評価
確率や状況を把握したうえで患者への説明のあと，治療を開始する(下記参照).
稀に，診断をより完全に近づけることが必要な場合，以下を行う.
- 胸部から腹部までの CT
- 上部消化管内視鏡検査
- 食道圧や pH の測定
- 頭部と頸部の MRI

治療(マネジメント)
マネジメントを導く質の高いエビデンスは限られている[43,45)].

■治せるものを治す
可能であれば基礎疾患を特定し治療する.

胃の拡張もしくは胃を空にするのが遅い患者には，胃を小さく保つ，もしくは胃切除後の場合の方法を提案する．例えば，飲食に関しては「少量をたびたび」とし，主な食事と主な飲水摂取を分けるよう勧める.

■非薬物治療
非薬物治療には伝統的な治療法や咽頭を刺激することによって吃逆反射を阻止する方法がある(Box H)[43)]．それらは一時的な吃逆でも検討する価値があると思われる.

Box H 吃逆の非薬物治療

鼻や口腔の刺激
- 「気つけ薬」を吸入する
- 砂糖をスプーン 2 杯もしくはリキュール 2 杯を素早く飲む
- 乾燥したパンもしくは砕いた氷を飲み込む
- 硬口蓋と軟口蓋の間に綿球を入れてマッサージする
- 咽頭反射を誘発するように，舌を強制的に十分引っ張り出す

間接的に咽頭を刺激する(首を過伸展する)
- カップの反対側から飲む(もしくは体を折り曲げて座って水を飲む)
- シャツやブラウスの中の背中に冷たい鍵を当てる

迷走神経の刺激
- 顔に冷たいガーゼを当てる
- 頸動脈洞マッサージ
- 驚かせる

呼吸の方法
- 息こらえ
- 紙袋で呼吸する(過呼吸)
- バルサルバ手技

表6 吃逆の薬物治療(別の方法が明記されていなければ経口)

薬の分類	薬	苦痛が強いとき	維持療法
胃の拡張を改善±胃食道逆流症を改善			
抗鼓腸薬(ガス排出)	ハッカ水[a, b]	10 mL	おそらく頓服のみがよい
抗鼓腸薬(気泡を減らす薬)	ジメチコン(Altacite Plus®)	10 mL	10 mL 1日4回
消化管運動促進	メトクロプラミド[b, c]	10 mg	10 mg 1日 3~4回
PPI	ランソプラゾール	30 mg	30 mg 毎朝
吃逆反射中枢を抑制			
第一選択			
GABA作動薬	バクロフェン	5 mg	5~20 mg, 時折それ以上
抗てんかん薬	ガバペンチン	400 mg 1日3回を3日間内服し, 止まれば 400 mg 1日1回を3日間. 必要であればこれを繰り返す[d]	400 mg 1日3回
第二選択			
ドパミン拮抗薬	メトクロプラミド	10 mg	10 mg 1日 3~4回
第三選択			
Caチャネル遮断薬	ニフェジピン	10 mg 経口/舌下	10~20 mg 1日3回, 時折それ以上
抗てんかん薬	バルプロ酸ナトリウム	200~500 mg	15 mg/kg
ドパミン拮抗薬	ハロペリドール	5~10 mg 経口もしくは反応がなければ静脈内注射	1.5~3 mg を就寝前
ベンゾジアゼピン系薬	ミダゾラム	2 mg 静脈内注射, 続いて 3~5分ごとに 1~2 mg 追加	死期が迫っているときは10~60 mg/日を皮下注射

a:下部食道括約筋が緩めば, げっぷを出すことが容易になる(古典的な薬は胃食道逆流症を引き起こしうる)
b:胃食道括約筋に相反する作用をもつためハッカ水とメトクロプラミドは同時に使用するべきではない
c:下部食道括約筋を締め, 胃が空になるのを促進する
d:全身状態が悪い, または腎障害がある場合は 100 mg 1日3回で始めるなどの減量をする

■薬物治療

可能であれば原因に対する治療を行うべきである. 原因が不明な場合, もしくは広範囲の評価が適切でない場合(例えば, 予後が短く, 状態の悪い患者), 一般的に起こりうることを基本として, メトクロプラミドやガス排出を促す薬, 胃の拡張や胃酸逆流を考慮してプロトンポンプ阻害薬(PPI:タケプロン®)を処方する.

効果がなければ中枢性抑制薬を考慮する(表5). 適用できるエビデンスや忍容性に基づき, バクロフェンやガバペンチンが中枢性抑制薬の第一選択として使用される[43].

中枢性抑制薬の選択は, 患者が感じているその他の症状による影響を受ける.

- 悪心 → メトクロプラミド
- 神経痛 → ガバペンチン
- 筋肉のけいれん → バクロフェン

クロルプロマジンとハロペリドールは吃逆の治療薬として認可されているが, その他の薬は, 特に長期使用により副作用が出現することがある.

文献

1. American Thoracic Society (2012) Update on the mechanisms, assessment and management of dyspnea. *American Journal of Respiratory and Critical Care Medicine.* **185**: 435–452.
2. O'Driscoll M *et al.* (1999) The experience of breathlessness in lung cancer. *European Journal of Cancer Care.* **8**: 37–43.
3. Henoch I *et al.* (2008) Dyspnea experience and management strategies in patients with lung cancer. *Psychooncology.* **17**: 709–715.
4. Wilcock A *et al.* (2008) Symptoms limiting activity in cancer patients with breathlessness on exertion: ask about muscle fatigue. *Thorax.* **63**: 91–92.
5. Solano J *et al.* (2006) A comparison of symptom prevalence in far advanced cancer, AIDS, heart disease, chronic obstructive pulmonary disease and renal disease. *Journal of Pain and Symptom Management.* **31**: 58–69.
6. Reuben DB and Mor V (1986) Dyspnoea in terminally ill cancer patients. *Chest.* **89**: 234–236.
7. Reuben DB *et al.* (1988) Clinical symptoms and length of survival in patients with terminal cancer. *Archives of Internal Medicine.* **148**: 1586–1591.
8. Dudgeon D and Lertzman M (1999) Dyspnea in the advanced cancer patient. *Journal of Pain and Symptom Management.* **16**: 212–219.
9. Bruera E *et al.* (2000) The frequency and correlates of dyspnea in patients with advanced cancer. *Journal of Pain and Symptom Management.* **19**: 357–362.
10. Dudgeon DJ *et al.* (2001) Physiological changes and clinical correlations of dyspnea in cancer outpatients. *Journal of Pain and Symptom Management.* **21**: 373–379.
11. Thompson E *et al.* (2005) Non-invasive interventions for improving well-being and quality of life in patients with lung cancer-a systematic review of the evidence. *Lung Cancer.* **50**: 163–176.
12. Zhao I and Yates P (2008) Non-pharmacological interventions for breathlessness management in patients with lung cancer: a systematic review. *Palliative Medicine.* **22**: 693–701.
13. Farquhar MC *et al.* (2014) Is a specialist breathlessness service more effective and cost-effective for patients with advanced cancer and their carers than standard care? Findings of a mixed-method randomised controlled trial. *BMC Medicine.* **12**: 194.
14. Bausewein C *et al.* (2010) Effectiveness of a hand-held fan for breathlessness: a randomised phase II trial. *BMC Palliative Care.* **9**: 22.
15. Galbraith S *et al.* (2010) Does the use of a handheld fan improve chronic dyspnea? A randomized, controlled, crossover trial. *Journal of Pain and Symptom Management.* **39**: 831–838.
16. NICE (2010) Chronic obstructive pulmonary disease: management of chronic obstructive pulmonary disease in adults in primary and secondary care. *Clinical Guideline.* CG101. www.nice.org.uk
17. NHLBI/WHO (2013) Global Initiative for Chronic Obstructive Lung Disease. Global strategy for the diagnosis, management and prevention of chronic obstructive pulmonary disease. www.goldcopd.com
18. Congleton J and Muers MF (1995) The incidence of airflow obstruction in bronchial carcinoma, its relation to breathlessness, and response to bronchodilator therapy. *Respiratory Medicine.* **89**: 291–296.
19. Janssens J-P *et al.* (2000) Management of dyspnea in severe chronic obstructive pulmonary disease. *Journal of Pain and Symptom Management.* **19**: 378–392.
20. Jennings A *et al.* (2002) A systematic review of the use of opioids in the management of dyspnoea. *Thorax.* **57**: 939–944.
21. Brown SJ *et al.* (2005) Nebulized morphine for relief of dyspnea due to chronic lung disease. *Annals of Pharmacotherapy.* **39**: 1088–1092.
22. Vargas-Bermudez A *et al.* (2015) Opioids for the management of dyspnea in cancer patients: evidence of the last 15 years-A systematic review. *Journal of Pain and Palliative Care Pharmacotherapy.* **29**: 341–352.
23. Abernethy AP *et al.* (2003) Randomised, double blind, placebo controlled crossover trial of sustained release morphine for the management of refractory dyspnoea. *British Medical Journal.* **327**: 523–528.
24. Poole PJ *et al.* (1998) The effect of sustained-release morphine on breathlessness and quality of life in severe chronic obstructive pulmonary disease. *American Journal of Respiratory and Critical Care Medicine.* **157**: 1877–1880.
25. Rocker G *et al.* (2009) Palliation of dyspnoea in advanced COPD: revisiting a role for opioids. *Thorax.* **64**: 910–915.
26. Johnson MJ *et al.* (2013) The evidence base for oxygen for chronic refractory breathlessness: issues, gaps, and a future work plan. *Journal of Pain and Symptom Management.* **45**: 763–775.
27. British Thoracic Society (2015) Guidelines for oxygen use in adults in healthcare and emergency settings (v30 released for public consultation).
28. Campbell ML *et al.* (2013) Oxygen is nonbeneficial for most patients who are near death. *Journal of Pain and Symptom Management.* **45**: 517–523.
29. Awan S and Wilcock A (2015) Nonopioid medication for the relief of refractory breathlessness. *Current Opinion in Supportive and Palliative Care.* **9**: 227–231.
30. Moroni M *et al.* (1996) Inhaled sodium cromoglycate to treat cough in advanced lung cancer patients. *British Journal of Cancer.* **74**: 309–311.

31 Ryan NM *et al.* (2012) Gabapentin for refractory chronic cough: a randomised, double-blind, placebo-controlled trial. *Lancet.* **380**: 1583-1589.
32 Mintz S and Lee JK (2006) Gabapentin in the treatment of intractable idiopathic chronic cough: case reports. *American Journal of Medicine.* **119**: e13-15.
33 Estfan B and Walsh D (2008) The cough from hell: diazepam for intractable cough in a patient with renal cell carcinoma. *Journal of Pain and Symptom Management.* **36**: 553-558.
34 Dicpinigaitis PV (2006) Current and future peripherally-acting antitussives. *Respiratory Physiology and Neurobiology.* **152**: 356-362.
35 Larici AR *et al.* (2014) Diagnosis and management of hemoptysis. *Diagnostic and Interventional Radiology.* **20**: 299-309.
36 Mejia ARR Radiological evaluation and endovascular treatment of haemoptysis. *Current Problems in Diagnostic Radiology* (in press).
37 Fujita T *et al.* (2014) Immediate and late outcomes of bronchial and systemic artery embolization for palliative treatment of patients with nonsmall-cell lung cancer having hemoptysis. *American Journal of Hospice and Palliative Care.* **31**: 602-607.
38 Moen CA *et al.* (2013) Does tranexamic acid stop haemoptysis? *Interactive Cardiovascular and Thoracic Surgery.* **17**: 991-994.
39 Solomonov A *et al.* (2009) Pulmonary hemorrhage: A novel mode of therapy. *Respiratory Medicine.* **103**: 1196-1200.
40 Hankerson MJ *et al.* (2015) Nebulized tranexamic acid as a noninvasive therapy for cancer-related hemoptysis. *Journal of Palliative Medicine.* **18**: 1060-1062.
41 Roberts ME *et al.* (2010) Management of a malignant pleural effusion: British Thoracic Society Pleural Disease Guideline 2010. *Thorax.* **65**: ii 32-40.
42 Hooper C *et al.* (2010) Investigation of a unilateral pleural effusion in adults: British Thoracic Society Pleural Disease Guideline 2010. *Thorax.* **65**: ii 4-17.
43 Steger M *et al.* (2015) Systemic review: the pathogenesis and pharmacological treatment of hiccups. *Alimentary Pharmacology and Therapeutics.* **42**: 1037-1050.
44 NICE (2012) Clinical knowledge summaries. Hiccups_management. http://cks.nice.org.uk/hiccups#!scenario
45 Moretto EN *et al.* (2013) Interventions for treating persistent and intractable hiccups in adults. *Cochrane Database of Systematic Reviews.* **1**: CD008768. www.thecochranelibrary.com

さらに読むべき本

Booth S *et al.* (eds)(2014) *Managing breathlessness in clinical practice.* Springer-Verlag, London.
British Thoracic Society & Association of Chartered Physiotherapists in Respiratory Care (BTS & ACPRC)(2009) Guidelines for the physiotherapy management of the adult, medical, spontaneously breathing patient. *Thorax.* **64** (Suppl 1): i 1- i 51.
Gibson PG and Vertigan AE (2015) Management of chronic refractory cough. *British Medical Journal.* **351**: h5590.
Kloke M *et al.* (2015) Treatment of dyspnoea in advanced cancer patients: ESMO Clinical Practice Guidelines. *Annals of Oncology.* **26** (Suppl 5): v 169- v 173.
Mahler DA *et al.* (2010) American College of Chest Physicians consensus statement on the management of dyspnea in patients with advanced lung or heart disease. *Chest.* **137**: 674-691.
Wee B *et al.* (2012) Management of chronic cough in patients receiving palliative care: review of evidence and recommendations by a task group of the Association for Palliative Medicine of Great Britain and Ireland. *Palliative Medicine.* **26**: 780-787.

〔小原弘之〕

10 泌尿器系・生殖器系の症状マネジメント

Symptom management：genito-urinary

尿路の症状	177	排尿困難	182
頻尿，尿意切迫と切迫性尿失禁	178	カテーテル・ケア	183
膀胱けいれん	180	性に関する問題	184

尿路の症状　Urinary symptoms

尿路の症状マネジメントには，定義，症候群，膀胱の神経支配を理解することが助けとなる(**表1**).

「人は副交感神経系で排尿し，交感神経系で排尿を止めている(You pee with your parasympathetics. You stop with your sympathetics)」

表1　有用な定義[1]

症状/症候群	定義
頻尿	頻回な排尿(24時間に8回以上)
夜間頻尿	排尿のために夜に目覚めること
尿意切迫	突然起こる我慢できないほど強い尿意
切迫性尿失禁	尿意切迫を伴った不随意的な尿失禁
過活動膀胱症候群	尿意切迫±切迫性尿失禁，頻尿の状態で，尿路感染などの明らかな原因疾患がなく，一般的に排尿筋の過活動による 女性では2番目に多い尿失禁の原因である
腹圧性尿失禁	咳をしたり，くしゃみをしたり，笑ったり，物を持ち上げたりしたときに起こる不随意的な排尿
真性腹圧性尿失禁 (尿道括約筋の機能不全による)	排尿筋が働いていないのに，膀胱内圧が最大尿道圧を超えた場合に，不随意的に起こる尿失禁．膀胱括約筋の機能に問題があって発生し，多産，閉経後，子宮摘出後などと関連している 女性の尿失禁の最も多い原因である
排尿困難	排尿中あるいは排尿後の痛み．しばしば尿道に痛みが起こり(灼けるような痛み)，膀胱けいれんが尿道と膀胱両方の痛みの原因となる(恥骨上部や尿道の激しい痛み)
排尿遅延	排尿を試みてから，排尿し始めるまでの時間の延長

表2 膀胱の自律神経支配

神経支配	神経伝達物質	括約筋の支配	排尿筋の支配
交感神経 (T10〜12, L1)	ノルアドレナリン (ノルエピネフリン)	収縮 (α受容体)	弛緩 (β受容体)
副交感神経(S2〜4)	アセチルコリン	弛緩	収縮

　排尿筋(膀胱筋)が収縮すると括約筋は弛緩し,逆もまた同様に排尿筋が弛緩すると括約筋が収縮する(**表2**).
　随意的に調節できる尿道括約筋は外陰部神経(S2〜4)に支配されている.
　薬の種類によっては,膀胱機能に何らかの影響を与えることがある.
- 例えば,タムスロシンのようなアドレナリンα受容体拮抗薬では,膀胱頸部括約筋を弛緩させる
- オキシブチニンのような抗ムスカリン様作用薬では,膀胱頸部括約筋を収縮させるだけでなく,排尿筋を弛緩する
- モルヒネやその他のオピオイド鎮痛薬では,
  ▷ 膀胱の感覚を低下させる
  ▷ 括約筋の緊張を強める
  ▷ 排尿筋の緊張を強める
  ▷ 尿管の緊張度と収縮の強さを増大させる

　このような効果は,ある程度,膀胱症状を改善する手助けになるかもしれないが,抗ムスカリン様作用薬やオピオイド鎮痛薬などは,時に排尿遅延や尿閉といった好ましくない作用(副作用)の原因にもなる.

頻尿,尿意切迫と切迫性尿失禁
Frequency, urgency and urge incontinence

原因
　頻尿の原因は尿意切迫や切迫性尿失禁の原因と重複する(**Box A**).切迫性尿失禁を悪化させる因子は,尿意があるのに排尿を遅らせてしまうことである.排尿が遅れる原因には次のようなものがある.
- 衰弱によってトイレに行く体力がない
- 無関心.
  ▷ 落胆
  ▷ 抑うつ
- 自覚の欠如.
  ▷ 混乱

Box A　尿意切迫と切迫性尿失禁の原因	
がん 　膀胱けいれん 　膀胱外 ┐ 　膀胱内 ┘ 機械的刺激 　高カルシウム血症(多尿の原因) 　痛み 　仙骨神経叢障害 **治療** 　薬 　　シクロホスファミド 　　利尿薬 　　放射線膀胱炎	**衰弱** 　感染性膀胱炎 **合併症** 　中枢神経疾患 　　認知症 　　多発性硬化症 　　脳血管障害後 　　特発性排尿筋不安定 **尿毒症** 　尿崩症 ┐ 　糖尿病 ┘ 多尿の原因

　▷ 傾眠

鑑別診断としては，次のような場合がある．
- 真性腹圧性尿失禁
- 溢流を伴う尿閉
- 尿瘻
- 括約筋の弛緩(仙骨前神経叢の障害)

治療(マネジメント)
■治せるものを治す
- もし可能なら原因となる薬の投与を中止する
- 適切な抗菌薬で感染性膀胱炎を治療する
- 高カルシウム血症や糖尿病などを治療する

■非薬物治療
　軽い症状の患者には，時刻を決めた規則的な排尿を習慣づけることが有用である(例えば1〜3時間ごと)．その他の有効な対処法は，
- トイレの近くにいる
- 蓄尿瓶やポータブルトイレを手近なところに置いておく
- 介助の要請に対して，看護師が素早く対応する
- 過度の水分摂取を避ける
- カフェインやアルコールを避ける(ともに利尿作用がある)

■薬物治療
　選択すべき薬は抗ムスカリン様作用薬だが，副作用によって使用が制限されること

がある(→ 358 頁).ある薬は尿路のムスカリン受容体に選択的に作用するので,優先的に使用すべきである.効果が明確になるまでには 4 週間が必要である.

- オキシブチニン 5 mg を 1 日 2 回から 1 日 4 回に徐々に増量する.高齢者では半量とする.
  - ▷ 忍容性が認められない場合はオキシブチニンの徐放性製剤か経皮投与を検討する
  - ▷ オキシブチニンには膀胱粘膜に対する局所麻酔効果がある
- フェソテロジン(トビエース®)の徐放性製剤 4 mg の 1 日 1 回投与を,必要であれば 8 mg に増量する

抗ムスカリン様作用薬が症状を悪化させたり,効果が不十分だったりして適用できなければ,

- ミラベグロン(ベタニス®)のようなアドレナリン β_3 受容体作動薬 50 mg を 1 日 1 回内服する[2].肝障害や腎障害がある場合には,投与量の調節を必要とし,強い CYP3A4 阻害薬の同時併用が有用である(製品概要を参照)

腟の萎縮を伴うような閉経後の女性では,エストロゲンの腟内投与が有効である.

昼間は尿意切迫や頻尿はないが,夜間頻尿が続く場合には,

- 17~18 時頃にループ利尿薬であるフロセミド(ラシックス®)40 mg を 1 日 1 回内服する
- 65 歳以下の患者では,バソプレシン類似薬であるデスモプレシンを投与する(低ナトリウム血症を起こす可能性がある)

膀胱けいれん　Bladder spasms

膀胱(排尿筋)けいれんは,恥骨上部と尿道部に激痛を伴う感覚として一過性に起こる.通常,膀胱三角部の刺激や過敏症によって発症する.

原因

膀胱けいれんは,局所のがん,その他の原因によって発症する(**Box B**).

Box B　膀胱けいれんの原因	
がん 　膀胱内　⎫ 　膀胱外　⎭ 刺激 **治療** 　放射線治療後の線維化	**全身衰弱** 　不安 　感染性膀胱炎 　留置カテーテル 　　バルーンカテーテルによる機械的刺激 　　カテーテル内の沈殿物を伴う部分的滞留

治療（マネジメント）

■治せるものを治す
可逆的な原因の治療法の選択肢を表3に示す．

■薬物治療
全身のどこかに持続性の痛みがあれば，鎮痛薬の全身投与を行うべきである．抗ムスカリン様作用薬によって膀胱けいれんを和らげたり防いだりすることができる（→ 358頁）．抗ムスカリン様作用薬が症状を悪化させたり，効果が不十分だったりして投与できなければ下記を投与する．

- スコポラミン臭化水素酸塩（Kwells®）300 μgの舌下投与，1日2〜4回
- ブチルスコポラミン臭化物（ブスコパン®）60〜120 mg/日の持続皮下注入，必要時20 mgを追加投与．24時間で200 mgを超えない範囲で投与可能である．

それでもまだ効果が十分でなければ，膀胱内注入を考える．

- モルヒネを膀胱内注入〔10〜20 mg 1日3回，またはヘロイン（ジアモルヒネ．訳注：本邦未導入）10 mgを生理食塩液で希釈して20 mL〕し，カテーテルをクランプして30分間ずつ滞留させる
- ブピバカイン（マーカイン®）：0.5%ブピバカイン10 mLを生理食塩液で希釈して20 mLとする．1日3回そのまま注入するか，モルヒネと併用して膀胱内に注入する

表3 膀胱けいれんの可逆的な原因のマネジメント

原因	治療の選択肢
カテーテルの刺激	カテーテルを交換する バルーンの膨らみ方を減らす
カテーテルの沈殿物	水分をたくさん摂取するよう勧める 膀胱洗浄（例えば，生理食塩液100 mL） 持続的な膀胱洗浄
凝血（血塊）	原因の治療（例えば，感染に対する抗菌薬による治療，膀胱がんに対する膀胱ジアテルミー） トラネキサム酸（トランサミン®） 持続的な膀胱洗浄
感染症（膀胱炎）	抗菌薬による治療 水分をたくさん摂取するよう勧める もしカテーテルが挿入されている場合には 　膀胱内洗浄 　カテーテルを交換する 　4〜6時間ごとに間欠的にカテーテルを挿入する

排尿困難　Voiding difficulties

排尿困難は3つの類似した症状(排尿障害,排尿遅延,残尿)を指す.排尿困難は頻尿,夜間頻尿,尿意切迫,尿閉などの尿を溜めることに関連した症状のことでもある.

原因
排尿困難には多くの原因がある(**Box C**).

治療(マネジメント)
■治せるものを治す
排尿遅延の可逆的原因の治療法を**表4**に示す.

■非薬物治療
一般に,ほとんどの患者で薬物治療法が非薬物治療(カテーテル挿入など)に優先して行われるが,全身の衰弱が進行して寝たきりとなった患者では,まずカテーテルを挿入したほうがよい.このような患者では,尿道口からのカテーテル挿入が普通だ

Box C　排尿困難の原因

がん
　馬尾神経根・仙骨神経根の圧迫
　膀胱頸部へのがん浸潤
　前立腺の悪性肥大
　仙骨前神経叢障害
　脊髄ショック

治療
　抗ムスカリン様作用薬
　髄腔内神経ブロック
　モルヒネ(時に)
　脊髄鎮痛法(特にブピバカインによるもの)

全身衰弱
　全身の脱力
　排尿のために起立できない
　充満した直腸

合併症
　良性前立腺肥大

表4　排尿遅延の可逆的な原因のマネジメント

原因	治療法
抗ムスカリン様作用薬	可能であれば抗ムスカリン様作用薬の中止か,抗ムスカリン様作用の少ない薬へ変更する
充満した直腸	坐剤／浣腸／用指排便　→　経口緩下薬に切り替える
臥位のため排尿不能	身体を起こせるように介助する
良性前立腺肥大	経尿道的切除

が，生命予後が数か月以上と長く期待できる患者では，恥骨上部からのカテーテル挿入を考慮する．

カテーテル挿入は一般には急性に起こる尿閉に伴う不快感から解放するために行う．もし患者が大きな不快感をもっていなかったら，以下のような排尿に関する援助で十分かもしれない．
- プライバシーを確保する
- 立位を援助する
- 流れる水の音での対応
- 温かいお風呂への入浴
- 痛みに対する鎮痛薬

これらがいずれも無効か，現実的でなければカテーテル挿入が必要になる．

■薬物治療

良性の前立腺肥大が原因と考えられる場合には，いくつかの選択肢がある．
- アドレナリン α_1 受容体拮抗薬：例えば，タムスロシン（ハルナール®）400 μg の 1 日 1 回投与．中等度から重度の下部尿道症状としての尿閉や，中等度に腫大した前立腺が原因の場合は数日以内に改善がある
- 5α 還元酵素阻害薬：例えば，フィナステリド（プロペシア®）5 mg を 1 日 1 回（単独あるいはアドレナリン α_1 受容体拮抗薬と併用）投与する．前立腺肥大の程度が大きい場合は 3〜6 か月で効果がある
- 抗ムスカリン様作用薬のオキシブチニン（→ 180 頁）：場合によっては明確で持続的な頻尿，夜間頻尿，尿意切迫のときに，アドレナリン α_1 受容体拮抗薬を併用する

尿路閉塞が除外されたときの排尿遅延のマネジメントには，別のアプローチとして，ムスカリン様作用薬のベタネコール（ベサコリン®）10〜25 mg を 1 日 2〜4 回投与か，コリンエステラーゼ阻害薬であるジスチグミン（ウブレチド®：イギリスでは未承認）5 mg を 1 日 1 回投与して膀胱収縮を刺激する．作用機序が異なっているため，タムスロシン（ハルナール®）と同時併用できる．

カテーテル・ケア　　Catheter care

進行性疾患の患者における尿管カテーテルの適応は以下の通りである．
- 急に起こる尿閉
- 膀胱を空にする力が障害されている
- 特に人生の最終段階における尿失禁
- 排尿によって刺激されて生じる症状のマネジメント．例えば，体動時の痛み

よく生じる問題をリストにし，その治療法を表5 に示す．

表5　よくある尿管カテーテルの問題とマネジメント

問題	治療の選択肢
膀胱刺激症状±けいれん	カテーテルを交換する バルーンの膨らみ方を減らす
カテーテルの沈殿物による詰まり，あるいは閉塞	水分をたくさん摂取するよう勧める 生理食塩液100 mLによる膀胱内洗浄 持続的な膀胱洗浄 カテーテルを交換する
カテーテルの調整	詰まっているものを取り除く バルーンの膨らみ方を減らす 太いゲージのカテーテルを検討する 膀胱けいれんを治療する(膀胱けいれん ➡ 180頁)
感染(膀胱炎)±全身症状	抗菌薬による治療 水分をたくさん摂取するよう勧める 膀胱洗浄 カテーテルを交換する 4～6時間ごとに間欠的導尿を行う 一般的には予防的な抗菌薬投与は行わない

カテーテルを挿入した患者では，

- 細菌のコロニー形成は一般的に認められる(7日後で30%，28日後であればほぼ100%)．一般的には細菌尿は尿路感染症を引き起こさないので，症状がなければ検査したり治療したりする必要はない
- 尿路感染症は特徴的な尿路症状や熱などを呈する可能性は低い．重篤で新たに発症するせん妄のように非特異的な症状を起こすほうが一般的である
- 検尿試験紙テストは信頼性が低い．特に臨床的に尿路感染症が疑われるときには尿培養に提出して，その結果によって抗菌薬治療を始める
- 抗菌薬治療で改善をはかる前に，長期間留置しているカテーテルを交換する
- 尿路感染症に対する持続的な抗菌薬の予防投与は，抗菌薬抵抗性を増加させるリスクがあるため推奨できない

性に関する問題　Sexual issues

　性に関する問題は人間にとって基本的で非常に重要な問題である．その問題は多面的であり，性的な行動はその一面にすぎない．また，人がどのように自分や他人とかかわるかという心理社会的な側面ももっている．性に関する問題には，ボディイメージに対する不安や自尊心に関することも含まれており，文化や宗教的な要素にも影響を受ける．

　慢性疾患の一部や多くの治療は性の問題に悪影響を与えることがある．しっかり対応しなければ，患者が抱いている性に関する悩みを大きくすることにもなる．

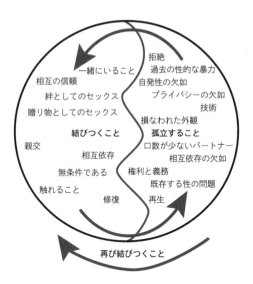

図 1 カップルの片方が亡くなる過程で生じるカップル間の流動的な変化（許諾を得て Taylor 2014 を改変[6]）

　レズビアン，ゲイ，バイセクシャル，トランスジェンダー（LGBT）の人たちは，医療者に理解がないことや偏見をもたれていることを心配している．以前，自分たちの性的指向を公にできないと感じた体験があれば，なおさら「黙って苦しむ」ことになるかもしれない[3,4]．

　互いの親密さをどのように表現するかは，疾患の進行とともに変化する．病期が進行した場合には，性行為を伴わない方法に重点を置くようになる．それでも身体の衰弱，体力の低下，ボディイメージの変化，依存傾向が強くなるようなら，互いの関係に大きな影響を与えることになる[5]．

　パートナーの片方が介護を受けるようになると，もう片方のパートナーは介護を提供することになる．こうした状況によってカップルの相互関係に変化が生じることがある．パートナーの片方が亡くなるとカップルとしての関係も機能しなくなる[6]．これが肉体的および感情的な「孤立」につながる可能性があり，深刻な喪失体験をすることになる．

　なかには変化に対して積極的に順応して「再び結びつく」ことができるカップルもいる（図1）．しかし，互いの間に嫌悪感や恐怖心が生じると断絶は深いものになって修復できない状態となる．

　流動的な状況を認識したうえで，パートナー両者が感じている不安な気持ちを表現し，変化してしまった周囲の状況や変化しつつある状況で感じている苦痛について，共有する機会をもつことは重要である．

原因

具体的な性に関する問題として，
- 性欲の減少(性欲の欠如と肉体的興奮が不能)
- 勃起不全，オーガズムの消失
- 膣の乾燥，分泌物，性交痛
- 生殖機能の低下
- 早期の閉経

両者の関係性や自発性が失われることで生じる心理社会的な問題に加えて，性欲の減少や性的興奮を減退させる主な要因として，
- 外見の変化，会陰部のびらん，脊髄圧迫など，がんそのものによる場合
- 放射線治療，ホルモン療法，根治手術による創傷，オストミー(人工肛門・人工膀胱)バッグなど，がん治療による場合
- 痛み，呼吸困難，悪心，倦怠感など，コントロール不良な症状や通常の衰弱を伴う場合
- 糖尿病，多発性硬化症，腎不全，うつ病など，併発疾患による場合
- 向精神薬，リチウム，抗てんかん薬，降圧薬，チアジド系利尿薬，非ステロイド性抗炎症薬(NSAIDs)など，薬による場合

治療(マネジメント)

医療者が性に関する情報への取り組みや，がん患者や他の進行性疾患患者のニーズを支援することを避けているのは明らかである[7]．気恥ずかしさや，患者は「興味を失っているであろう」という勝手な思い込みがその主な理由である．

こうしたことから，この分野におけるコミュニケーションの障壁を克服するためのモデルが開発された．

そのモデルはもともと PLISSIT という頭字語で表記されていたが，Ex-PLISSIT[8] と変更された．それは4段階の治療からなる．

1. Permission-giving　　許可を与えること
2. Limited Information　限られた情報
3. Specific Suggestions　具体的な提案
4. Intensive Therapy　　集中的な治療

Ex-PLISSIT での変更点は，Permission-giving「許可を与えること」が4つすべての段階において不可欠であることが強調され，評価の重要性をより明確にして，元のモデル(PLISSIT)の幅を広げた点である[8]．

Permission-giving「許可を与えること」は，患者(またはパートナー)に性に関する話をするよう提案するだけでなく，この問題の解決を(慎重にではあるが)深めていくために，専門医や専門家の協力を受けることが重要である．

性に関する問題　187

　基本的に，必要なコミュニケーションスキルと一般的なコミュニケーションスキルとの違いはない（第3章 ➡ 35頁）．いつも通り，あれこれ憶測しない，とりわけ患者の年齢，文化，性的指向から推測しないことが重要である．
　しかし，戸惑いを感じる原因として，自分自身の気持ちの問題や患者とのやりとりがどのような影響を与えるかについて知っておくことが大切である．そのため専門家は1人であっても，同僚と一緒であっても，性の問題についてしっかりと話し合いを深めて改善していく必要がある[8]．

■Permission-giving　許可を与えること
「会話の糸口」になるものは数多くある．あまり直接的でないものから，より直接的なものとしては，
　「病気は夫婦としてのあなた方にどのような影響を与えていますか？」
　「あなたが病気になって，パートナーと性的な関係をもつことが難しくなりましたか？」
　「あなたと同じ病状の多くの人は，病気によって親密な関係や性的な行動に影響があると感じています．いかがでしょうか？　このことについて，話をしたいとお考えですか？」
　「性に関する不安や悩みで，何か相談したいことがありますか？」

　返事によっては，
　「このことについて，何かお話ししたいことがありますか？」
注意：患者が不安を表出したとしても，すべてを話したと思い込まないこと．次回の話し合いのときに，了解を得ながら改めて性の問題に触れていくことが重要である．
　「前回，あなたの病気がご主人との関係にどのような影響を与えたかについて話し合いました……．その後はいかがですか？」
　「パートナーとの関係について，ほかに不安や心配がありますか？」
注意：患者が不安はないと言ったとしても，すべてが順調だと思ってはならない．話し合い以降は，患者は不安を共有できる存在だと感じているかもしれない．そして，このことについて許可を与える必要がある．
　「前回お会いしたとき，性的な問題について触れました．今日はこの問題について話し合いたいと考えていますか？」

■Limited Information　限られた情報
　患者がさらなる情報や「解決策」を望んでいる，あるいは求めていると思い込まないことが重要である．多くの患者にとって，自分の体験について話したり，喪失感を感じたりしていることが当然のことだと確認する機会があれば，それで十分である．
　しかし，例えば，がんは性交によって感染しないことや，放射線治療中であっても我慢する必要がないことなどは，患者とパートナーにとって有用な情報である．

種々の情報は患者サポートウェブサイトから入手することができる(例えば，www.macmillan.org.uk).

患者によっては文献から引用することが役立つが[9]，これを「言い訳」として使わないことが重要である．文献に基づいて情報を提供することは，(間違いなく即座に)医療者と患者の間に距離をつくってしまう可能性がある．そうなると患者自身の特別な心配事を共有し，彼らの負担を軽減することができなくなる．

性的な関心は疾患にかかわらず重要なことを認めること．もし性的な問題が患者にとって重要ならば，肉体的に表現できるプライバシーの確保と表現の自由が必要である．その例として，可能であれば個室やダブルベッドを提供したり，スタッフに邪魔されない時間を提供したりする．

■Specific Suggestions　具体的な提案

緩和ケアの専門家は第1段階(Permission-giving　許可を与えること)と第2段階(Limited information　限られた情報)に精通することを目指すべきだが，具体的な提案などについては，その分野で経験がある人，場合によっては他のチームメンバーに任せるのが最善な場合がある．

提案は膣乾燥用潤滑剤または保湿剤，長期間のカテーテル留置のような具体的な問題についてのことになる(www.bladderandbowelfoundation.org.uk 参照).

もはや性行為が可能でなくなった場合には，身体を触れ合うことや触ること，抱きしめること，手をつなぐこと，キスすることなど，患者が他の方法で親密さを表現できるように支援する．時として勃起不全のための投薬が適切な場合もある．

■Intensive Therapy　集中的な治療

少数の患者には，性に関する専門家やカウンセラーへの紹介が役立つこともある[10]．しかし，性的な問題を抱える患者の多くが解決できるのは，性行為を望んだり，性の問題について話し合ったりしてもいいと言われた場合や，性に関する限られた情報や問題への対処法について，具体的な提案を受けた場合である．

性に関する不安を抱える人にとっては，喪失感やそれに対する対処法を話し合う機会そのものが気持ちを落ち着かせることになる．

文献

1　International Continence Society (2005) Factsheet 2 : Overactive Bladder. www.icsoffice.org
2　NICE (2013) Mirabegron for treating symptoms of overactive bladder. *Technology Appraisal 290.* www.nice.org.uk
3　Harding R *et al.* (2012) Needs, experiences, and preferences of sexual minorities for end-of-life care and palliative care : a systematic review. *Journal of Palliative Medicine.* **15**: 602-611.
4　Fuller A *et al.* (2011) *Open to all? Meeting the needs of lesbian, gay, bisexual and transgender people nearing the end of life.* National Council for Palliative Care and the Consortium of Lesbian, Gay, Bisexual and Transgendered Voluntary and Community Organisations, London.

5 Taylor B (2015) Does the caring role preclude sexuality and intimacy in coupled relationships? *Sexuality and Disability.* **33**: 365-374.
6 Taylor B (2014) Experiences of sexuality and intimacy in terminal illness: a phenomenological study. *Palliative Medicine.* **28**: 438-447.
7 Ussher JM *et al.* (2013) Talking about sex after cancer: a discourse analytic study of health care professional accounts of sexual communication with patients. *Psychology and Health.* **28**: 1370-1390.
8 Taylor B and Davis S (2007) The extended PLISSIT model for addressing the sexual wellbeing of individuals with an acquired disability or chronic illness. *Sexuality and Disability.* **25**: 135-139.
9 Ussher JM *et al.* (2013) Information needs associated with changes to sexual well-being after breast cancer. *Journal of Advanced Nursing.* **69**: 327-337.
10 Penson RT *et al.* (2000) Sexuality and cancer: conversation comfort zone. *Oncologist.* **5**: 336-344.

11 心理系・神経系の症状マネジメント

Symptom management: psychological & neurological

心理的症状	191	せん妄	202
不安	191	認知症	207
パニック発作	193	頭蓋内圧亢進	209
うつ病	196	けいれん発作	210
早わかり臨床ガイド：うつ病	198	非けいれん性てんかん重積症	214
自殺のリスク	200	ミオクローヌス	214
不眠	201	有痛性筋攣縮	215
精神疾患の既往	202		

心理的症状　Psychological symptoms

多くの人々にとって，命に限りがある病気であると知ることは衝撃的であり，さまざまな感情を引き起こす．

時間経過と適切なサポートで(➡ 55 頁)，多くの患者は変化した状況に適応するが，特にうつ病などの精神障害をもつようになる人もいる．

すでに認知症を患っている人々は，終末期に身体的および精神的にストレスを受けることで認知症が急速に悪化することがある．

さらに，特に終末期に近くなると多くの患者はせん妄エピソード(認知症が根底にある場合を含む)を体験する．直接因子や促進因子には，生化学的障害，臓器不全，薬，脳腫瘍，腫瘍随伴症候群が含まれる．

不安　Anxiety

重篤な不安は身体的および心理的症状として現れることが多く，それぞれが恐れや心配，懸念を反映している(**Box A**)[1]．

心理的ばかりでなく，身体的にも社会的にもスピリチュアルな面においても，重篤な不安は人間性のあらゆる側面に影響を与える．

身体症状が精神症状を目立たなくしているかもしれないが，患者はしばしば精神症状をきたしていることがある．身体症状が精神症状によるものである可能性を忘れな

Box A 不安の現れ方	
不眠症,悪夢	口渇
めまい	嚥下障害
振せん	摂食障害
不安,神経過敏	悪心・嘔吐
集中力不足,反芻思考	下痢
頭痛	頻尿
発汗	筋肉の緊張
動悸	疲労倦怠感
胸部圧迫感	虚弱
呼吸困難	服薬非遵守

いようにしなければならない(→82頁).

将来への不確実性や恐れ,愛する人との別れの脅威から不安がしばしば生じる.多くの不安を抱える終末期患者の睡眠は悪いことが多く,怖い夢を見たり,夜間に一人でいることを嫌がったりする場合がある.しかし,高いレベルの不安は末期の疾患をもつ患者に必ずしも不可避なことではない[2]).

病期が進行すると,不安は一般的に抑うつやせん妄と関係してくる.驚くことではないが,不安や抑うつをもった緩和ケアを受けている患者は,一層,重篤な身体症状や社会的懸念,実存的問題を訴える[2]).

不安はコントロール不良な痛みや重篤な呼吸困難,低酸素血症,敗血症のような可逆的な症状と関係していることがある.

例えば,不安はコルチコステロイドなどの薬によって引き起こされたり悪化したりする場合がある.

治療(マネジメント)
■治せるものを治す
例えば,
- 薬の投与計画を再検討する
- 痛みや呼吸困難,その他のつらい症状をコントロールする

■非薬物治療

患者は適切なサポートを提供されるべきである(→55頁).その目的は心配事について素直に話をする機会を患者に与えることであり(第3章→35頁),医療者が患者の置かれている状況の過酷さに気づいていることを患者に知ってもらうことでもある.例えば,
- 心配していること,恐れていることを話し合って共有する(悩みは話せば軽くなる)
- 誤った考えを修正する

- 不確かさに対処するための戦略を立てる(➡ 44 頁)

 これらの一般的なアプローチはさまざまな治療法によって強化され，多職種のさまざまなメンバーによって提供される．例えば，
- リラクセーション(作業療法士，補完療法士による)
- 作業療法(作業療法士，クラフト療法士による)
- 芸術療法(例えば，美術，音楽療法士)

 この一般的アプローチによく反応する患者には，抗不安薬を処方する必要はないであろう．

 上記にも反応しない激しい不安(もしくはパニック発作)をもつ患者には，より専門的な心理的アプローチが考慮される．例えば，認知行動療法である．認知行動療法と薬物治療の効果は同等である[3]．しかし，有効性には限りがある可能性がある．

■薬物治療

 一部の患者においては，精神的なサポートとともに薬の処方が必要である．それらは使用期間に合わせて調節される．
- 予後が 2～4 週以内の場合：ベンゾジアゼピン系薬．例えば，
  - ジアゼパム 2～10 mg，就寝前と必要に応じて経口投与
  - ロラゼパム 0.5～1 mg，1 日 2 回と必要に応じて経口投与
- 予後が 2～4 週以上の場合：選択的セロトニン再取り込み阻害薬(SSRI)(±最初にベンゾジアゼピン系薬)
  - 不安-うつ病(➡ 348 頁)
  - 持続性のパニック発作(以下参照)

 プレガバリン(リリカ®，➡ 354 頁)の効果発現は早いが，反応率は SSRI やベンゾジアゼピン系薬よりも低い．抗うつ薬に反応しない患者に一般的に使用される．

 抗精神病薬は一般的に，せん妄もしくは精神病性障害に続発する不安，あるいはベンゾジアゼピン系薬や抗うつ薬が無効な不安に対して使用される．

パニック発作　Panic attacks

 パニックは大きな脅威への防衛的な「闘争・逃走反応(戦うか逃げるか反応)」の一時的機能不全であり，いずれにおいても自己や現実感が失われ，精神的な混乱が起こる．

 死に瀕すると運命に押しつぶされそうな感覚または絶対的な絶望感がしばしば続く．

 パニックはさまざまな自律神経症状と関係している(**Box B**)．それは生理的に過酷であるが，無期限に維持されるわけではない．パニック発作は集団の中で生じる場合がある．

> **Box B　パニック発作の徴候**[4]
>
> 激しい恐れあるいは不快感が生じている間に，以下の症状の4つあるいはそれ以上が急激に発現し，10分以内にピークに達する．
> - 動悸，心悸亢進，もしくは心拍数の増加
> - 発汗
> - 振せんまたはふるえ
> - 呼吸困難感または息苦しさ
> - 窒息感
> - 胸痛または胸部不快感
> - 悪心または腹部不快感
> - めまい，不安定感，ふらふらする，もしくは気絶
> - 現実感喪失(非現実的な感情)または離人症
> - 制御できなくなる，もしくはおかしくなることへの恐怖
> - 死への恐怖
> - 感覚異常(麻痺またはうずき感)
> - 寒気または熱感

評価

生命を脅かす病気において，パニックは，
- 既存の不安障害を悪化させるもの(この場合，パニック発作の徴候はがんの診断に先行することがある)
- 患者の現在の状況に対する反応である
- コントロールされていない症状，特に呼吸困難に続発する(以下参照)
- 興奮性のせん妄の特徴
- コルチコステロイドなどの薬によって引き起こされる
- 脳腫瘍患者における側頭葉てんかんの一形式の症状としても起こる

呼吸困難を伴う患者はパニック発作のリスクが増している(**図1**)．実際，呼吸困難の強い患者はすべて，パニック発作の有無について「スクリーニング」されるべきである(➡ 151頁)．

例えば，発作中の窒息や死への恐れなど，発作や結果に関する持続的な恐れが共通の特徴である[5]．呼吸器症状に関するパニックの他の特徴は，
- 安静時に起こる呼吸困難のエピソード
- 労作と呼吸困難との関係性の乏しさ
- 数分以内の呼吸困難の急速な変動
- 特定の社会的状況に関係した呼吸困難

運動ニューロン疾患/筋萎縮性側索硬化症(MND/ALS)の終末期の患者には，恐怖を感じていても，その感覚を声に出すことができない患者がいる．なぜなら，それらの患者はしばしば初期の呼吸不全があり，非言語的に表現された恐れがパニックのエピソードを反映している可能性があるためである．

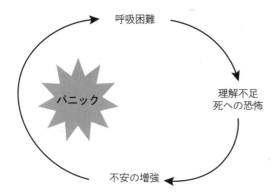

図1 呼吸困難はパニックの一般的な誘因（きっかけ）である

治療（マネジメント）
■治せるものを治す
可能な場合，原因別に治療薬を使用する．例えば，側頭葉てんかんの徴候として起こっているパニックに対する抗てんかん薬など．

■非薬物治療
「不安」の項を参照のこと（➡ 191 頁）

息を切らしている患者におけるパニックは，しばしば気持ちを静めることで落ち着き，過換気患者は十分な呼気を確保することに集中し，よりゆっくり呼吸するように奨励することで落ち着いてくる．最適な呼吸技術，呼吸の制御と緩和などを患者に教えるべきである（➡ 155 頁）．

呼吸困難との関係の有無にかかわらず，パニック発作の原因を調べることが重要である．終末期状態の患者にはパニックが増悪する明らかな理由がある．すなわち，間近に迫った死への恐れである．恐れをごまかすのではなく，共感的に話し合うことで恐れを減少させることができる．

率直な議論ができるパニック発作の患者には，認知行動療法を選択すべきである[6]．しかし，有効性が制限される可能性がある．

■薬物治療
「不安」の項を参照のこと（➡ 191 頁）

（小田幸治）

うつ病　Depression

　大うつ病は進行がん患者の5〜20％にみられる[1]．加えて15〜20％の患者が苦痛や絶望などが主要な原因になりそうな深刻な抑うつを経験している．

　うつ病の症状は，死別の悲しみ(悲嘆)や無気力感(スピリチュアルな苦痛，失望，病気と闘う意味を失う)[7]，がんによる身体症状(拒食，睡眠障害，便秘，体重減少)と重なるため，しばしば臨床的に認識されない．さらに，多くの患者が負の感情を無視したり隠そうとしたりする(「私はそれを受け入れて付き合っていくしかない」)．

　うつ病(ないし抑うつ)を特定することは重要である．なぜなら従来の治療法で80％の患者が良好な反応を示すからである．未治療のうつ病では，

- その他の症状を強める
- 社会的な引きこもりを招く
- 「やり残したこと」を達成できなくなる

臨床的特徴と評価

　身体的に衰弱している状態でうつ病を診断するのは難しい(早わかり臨床ガイド➡198頁)．

　他の所見に頼らず，患者に直接気分について尋ねることが重要である．以下のような質問が有用である．

　「うまくやれていますか？」「調子はどうですか？」「最近気分はどうですか？」「落ち込んでいませんか？」「これまでにひどく落ち込んだことはありませんか？　今，それに近いようなことが起こっていませんか？」[8]

　一見すると抑うつの患者だが，活力がなく，死に瀕し，生きる喜びを失っていることもある．より健常な患者では以下のことを区別する必要がある．

- 個人の環境の変化による悲嘆(適応反応)
- 深刻な痛み，つらい症状，不安，不眠，絶望感による気力の低下
- うつ病(Box C，図2)

　うつ病の身体症状とがんの身体症状は重なるため評価が難しい．

- 拒食
- 体重減少
- 便秘
- 睡眠障害
- 性欲減退

　疑わしい場合は判断を1〜2週間遅らせてもよい．緩和ケアによる総合的なサポートがあれば，その間に気力が上がり，適応反応が働くかもしれない．

　しばしば有効なスクリーニングツールが役立つ(エジンバラうつ病尺度など)[9,10]．

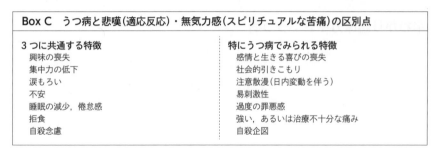

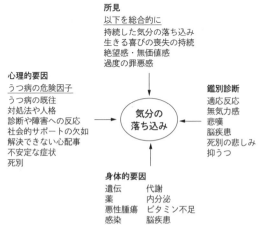

図2 気分の落ち込みを評価する4つの側面

しかし，これらは明確ではない限り，状況を明らかにはしない．疑わしい場合は精神科医へのコンサルトが必要である．

自殺念慮のある患者の約半数はうつ病や他の精神疾患が原因である(➡ 20 頁)．

説明

説明の仕方は，患者の身体的および心理的状態によって異なる．うつ病は恥ずべきことでないことを伝えられると患者はしばしば安心する．例えば，

「あなたはうつ病になっているようです．からだの病気があることは大変なことだし，精神的にも疲れやすくなります．ストレスを抱え続けると脳内の化学物質が減少し，結果としてうつ病や抑うつになります．抗うつ薬は脳内の化学物質の増加を助けます」

治療(マネジメント)

「早わかり臨床ガイド」に要約されている．「抗うつ薬」(➡ 348 頁)も参照のこと．

早わかり臨床ガイド：うつ病　Quick clinical guide: depression

> 悲嘆や流涙は一時的な自殺念慮に関連していたとしても，うつ病の診断や抗うつ薬の処方を正当化しない．しばしばそれらは適応反応の一部であり，時間とともに改善する．抑うつというより無気力感であり，症状マネジメントや心理的サポートに反応することがある．

評価

1. スクリーニング：進行がん患者のおよそ5〜20％が大うつ病を発症する．すべての患者に合わせた具体的な質問がない限り見逃されるだろう．
   「最近の気分はどうですか？　落ち込んでいませんか？」
   「これまでにひどく落ち込んだことはありませんか？　今，それに近いようなことが起こっていませんか？」

2. 評価面接：うつ病が疑われる場合，適切な刺激を与えながら相手に話すように促し，患者の気分を診察する．以下の症状はうつ病を示唆する．
   - 持続した気分の落ち込み(数週間ほぼ毎日) ｝主要な症状
   - 持続した生きる喜びや興味の喪失(無快楽症)
   - 日内変動(朝が悪く，夕方に改善する)
   - 早朝覚醒(通常より1〜2時間早い)があり不快に感じる
   - 絶望感・無価値感
   - 罪悪感
   - 家族や友人と距離を置く
   - 持続する自殺念慮や自殺行為
   - 安楽死の希望

3. 鑑別診断：うつ病とがん，またうつ病と悲嘆の症状は重複する．もし患者がうつ病かどうか疑わしい場合は，1〜2週間総合的なサポートや改善した症状マネジメントのうえで検討する．それでもはっきりしない場合は心理療法士や精神科医の判断を仰ぐ．

4. 医学的原因：以下のような原因でも抑うつはみられる．
   - 全身状態(高カルシウム血症，転移性脳腫瘍)
   - 治療困難な身体症状に対する反応
   - 薬(抗がん薬，ベンゾジアゼピン系薬，抗精神病薬，コルチコステロイド)

治療(マネジメント)

5. 治せるものを治す：特に強い痛みや不快な症状などの原因を治療する．

PCF 抗うつ薬の推奨

第一選択薬
精神刺激薬[メチルフェニデート(リタリン®)(訳注:本邦では,この適応では使用が許されていない)]
　予後が2~4週間以内の場合:
- 2.5~5 mg を 1 日 2 回から開始(朝食後・昼食後に内服)
- 必要であれば 2.5 mg を 1 日 2 回ずつ増量し,20 mg を 1 日 2 回まで増量
- 場合によって大量が必要であれば 30 mg を 1 日 2 回または 20 mg を 1 日 3 回(本邦では,この使用法は許されていない)

SSRI[セルトラリン(ジェイゾロフト®),シタロプラム(本邦未導入)]
　予後が2~4週間以上の場合や不安が関係している場合:
- 筋弛緩作用はないが,初期は不安が増強される恐れがある
- 必要であればジアゼパム(セルシン®,ホリゾン®)を就寝前に処方する
- セルトラリン(ジェイゾロフト®) 50 mg を 1 日 1 回,またはシタロプラム(本邦未導入) 10 mg を 1 日 1 回から開始し,後者は 1 週間で 20 mg まで増量する
- 4 週間後に改善がみられない場合,または 6~8 週間後に部分寛解しかみられない場合は,
  ▷ セルトラリン(ジェイゾロフト®)を 50 mg ずつ,またはシタロプラム(本邦未導入)を 10 mg ずつ増量
  ▷ 第二選択の抗うつ薬に切り替え
- 1 日最大量はセルトラリン(ジェイゾロフト®) 200 mg,シタロプラム(本邦未導入) 40 mg まで〔60 歳以上,肝障害,シメチジン(タガメット®)やオメプラゾール(オメプラール®)など CYP2C19 阻害薬を内服している場合は 20 mg まで〕
- 退薬症候は起こりにくい

第二選択薬
別の SSRI[セルトラリン(ジェイゾロフト®),シタロプラム(本邦未導入)]
　投与量は上記参照.
ミルタザピン(リフレックス®,レメロン®)
　不安や焦燥感の強い患者に適している.
- 15 mg 就寝前から開始
- 2 週間後に改善がほとんどみられなかった場合,30 mg 就寝前まで増量
- 抗ヒスタミン薬と併用すると鎮静が起こるが,大量であればノルアドレナリンの作用により鎮静作用は弱くなる
- 三環系抗うつ薬より副作用が少ない
  4 週間後も反応がなければ,追加療法を検討する.

追加療法
- 精神科医の助言を求める
- 薬を増量する
- 抗うつ薬の切り替え
- 選択的セロトニン再取り込み阻害薬(SSRI)やセロトニン・ノルアドレナリン再取り込み阻害薬(SNRI)とミルタザピン(リフレックス®,レメロン®),オランザピン(ジプレキサ®),クエチアピン(セロクエル®)の併用

6. 非薬物治療
- 治療できる症状であることを説明し改善を保証する
- 緩和ケアデイセンターの環境が抑うつの患者に有益なことがある
- 特定の心理療法(臨床心理士などによる)
- チャプレンや芸術療法士などの心理社会的な専門家は治療的な役割をもつが,同時に複数の専門家を紹介することで患者を圧倒させないようにする

7. 薬物治療
   - 4週間以上の予後が予想される場合は従来の抗うつ薬を処方する．4週間未満の場合は精神刺激薬を検討する〔訳注：本邦ではペモリン（ベタナミン®）が軽症うつ病に適応があるが，日本うつ病学会によるうつ病治療ガイドラインでは推奨されていない〕
   - 衰弱している患者では，体調のよい患者より抗うつ薬の初期投与量および維持投与量は一般的に少なくする
   - いずれの抗うつ薬も突然中止すると退薬症候を起こしうる．一般的に4週間以上かけた漸減法で中止する
   - 単剤の選択的セロトニン再取り込み阻害薬（SSRI）であれば漸減せずにすぐに他剤に切り替えることができる．ミルタザピン（リフレックス®，レメロン®）15 mgであればSSRI〔フルオキセチン（本邦未導入），シタロプラム（本邦未導入），パロキセチン（パキシル®）20 mg，もしくはセルトラリン（ジェイゾロフト®）50 mg〕に切り替えることができる
   - 大量のSSRIは切り替えの前に漸減する
   - 三環系抗うつ薬（TCA）やモノアミン酸化酵素阻害薬（MAOI）の切り替えには注意が必要である

自殺のリスク　Suicide risk

進行性疾患患者では自殺のリスクが高まる．リスク因子として以下のようなものがある．
- コントロール不良の痛みやその他の症状
- 病状の進行や予後不良
- せん妄や脱抑制
- 社会的サポートの欠如
- 薬物の乱用
- 精神疾患や自殺の既往歴・家族歴

自殺念慮とは自分自身の人生を終えたいという考えと定義される[1]．多くの臨床医は恐れているが，自殺念慮や自殺企図について尋ねることで自殺念慮が高まることはない．

ほとんどの患者にとって自殺念慮は一時的なストレス下で浮上する考えにしかすぎない．しかし，一部の患者では自殺念慮が持続し，確実な計画のもとに自殺することになる．このようなケースでは早急に精神科に相談することが必須である．

不眠 Insomnia

不眠とは入眠や睡眠維持の困難，その結果として日中の機能が低下する状態である．不眠の原因は数多くある(Box D)．

治療(マネジメント)

原因を特定し，可能であれば治療する(就寝前の鎮痛薬を増量し，適切な痛みのコントロールをはかるなど)

■非薬物治療
- マットレスやベッドを変更する
- 睡眠衛生：カフェインやアルコールを避ける，寝る前にたくさん水分を摂取しない，寝室でテレビを観ない，寝室の光や音を小さくする
- どれほど眠ったかにかかわらず，毎日決まった時間に起床する
- 日中の活動を高め，昼寝を避ける
- 恐怖や不安を取り除く(頻発する不快な夢や悪夢を含む)
- 瞑想などの特殊なリラクセーション

Box D　夜間覚醒の原因

身体的原因
　昼夜逆転を伴う認知症
　加齢
　日中の睡眠
　　長い昼寝
　　うたた寝
　　睡眠薬
　刺激
　　光
　　騒音
　　頻尿

心理的原因
　不安
　抑うつ
　夜間に死ぬことに対する恐怖感
　睡眠薬の退薬症候

睡眠障害
　睡眠時無呼吸

不快な諸症状
　呼吸困難
　下痢
　失禁
　痛み
　かゆみ
　むずむず脚症候群
　嘔吐

薬
　アルコール(反動として不眠を引き起こす)
　β遮断薬(悪夢を引き起こす)
　カフェイン
　コルチコステロイド
　利尿薬
　交感神経刺激薬
　睡眠薬の退薬症候

■薬物治療
- コルチコステロイドや利尿薬は朝の内服に変更する
- ゾピクロン(アモバン®)などの睡眠薬
- 抑うつに関連した不眠の場合は，鎮静がかかる抗うつ薬を内服する〔アミトリプチリン(トリプタノール®)，ミルタザピン(リフレックス®，レメロン®)など〕

精神疾患の既往　Pre-existing psychiatric disease

　精神疾患は慢性化や再発をしやすい．双極性障害や統合失調症などの生涯有病率はおよそ1～3％であり，不安障害やうつ病の有病率はより高い．精神疾患の既往のある患者では以下の点が重要である．
- 以前の治療，入院(任意か強制かにかかわらず)，自殺企図について記録する
- 精神科の専門医と連携する
- 新規で処方する際には薬物相互作用を確認する
- リチウム(リーマス®)やクロザピン(クロザリル®)などのハイリスク薬について要件を満たしているか確認する
- 薬物やアルコールに依存している患者を適切な医療につなげる(清潔な針を支給するなどの減有害法を指導する)

（植田真司）

せん妄　Delirium

　せん妄は，身体疾患，中毒や薬物離脱と関連する急性混乱(急性の脳機能不全)を表す医学用語である(Box E)．意識混濁によって理解力の低下や困惑を引き起こし，広範囲にわたる精神神経障害をもたらす．
　せん妄は入院患者の30％以上，終末期においては85％以上にみられる[11]．せん妄は末期の疾患に最もよくみられる精神神経的な合併症であるにもかかわらず，正確に診断されていないことが多い(そして治療につながっていない)．

Box E　せん妄の診断基準[4]

1. 注意の障害(すなわち，注意の方向づけ，集中，維持，転換する能力の低下)．
2. 認知機能の障害(例：記憶欠損，見当識障害，言語障害，知覚障害)は，既存の，確定した，または進行中の認知症ではうまく説明されない．
3. 障害は短期間のうちに出現し(通常数時間～数日)，1日の経過のなかで変動する傾向がある．
4. 病歴，身体診察，臨床検査所見から，その障害が医学的疾患，薬物中毒，薬の使用，または複数の病因による直接的な生理学的結果により引き起こされたという証拠がある．

せん妄は死が近づいた患者を除き，一般的には可逆性である．死が近づいた場合，せん妄に対するマネジメントはつらい症状や行動のコントロールが中心となる．

臨床的特徴

せん妄の臨床的特徴は，多くの異なった原因にもかかわらず，中核となる症状群があるなど，かなり固定的である(**Box F**)．覚醒レベルと認知機能の障害は概して急性発症であり，数時間から数日で起こる．

せん妄は一般的に，その覚醒レベルと精神運動活動に基づいて3つの臨床的なサブタイプに分類される．

- 過活動：不穏や興奮，過敏性，幻覚，妄想などが特徴的である(薬物中毒によるせん妄や薬物・アルコール離脱によるせん妄に多い)
- 低活動：精神運動活動の減少や無気力，周囲に対する意識の低下などが特徴的であり，幻覚や妄想はあまり多くない(低酸素，代謝障害，脳症によるせん妄に多く，死のリスクが高い)
- 混合型：不穏と無気力の両方の特徴が交互に起こる

過活動型せん妄は自律神経系の過活動(顔面紅潮，散瞳，結膜充血，頻脈，発汗)を伴うことがある．

特に低活動型せん妄において幻覚・妄想の存在を認識するには，臨床的に疑うことが役に立つ．例えば，活動性が低下している引きこもった無気力な患者は，以下のよ

Box F　せん妄の臨床的特徴

前駆症状(不穏，不安，睡眠障害，易刺激性)
変動性の経過．
支離滅裂な思考
まとまりのない会話
注意保持の困難(容易に他に転じる)
　固執(新しいことに注意を向けることができない)
　短期記憶障害(新しいことを覚えられない)
　時間，場所，人などの見当識障害
精神運動活動の増加または減少
　覚醒の変化
　運動障害(例えば，振せん，ミオクローヌス)
　睡眠覚醒リズムの障害
感情症状(情緒不安定，悲しみ，怒り，気分高揚，恐怖)
興奮(騒々しい攻撃的な行動を伴うこともある)
知覚の変動
　誤解(例えば，見知らぬ人を死んだ母親と間違える)
　幻覚(幻聴よりはむしろ幻視や幻触)
　精神病症状や妄想(あまり系統立っていない)
皮質の異常(書字困難，構成失行，失語)
脳波の異常(全般性の徐波化)

うなことがみられるかもしれない．
- 寝具や宙を「つかむ」．これは幻覚を示している
- 目を頻回に左右に動かすなど苦しんでいるようにみえる．これは幻覚や妄想，あるいはそのいずれかの可能性を示している

患者の興奮が明らかでなくても，そのような徴候は抗精神病薬の必要性を示す（以下参照）．

> 注意：以下がみられる患者はしばしば区別がつきにくく誤診される．
> - 言われたことが取り込めない．
>   ▷ 難聴
>   ▷ 不安
> - 混乱した会話
>   ▷ 集中力の低下
>   ▷ 健忘失語
> - 非けいれん性てんかん重積症（→ 214 頁）
>
> 入眠時や覚醒時の幻覚は通常起こりうる現象であり，病的なものでもせん妄を示すものでもない．

病因

すべての人にせん妄のリスクがあるが，リスクは人それぞれ異なり，身体的および心理的な脆弱性による（Box G）．このように，個々の「せん妄の閾値」の観点から考えることが有用である．

リスク因子は相乗的な傾向にある．オピオイド鎮痛薬の使用や認知機能障害や臓器障害は主要なリスク因子である．高齢者において，夜間の鎮静の見かけ上の適切な投与量の処方はせん妄を促進しうる．

評価

せん妄診断の最も信頼されている基準は Box E に示す DSM-5 の診断基準に基づく臨床医の評価であり，Box F で詳述した．臨床研究的な検査はせん妄を診断できない．

患者が（例えば，認知症によってなど）の認知機能に問題がなければ，名前や住所を正確に書いたり，時計を正確に描いたりできないことを評価することが，時間がかかる侵襲的なテストと同じくらい早期のせん妄を見つける指標となるかもしれない．

死期が近い患者では，評価は主として可逆性の促進因子（Box G 参照）に限定される．特に，尿閉，便秘，コントロール不良な痛み，感染，薬物中毒，急性のアルコールまたはニコチンからの離脱といったものである[12]．

死期が近くない患者において，せん妄の原因が明確でない場合は以下の項目が有用

Box G　せん妄のリスク因子		
せん妄の閾値を下げるもの	せん妄を促進させる要因	
高齢者 認知症 学習障害 視覚障害 聴覚障害 せん妄の既往 アルコール乱用 うつ病 身体活動の減少	環境変化 不慣れな過度の刺激 　過度の室温(暑すぎる/寒すぎる) 　ベッドのシーツ上のパン屑 　濡れたシーツ 全身状態の悪化 　疲労 コントロール不良な症状 　痛み 　便秘 　尿閉 　感染 　脱水 　低酸素血症 　不安 　抑うつ 原発性と二次性 　脳腫瘍 　腫瘍随伴症候群	チアミン欠乏 生化学的異常 　高カルシウム血症 　低ナトリウム血症 薬剤性 　オピオイド鎮痛薬 　ベンゾジアゼピン系薬 　抗ムスカリン様作用薬 　コルチコステロイド 　化学療法 　多剤併用 離脱状態 　アルコール 　ニコチン 　向精神薬 臓器障害 　肝臓 　腎臓 　呼吸器 不眠 手術 外傷

かもしれない.
- 酸素飽和度
- 血液検査：FBC，尿素，クレアチニン，電解質，カルシウム，肝機能，グルコース
- 培養：血液，尿，痰
- 画像：胸部 X 線

頭部 CT および MRI は特に頭蓋内病変が疑われる際に用いられる．

治療(マネジメント)
■治せるものを治す
例えば,
- 導尿および摘便
- オピオイド鎮痛薬，向精神薬，抗ムスカリン様作用薬を減量する(可能であれば)
- 低酸素血症に対する酸素投与
- 感染に対する抗菌薬投与(適切であれば)
- 脳腫瘍に対するデキサメタゾン(➡ 373 頁)
- アルコールの離脱症状に対するベンゾジアゼピン系薬投与
- タバコの離脱症状に対するニコチン代替療法

■非薬物治療

家族には患者の精神状態における原因とその変動について明確な説明が行われるべきである．彼らは，患者が「気が狂っている」のではないことを保証されるべきであり，もし彼らが患者の言うことを否定するようであれば，強く説得しすぎないように忠告する必要がある．

試みとして，患者がつらさを表現できるよう手助けをするべきである．誤解や悪夢，幻覚はしばしば患者の恐怖を示している．そして，それらの内容は細かく診察されるべきである．加えて，

- 礼儀と尊敬をもって患者を治療し続ける
- 何が起こっているのか，そして理由が何かを説明する
- せん妄は狂気ではなく，時折意識が清明になることを強調する
- 手助けのために何ができるかを述べる
- 患者の意見に答える
- 冷静になり，対立を避ける
- 重要で役立つ情報を繰り返し伝える
- 以下によって不安や疑いを和らげ，誤解を減じる
  ▷ 夜間照明の使用
  ▷ 患者に対応するスタッフの数を限定する
  ▷ すべての手順を詳細に説明する
- もしせん妄の徴候があれば，「あなたが数時間ゆっくり休めるように」という説明のもと抗精神病薬を処方する
- もし動けるのであれば，患者は付き添いのもとに歩き回るのを許されるべきである

できる限り患者の環境の変化を避け，感覚刺激が最小限の個室を提供し，家族や親友にできるだけ側にいるようにしてもらえるように促すこと．

ベッド柵のように患者を拘束したり，危険にさらしたりするものは使用するべきではない．一対一の看護は患者の安全を保障するために必要となる．

■薬物治療

特に根本的な原因を取り除くことができないときは，過活動・低活動型せん妄に対して抗精神病薬の使用を考慮する（➡ 363 頁）．

もし患者が興奮したままなら，ベンゾジアゼピン系薬を追加することが必要になるかもしれない（➡ 365 頁）．死期が近づいた患者に抗精神病薬とベンゾジアゼピン系薬を併用すると，ほぼ確実に患者の意識レベルを下げ，結果として死に至るまで深い鎮静をもたらすことになる．

表1 認知が障害される疾患の比較

せん妄	認知症
精神的な曇りの状態(情報・刺激が入ってこない)	脳の損傷(情報が保持されない)
急性または亜急性に発症する	慢性的疾患(しかし疾患が進行した段階では急速に発症したようにみえる)
一進一退し，清澄な認知状態のときもある	一般に進行性である
可逆的(終末期ではそうではない)	不可逆的
幻覚がある	幻覚は一般的ではない
話が散漫で，支離滅裂である	話がステレオタイプで，限られたことばかりになる
日内変動がある	常に(疾患が進行すると)
認識があり，不安をもっている	認識がなく，何も気にしない(疾患が進行すると)
過活動，または低活動	運動障害は少ないか，まったくない(末期になるまで)
一時的だが，体系化された妄想をもつ	妄想は稀である(レビー小体型認知症，死後の診断を除く)

認知症　Dementia

　認知症は，せん妄と同様に，認知障害と精神錯乱(混乱)が特徴である．認知能力の欠如は Mini-Mental State Examination などのテストによって発見される．

　認知症とせん妄には共通する特徴が多数あり，時には併発することもあるが，鑑別が重要である．なぜなら，認知症とせん妄では，
- 疾患の経過が明らかに存在する
- 疾患の進行パターンが異なる
- 異なる治療が必要である(**表1**)からである

　認知症の最も多い原因はアルツハイマー病であり，大脳のアテローム性動脈硬化症とレビー小体型認知症もある．コリンエステラーゼ阻害薬が認知障害を減らすために使われている．

　行動障害には，興奮する，暴力をふるう，不適切な行動(文化的に，性的に許容されない行動)をする，物などを溜め込むなどの行動や，睡眠障害が含まれる．

認知症患者の攻撃的な問題行動のマネジメント
■治せるものを治す
　認知症患者が興奮するのには多くの理由があり，苦しくつらい状況に対する然るべき反応であることもある．可能であれば，興奮のスイッチが入る要素を治療するか変えなければならない．
- 感染症
- 痛み，つらい症状

●環境要因

新しい介護スタッフがかかわる際には，患者の日常生活の決まりごとに気をつかうことを確認する．「これが私だ(This is me)」などのツールを使うことも考慮する[13]（訳注：「This is me」とはイギリスのアルツハイマー協会が発行している記入式のリーフレットである．パーソン・センタード・ケアのために用いるもので，患者の氏名，身体状況と介護ニーズのほかに，趣味や経歴なども記入できるようになっている．下記の URL から PDF ファイルをダウンロードできる．www.alzheimers.org.uk/info/20113/publications_about_living_with_dementia/415/this_is_me）．

もし，興奮している理由をみつけられなければ，アセトアミノフェンが経験的に有効であるので試してみるとよい．痛みの原因の探索は難しいものである．無作為化比較対照試験では，鎮痛薬を段階的に(アセトアミノフェン → オピオイド鎮痛薬 → プレガバリン)試すことによって，特別な痛みのみられない，ほとんどの患者の興奮を鎮めることが示されている[14]．

■非薬物治療

構造的な行動療法が認知症の神経精神科学的側面と行動科学的側面に対する治療の中心である．行動障害の非薬物的トレーニングは，向精神薬の投与の必要性を減らす[15]．

■薬物治療

向精神薬の投与は他の治療法が成功しなかったときに限定すべきである．抗精神病薬を攻撃的な問題行動に使用しても効果は限定的で，一般的に好ましくない作用(副作用，脳血管障害リスクと全死亡率を高めることも含まれる)のほうが上回ってしまう[16]．抗うつ薬，ベンゾジアゼピン系薬，抗てんかん薬に効果がないことは一貫している．薬物治療が必要なときには専門医の助言を求めること．選択肢は下記の通りである：

- ハロペリドール(セレネース®，→ 361 頁)
- 非定型的抗精神病薬．例えば，オランザピン(ジプレキサ®)，クエチアピン(セロクエル®)，リスペリドン(リスパダール®，→ 361 頁)
- コリンエステラーゼ阻害薬(効果は限定的だが忍容性はよい)
- トラゾドン(50 mg を就寝前に服用，睡眠障害が顕著な場合に)[16]

効果のある最低投与量を最短期間のみ使うこと．投与量を 2〜3 か月単位で減らしていけば，投薬を中止したときに状態が悪化することがない[16,17]．

(井上真一郎)

頭蓋内圧亢進　Raised intracranial pressure

　頭蓋内圧亢進は，頭蓋内占拠性病変，脳脊髄液循環障害，びまん性頭蓋内病変などが原因で発症する．急性に発現するか，慢性の経過をとる．発症は急性もあれば，長期間潜行したうえでの発症もある．代表的な疾患としては，
- 原発性および転移性脳腫瘍
- 頭蓋内出血
- 脳膿瘍
- 治療薬．例えば，リチウム(リーマス®)，テトラサイクリン系抗菌薬など

臨床像
　臨床像は原因および症状の進展速度により異なる．
- 頭痛：典型的な例では，朝の覚醒時，咳やいきむときに増悪する
- 嘔吐：早朝に増悪する
- 行動の変化
- 視力障害
- 拍動性耳鳴
- けいれん発作

　臨床検査所見としては，
- うっ血乳頭(必発ではない)
- 神経学的局在所見．例えば，脳神経症状など
- 意識レベルの低下
- 心拍数低下と血圧上昇

評価
　脳の造影 CT または造影 MRI により原因病変を確定し，治療方針を立てる．患者の状態が不良のため検査ができないときには，コルチコステロイドを投与して(下記参照)，症状改善をはかったあとに予定の検査を進める．

治療(マネジメント)
　治療(マネジメント)は常に説明から始め，全般的支援のもとに行う(➡ 55 頁)．
　脳腫瘍の患者には次の処方をする．
- コルチコステロイド：例えば，デキサメタゾン(デカドロン®，➡ 373 頁)
- 適切な鎮痛薬(➡ 333 頁)および制吐薬(➡ 351 頁)

　けいれん発作が生じていなければ，抗てんかん薬は投与しない．
　他の治療法については，腫瘍の発生部位・数・大きさ，病理学的診断，パフォーマ

ンス・ステータスを考慮して選択する．次のような方法がある．
- 外科的摘除術
- 放射線治療（全脳照射，定位放射線治療）
- 個々のがんに対する専門的多職種医療チームとの協議

けいれん発作　Seizures

原因
進行性疾患にはけいれん発作を起こす原因が多く存在する（Box H）．

評価
診断の根拠は，患者自身，家族，友人から聴取した病歴や，発作時の目撃者から得られることが多い．2つの疑問について考えておく必要がある．
- けいれん発作であったのか？
- 原因は妥当であるか？

■けいれん発作であったのか？
誘発因子（例えば，テレビを観ているとき，睡眠不足のとき），前兆や前駆症状，あるいは身体片側の症状（部分発作に多い）などがある場合はてんかんの可能性が高い．
- けいれん発作中には，
  - 咬舌，特に舌の辺縁
  - 大便の失禁（尿失禁との関連性は低い）
  - 発作性常同運動：例えば，全身の硬直（けいれん発作の強直相）に続く，急激な反射性筋攣縮が規則的に反復する運動（けいれん発作の間代相）
  - チアノーゼを伴う無呼吸発作
- けいれん発作後には，
  - 眠気
  - 意識の混濁
  - 健忘症
  - 筋肉の痛み

主な鑑別疾患として，失神発作と心因性けいれん発作がある．失神発作は，「頭がぼんやりする，ふらつく」という感覚が先行することがあるが，前兆や身体片側の症状はない．意識消失は非常に短く（20秒未満），速やかに意識が回復する．筋肉の攣縮運動は低酸素血症に続発することがある．

心因性けいれん発作の患者は，精神疾患の既往歴がある可能性がある．患者は身動きを止め，目をきつく閉じ，眼球を左右に休みなく動かしている．急激に腰を突き上

Box H　けいれん発作の原因	
がん 　転移性脳腫瘍 　原発性脳腫瘍 **薬**※ 　抗精神病薬 　レボドパ(ドパストン®) 　三環系抗うつ薬 　テオフィリン(テオドール®) 　トラマドール(トラマール®) 　離脱症状 　　抗けいれん薬 　　ベンゾジアゼピン系薬 **感染** 　脳膿瘍 　クロイツフェルト・ヤコブ病 　脳炎 　HIV 　マラリア 　髄膜炎 　敗血症 　結核 **心疾患** 　不整脈　　　　　　　　｝低酸素血症の原因 　高度の大動脈弁狭窄症	**薬物乱用** 　アルコール過量摂取/離脱症状 　アンフェタミン 　コカイン **代謝性疾患** 　低/高血糖 　低/高ナトリウム血症 　低/高カルシウム血症 　低マグネシウム血症 　尿毒症 **神経疾患** 　頭部外傷 　多発性硬化症 　神経変性疾患 　　アルツハイマー病 　　多発梗塞性認知症 　可逆性後頭葉白質脳症 　一次性(素因性)てんかん 　脳血管障害 **漢方薬** 　イチョウ葉 **その他** 　ポルフィリン症 　全身性エリテマトーデス 　サルコイド

※訳注：ここにあげられているほかに，NSAIDsのフルルビプロフェンアキセチル(ロピオン®)とニューキノロン系抗菌薬の併用もけいれんを生じるリスクが高い(併用禁忌とされている).

げる運動や下肢を強く伸展する運動など，異常で奇異な運動を目にすることがある．呼吸は持続しているため，チアノーゼになることはない．失禁や咬舌は少ない．治療が一向に効かないことが多い．

■原因は妥当であるか？

　死が差し迫っているのでなければ，けいれん発作の原因について検索を進める(**Box H**)．これまでの服薬歴を調べ，抗てんかん薬の服薬遵守度が低くなかったか，抗てんかん薬と他の薬との相互作用の問題はなかったか，けいれん発作の閾値を下げる薬を服用していなかったか，などについて考慮する．

　施行すべき検査法としては，
- 血算：全項目
- 血液検査：尿素窒素，クレアチニン，電解質，肝機能，カルシウム，マグネシウ

ム，血糖値
- 心電図/胸部X線単純写真
- CT検査/MRI検査
- 腰椎穿刺
- 脳波検査

治療（マネジメント）
■けいれん発作とてんかん重積症の初期治療
　一般に，ベンゾジアゼピン系薬を投与する．
- ミダゾラム（ドルミカム®）10 mgを口腔粘膜投与・皮下注射・筋肉内注射・静脈内注射：これでけいれんが抑制されなければ，10分後に追加投与する．または，
- ミダゾラム（ドルミカム®）を用意していないとき：ジアゼパム（ダイアップ®坐剤）10～20 mgを直腸内投与．これでけいれんが抑制されなければ，10分後に追加投与する

　けいれん発作が一定の経過をたどることがわかっているとき，すなわち発作が5分以上は続かないか，1時間に3回以上起こらなければ，ベンゾジアゼピン系薬の投与を見合わせてよい．

　重要な留意事項として，
- 血糖値をチェックする
- 患者が低栄養状態，またはアルコール依存症の可能性がある場合，50％ブドウ糖液50 mLおよびチアミン（ビタミンB$_1$）250 mg〔例えば，Pabrinex®（本邦未導入）2バイアル〕を静脈内注射する

　図3は，イギリス国立医療技術評価機構（NICE）のガイダンスを一部改変したものである[18]．ミダゾラム（ドルミカム®）の筋肉内注射はロラゼパム（ワイパックス®）の静脈内注射より有効なことがある[19]．フェノバルビタール（フェノバール®，ノーベルバール®）は多くの緩和ケア施設ですぐに利用できる薬なので，フェニトイン（アレビアチン®）よりも好んで用いられている〔訳注：ジアゼパムが無効な重積発作にはレベチラセタム（イーケプラ®）の静脈内注射もよく使用される〕．てんかん重積症とは，1回のけいれん発作が30分間を超えて持続するか，意識回復のないまま2回以上のけいれん発作が連続して持続するてんかん発作と定義される．

　ホスフェニトイン（ホストイン®）はフェニトインのプロドラッグであり，フェニトインに比べて速い投与ができる．しかし，これら2剤はともに低血圧，不整脈，中枢神経抑制などを起こすため，使用時にはバイタルサイン，心電図などによる注意深い監視が必要であり，救急救命装置を常備しておくべきである．

　救急救命装置を完備していない場合，呼吸抑制作用がほとんどないパラアルデヒド（本邦未導入）の直腸内投与が有用な選択肢となる．

けいれん発作 213

```
                                            必要ならば，全身
                                            麻酔のため集中治
                                            療室に移送
                            フェノバルビタール(フェノバー
                            ル®)10〜15 mg/kg(≦100 mg/      ステップ4
                            分)，最大投与量1 g
                            および/または
                            フェニトイン(アレビアチン®)，
                            または，ホスフェニトイン(ホス
                            トイン®)，レベチラセタム(イー
                            ケプラ®)*(本文参照)
                ミダゾラム(ドルミカム®)     ステップ3
                10 mg 口腔粘膜投与・皮下
                注射・筋肉内注射・静脈内
                注射．必要があれば10分
                後に再投与
   全身管理．例えば，エア        ステップ2
   ウェイ挿入，チアノーゼ
   時に酸素投与，静脈確保，
   外傷の防護，血糖値測定
   など
       ステップ1
```

図3　成人のてんかん重積症のマネジメント．詳細は本文参照
*レベチラセタムは訳者による追記．本邦ではレベチラセタムもよく使用される

■継続的マネジメント

　けいれん発作が消退したあとも，適切な維持投与量を設定して治療を続ける必要がある．

　髄膜炎やアルコール離脱症状などのように，けいれん発作の原因が治療できた場合，抗てんかん薬を長期間投与する必要はない．

　脳腫瘍や脳血管障害のように，その後もけいれん発作が引き続き起こりうる場合，抗てんかん薬の投与を継続する(➡ 354頁)．このような原因で起こるけいれん発作は，たとえ迅速に全身けいれん発作に移行したとしても，部分発作で初発するものである．診断や最適な抗てんかん薬の選択を決めかねるときは神経内科医から助言を得るのがよい．

けいれん発作を起こす患者への予防的抗てんかん薬の投与

　脳腫瘍患者の約20％にてんかん発作が起こる．予防的抗てんかん薬の投与では，脳外科的治療による直接効果のような場合を除き，発作を予防することはできない[20,21]．

> **Box I　非けいれん性てんかん重積症の臨床症状**
>
> **認知に関する症状**
> 　錯乱
> 　失語症
> 　性格・人格の変化
> 　恐怖感
> 　妄想観念
> 　精神障害
>
> **運動に関する症候**
> 　自動症
> 　変動する瞳孔径(瞳孔動揺)
> 　眼球振盪
> 　軽度の単肢クローヌス

非けいれん性てんかん重積症　Non-convulsive status epilepticus

　非けいれん性てんかん重積症(NCSE)とは，てんかんの発作活動を示す特徴的な脳波所見があるが，臨床症状として強直-間代性けいれん発作を示さないものである．脳転移のないがん患者で約5％に発生する[17]．

　NCSEは脳腫瘍の患者で発生頻度が高くなり，けいれん発作を起こす疾患すべてに起こりうる(**Box H** ➡ 211頁)．

　NCSEの臨床症状は認知症やせん妄などの精神疾患，または昏睡などの症状と紛らわしい(**Box I**)．症状は多様な経過をとり，数時間，数日，あるいは数週間にわたり持続する[22, 23]．

　「非けいれん性てんかん重積症ではないか」と，強く疑うことが診断の鍵となり，確定診断には脳波検査が唯一の決め手となる．

　NCSEの治療は，けいれん発作を伴うてんかん重積症と比べると緊急性が低い．症例集積研究によれば，レベチラセタム(イーケプラ®)が最も有効であり，バルプロ酸(デパケン®)やフェニトイン(アレビアチン®)は無効である[24]．**表15** ➡ 357頁も参照のこと．

ミオクローヌス　Myoclonus

　ミオクローヌスは，突然に，すばやく，不規則に繰り返すショック様の不随意運動である．

　ミオクローヌスは，
- 焦点性(単一筋または筋群)，局所性，または多焦点性(汎発性)
- 一側性，または両側性(対称性，または非対称性)
- 軽症(トゥィッチング様)，または高度(ジャーキング様)

　ミオクローヌスは一次性筋収縮活動によるか，中枢神経の刺激による二次性筋収縮活動として起こる．後者の場合，てんかんの前段階的現象であり，無視できない病態である．主に死が差し迫った患者に発生する．

原因

ミオクローヌスの原因は，
- 生理学的：例えば，睡眠や驚愕反応に関連するもの
- 一次性（本態性）
- 二次性：
  ▷ 低酸素状態
  ▷ 脳浮腫
  ▷ 神経学的疾患：例えば，てんかん，変性疾患，低酸素脳症，脳血管障害後遺症，脊髄損傷，頭部外傷，脳腫瘍
  ▷ 生化学的疾患：例えば，低血糖症，低ナトリウム血症
  ▷ 腎障害および肝障害
  ▷ 薬の毒性：例えば，抗ムスカリン様作用薬，ガバペンチン（ガバペン®），オピオイド鎮痛薬
  ▷ 薬物離脱症状：例えば，ベンゾジアゼピン系薬，バルビタール系薬，抗てんかん薬，アルコール

ミオクローヌスは，抗精神病薬，メトクロプラミド（プリンペラン®）などのドパミン受容体拮抗薬により悪化する

治療（マネジメント）

可能な限り原因の治療をする．
- 治療薬に関連する原因：例えば，オピオイド鎮痛薬，ガバペンチン（ガバペン®），プレガバリン（リリカ®）の減量または代替薬への切り替えを考慮する
- 代謝性障害：例えば，低ナトリウム血症，尿毒症
  その他の場合はベンゾジアゼピン系薬を使用する．例えば，
- クロナゼパム（リボトリール®，ランドセン®）0.5 mg を就寝前に経口投与．または，
- ミダゾラム（ドルミカム®）2.5〜5 mg を頓用で皮下注射，または1日量として10〜20 mg を持続皮下注入する
  1日数回の臨時服用が必要であれば，投与量の増量をはかる．

有痛性筋攣縮　Muscle cramp

有痛性筋攣縮とは，痛みを伴う不随意の筋攣縮であり，数秒から数時間，時に数日間持続することがあるが[25]，痛みが10分間を超えて持続するときは有痛性筋硬直とする意見もある．

有痛性筋攣縮は誰もが経験するものである．通常，ふくらはぎ（こむら返り）や足の単一筋に発生するが，上肢の筋肉にも発生することがある．有痛性筋攣縮は運動神経

Box J　有痛性筋攣縮の原因	
特発性 　高齢者(夜間に下肢の有痛性攣縮) **急性の細胞外容量の減少** 　利尿薬 　過度の発汗 　消化液の喪失(下痢，嘔吐) 　血液透析 **下位運動ニューロンの障害** 　運動ニューロン疾患/筋萎縮性側索硬化症(MND/ALS) 　ニューロパチー **薬**：例えば， 　アンジオテンシン変換酵素(ACE)阻害薬 　β_2受容体作動薬	**内分泌系** 　副腎機能低下症 　甲状腺機能低下症 **代謝性** 　肝硬変 　低マグネシウム血症 　腎障害 **その他** 　自己免疫性疾患 　遺伝性疾患

から自然発生するものであり，筋肉自体から発生するものではない．

臨床所見としては，
- 突然に起こる急性痛であり，回復の仕方はさまざまである
- 通常，単一筋の全体か，筋肉の一部に起こる筋収縮であり，目に見え，触知できる
- ささいな運動や強い筋収縮運動時に誘発される
- 罹患筋を伸展させると寛解する
- 局部に痛みと腫脹が残る

注意深い診察が鑑別診断の手がかりとなる．
- 筋肉痛が限局性か，広汎性かを鑑別する
- 知覚消失の有無を確認する(あれば神経障害の徴候である)
- 筋力低下・筋萎縮・線維束攣縮(下位運動ニューロン障害の徴候)，および腱反射亢進・筋痙直(上位運動ニューロン障害の徴候)の有無を確認する

想定される原因に従って検査を進める．

原因

有痛性筋攣縮にはさまざまな原因(**Box J**)があるが，原因を確定できないことが多い．時に，筋膜性疼痛症候群のトリガー・ポイント(発痛点)が関係している．

治療(マネジメント)
■治せるものを治す

可能であれば原因の治療を行う．原因と思われる薬は可能な限り減量するか，中止する．

■非薬物治療

有痛性筋攣縮は筋の伸展では誘発も増強もされない．筋の伸展運動（能動運動，受動運動ともに）は重要な非薬物治療の1つである．体操や伸展運動，あるいは両者を1日3回，特に就寝前に行うと，夜間にふくらはぎや足に生じる有痛性筋攣縮の回数と強さを軽減することができる．フレイル患者には理学療法士や看護師，家族が行うのがよい．

5～10秒間，足を強く背屈させる運動を5分間ほど繰り返すと，ふくらはぎと足の筋肉を伸展させることができる．この方法は不快さを伴うが，短時間の苦痛を上回る効果が夜間に現れるので，十分報われる患者がいる[26]．

マッサージとリラクセーションは筋膜性疼痛症候群のトリガー・ポイント（発痛点）に関連して起こる有痛性筋攣縮の治療法として特に重要である．

■薬物治療

局所療法

筋膜性疼痛症候群のトリガー・ポイント（発痛点）に1％リドカイン（キシロカイン®），または0.5％ブピバカイン（マーカイン®）などの局所麻酔薬を注入すると，疼痛感受性を低下させることができる．トリガー・ポイント（発痛点）が筋肉損傷に続発している場合には，コルチコステロイドのデポ剤であるメチルプレドニゾロン（デポ・メドロール®）またはトリアムシノロン（レダコート®）を局部注射すると痛みの誘発遮断に有用である．

全身療法

骨格筋弛緩薬を参照すること（➡ 381頁）．

文献

1 Jaiswal R et al.（2014）A comprehensive review of palliative care in patients with cancer. *International Reviews of Psychiatry.* **26**: 87-101.
2 Wilson KG et al.（2007）Depression and anxiety disorders in palliative cancer care. *Journal of Pain and Symptom Management.* **33**: 118-129.
3 Bandelow B et al.（2007）Meta-analysis of randomized controlled comparisons of psychopharmacological and psychological treatments for anxiety disorders. *World Journal of Biological Psychiatry.* **8**: 175-187.
4 American Psychiatric Association（2013）*Diagnostic and Statistical Manual of Mental Disorders 5th Edition.* American Psychiatric Publishing, Arlington, USA.
5 Smoller J et al.（1996）Panic anxiety, dyspnea, and respiratory disease. Theoretical and clinical considerations. *American Journal of Respiratory and Critical Care Medicine.* **54**: 6-17.
6 McIntosh A et al.（2004）*Clinical Guidelines and Evidence Review for Panic Disorder and Generalised Anxiety Disorder.* University of Sheffield and National Collaborating Centre for Primary Care, London. pp. 1-421.
7 Robinson S et al.（2016）A review of the construct of demoralization: History, definitions and future directions for palliative care. *American Journal of Hospice and Palliative Medicine.* **33**: 93-101.
8 Lawrie I et al.（2004）How do palliative medicine physicians assess and manage depression. *Palliative Medicine.* **18**: 234-238.
9 Lloyd-Williams M et al.（2003）Which depression screening tools should be used in palliative care? *Palliative Medicine.* **17**: 40-43.
10 Miller KE et al.（2006）Antidepressant medication use in palliative care. *American Journal of Hospice and Palliative*

Care. **23**: 127-133.
11 Breitbart W and Alici Y (2012) Evidence-based treatment of delirium in patients with cancer. *Journal of Clinical Oncology.* **30**: 1206-1214.
12 Leonard MM *et al.* (2014) Practical assessment of delirium in palliative care. *Journal of Pain and Symptom Management.* **48**: 176-190.
13 Royal College of Nursing and Alzheimer's Society This is me tool. www.alzheimers.org.uk
14 Husebo BS *et al.* (2011) Efficacy of treating pain to reduce behavioural disturbances in residents of nursing homes with dementia: cluster randomised clinical trial. *British Medical Journal.* **343**: d4065.
15 Fossey J *et al.* (2006) Effect of enhanced psychosocial care on antipsychotic use in nursing home residents with severe dementia: cluster randomised clinical trial. *British Medical Journal.* **332**: 756-761.
16 Rabins PV *et al.* (2014) Guideline watch: practice guideline for the treatment of patients with Alzheimer's disease and other dementias. *American Psychiatric Association.* www.psychiatryonline.org
17 Cocito L *et al.* (2001) Altered mental state and nonconvulsive status epilepticus in patients with cancer. *Archives of Neurology.* **58**: 1310.
18 NICE (2012) The epilepsies: the diagnosis and management of the epilepsies in adults and children in primary and secondary care. *Clinical Guideline* CG137. www.nice.org.uk
19 Prasad M *et al.* (2014) Anticonvulsant therapy for status epilepticus. *Cochrane Database of Systematic Reviews.* **9**: CD003723. www.thecochranelibrary.com
20 Glantz MJ *et al.* (2000) Practice parameter: anticonvulsant prophylaxis in patients with newly diagnosed brain tumors. Report of the Quality Standards Subcommittee of the American Academy of Neurology. *Neurology.* **54**: 1886-1893.
21 Miller LC and Drislane FW (2007) Treatment strategies after a single seizure: rationale for immediate versus deferred treatment. *CNS Drugs.* **21**: 89-99.
22 Walker M (2005) Status epilepticus: an evidence based guide. *British Medical Journal.* **331**: 673-677.
23 Lorenzl S *et al.* (2008) Nonconvulsive status epilepticus in terminally ill patients-a diagnostic and therapeutic challenge. *Journal of Pain and Symptom Management.* **36**: 200-205.
24 Lorenzl S *et al.* (2010) Nonconvulsive status epilepticus in palliative care patients. *Journal of Pain and Symptom Management.* **40**: 460-465.
25 Miller TM and Layzer RB (2005) Muscle cramps. *Muscle Nerve.* **32**: 431-442.
26 Coppin RJ *et al.* (2005) Managing nocturnal leg cramps-calf-stretching exercises and cessation of quinine treatment: a factorial randomised controlled trial. *British Journal of General Practice.* **55**: 186-191.

さらに読むべき本

Khasraw M and Posner JB (2014) Neurological complications of systemic cancer. *Lancet Neurology.* **9**: 1214-27.
Van der Sheen *et al.* (2014) White paper defining optimal palliative care in older people with dementia: A Delphi study and recommendations from the European Association for Palliative Care. *Palliative Medicine.* **28**: 3197-3209.

（卯木次郎）

12 その他の症状マネジメント
Symptom management : other

倦怠感 …………………………… 219	自壊した（あるいは潰瘍化した体表の）
浮腫 ……………………………… 222	病変 …………………………… 233
リンパ浮腫 ……………………… 223	褥瘡潰瘍 ……………………… 235
早わかり臨床ガイド：	かゆみ ………………………… 236
リンパ浮腫における蜂窩織炎 …… 230	

倦怠感　Fatigue

　倦怠感は進行性疾患患者，特にがん患者において，一般的な症状であり，本項で焦点を当てる．

　倦怠感とは，持続的でつらい主観的な感覚であり，身体的，情緒的もしくは認知的な疲労の感覚と定義される．がん自体またはがん治療と関連した消耗で，直近の運動量に比例せず，日常の生活能力を著しく妨げる[1]．

原因

　倦怠感の病態生理は明らかでないが，以下と関連がある[2]．
- 免疫システムと炎症の活性化
- 代謝およびミトコンドリア機能の変化
- 視床下部-下垂体-副腎（HPA）軸の機能障害
- 神経内分泌機能の変化

　これらは睡眠障害，気分障害，認知障害，悪液質-食欲不振（→ 111 頁）にも影響し，それにより，さらに身体機能や活動性に影響を与える．

　影響因子としては，
- 疾患のステージ
- がん治療の種類
- 併存疾患
- 薬．例えば，鎮静作用のある薬，ホルモン療法
- 遺伝的変異．例えば，免疫反応の調節に影響する

　一般的に多様な要因が存在している（**Box A**）．

Box A　進行がんにおける倦怠感の要因	
がん 　悪液質-食欲不振 　広範な疾患 　痛みやその他の症状 **治療** 　化学療法 　ホルモン療法 　免疫療法 　放射線治療 　鎮静作用のある薬 　手術 **心理的** 　不安 　抑うつ 　悲嘆 　不眠症	**内分泌** 　副腎機能低下症 　性機能低下症 　甲状腺機能低下症 **代謝性** 　貧血 　慢性腎不全 　脱水 　高カルシウム血症 　低カリウム血症 　低マグネシウム血症 　低栄養 **併発疾患** 　エイズ(後天性免疫不全症候群) 　慢性心不全 　感染 **衰弱** 　身体機能低下

評価

倦怠感について尋ねること，可逆的な要因があるかを検討することが重要である．倦怠感のある外来患者では，定期的にヘモグロビンと電解質を測定する．

治療(マネジメント)

進行性疾患において，倦怠感を大幅に改善することは一般的に困難である．

■治せるものを治す

可能でありかつ適切な場合は，可逆的な要因(**Box A**)を治すことを検討する．痛みやその他の症状の適切なコントロールを行う[3]．もし可能であれば，鎮静作用のある薬の投与量を減らす．

■非薬物治療

患者教育

これには以下のようなアプローチが含まれる[4]．

- 患者の気がかりを聴く(耳を傾ける)
- 活動や運動は一般的に有効であることを説明する．たとえ特別なイベントに参加して疲れ果てたとしても，あるいはどうしてもやりたいと思っていたことに取り掛

かったとしても，それによって悪影響を受けることはないだろう
- 「ペースをつくる(休息したあとに必要な活動を行う)こと」は役に立つ
- よい睡眠を促す．例えば，
  ▷ 夜間の刺激物(例えば，カフェイン，アルコール)を避ける
  ▷ 寝るとき以外にベッドに横になることを避ける
  ▷ 昼寝を1時間未満に制限する
- 変化する環境に適応するために実際的な支援を提供する

運動

ウォーキング，サイクリングといった有酸素運動は，がんに関連した倦怠感のある患者に有益である．さらに，運動は感情的な苦痛を減らし，身体機能やQOL(quality of life)を改善する[5]．

1週間に3～5時間の適度な活動を目標とすることが推奨される．患者が楽しめるような種類の運動を選択し，定期的に運動に取り組むことができるような実施計画を立てることが推奨される．なるべく軽度な運動を短時間から開始し，次第に強度と時間を増やしていくことが必要になるだろう．

輸血

輸血は進行がん患者における倦怠感と呼吸困難を改善することがあるが，効果の持続は2週間程度に限られる．繰り返しの輸血はそれによる利点がない場合は行うべきではない[6]．

利益がない見込み(例えば，死が近い)の患者への輸血は避けることが重要である．

■薬物治療

さまざまな薬ががんに関連した倦怠感の治療に使用されてきたが，ルーチンで処方をすることを支持するエビデンスはない[7]．特定の状況において，考慮される薬は，
- 抗うつ薬：抑うつのある患者，特に睡眠障害がある場合
- コルチコステロイド：短期間(2週間以内)は有効であるが，長期間の使用成績データはない．
- 精神刺激薬：メチルフェニデート〔リタリン®，コンサータ®(訳注：本邦では，この目的での使用は禁止されている)〕やモダフィニル(モディオダール®)は，以下のような患者で限られた役割があるかもしれない．
  ▷ 抑うつで，予後が限られている(2～4週間以内)
  ▷ オピオイド誘発性の眠気(他のオピオイド鎮痛薬への切り替えをまず試すこと)
  ▷ 重度の倦怠感(他の方法で十分な効果が得られなかったとき，最初に2週間試みること)
- エリスロポエチン：安全性の問題，好ましくない作用(副作用)，コストにより，がん治療に関連した貧血などの特定の場合に使用が制限される(製品概要参照)．

浮腫 Oedema

浮腫(組織の間質間隙の過剰な体液による腫脹)は進行性疾患で一般的にみられる特徴である．間質間隙の毛細血管における濾過への流入とリンパ行性の排液による流出の不均衡を反映する．

複数の原因が併存することがある(**Box B**)．基本的なメカニズムは，

- 毛細血管または静脈系の静水圧の上昇(例えば，静脈不全)，血漿蛋白濃度の低下，局所の炎症などによる濾過の増加
- リンパ管やリンパ節の障害，リンパ管の過負荷によるリンパ行性ドレナージの減少
- 体動困難:下肢からの静脈系とリンパ系の還流を維持するためには，筋肉の働きが必須である．

下肢の浮腫は腹水で生じることがあり，特に二次性高アルドステロン症と関連するときに起こる．腹水の排液やスピロノラクトン(アルダクトン®A:抗アルドステロン薬)の使用により浮腫を軽減することができる．

合併症は，痛み，蜂窩織炎(→ 230頁)，体液の漏出などがある．潰瘍化は静脈または動脈疾患と関連して，もしくは体液の漏出(リンパ漏)による組織の浸軟によって起こる．

病歴と臨床像から原因が推定できない場合に考えられる検査は，

- 血液検査
  - すべての項目にわたる血算
  - 血清アルブミン値
  - 血清電解質とクレアチニン値
  - 血清脳性ナトリウム利尿ペプチド(BNP)値(うっ血性心不全の除外のため)

Box B　進行性疾患における浮腫の原因

全身性	局所性
薬	静脈不全
●塩分と水分の貯留	静脈閉塞
例)非ステロイド性抗炎症薬(NSAIDs)，コルチコステロイド	●がんによる外側からの静脈の圧迫
●血管拡張薬	●深部静脈血栓症
例)ニフェジピン(アダラート®)	●下大静脈閉塞症候群
●機序不明	●上大静脈閉塞症候群(→ 250頁)
例)ガバペンチン(ガバペン®)，プレガバリン(リリカ®)	リンパ静脈性うっ滞
低アルブミン血症	●体動困難と依存度の高い状態
がん性腹水	●麻痺
貧血	例)片麻痺，対麻痺
うっ血性心不全	リンパ管閉塞・閉鎖
終末期の腎不全	●原発性/先天性
	●続発性
	例)がん，がん治療，フィラリア症など

- 画像検査
  - ▷ 胸部X線単純写真(うっ血性心不全，上大静脈閉塞症候群などの除外のため)
  - ▷ 静脈機能を判定するための超音波検査
  - ▷ 病状とリンパ節病変の有無を判定するためのCTまたはMRI検査

  通常通り，治療法は原因によって決まる．

リンパ浮腫　Lymphoedema

リンパ行性の閉塞，または閉鎖に起因した浮腫はリンパ浮腫と呼ばれ，原発性(先天性)または二次性がある．がんにおける二次性のリンパ浮腫の原因は，
- 腋窩または鼠径部の手術
- 術後感染
- 放射線治療
- リンパ節転移

がんにおけるリンパ浮腫は身体のどの部分にも発生するが，一般には四肢の1つまたは複数に発生し，隣接した体幹に及ぶこともある．治療せずに放置すると，リンパ浮腫は粗造で脆弱な状態になる．外傷や急性の感染が起こると急激に腫脹が悪化する．

閉塞によらない浮腫と比較して，リンパ浮腫は蛋白質が豊富で，それによって慢性炎症と線維化が引き起こされる．

慢性浮腫(定義は3か月以上)の患者は，リンパ系の過負荷(「リンパ系の機能不全」)により，閉塞性リンパ浮腫のさまざまな特徴を呈する．本項では閉塞性リンパ浮腫に焦点を当てる．

評価

次の症状がある．
- 締めつけ感
- 重苦しさ
- 急性増悪があると，パンパンに張った感じとなる
- 以下の原因による痛み．
  - ▷ 肩への負担(リンパ浮腫を起こした腕の重さによる)
  - ▷ 炎症
  - ▷ 上腕神経叢または腰仙部神経叢の障害(関連したがんによる)
- 機能不全または可動域の減少
- 心理社会的な負担．
  - ▷ ボディイメージの変化
  - ▷ 身体に合った衣服や靴を調達することの困難さ

心理社会的な負担はいつも明らかであるとは限らないので，注意して問診することが必要である．
　リンパ浮腫(慢性浮腫を含む)の顕著な特徴は，
- 四肢の一部またはすべての腫脹が持続すると，やがて間質の線維化のため押しても陥凹しなくなり，一晩中挙上しても軽減しなくなる
- 組織の腫脹の進行
- シュテンマーサイン(第2趾の根元の皮膚をつまむことができない)：この症候がないことが，必ずしも中枢側にリンパ浮腫がないことを示すとは限らない．
- 四肢の形のゆがみ
- リンパ管拡張(水疱状に拡張した皮膚リンパ管)
- 皮膚の線維化に関連した深い皺
- 過角化(表面にケラチンが集積し，疣贅状・鱗屑状の皮膚になる)
- 乳頭腫症(周囲が線維化した皮膚リンパ管の拡張による敷石状の変化)
- 蜂窩織炎
- 体液の漏出(「リンパ漏」)

体幹に広がっている場合は，
- 触診で皮下組織に厚みを感じる
- 体幹の両側の皮膚を同時につまむと，浮腫のある側の皮膚はつまみにくい
- 浮腫のある側では下着の跡が深く残る
- 片側の下肢のリンパ浮腫では，患者が立ち上がったとき，浮腫側の臀部が反対側より大きい
- 女性では，リンパ管拡張からの漏出により，生殖器が湿っていることがある

　放射線治療により皮下組織が厚くなることがあるが，これはリンパ浮腫とは質的に異なり，より硬くて圧迫しても陥凹しない．

患者への説明

> 治癒困難ながんを伴っている場合，リンパ浮腫を治癒することができず，治療の目的はより快適に過ごすことにあると患者に説明するべきである．

　多くの場合，腫脹した組織の張りを軽減することによって不快感を改善することができ，体動困難や蜂窩織炎などによる一層の悪化を予防することができる．そのため，患者を以下のように教育する必要がある．
- 皮膚の清潔さを保ち，改善するために日々の皮膚のケアが重要であり，それによって感染の可能性を最小限にする
- 感染を起こしやすい理由として，例えば，皮膚のひび割れにおける細菌の潜伏，蛋白質の豊富な体液のうっ滞，免疫状態の低下がある

Box C　緩和的なリンパ浮腫のマネジメント	
予防できるものを予防する 　皮膚のケア **治せるものを治す** 　適切な場合は化学療法 **非薬物治療** 　ポジショニング(肢位) 　圧迫 　運動 　マッサージ	**薬物治療** 　鎮痛薬 　コルチコステロイド　｝必要な場合(本文参照) 　利尿薬 **合併症の治療** 　蜂窩織炎(➡ 230 頁) 　体液の漏出 　潰瘍

- 感染の影響，すなわち腫脹・線維化の悪化，四肢の浮腫を軽減するための治療に対する反応性の低下
- 感染のリスクを減らすために，庭仕事のときに手を保護するために手袋を使うこと，傷口を清潔にすること，真菌感染や陥入爪の治療を行うこと
- 感染の徴候があった場合，速やかに治療を受けること
- 四肢の運動や体操の重要性
- 外側から圧迫する着衣や多層包帯の必要性

治療(マネジメント)

> 可能ならば，リンパ浮腫クリニックあるいはリンパ浮腫に精通した医療者から助言を受けるべきである．

注意：進行がんにおいて，リンパ浮腫をきたした四肢のサイズを小さくすることは一般的に難しい．悪化を防ぎ，不快感を減らすことに重点をおくべきである(**Box C**)．

■予防できるものを予防する
皮膚のケア
　毎日洗浄し，皮膚軟化薬(保湿剤)を塗布する．就寝前に行うとよい．乾燥して落屑のある皮膚では，流動パラフィンと白色パラフィンの 50/50 配合薬で治療を開始するとよい．外傷を避け，感染の可能性を減らすように助言する(**Box D**)．蜂窩織炎では速やかな治療が必要になる(➡ 230 頁)．

■治せるものを治す
　治療効果が得られる可能性があるがん(例えば，乳がん，リンパ腫)では，緩和的な化学療法を検討すべきである．

> **Box D　皮膚のケアについての患者向け情報提供書**
>
> **一般的情報**
> 　毎日保湿剤を塗って，皮膚のしなやかさを保つ．
> 　上肢の浮腫：調理，洗濯，庭仕事の際，手袋や長袖シャツを着用して，手や腕を保護すること．裁縫のときに指ぬきを使用すること
> 　下肢の浮腫：常に履き物を履いて保護し，素足で歩かないこと
> 　過度に温めること（例えば，熱すぎるシャワー/風呂，サウナ，日焼け用ベッド）や病変部の日焼けを避けること．これらは浮腫を悪化させることがある
> 　洗ったあとに指の間をよく乾かし，真菌感染を防ぐこと
> 　テルビナフィン塩酸塩クリーム1％（ラミシール®クリーム1％）1日1回を2週間塗布し，真菌感染を治療すること
> 　浮腫のある部分の剃毛をするときは，切り傷を避けるために電気カミソリを用いること
> 　手足の爪を切るときは，はさみではなく爪切りを使用し，爪の甘皮を押し戻さないこと
> 　切り傷や擦り傷は速やかに洗浄・消毒し，被覆材で保護すること
> 　手足が熱をもち，腫れがひどくなった場合は速やかに医療機関を受診すること
> 　その他の四肢の浮腫について重要な点は，
> - むくんだ手足では血圧を測定しないこと
> - むくんだ手足に針を刺さないこと（採血，注射，鍼治療）
>
> **夏季の注意点**
> 　虫刺されを防ぐこと．虫除けクリーム/スプレーを利用し，刺されたときは消毒し，抗ヒスタミン薬で処置すること
> 　むくんだ手足を太陽の光に当てないようにすること
> - できるだけ日陰に座る
> - 日焼け止め指数が高い日焼け止め（例えば，25～30 SPF）を使用する
> 　旅行に持参するもの：
> - 皮膚軟化薬
> - 日焼け止め指数が高い日焼け止め
> - 虫除けクリーム/スプレー
> - 抗ヒスタミン薬
> - 消毒薬
> 　感染を繰り返したことがある場合は，旅行に出かける際，必要なときに備えて抗菌薬を携帯する

■非薬物治療

ポジショニング（肢位）

　休んで臥床しているときは腫脹した患肢を支える．挙上することで，静脈圧上昇が緩和され，静脈系とリンパ系からの還流を促進する．枕や特別につくられたスポンジを用いるとよい．上肢は心臓の高さまで挙上すると最も効果が得られる．下肢を挙上するときは，背部痛を予防するために，リクライニングチェアを使うことなどにより，背中を十分に支えることも必要である．
注意：
- 上肢は90度以上挙上してはならない．なぜなら，それ以上挙上すると，鎖骨と第1肋骨の間が狭くなり，静脈還流を妨げるからである
- 外来患者の上肢の浮腫では，吊り包帯の使用をできるだけ避ける．肘の部分に水分が貯留し，関節が硬くなってしまうためである．かなり腫脹が強い，または上腕神

経叢障害による筋力低下を伴う場合などで，立位のときに吊り包帯が必要なときは幅の広い吊り包帯を使う．襟首と腕を結ぶ吊り包帯(collar and cuff sling)は十分に腕を支えられず，締めつけてしまうため，使用すべきでない．

圧迫

可能であれば，圧迫着衣を日中に着用し，夜間は脱ぐ．これにより，腫脹の悪化を予防(もしくは「食い止める」ことが)できる．最近の圧迫着衣は軽くてとても丈夫で，洗濯機で洗うことができ，数か月間使用することができる．四肢の変形がある場合，圧迫着衣は心地よくフィットしないので，代わりに柔らかいパッドを当て，包帯を軽く巻いてサポートする方法が必要となる場合がある．圧迫着衣が痛みの原因になるとき，または皮膚の状態が悪いときも同様である．

以下のことを防ぐために，圧迫着衣は四肢の周りにぴったりとフィットしなければならない．

- きつすぎる場合，特に深い皮膚の皺があるとき，締めつけ作用が生じる
- 緩すぎる場合，液体貯留が生じる

指の腫脹がある患者では圧迫手袋を着用するとよい．リンパ浮腫が体幹に及んでいる患者では，レオタードまたは女性用胴着(コルセット)形式のものを使用できるが，進行がんの患者では一般に実用的ではない．オーダーメイドのブラジャーが有効な女性もいる．

骨盤内の進行がんでは，両下肢・生殖器・体幹に浮腫が及ぶことがあり，その場合は下肢の圧迫を行うことで体幹や生殖器の浮腫を悪化させることがある．生殖器を保護するために圧迫着衣を使用することも可能である[例えば，サポート・タイツ，マタニティ用衣類(パンティガードル)，陰嚢サポーター，サイクリング用のショートパンツ]．

運動

患者は運動時に圧迫着衣または弾性包帯を着用しなければならない．これにより，リンパの流れに対しての筋収縮の効果が向上する．

通常の活動を促す．しかし，激しすぎる運動は表在性の細い脈管を傷つけ，リンパ管の過負荷を悪化させるため，避けるべきである．

あくび，ストレッチ，腹式呼吸は，胸郭内圧を変化させ，胸腹部のリンパ液の還流を促す．ウォーキングやその他の四肢の運動は末梢のリンパ液の還流を促す．しかし，静的な運動(例えば，重いものを数メートル以上運ぶ)は，静脈系とリンパ系の還流を減らすため，避けるべきである．

複雑な運動療法は不適切である．進行がんにおいて，運動は機能改善よりも維持を目的とする．患者の能力や全身状態に合わせて，個別に運動を調整するべきである．

- 関節を全可動域にわたって動かすことで，機能が維持し，改善する可能性がある
- リンパ液の還流を改善するために，四肢の筋肉を使う

- 線維化した組織をほぐす

　四肢の浮腫が重度の患者でも，できる限り普通の生活を続けられるようにするために，さまざまな器具が役立つ．
- 下肢の浮腫の患者のための歩行補助具や被覆材
- 手や上肢の浮腫の患者のための特別な食器類，缶切り，はさみなど

　自発的な運動が不可能な場合，他動的な運動を最低1日2回行うべきである．全身状態が悪いとき，腫脹した手足(手や指，または足や趾を含む)を他動的に動かすことにより，寝たきりの患者のこわばりや不快感を減らすことができる．

リンパドレナージ

　リンパドレナージ(深呼吸に合わせて行う特殊なタイプのマッサージ)は，リンパ浮腫マネジメントにおいて重要である．皮膚表面と深部のマッサージを行うことで，非収縮性の毛細リンパ管から深部の筋収縮性の集合リンパ管にリンパ液が流れるのを促す．

　マッサージは体幹の浮腫を緩和する唯一の方法である．体幹のリンパ液が還流すると四肢からのドレナージが増える．皮膚のがんがある部分には行うべきでない．

　リンパ浮腫クリニックで行われている専門的なマッサージは，予後の短い患者には一般的に不適切である．しかし，中枢部(例えば，頭頸部，体幹，生殖器)に浮腫のある進行がんでは有効なことがある．多くの場合において，患者や家族，親しい友人，介護者に，簡単なマッサージ方法(「簡易リンパドレナージ」)を指導するべきである．

■薬物治療

鎮痛薬

　よくフィットした着衣や包帯の使用，手足を快適なポジションで支えることなどの非薬物治療を最大限活用することで，大抵の場合，鎮痛薬は不要となる．必要な場合はアセトアミノフェン(カロナール®)やオピオイド鎮痛薬が推奨される．皮膚の感染症，非ステロイド性抗炎症薬(NSAIDs)と壊死性筋膜炎の関連が報告されているためである．

コルチコステロイド

　局所的ながんのリンパ節浸潤によるリンパ浮腫の場合，デキサメタゾン(デカドロン®)8〜12 mg 1日1回の1週間の試用を考慮すべきである．腫瘍周囲の炎症の改善により，リンパ管閉塞を改善する．腫脹が改善した場合はデキサメタゾン2〜4 mg 1日1回を期限を設けずに継続する．時に，乳がん，前立腺がん，リンパ腫において，コルチコステロイドが抗腫瘍効果を示すことがある．

利尿薬

　利尿薬による治療の試みが有効なことがある．しかし，利尿薬は以下の場合でなければ，一般的に有効ではない．

- 非ステロイド性抗炎症薬(NSAIDs)またはコルチコステロイドの処方後に浮腫が出現した，または悪化した場合
- 心臓や静脈の要因がある場合

　このような場合，フロセミド(ラシックス®)20〜40 mg 1日1回1週間を初回量として処方し，治療反応によって投与量を調節する．スピロノラクトン(アルダクトン®A)50〜100 mg 1日1回の追加が有効な場合があるが，血清カリウム値を定期的に測定しなければならない．

■合併症の治療(マネジメント)

体液の漏出(「リンパ漏」)

　浸軟した，もしくは傷ついた皮膚からリンパ液が漏出し，被覆材や衣服が水浸しになって，リンパ液が靴の中に溜まることがある．主に皮膚が菲薄で脆弱なときに起こりやすい．急激な浮腫でも起こることがあり，正常な皮膚が急激に引き延ばされて，漏出液が文字通り湧き出ることがある．次のように治療する：

- 油性の皮膚軟化薬(保湿剤)を漏出部の周囲に塗布する．例えば，ワセリン
- 静水圧を下げるために，四肢を挙上する
  - ▷ 腕を肩の高さに挙上する
  - ▷ 下肢を足置き台の上に置く
- 訓練を受けた者により，支持的なもしくは伸縮性の低い包帯を巻く，もしくは
- 吸水性のあるパッドを当てて，皮膚と接触する湿った部分を減らす
- 圧迫が適さない場合は小さいストーマパウチで体液を回収する
- 必要な場合は専門医の助言を求める

蜂窩織炎

　早わかり臨床ガイド(→ 230頁)を参照のこと．

早わかり臨床ガイド：リンパ浮腫における蜂窩織炎
Quick clinical guide: cellulitis in lymphoedema

蜂窩織炎は敗血症と関連することが多く，例えば，発熱，インフルエンザ様症状，低血圧，頻脈，せん妄，悪心・嘔吐などの症状がある．病原菌は同定困難のこともあるが，リンパ浮腫ではA群溶血性連鎖球菌が最も多い．

評価
1. 臨床像
    - 軽症：痛み，浮腫の悪化，紅斑(境界明瞭または斑点状)
    - 重症：痛み，浮腫の悪化，広範囲の境界が明瞭な発赤，水疱形成や滲出液を伴う皮膚．敗血症の症状を伴うことがあり，下肢に発症した場合は歩行困難になる．
2. 診断：パターン認識と臨床的な判断をもとに行う．次の情報を集める．
    - 現病歴：発症の日時，誘発因子(例えば，虫刺され，外傷)，すでに受けた治療
    - 既往歴：今までの蜂窩織炎の詳細，誘発因子，使用された抗菌薬
    - 診察：炎症を起こした領域のリンパ液の流入および流出する部位を含む
3. 発症時の感染の基準値を定める．
    - 発赤の範囲と重症度：輪郭をペンでなぞって境界を定め，日付を記入する
    - 全身状態の変化の程度：体温，脈拍数，血圧，C反応性蛋白，白血球数
    - 抗菌薬を開始する前に，皮膚の傷口または損傷部の分泌物をぬぐって細菌検査に提出する
4. 以下のような患者には入院を調整する．
    - 敗血症を起こしている患者(例えば，低血圧，頻脈，高熱，嘔吐)
    - 抗菌薬の治療効果が得られなかった患者(以下参照)

抗菌薬
5. 浮腫の悪化と線維化の進行を防ぐために，蜂窩織炎は速やかに抗菌薬で治療しなければならない．炎症が完全に改善するまで，抗菌薬治療を少なくとも2週間継続する．1〜2か月かかる場合もある．
6. 動物に嚙まれた直後に蜂窩織炎を発症した場合や，推奨される抗菌薬で治療効果が得られない場合など，特別な状況のときは感染症専門家の助言を求める．

7. 在宅での標準治療(経口治療)

```
                                                                    入院
                                     クリンダマイシン(ダラシン®)      ┌─────────
                                     300 mg を 1 日 4 回経口 2 週間以上  ステップ 3
                    ┌─────────────────────────────────
   フルクロキサシリン(本邦未導       ステップ 2
   入)ᵃ˒ᵇ 500 mg を 1 日 4 回
   またはアモキシシリンᵃ(サワシ
   リン®)500 mg を 1 日 3 回経口
   2 週間以上
   ───────────────
     ステップ 1
       初期治療→          48 時間後に感染が改善しない    48 時間後に感染が改善しない
                          場合ᶜ→                        場合
```

a:ペニシリンアレルギーの既往がある場合は,エリスロマイシン(エリスロシン®)500 mg を 1 日 4 回または クラリスロマイシン(クラリス®,クラリシッド®)500 mg を 1 日 2 回(なお,下記 11 を参照すること)
b:毛嚢炎,膿汁,痂皮性膿痂疹など,黄色ブドウ球菌の感染を示す徴候がある場合は,フルクロキサシリン(本邦未導入)を投与すべきである
c:ステップ 1 の抗菌薬治療を 48 時間行ったにもかかわらず,全身の症状が続いている,もしくは悪化している(局所所見の悪化を伴ったり伴わなかったりする)場合は,入院治療を行う,もしくはステップ 2 の抗菌薬治療に変更する

8. 入院での標準治療(静脈内注射)

地域のガイドラインに従う.以下にイギリスリンパ学会とリンパ浮腫サポートネットワークの推奨を示す.48 時間平熱が続き,炎症所見が鎮静化し,C 反応性蛋白の低下がみられたら,フルクロキサシリン(本邦未導入)またはアモキシシリン(サワシリン®),クリンダマイシン(ダラシン®)の内服へ切り替える(上記 7. 参照).

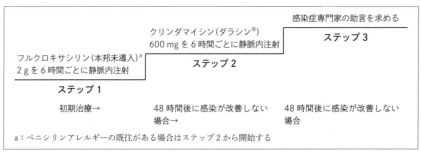

a:ペニシリンアレルギーの既往がある場合はステップ 2 から開始する

9. 会陰部の蜂窩織炎の場合,第一選択の治療はアモキシシリン(サワシリン®)2 g を 8 時間ごとに静脈内注射とゲンタマイシン(ゲンタシン®)5 mg/kg を 1 日 1 回静脈内注射の併用である.ゲンタマイシンの投与量は腎機能と血清ゲンタマイシン濃度によって調節する.

10. 1 年に 2 回以上蜂窩織炎を繰り返す場合は,皮膚の状態とケアの方法を見直し,四肢の腫脹を改善させるための次の段階を検討する.以下のように,抗菌薬の予防投与を開始する.

- フェノキシメチルペニシリンカリウム(本邦未導入)250 mg を1日2回(BMI 33以上では 500 mg)を1日2回2年間投与する．再発がなければ1年後に半量に減量する
- ペニシリンアレルギーの場合はエリスロマイシン(エリスロシン®)250 mg を1日2回，もしくはクラリスロマイシン(クラリス®)250 mg を1日1回処方する(なお，下記11. 参照)
- 上記の抗菌薬を使用したにもかかわらず蜂窩織炎が悪化した場合は，1日1回の代替薬の使用を検討する．例えば，クリンダマイシン(ダラシン®)150 mg, セファレキシン(ケフレックス®)125 mg, ドキシサイクリン(ビブラマイシン®)50 mg, もしくは感染症専門家や地域のリンパ浮腫専門サービスに助言を求める
- 2年間の抗菌薬治療を終了したのちに蜂窩織炎になった場合は，急性期の治療を行ったのち，生涯にわたって予防薬投与を行う
- 会陰部の蜂窩織炎の再発では，トリメトプリム 100 mg を1日1回就寝前に処方する〔訳注：本邦ではトリメトプリム単剤は未導入．スルファメトキサゾール・トリメトプリム複合剤(バクタ®配合錠)がある〕

11. 重要な薬とマクロライド系(クラリスロマイシン，エリスロマイシン)との相互作用を確認する．併用禁忌の薬〔例えば，ドンペリドン(ナウゼリン®)，スタチン系〕または頻繁な監視と投与量調節が必要なものがある．代替となる抗菌薬は，セファレキシン(ケフレックス®)500 mg を1日3回(ただし重度のペニシリンアレルギーの既往では避ける)またはドキシサイクリン(ビブラマイシン®)開始量 200 mg を1日1回，維持量は 100 mg を1日1回使用する．予防投与の場合は，セファレキシン(ケフレックス®)125 mg またはドキシサイクリン(ビブラマイシン®)50 mg を1日1回投与する．一部の抗菌薬はクマリン系〔例えば，ワルファリン(ワーファリン®)〕と相互作用を示すことがある

一般的事項

12. 留意事項：
    - 重症であれば，安静臥床とし，患肢を枕の上に挙上することが必要である
    - 蜂窩織炎は痛みを伴う．鎮痛薬の定時投与と頓用を処方する．非ステロイド性抗炎症薬(NSAIDs)は壊死性筋膜炎のリスクが高くなるため，使用しない
    - 患肢の不快感が緩和されるまで，圧迫着衣は使用しない
    - 日々の皮膚の清潔ケアを継続する：洗浄と自然な乾燥法を用いる
    - 皮膚が損傷している場合，患部に皮膚軟化薬を使用しない
13. 蜂窩織炎について，患者を以下のように教育する．
    - なぜ感染しやすいか(皮膚のひび割れに細菌が潜伏している，免疫力が低下し

ている）
- 浮腫の悪化，線維化の増悪，圧迫による浮腫軽減の反応性の低下を引き起こす
- 皮膚の清潔を保持するために，日々の皮膚のケアを行う
- 感染のリスクを減らす．例えば，庭仕事のときに手を保護すること，傷口を清潔にすること，真菌感染の治療〔テルビナフィン塩酸塩クリーム 1%（ラミシール® クリーム 1%〕1 日 1 回を 2 週間塗布する），陥入爪の治療を行うこと
- 蜂窩織炎を発症したら，速やかに医療機関を受診するよう指示しておく

14. 自宅からしばらく離れるときは，緊急の場合に備えて，内服のフルクロキサシリン（本邦未導入）500 mg を 1 日 4 回〔もしくは，アモキシシリン（サワシリン®）500 mg を 1 日 3 回〕2 週間分を予備的に持参させる．ペニシリンアレルギーの場合はエリスロマイシン（エリスロシン®）500 mg を 1 日 4 回，もしくはクラリスロマイシン（クラリス®）500 mg を 1 日 2 回使用する（なお，上記 11. も参照）

自壊した（あるいは潰瘍化した体表の）病変　Fungating lesions

　皮膚の原発性または二次性の腫瘍で，増殖もしくは空洞を形成し，潰瘍や自壊を起こした病変．以下と関連する．
- チクチク，ひりひりした痛み
- かゆみ，特に乳がん
- 滲出液
- 悪臭（悪心・嘔吐を悪化させる）
- 出血
- 感染

　自壊した腫瘍は患者を苦しめ，介護者や家族，友人に不快感を引き起こすことがある．ボディイメージの変化や悪臭を伴い，社会的な疎外感や絶望感をもたらす．患者や家族とオープンに話し合うことが多くの場合に助けとなる．

治療（マネジメント）
　疾患に対する治療の可能性について，がん専門医や外科医と検討する．例えば，放射線治療，化学療法，ホルモン療法，腫瘍減量手術．

■感染
- 体表：市販のメトロニダゾールゲル 0.75%（ロゼックス® ゲル）．安価な代替法はメトロニダゾール（フラジール®）200 mg 錠（訳注：本邦では 250 mg 膣錠を用いることが多い）を粉砕し，潤滑ゼリー（訳注：白色ワセリンなど）に混ぜて潰瘍部に塗布する（訳注：本邦では外用薬としてロゼックス® ゲル 0.75% が使用可能）

- 深部：メトロニダゾール(フラジール®)400 mg を 8 時間ごと，5 日間経口投与
- 蜂窩織炎や全身の感染を起こしている場合，メトロニダゾール単剤では治療反応が得られない場合には，広域スペクトラムの抗菌薬〔例えば，アモキシシリン・クラブラン酸合剤(オーグメンチン®)625 mg を 1 日 3 回経口投与〕を検討する

■悪臭

腫瘍の壊死や深部の嫌気性菌感染によって引き起こされる悪臭のコントロールは大きな課題である．治療の選択肢は，
- 1 日 1～2 回の表面の洗浄(温水で)
- デブリードマン
- メトロニダゾールの局所もしくは全身投与(前頁「感染」を参照)
- 局所的に生ヨーグルトまたはマヌカ蜂蜜(訳注：ニュージーランド産．日本では食用として入手できる)を塗布
- 強くて心地よい香りを患者の生活エリアや被覆材の外面に使用して，悪臭を中和する〔例えば，カンフル(樟脳)，ラベンダー〕

注意：活性炭を使用した匂いを吸収する被覆材が役立つかどうかは疑問がある．市販されている空気清浄機よりも，窓を開けて新鮮な空気を取り入れるほうが有効で，エアフィルターシステムは一般に実際的でない．

■出血
- 軽く圧迫する(もろい腫瘍を強く圧迫すると出血が増悪する)
- 出血を悪化させる薬(例：低分子ヘパリン，予防的な低用量アスピリン)を中止する．
- 非ステロイド性抗炎症薬(NSAIDs)の投与の見直し：出血を増悪させないアセトアミノフェン(カロナール®)やセレコキシブ(セレコックス®)への変更を検討する
- 経口投与の止血薬．例えば，トラネキサム酸(トランサミン®)1 g を 1 日 4 回 1 週間投与し，その後評価する
- 局所処置．例えば，トラネキサム酸 500 mg/5 mL を染み込ませたガーゼ，スクラルファート(アルサルミン®)ペースト〔1 g 錠(訳注：本邦では細粒または内用液)2 錠を粉砕して，KY ゼリー®などの潤滑ゼリーに混ぜる〕

■痛み
- 鎮痛薬の全身投与(→ 90 頁)
- 局所にモルヒネを使用することが有効な場合があるが，潰瘍の広がりによってはふさわしくないことがある
- 痛みの急性増悪は感染が影響していることがあり，抗菌薬投与を検討する
  患部のかゆみは，おそらく炎症物質(例えば，プロスタグランジン)が原因であり，

非ステロイド性抗炎症薬(NSAIDs)で治療効果が得られることがある．

■滲出液
- 吸収性の被覆材を使い滲出液を吸収し，必要になるたびに交換する

褥瘡潰瘍　Pressure ulcers

褥瘡潰瘍(「床ずれ」)は，皮膚が持続的な圧迫にさらされたときの虚血に起因する[8,9]．1～2時間という短い時間の圧迫でも，非可逆的な細胞変化を起こし，細胞の死をもたらす．骨が突出した部分に特に起こりやすい(例えば，仙骨，大転子，踵)．

他のさまざまな要因により組織の虚血を起こしやすくなる(Box E)．最善のケアを行っていても，進行性疾患患者では否応なく褥瘡潰瘍を起こしてしまう．

評価

潰瘍の広がりをトレーシングペーパーになぞる，または写真で記録し，おおよその深さを判断する．

重症度分類：
- ステージ1　消退しない発赤：損傷のない皮膚．周囲の組織と比較して，痛みを伴ったり，硬かったり，軟らかかったりする．熱感や冷感があることがある
- ステージ2　部分欠損：黄色壊死組織を伴わず，創底が薄赤色の浅い潰瘍．水疱を伴うことがある
- ステージ3　全層皮膚欠損：皮下脂肪は確認できるが，骨，腱，筋肉は露出していない．組織欠損の深度がわからなくなるほどではないが，黄色壊死組織が付着していることがある
- ステージ4　全層組織欠損：骨，腱，筋肉の露出を伴う．黄色壊死組織または黒色壊死組織が創底に付着していることがある．ポケットや瘻孔を伴うことが多い[10]

Box E　褥瘡潰瘍のリスク因子	
70歳以上	体動困難
貧血	失禁
悪液質と体重減少	栄養障害
化学療法	感覚障害
認知機能障害	皮膚の脆弱性
薬：	
コルチコステロイド(大量)	
非ステロイド性抗炎症薬(NSAIDs)	

予防

有効なリスクスケール(例えば,ブレーデンスケール)を用い,リスクのある部位を定期的に観察する.

リスクのある患者には高性能のフォームマットレスを用い,車いすを使う,または長時間座位で過ごす患者には高性能のスポンジまたは均等に除圧するクッションを使用する.

失禁や局所の過度の湿潤により皮膚の浸軟のリスクがある患者では,皮膚へのダメージを防ぐためにバリア素材の使用を検討する.皮膚のマッサージや摩擦はリスクを高めるので禁忌である.

栄養摂取が限られているため,血清アルブミン濃度やヘモグロビンの正常化は一般的に困難である.

少なくとも4～6時間ごと,理想的にはより頻繁に体位変換をするように患者に促す.自力での体位変換が困難な場合は援助する.

最期の数日は,特に動かすことで苦痛(痛み,呼吸困難,不穏など)を悪化させてしまう場合や患者の意識がない場合,体位変換の回数を減らしてもよい.

治療(マネジメント)

予後が数週間以上の患者では,皮膚専門看護師による助言が有益である〔訳注:本邦では皮膚・排泄ケア認定看護師(WOC:Wound Ostomy Continence)〕

イギリスのNHS(国民保健サービス)トラストの多くで,独自の創傷マネジメントガイドラインがある.このなかで使うべき被覆材が指示されている.温潤環境を保つ被覆材は創傷治癒を促進する.

以下のような場合にのみ,抗菌薬の全身投与を検討する.

- 蜂窩織炎が広がっている
- 骨髄炎が潜んでいる
- 全身の敗血症の臨床所見がある

抗菌薬の選択は感染症専門医と相談する.

かゆみ　Pruritus

瘙痒感(かゆみ)は皮膚疾患の主要な症状であり,また多くの全身疾患でも出現する(Box F).

かゆみは,皮膚,結膜,粘膜(上気道を含む)に限定して起こるが,原因は必ずしも末梢性ではない(Box G).

皮膚に起因するかゆみは痛みの主な神経伝達経路と同じであるが,求心性のC線維は機能的に異なる.ヒスタミンで刺激されるものもあれば,その他のさまざまなか

Box F　かゆみを伴う全身疾患

内分泌疾患
　カルチノイド症候群
　糖尿病(陰部カンジダ症を併発する)
　副甲状腺機能亢進症(慢性腎不全に続発する)[a]
　甲状腺機能亢進症
　甲状腺機能低下症

血液疾患
　白血病
　リンパ腫
　肥満細胞増多症
　多発性骨髄腫
　真性赤血球増多症

肝疾患
　胆汁うっ滞
　肝炎
　原発性胆汁性肝硬変

腎疾患
　慢性腎不全

その他
　エイズ(後天性免疫不全症候群)
　がん
　多発性硬化症

[a]：高カルシウム血症の補正で速やかに症状緩和が得られるが，そうでなければ高カルシウム血症はかゆみと関連がない

Box G　かゆみの神経解剖学的分類

末梢性の原因
　皮膚(「皮膚に起因するかゆみ」)．例えば，
　　皮膚の肥満細胞症(稀)
　　薬(±皮疹)
　　虫刺されの反応
　　皮膚疾患
　　イラクサによって引き起こされる蕁麻疹
　　蕁麻疹(最多)
　神経障害性．例えば，
　　ヘルペス後神経痛

末梢中枢混在性の原因
　尿毒症

中枢性の原因
　神経障害性．例えば，
　　脳膿瘍
　　脳外傷
　　脳腫瘍
　　多発性硬化症
　神経因性．例えば，
　　胆汁うっ滞
　　オピオイド鎮痛薬
　　腫瘍随伴性
　　心因性

ゆみ誘発物質によって刺激されるものもある．例えば，セロトニン(5HT)，サブスタンスPなど[11]．このように，ヒスタミンH_1受容体拮抗薬に反応しない，もしくは少ししか反応しないタイプのかゆみがある．

　かゆみの原因は広範囲にわたり，基礎疾患次第である(Box H)[12]．

　すべての薬はアレルギー反応の原因となり，発疹の有無にかかわらず，かゆみの原因となる．機序は肥満細胞からのヒスタミンの放出による．かゆみはヒスタミンH_1受容体拮抗薬の投与(および関連する薬の中止)で効果が得られる．

注意：神経障害性の痛みとかゆみ，咳は，類似点がある．感覚神経系の末梢性および中枢性感作で共通している．抗てんかん薬や抗うつ薬が，こういった異なる症状の治療に効果があると報告されているのは，このためかもしれない．

Box H　かゆみの原因

胆汁うっ滞
　オートタキシン↑
　（訳注：がん細胞の培養上清から単離された細胞遊走促進因子で，リゾホスホリパーゼDともいう）
　内因性オピオイド↑
　セロトニン放出↑

高齢
　乾燥した皮膚
　肥満細胞の脱顆粒↑
　ヒスタミンに対する皮膚の感受性↑

腫瘍随伴性
　好塩基球からのヒスタミン放出
　免疫反応
　セロトニン放出↑

腎不全
　オピオイド μ 受容体とオピオイド κ 受容体の不均衡
　サイトカイン
　肥満細胞の増殖
　末梢神経障害
　皮膚の二価イオン（Ca^{2+}, Mg^{2+}）↑
　皮膚のビタミンA↑
　サブスタンスPの放出↑

治療（マネジメント）
■治せるものを治す
- 乾燥した皮膚（高齢者と進行性疾患患者でとても多い）
  - 石鹸を使用しない．保湿性のある代用品を使用する．例えば，aqueous cream BP, Dermol® cream
  - 無菌の皮膚軟化薬を1日2〜3回塗布する．例えば，Diprobase® cream
- 投薬内容を見直す．もし薬（抗菌薬など）が原因と考えられた場合，中止したうえで必要であれば代替となる薬を処方する
- アトピー性皮膚炎：局所にコルチコステロイドと皮膚軟化薬を塗布する
- 接触性皮膚炎：局所にコルチコステロイドを塗布する．原因物質を特定し接触を避ける
- 疥癬：局所にペルメトリン（permethrin, 本邦未導入）またはマラチオン（malathion, 本邦未導入）を使用する
- 総胆管の閉塞による胆汁うっ滞性のかゆみは，胆管ステントの挿入により黄疸が改善されると緩和される

■非薬物治療
- 掻きむしるのをやめる．指の爪をやすりで削り，優しくこするのは許容する
- 熱い風呂に長時間入るのを避ける
- 皮膚を乾かすのに，柔らかいタオルで優しく叩く，または冷風にセットしたヘアドライヤーを使用する

- 特に夜間眠るときに温めすぎたり，汗をかいたりすることを避ける
- 皮膚の乾燥を避けるために寝室の湿度を上げる

■薬物治療
非特異的マネジメント
- 局所に鎮痒薬を塗布する．かゆみが限局している，または限られた範囲でかゆみがより激しい場合は，レボメントール(メントール)クリーム BP 0.5～2％ の塗布が有効なことがある
- 抗ヒスタミン薬：夜間または 24 時間で試しに使うことを検討する．
  ▷ 鎮静作用のある H_1 受容体拮抗薬．例えば，クロルフェニラミン(ポララミン®) 4 mg を 1 日 3 回～12 mg を 1 日 4 回　または
  ▷ フェノチアジン系 H_1 受容体拮抗薬．例えば，プロメタジン(ピレチア®)25～50 mg を 1 日 2 回　または
  ▷ 三環系抗うつ薬の H_1 および H_2 受容体拮抗薬．例えば，ドキセピン(本邦未導入) 10～75 mg を就寝前

  例えば，急性薬疹の場合など，ヒスタミンが関与している部位では，抗ヒスタミン薬のクリームの局所への使用は数日に制限するべきである．

特異的マネジメント
　以下の推奨は薬物治療を段階的なアプローチとして示す．しかし，治療の選択は地域の優先順位や入手の可能性によって異なるであろう．
- 胆汁うっ滞性のかゆみに対して
  総胆管のステント留置が不可能な場合，以下を検討する．
  ▷ セルトラリン(ジェイゾロフト®)50～100 mg を 1 日 1 回　または
  ▷ リファンピシン(リファジン®)150～600 mg を 1 日 1 回(重篤な肝毒性の報告があることに留意)[13]　または
  ▷ ダナゾール(ボンゾール®)200 mg を 1 日 1～3 回(肝毒性と胆汁うっ滞の増悪のリスクがある)．有効であった場合，2～3 週間後から徐々に漸減する(例えば，週に 3 日，1 日 1 回投与する)　または
  ▷ ナルトレキソン(本邦未導入)12.5～250 mg を 1 日 1 回(痛みの緩和にオピオイド鎮痛薬が必要な患者には不適切である)[12,14]
- 尿毒性のかゆみに対して
  ▷ UVB 光線療法(中波長紫外線療法)
  ▷ ドキセピン(本邦未導入)10 mg を 1 日 2 回　または
  ▷ ガバペンチン(ガバペン®)100～400 mg を 1 日 1 回　または
  ▷ セルトラリン(ジェイゾロフト®)50 mg を 1 日 1 回　または
  ▷ ナルトレキソン(本邦未導入)は尿毒症による重度のかゆみでは有効かもしれない

（痛みの緩和にオピオイド鎮痛薬が必要な患者には不適切である）[12]

〔訳注：本邦では，透析患者のかゆみに対してナルフラフィン(レミッチ®, ノピコール® が使用されている〕

- オピオイド鎮痛薬の全身投与によるかゆみに対して
  - ▷ H_1受容体拮抗薬(少数であるが，皮膚のヒスタミン放出に起因したかゆみの患者に有効である ➡ 340頁) または
  - ▷ オピオイド鎮痛薬の切り替え．例えば，モルヒネからオキシコドンへ または
  - ▷ オンダンセトロン(ゾフラン®)8 mgを1日2回
- ホジキンリンパ腫によるかゆみに対して
  - ▷ 放射線治療または化学療法 または
  - ▷ プレドニゾロン(プレドニゾロン®, プレドニン®)30～60 mgを1日1回，またはデキサメタゾン(デカドロン®)4～8 mgを1日1回 または
  - ▷ シメチジン(タガメット®)800 mg/日(または代替のH_2受容体拮抗薬) または
  - ▷ カルバマゼピン(テグレトール®)200 mgを1日2回
- 腫瘍随伴性/特発性のかゆみに対して
  - ▷ セルトラリン(ジェイゾロフト®)50～100 mgを1日1回 または
  - ▷ ミルタザピン(リフレックス®, レメロン®)15～30 mgを就寝前 または
  - ▷ すべて無効であった場合，サリドマイド(サレド®．コストが非常に高く，長期の使用で重度の末梢神経障害を起こすことがある．訳注：本邦ではこの適応での使用はできない)[12]

文献

1. National Comprehensive Care Network (2014) Cancer related fatigue. In: *Clinical practice guidelines in oncology.* www.nccn.org
2. Saligan LN et al. (2015) The biology of cancer-related fatigue: a review of the literature. *Supportive Care in Cancer.* **23**: 2461-2478.
3. de Raaf PJ et al. (2013) Systematic monitoring and treatment of physical symptoms to alleviate fatigue in patients with advanced cancer: a randomized controlled trial. *Journal of Clinical Oncology.* **31**: 716-723.
4. Du S et al. (2015) Patient education programs for cancer-related fatigue: a systematic review. *Patient Education and Counseling.* **98**: 1308-1319.
5. Cramp F and Byron-Daniel J (2012) Exercise for the management of cancer-related fatigue in adults. *Cochrane Database of Systematic Reviews.* **11**: CD006145. www.thecochranelibrary.com
6. Preston NJ et al. (2012) Blood transfusions for anaemia in patients with advanced cancer. *Cochrane Database of Systematic Reviews.* **2**: CD009007. www.thecochranelibrary.com
7. Mucke M et al. (2015) Pharmacological treatments for fatigue associated with palliative care. *Cochrane Database of Systematic Reviews.* **5**: CD006788. www.thecochranelibrary.com
8. NICE (2014) Pressure ulcers: prevention and management of pressure ulcers. *Clinical Guideline* CG179. www.nice.org.uk
9. Haesler E (2014) *Prevention and treatment of pressure ulcers: quick reference guide.* National Pressure Ulcer Advisory Panel, European Pressure Ulcer Advisory Panel and Pan Pacific Pressure Injury Alliance. Cambridge Media: Osbourne Park, Western Australia.
10. European and US National Pressure Ulcer Advisory Panels (2014) *International Ulcer Guidelines.* www.epuap.org/guidelines/0/
11. Namer B et al. (2008) Separate peripheral pathways for pruritus in man. *Journal of Neurophysiology.* **100**: 2062-2069.
12. Zylicz Z et al. (2004) *Pruritus in advanced disease.* Oxford University Press, Oxford.

13 Howard P *et al.* (2015) Rifampin (INN Rifampicin). *Journal of Pain and Symptom Management.* **50**: 891-895.
14 Hegade VS *et al.* (2015) Drug treatment of pruritus in liver diseases. *Clinical Medicine.* **4**: 351-357.

さらに読むべき本

Campos MPO *et al.* (2011) Cancer-related fatigue: a practical review. *Annals of oncology.* **22**: 1273-1279.
Ruddy KJ *et al.* (2014) Laying to rest psychostimulants for cancer-related fatigue? *Journal of Clinical Oncology.* **32**: 1865-1867.
Ryan JL *et al.* (2007) Mechanisms of cancer-related fatigue. *The Oncologist.* **12**: 22-34.
British Lymphology Society (2015) *Consensus document on the management of cellulitis in lymphoedema.* www.thebls.com
Lymphoedema Framework (2006) *Best Practice for the Management of Lymphoedema.* International Consensus. London, MEP Ltd. www.woundsinternational.com/media/issues/210/files/content_175.pdf

（川島夏希，志真泰夫）

13 緩和ケアにおける緊急事態のマネジメント

Emergencies

窒息……………………………243	高カルシウム血症………………255
低血糖…………………………245	出血……………………………257
オピオイド鎮痛薬の過量使用………248	急に生じた激しい痛み……………261
上大静脈閉塞…………………250	耐えがたい苦痛…………………265
脊髄圧迫………………………252	

緩和ケアにおける緊急事態とは患者の全身状態が突然変化することを意味し，マネジメント（治療対応）の遅れは大きな苦痛や障害，ひいては死をもたらす．

緩和ケアを受けている患者の多くは，予後が限られている疾患を抱えている場合が多いが，その予後は時間単位から月単位，ひいては年単位の場合もある．健康状態や身体機能を維持できず，また快適な状況に改善することもできないような，単なる延命のみの対処になる前に，患者が今，病気の軌跡のどの地点にいるのかを把握することが大切である．

緩和ケアにおける緊急事態は，どのように対処するかを知っていることが重要なのではなく，適切な対処は何かを判断することが重要である．そのためには，
- 患者の最近のパフォーマンス・ステータス，病状，予後を考慮する
- 緊急事態に対処した場合と治療を行わなかった場合の結果を考慮する
- 対処法の有効性や有益性，また患者への負担の大きさを考慮する
- 患者の希望を考慮する

緊急事態への対処の方針が決定したあとも，苦痛から解放するために患者にとって最も快適な方法を常に提供していく．

窒息　Choking

窒息は咽頭や喉頭，気管が閉塞することにより，突然呼吸不全になる状態である．十分に食物を咀嚼しなかったときや上気道に食物が入ったときに起こることが多い．リスクが高い状況としては，
- 食べながら話したり，笑ったりするとき
- 入れ歯の装着が不安定なとき

- 鎮静作用をもつ薬やアルコールの摂取により嚥下困難が生じているとき
- 神経障害を生じているとき
  - パーキンソン病
  - 仮性球麻痺〔下位脳神経(第Ⅸ～第Ⅺ脳神経)の機能障害〕．運動ニューロン疾患/筋萎縮性側索硬化症(MND/ALS)，がんの頭蓋底転移，頭頸部がん，など
  - 原発性脳腫瘍，転移性脳腫瘍
  - 脳血管障害後の後遺症

特徴的な臨床像
- 食事中に発生することが多い
- 咳や悪心を生じる
- パニックになる
- 突然話ができなくなる
- 喉もとを手でつかむ，指で示すなど，手の動作で異変を知らせようとする
- 笛声音
- チアノーゼ
- 意識障害，意識消失→死亡

治療(マネジメント)
「息が苦しいの？」と尋ねることで，気道閉塞が部分的(軽度)か完全(重篤)かを判断し，処置に進む．

■部分的な閉塞の場合
- 会話，呼吸，咳が可能，チアノーゼを生じていない
- 咳を促すことで閉塞を解除できる．またそれ以外の対処は必要ない

■完全閉塞の場合
- 会話，呼吸，咳は不可能，チアノーゼを生じる
- 背部の叩打を5回行う．
  - 患者の脇，かつ，やや背後に立つ
  - 閉塞の原因となる物質を口から吐き出せるように，片方の手で患者の胸を支えながら十分に前かがみにさせる
  - もう一方の手掌の基部で肩甲骨の間を強く叩打する
  - 叩打のたびに閉塞の原因を吐き出したかどうかを確認する．背部を5回叩打しても吐き出せない場合は腹部の圧迫を始める

- 腹部圧迫を5回行う(Heimlich法).
  - 患者を前かがみにし,背後に立つ
  - 患者を後ろから抱きしめるように腕を回し,片方の手を拳にしてもう片方の手でつかむ.拳の位置は腹部正中線上の臍と胸骨下端の中間におく
  - 手前上方に向かって,手を素早く,強く動かす
  - 腹部圧迫のたびに閉塞の原因を吐き出したかどうかを確認する.腹部を5回圧迫しても吐き出せない場合は再度背部を叩打する
- 以下の状態になるまでは,背部叩打とHeimlich法を繰り返す.
  - 閉塞が解除される
  - 患者が深く呼吸し,強く咳をすることが可能になる
- 意識を消失したとき,また窒息がなければ死に至る状態ではない場合.
  - 救急搬送と心停止対応チームを要請する
  - 心肺蘇生術を開始する

終末期には誤嚥による強い苦痛が生じることがある.特に,神経学的な障害をもつ患者や誤嚥リスクが高い患者は,避けることのできない強い苦痛を少しでも緩和するために,下記のような薬は緊急使用できるように患者の自宅に用意(目立つところに保管)しておいたほうがよい.

- モルヒネ 1回5〜10 mg 皮下注射/静脈内注射
- ミダゾラム(ドルミカム®) 1回5〜10 mg 皮下注射/静脈内注射
- ブチルスコポラミン臭化物(ブスコパン®) 1回20 mg 皮下注射/静脈内注射,もしくはグリコピロニウム臭化物(訳注:本邦ではシーブリ®として慢性閉塞性肺疾患への吸入薬としてのみ導入)1回200 μg 皮下注射/静脈内注射

運動ニューロン疾患(MND)協会のBreathing spaceプログラムでは,家庭医を通して運動ニューロン疾患/筋萎縮性側索硬化症(MND/ALS)の患者に有用な薬が入った薬箱を患者の自宅のわかりやすいところに保管しておくべきと述べている.

プログラムについての情報や薬箱の申し込み用紙はMND協会から家庭医を通して入手することができる(www.mndassociation.org/index.html).

低血糖 Hypoglycaemia

低血糖とはグルコースの血中濃度が生理学的正常値を下回る状態である.その対処を自身で行える場合は軽度,対処に介助が必要な場合は重篤とされる(**Box A**)[1]).

長年,糖尿病に罹患している患者は自律神経ニューロパチーを生じやすいためアドレナリン作動性の低血糖症状がみられない場合がある.その代わりに神経低糖症のような症状を表すことがある.よって,イライラしたり興奮したりする場合もあれば,急速に低血糖昏睡になる場合もある.

Box A　低血糖の特徴		
アドレナリン作動性	**低血糖性神経症状**	
空腹感	顔面蒼白	無言
振せん	精神解離	倦怠感
発汗	動きの鈍さ，つたなさ	てんかん発作
頻脈	不自然な仕草，ぎこちなさ	一過性の片麻痺(稀)
	人格変化	昏睡
	混乱，錯乱	

Box B　空腹時低血糖の原因[2]	
薬	**内分泌性**
糖尿病治療薬	アジソン病
インスリン	下垂体性副腎皮質機能低下
メグリチニド(本邦未導入)	
スルホニル尿素薬	**がん性**
他の薬	自己免疫性(例：ホジキン病におけるインスリン
アルコール	受容体抗体)
アミノグルテチミド(本邦未導入)	異所性インスリン様ホルモン産生
ペンタミジン(ベナンバックス®)	インスリン産生腫瘍(例：膵島細胞腫)
キニーネ硫酸塩	
臓器不全	
肝障害	
膵炎	

原因

低血糖の原因は，主に次の2つに分類される．

- 空腹時低血糖発作：糖尿病患者へのインスリン，スルホニル尿素薬の過量投与が最も多い(**Box B**)
- 食後低血糖：胃の手術後の「ダンピング症候群」やアルコール摂取後の反応性低血糖でも生じることがある

治療(マネジメント)

血糖値が4 mmol/L(約72 mg/dL)未満の際には対処すべきである(**Box C**)．低血糖リスクのある患者には，低血糖の対処のために必要なものを入れた「低血糖用ボックス」のようなものがあると役に立つ(目立つところに保管しておく)[1,3]．

> 肝臓のグリコーゲン貯蔵量が枯渇している栄養不良の患者は低血糖になりやすく，またこのような患者へのグルカゴンによる治療は効果が乏しいことが多い[2]．

低血糖　247

Box C　低血糖の治療[4, 5]

意識がある患者
1. 速効性のある炭水化物 15～20 g を摂取．
   - 果汁 100％ ジュース 200 mL
   - Lucozade®(イギリスの強壮炭酸飲料)100 mL(ダイエットタイプではないもの)．腎疾患の患者に好ましい
   - コカ・コーラ 150 mL(ダイエットタイプではないもの)
   - Detrosol®(グルコース製剤)5～6 錠(もしくは Glucotabs®4 錠)
   - ティースプーン 3～4 杯分，もしくは角砂糖 4～5 個分の砂糖を溶かした水
2. もし錠剤や水分が飲めなくても嚥下が可能なときには，Glucogel®(ゲル状のグルコース)もしくは Dextrogel®(ゲル状の 40％ グルコース)を，歯と歯肉の間に絞り込む
3. 胃瘻(PEG)がある患者には，経腸栄養投与をやめ，Ribena®(イギリスの清涼飲料水)を薄めずに 30 mL 投与する(もしくは，1 で示した Lucozade®，コカ・コーラ)
4. 上記(1～3)の対処を施行した 5 分後にフィンガースティック法で血糖値を再測定する
   もし血糖値が 4 mmol/L(約 72 mg/dL)未満の場合は，血糖値が回復するまで上記の対処を 3 回は繰り返す
5. 4 を行っても，まだ血糖値が 4 mmol/L(約 72 mg/dL)を下回る場合．
   - 栄養状態がよい場合は，グルカゴン 2 mg を筋肉内注射する(皮下注射の場合は緩徐に行う)
   - 栄養状態不良，もしくは悪液質の場合は，10％ グルコース 100 mL を静脈内注射する
6. 血糖値が 4 mmol/L(約 72 mg/dL)を超え，患者も症状から回復したときには，
   長時間血糖値に影響を与えうる炭水化物を患者の好みに合わせて選択し摂取してもらう．例えば，
   - ビスケットを 2 枚
   - 食パン/トーストを 1 枚
   - 牛乳 200～300 mL(豆乳は適さない)
   - 通常の食事(必ず炭水化物を含む)や経腸栄養を行う
   注意：グルカゴンを投与した患者には，グリコーゲンを再補填するために長時間血糖値に影響を与えうる炭水化物の補給が必要である
7. 患者が低血糖のため興奮している場合には，下記(意識がない患者，低血糖発作中の患者への対応)に準じてグルコースを静脈内注射する

意識がない患者，低血糖発作中の患者
- 気道確保や上気道内の異物の除去を行い，マスクを装着して高流量の酸素投与を行う．呼吸，循環動態を確認しながら，静脈投与経路を確保する．20％ グルコース 75 mL の静脈内注射，もしくは 10％ グルコース 150 mL を 10～15 分以上かけて静脈内注射する
- グルコースの静脈内注射 10 分後に血糖値をフィンガースティック法で再測定し，血糖値が 4 mmol/L(約 72 mg/dL)を下回る場合には，再度上記のグルコースの静脈内注射を行う
- ひとたび覚醒したなら，でんぷん質の食料(意識がある患者への対応 6 を参照)を摂取してもらいながら，速効性のある炭水化物飲料(意識がある患者への対応 1～3 を参照)を摂取してもらう
- 糖尿病治療薬が代謝されるまで，また血糖値が安定するまで，10％ グルコース 100 mL の静脈内注射を考慮する

さらなる方法
糖尿病のマネジメントを再検討する．
- インスリンの投与量を減量するか？
- 経口の糖尿病治療薬を中止するか？

オピオイド鎮痛薬の過量使用　Medicinal opioid overdose

オピオイド鎮痛薬の過量使用は下記のような原因がある．
- 薬が体内で蓄積している
  ▷ 半減期が長時間のオピオイド鎮痛薬を使用している．例えば，メサドン
  ▷ 薬の排泄能力が減少している．例えば，腎障害時におけるモルヒネの使用
- 薬物相互作用：例えば，フェンタニルとクラリスロマイシンの併用
- 極端な投与量：例えば，オピオイド鎮痛薬が効きにくい痛みへのオピオイド鎮痛薬の使用，処方や投与のミス

患者が処方されたオピオイド鎮痛薬を自由に服用できるような状況の場合には，患者が故意に過量服用した可能性も考慮する．

特徴的な臨床像
- 瞳孔がピンの先ほどに縮瞳する
- 意識障害
- 呼吸抑制（8回/分未満，チアノーゼは生じていない場合もある）

治療（マネジメント）
オピオイド鎮痛薬の投与を中断する（持続皮下注入，静脈内注射，経皮吸収型パッチ）
- 気道確保を行う
- 動脈血酸素飽和度＞95％を保つことができるように酸素投与を行う
- 意識レベルを判定し，監視を行う
- 低血糖を除外する（フィンガースティック法による血糖測定）
- 静脈投与経路を確保する
- ナロキソンを投与する

ナロキソンはオピオイド受容体への高い親和性をもつが，内活性がない純粋なオピオイド受容体拮抗薬である．ナロキソンはオピオイド鎮痛薬がオピオイド受容体に結合するのを可逆的に阻害する．オピオイド受容体作動薬の投与後にナロキソンを投与すると，オピオイド受容体との親和性はナロキソンのほうが強いために置き換わる．

ナロキソンは静脈内注射が最も有効だが，困難な際は筋肉内注射や皮下注射を行う場合もある．

痛みの緩和のためにオピオイド鎮痛薬を使用している患者には，ナロキソンは少量から使用しなければならない[6,7]．ナロキソンを400 μg投与するような大量の使用は完全にオピオイド受容体を遮断してしまうため急性離脱症候群により，激しい痛みを生じる．オピオイド鎮痛薬に身体依存している場合には，痛覚過敏や興奮状態を生じ

る原因になりうる[8]．ゆえに，意識レベルではなく，呼吸機能の状況に応じてナロキソンの投与量を慎重に調整することが重要である．

> 呼吸数が8回/分以上で，すぐに患者が覚醒できる状況，チアノーゼがなく，「経過観察する」方針を受け入れている場合には，ナロキソンの投与は行わず，次回のオピオイド鎮痛薬の投与を見合わせるか減量する．その後はその減量した投与量を継続する．

呼吸数が8回/分未満でかつ昏睡/意識がない，および/またはチアノーゼを起こしている場合，
- ナロキソン100〜200 μgの静脈内注射を行う〔例えば，400 μg/1 mLアンプルを1/4〜1/2アンプル(訳注：本邦には200 μg/1 mLアンプルがある)〕
- 必要であれば，さらに2分おきにナロキソン100 μgの静脈内注射を呼吸機能が安定するまで行う

いくつかのガイドラインでは，初期投与量であるナロキソン100 μgが有効であった場合でも2分おきに少量の静脈内注射(ナロキソン20〜80 μg)の継続を推奨している[7]．そのためには，ナロキソン400 μg/mLを含有した1 mLアンプルを生理食塩液で溶解して，注射用10 mLに調製(ナロキソン20 μg＝0.5 mL)する．

長時間作用型のオピオイド鎮痛薬の過量投与(例えば，徐放性製剤やメサドン)の場合には，オピオイド鎮痛薬の作用持続時間がナロキソンの作用持続時間(15〜90分)を超える可能性がある．ゆえに，初回のナロキソン投与で反応がみられたとしても，さらなる静脈内注射が必要になるかどうか，24時間もしくはそれ以上厳重に監視し続けなければならない．

意識状態が改善した状況が持続するまでは，オピオイド鎮痛薬は少量でも再開しない．また，腎障害時にフェンタニルに切り替えを行うなど，オピオイド鎮痛薬の種類の変更が望ましいときには，専門医の助言を求める．

ナロキソンの投与後に酸素投与を行っているにもかかわらず，予期せぬ呼吸困難や持続する低酸素血症を生じた際には，肺水腫を生じている可能性を考慮すべきである．急性の心筋症や低酸素による心筋障害の結果として，遅発性の肺水腫(過量投与の48時間後)が生じる可能性がある[9]．肺水腫の治療には，酸素投与，フロセミド(ラシックス®)や硝酸薬(ミオコール®)の静脈内注射，人工呼吸管理が必要である．肺水腫は一般的にこれらの対処に反応し，24〜48時間以内に回復する．

ブプレノルフィンはオピオイド受容体に非常に強い親和性をもつ(モルヒネと比較しても高い親和性をもつ)ために，ナロキソンの標準投与量ではブプレノルフィンの影響を減じることができないので，大量のナロキソンが必要になる(例えば，ナロキソン2 mgを90秒以上かけて静脈内注射する)．

上大静脈閉塞　Superior vena caval obstruction

　上大静脈閉塞は，上大静脈の圧迫や閉塞により生じる．がん関連の上大静脈閉塞(90％以上はがん関連)は一般的に，上大静脈の外的圧迫が原因となる．
- 胸郭内を原発とするがん：肺がん(80％)，中皮腫
- 縦隔リンパ節腫大：転移性腫瘍，リンパ腫[10]

　亜急性に発症することが多いが，血栓が生じた場合はより急激に発症する(**Box D**)．
　上大静脈閉塞の発症の10％は，静脈内留置物に関連して発生した血栓による内的閉塞が原因である．例えば，以下が原因となる．
- 中心静脈カテーテル
- 心臓関連のデバイス

　一般的ではない原因として，放射線治療後の線維化や甲状腺腫，肺結核などがある．

治療(マネジメント)

　マネジメントはがん薬物療法と放射線治療を連携して行う．症状の強さ，これまでに診断されていないがんによる症状を疑うか，もしくはすでに診断されている症状を起こしうるがんによる影響かどうかでマネジメント方法は多様に分かれる[11, 12]．

■軽度のがん関連の上大静脈閉塞

　ほとんどの患者は代償性の血行路ができるので，緊急を要するような上大静脈閉塞は稀である．
　上大静脈閉塞のがんの罹患を疑う最初の所見．

Box D　上大静脈閉塞の臨床上の特徴

よくみられる症状	身体症候
呼吸困難(50％)	胸部の静脈の怒張(65％)
頸部や顔面の腫脹(40％)	頸部の静脈の怒張(55％)
体幹や上肢の腫脹(40％)	顔面浮腫(55％)
窒息する感じ	頻呼吸(40％)
頭重感	顔面紅潮(15％)
頭痛	チアノーゼ(15％)
	上肢の浮腫(10％)
起こる可能性のある症状	
胸痛	重症時
咳	喉頭喘鳴
嚥下困難	昏睡
認知機能障害	死亡
幻覚	
けいれん発作	

- CTなどの適切な画像検査で探索する
- 腫瘤，またはリンパ節を生検する．組織学的診断が放射線治療やがん化学療法，および/またはステント治療の適応を判断する
- 症状がひどくない場合は，生検を行うまでは大量のコルチコステロイドは投与しない（組織学的診断に影響を与えるかもしれない）

上大静脈閉塞がすでに診断されているがんが原因で発生したとき，
- リンパ腫や胚細胞腫のように，放射線治療やがん化学療法に感受性が高いがんの場合には，標準治療に従って治療を行う
- 治療への感受性がない場合やこれ以上のがん治療のオプションがない場合には，大量のコルチコステロイドの投与〔例：デキサメタゾン（デカドロン®）1回16 mg 1日1回，または1回8 mg 1日2回投与〕や，上大静脈の閉塞部位に自動拡大式の金属ステント留置を検討する

多くの患者においてステント留置は，放射線治療やがん化学療法と比べて早く症状を改善する[11]．ステント留置した患者のうち90％以上は亡くなるまで再閉塞することはない[13]．

ステントの誤留置や移動，肺水腫，心機能への影響，出血といった有害事象は一般的に発生することは少ない．

ステント留置を行った際，血栓が存在する場合は血栓除去術やストレプトキナーゼなどを用いた血栓溶解療法が必要なことがある[14]．血栓溶解が必要だった患者には，長期間にわたる抗凝固療法や抗血小板療法を行うことが賢明なのかもしれない．

■重度のがん関連の上大静脈閉塞

緊急対処が必要である．
- 低酸素血症を補正するために酸素を投与する
- 腫瘍周囲の浮腫や外因性閉塞の軽減を目的に，大量のコルチコステロイドを投与する〔例えば，デキサメタゾン（デカドロン®）1回16 mg 1日1回，もしくは1回8 mg 1日2回を経口または静脈内注射〕
- 上大静脈の閉塞部位に自動拡大式の金属ステントを留置する（前述）

死期が近い患者やすでに上大静脈ステント留置をしていてさらなるステント留置が困難な場合には，苦痛から解放するために鎮静を行う（耐えがたい苦痛 ➡ 265頁）．

■良性の上大静脈閉塞のマネジメント

中心静脈カテーテルの除去や抗凝固療法など，根底にある原因への対処を行う．
コルチコステロイドや利尿薬が果たす役割はない．

表 1 がんによる脊髄圧迫の特徴的な臨床像

特徴	発生率	備考
背部痛	>90%	診断の2〜3か月前からたびたび生じている
四肢の筋力低下	>75%	2/3の患者は,診断時には歩けなくなっている
感覚障害	>50%	馬尾圧迫の特徴ではない
膀胱直腸障害	>40%	特に膀胱症状が特徴的:遷延性排尿(排尿躊躇),頻尿,(晩期に)尿閉(痛みを伴わない)

脊髄圧迫　Spinal cord compression

　がんによる脊髄圧迫は緊急治療が必要である.対麻痺は不全対麻痺に比べて治療結果が悪い.脊髄圧迫により不可逆な神経機能障害を引き起こす前に診断と治療を開始すること.つまり「予防的早期治療」である.

　がんによる脊髄圧迫は,硬膜や硬膜に包まれた脊髄や馬尾が硬膜外腫瘍により圧迫された状態と定義されている.進行がん患者の3〜5%に生じるとされており,乳がん,肺がん,前立腺がんの患者がその6割以上を占める[15].原因の多くは,
- 椎体の圧迫骨折(85%)
- 椎体外腫瘍が椎間孔を通って硬膜外腔に進展(10%)

がんによる脊髄圧迫の好発部位は,
- 胸髄(70%)
- 腰仙髄(15〜30%)
- 複数の圧迫部位がある(30〜50%)[16]

　第2腰椎以下では馬尾の圧迫になるため,脊髄ではなく末梢神経の圧迫である.

特徴的な臨床像

　表1を参照.
　痛みの原因になりうるものは,
- 椎体転移
- 神経根圧迫 ⎫ 下肢伸展・挙上や咳,くしゃみ,いきみによってたびたび
- 脊髄圧迫　 ⎭ 症状が悪化する
- 筋攣縮

検査

　症状が出現してからの期間や圧迫部位によって,がんによる脊髄圧迫の神経所見は次のような特徴を示す.
- 急性期は,弛緩性の対麻痺や不全対麻痺を生じる

- 時間が経過していくと，
    ▷ 攣縮(脊髄圧迫レベル以下の四肢に，筋トーヌス，クローヌス，腱反射の亢進)
    ▷ 足底反射の亢進(ただし馬尾の圧迫では亢進しない)
    ▷ 脊髄の皮膚分節に明確に一致した知覚低下・脱出
    ▷ 膀胱の触知(尿閉)
  馬尾圧迫の所見は非対称，かつ下記のような特徴を示す．
- 反射減弱や筋トーヌスの低下を伴った不全対麻痺/弛緩性の対麻痺
- 神経根の神経分布に沿った知覚低下・脱出．仙骨部位や会陰部に知覚低下が限局したときには患者は診察時まで知覚低下に気づかないこともある
- 直腸診での肛門括約筋の筋緊張の低下

注意：馬尾圧迫は下肢の筋力低下を生じない場合もあり，見落としやすい

評価

病状が重篤で死が差し迫っていなければ，緊急の画像診断を行う．
- 全脊椎 MRI 撮影が第一選択である
- MRI 撮影が不可能なときには CT が有用である

MRI も CT も不可能なときにおいても，脊椎の単純 X 線写真は脊椎転移や圧迫骨折の適切な部位を 80％ の確率で示すことができる．

治療(マネジメント)

患者の残された時間が数時間または日単位でなければ緊急治療を行う．すべての患者に下記のようなコルチコステロイドの投与が必要である．減圧術は慎重に適応を検討された少数にしか施行されず，多くの患者は放射線治療を受ける．がん化学療法への感受性が高い胚細胞腫などの場合，がん化学療法が第一選択となることもある．

- がんによる脊髄圧迫のコーディネーターがいれば連携する．または，腫瘍内科医，脳神経外科医，または脊椎外科医と連携し，がんの種類や予後，患者の機能状態を考慮したうえで治療を計画する
- 動作によって生じる強い背部痛や神経症状があるとき，画像検査で脊椎の不安定性が除外されるまで，脊椎がねじれないように保つための(丸太転がしのような)看護技術が必要である
- 痛みの緩和を行う[17, 18]

■ コルチコステロイド：
- デキサメタゾン(デカドロン®)16 mg 経口投与を開始投与量として治療を始める
- デキサメタゾン(デカドロン®)1 回 16 mg 1 日 1 回朝経口投与をさらに 3〜4 日間継続する

- 放射線治療や手術が完了するまで，デキサメタゾン(デカドロン®)1回8 mg 1日1回朝経口投与を継続する
- 放射線治療完了後は，2週間以上かけてコルチコステロイドを徐々に減量(中止)する[19]

  コルチコステロイド減量中に神経症状が増悪する場合は，症状が軽減していた投与量まで再増量するべきである．その後2週間以上，同投与量で維持したあと，再度減量を試みる．

■放射線治療

歩行可能な患者や手術適応ではない患者に対する，主要な標準治療である．
- 20 Gy/5 Fr といったような分割照射が一般的である
- 予後が短く，対麻痺が認められ，強い痛みがある患者には，鎮痛を目的に8 Gyの1回照射を行うことがある

  放射線治療前に不全対麻痺だった患者の機能改善率は40％未満，対麻痺だった患者は13％未満である．

■外科手術

脳神経外科医と脊椎外科医で手術適応かどうか十分に検討を行う．手術適応は，3か月を超える予後があること，そして下記を1つ以上満たすことである．
- 対麻痺が発症後48時間未満であり，かつ脊髄圧迫部位が1か所である
- 放射線治療の適応ではないとき，または効果が望めないとき．
  ▷ 不安定脊椎
  ▷ 脊髄内の骨の小片，または圧迫骨折による脊髄圧迫の場合
  ▷ デキサメタゾン(デカドロン®)による薬物治療と放射線治療を行っても神経機能が悪化する場合
  ▷ 極量の放射線治療を施行しているのにもかかわらず痛みが生じている場合[18,20]

  術後は放射線治療をまた検討すべきである．

■予後

不全対麻痺をきたした患者は対麻痺が完成した患者よりも予後はよい．括約筋の機能を失うことは予後が悪いサインである．脊髄圧迫が1～2日間で急激に発症した場合は悪性疾患により脊髄動脈に圧迫やねじれを生じ，二次的に脊髄動脈に血栓が形成されて生じる脊髄梗塞が原因であることが多い．この場合は治療に反応しにくい．

治療を実施したにもかかわらず動きが改善しない患者の生存期間は1～3か月(中央値)である．歩行が可能になる患者の生存期間は5～8か月である[21,22]．リンパ腫や多発性骨髄腫の患者には生存期間が1～2年，時にそれ以上に及ぶ場合もある[23]．

■症状が進行中のときのケア

リハビリテーションの適応について，多くの専門家によるアセスメントを積極的に取り入れる．また，以下の点に特に注意を払う．
- 対麻痺の患者には生命を脅かす合併症である自律神経反射異常の危険性(Box E)
- 膀胱のマネジメント：尿道カテーテルの留置がまず必要になるが，治療への反応を確認しながら留置の継続を検討する
- 腸管のマネジメント：神経学的な特徴に留意したマネジメント計画が必要である
- 退院に向けた計画

高カルシウム血症　Hypercalcaemia

　高カルシウム血症は補正血清カルシウム濃度が上昇することである〔正常域：2.2〜2.6 mmol/L(8.8〜10.4 mg/dL)〕．「補正」は血清アルブミン濃度をもとに一般的に検査室で行われている．

　高カルシウム血症はがん患者の10〜20％に生じ，肺がん，頭頸部がん，腎がん，子宮頸がんといった扁平上皮がんの患者に好発する．

　一般的に，高カルシウム血症は異所性副甲状腺ホルモン関連蛋白質に関連する腫瘍随伴症候であり，骨転移の程度と高カルシウム血症には相関関係はない．

　臨床上の徴候に疑いをもち，血液検査をもって確定診断に至る．原発性副甲状腺機能亢進症が主な鑑別診断である．

特徴的な臨床像

　高カルシウム血症は広範囲の非特定の症状の原因になりうる(Box F)．重症度は，実際の血清カルシウム濃度よりも血清カルシウム濃度の上昇率に相関する．高カルシウム血症のほとんどの患者は病気が全身に播種しており，多くは3か月以内に死を迎え，80％の患者が1年以内に死を迎える[25]．

治療(マネジメント)

　治療を開始する前に考えてみよう！　死が差し迫っている患者の致命的な随伴症状を治療することをはたして正当化できるだろうか？

　以下は，高カルシウム血症の補正を行う適格条件である．
- 補正血清カルシウム濃度＞2.8 mmol/L(11.3 mg/dL)
- 高カルシウム血症に起因した症状がある
- 初めての高カルシウム血症発症，また前回発症から長期間経過している
- これまでよいQOL(quality of life)を維持していたと患者自身が評価している
- (前回の治療経過をもとに)医学的にも治療効果が持続すると期待できる

Box E　自律神経反射異常[24]

第 7 胸髄よりも上位の完全脊髄離断の場合に生じることが多いが，第 10 胸髄レベルでの完全脊髄離断や，不完全脊髄離断の場合でも自律神経反射異常の発生報告例がある．
　自律神経反射異常のリスクがある患者に，発生の予防方法（特に膀胱や直腸のよいマネジメント）や，発生したときにはどのように認識しマネジメントするかを教育すべきである．
　多くの場合，膀胱や直腸の膨満（時に，障害部位より下位からの侵害受容性刺激）によって交感神経が過剰に興奮し，血管収縮や血圧上昇が生じる．
　この反応によって，障害部位よりも上位の副交感神経が過剰に興奮し，頸動脈と大動脈の圧受容体を介して血管拡張と徐脈を生じる．
　原則として，対麻痺や四肢麻痺の患者が頭痛を訴えるときには何らかの対応を開始すべきである．

特徴的な臨床像
　調節不能の血圧上昇が突然生じる．
- 収縮期血圧が 300 mmHg 程度まで上昇する（典型例では 180～200 mmHg）
- 拡張期血圧が 220 mmHg 程度まで上昇する（典型例では 100～150 mmHg）
- 強い拍動性の頭痛

　その他の特徴は以下のようなものがある．
- 不安
- かすみ目
- 鼻づまり
- 呼吸困難
- 徐脈（通常の安静時心拍数と比較して）
- 脊髄障害部位よりも上位の皮膚分節での異常な発汗
- 脊髄障害部位よりも上位での皮膚の発疹や発赤（副交感神経系の反応による）
- 脊髄障害部位よりも下位の皮膚の鳥肌を伴う寒気（交感神経系の反応による）

マネジメント
　診断を確定する（血圧＞180 / 100 mmHg，もしくは正常よりも 20～40 mmHg 上昇）．
　脊椎が安定していれば，上体を起こし下肢を下げて座位にする．靴下や靴などの体を締めつけるものを取り外す．
　侵害性刺激の要因になるものを認識し，因子を除去する．

尿道カテーテルを留置している患者：
- チューブの閉塞や屈曲の有無を確認する
- 閉塞があれば，一度尿道カテーテルを抜去して，リドカインゼリーを用いて新しい尿道カテーテルに交換する

尿道カテーテルを留置していない患者：
- 膀胱が膨満し排尿ができない場合は，リドカインゼリーを用いて尿道カテーテルを挿入する

　膀胱の膨満を除外したならば，リドカインゼリーで潤滑にした手袋をはめた指で肛門と直腸を丁寧に診察し，糞便があれば用手的に除去する．
　症状が残存，または収縮期血圧が 150 mmHg を上回るときには，血管拡張薬を投与する．48 時間以内にホスホジエステラーゼ 5 阻害薬を使用していなければ，
- 硝酸薬（ニトログリセリン）300～600 μg 錠舌下投与，または 400 μg スプレー舌下投与．

　3 回を最大投与量として，必要に応じて 5～10 分おきに再投与する
　それでも血圧高値が続く場合（もしくはホスホジエステラーゼ 5 阻害薬を使用していた場合），以下を考慮する．
- カプトプリル（カプトリル®）25 mg 舌下投与
- ニフェジピン（アダラート®）10 mg 経口投与（速放性カプセルを噛み，液状の内容物を飲み込む）

　5 分おきに血圧と心拍数を監視する．原因がいまだ判明していなければ，原因探索を継続する．脊髄損傷治療センターにさらなる助言を求める．
　上記の治療に反応がみられないときは医療機関に入院し，降圧薬の静脈内注射［例：ヒドララジン（アプレゾリン®）20 mg，またはラベタロール（トランデート®）10 mg］や，高度看護病棟（high-dependency unit）における管理が必要である．

Box F　高カルシウム血症の症状	
軽度 　多尿　⎫ 　多飲，口渇　⎬　常に生じるとは限らない 　疲労感 　無気力 　精神活動の低下 　脱力，衰弱 　食欲不振 　便秘 　痛みの悪化	**重度** 　悪心　⎫ 　嘔吐　⎬　脱水や心血管系の虚脱 　腸閉塞 　せん妄 　眠気，傾眠 　昏睡

- 静脈内注射による治療や必要な血液検査の施行に患者が同意している

■静脈内注射による補液治療

初期治療としては，生理食塩液 2〜3 L を 24 時間かけて静脈内注射する．脱水が補正され，そして血清カルシウム濃度が減少し始める．

■ビスホスホネート

最も信頼がおける治療はビスホスホネートである(➡ 368 頁)．腎毒性リスクがあるため，使用前には十分な水分補給が必須である．

出血　Haemorrhage

出血は約 5% の進行がん患者を死に至らしめる．外表面からの致命的な出血は，体内で発生する出血よりも一般的ではない．

体表の出血

体表からの出血は，原発巣や転移巣，もしくは薬や併存疾患が原因になることが多い．出血は以下のような形で現れることがある．
- 吐血，タール状便
- 直腸出血
- 腟出血
- 喀血(➡ 166 頁)
- 感染創からの出血(➡ 234 頁)
- 鼻出血
- 血尿

他の出血の原因

■血小板異常
- 多発する点状出血や激しい皮下出血(紫斑)，また鼻出血や歯肉出血，膀胱出血を生じることがある
- 骨髄癌症(例えば，急性骨髄性白血病，骨髄腫など)，薬〔例えば，がん化学療法，カルバマゼピン(テグレトール®)，ヘパリンなど〕，特発性血小板減少性紫斑病(ITP)，敗血症，播種性血管内凝固症候群(DIC)が原因になることがある

■凝固異常
- 皮下や関節内，筋肉内に出血が生じる
- 重度の肝障害やフィトメナジオン(ビタミン K_1)欠乏，播種性血管内凝固症候群(DIC)が原因になることがある

治療(マネジメント)

患者や家族の抱く懸念が妥当であることを保証する．「心配しないでよい」と言うべきではなく，「心配は当然である」と伝えるべきである．

患者の全身状態が許すならば下記を確認する．
- 空腹時血糖(FBS)
- プロトロンビン時間(PT)
- 活性化部分トロンボプラスチン時間(APTT)

血液専門医の助言を求めながら追加検査を検討する．

■治せるものを治す

がんは治せるのか？

さらなる抗がん治療が可能なケースかどうかを腫瘍内科医と連携して検討する．皮膚や肺，食道，直腸，膀胱，尿路，腟など表面からの出血には放射線治療が有効な可能性がある．

他の因子は治せるのか？

- 使用している薬を見直し，抗凝固薬〔例えば，低分子量ヘパリン(LMWH：フラグミン®，クレキサン®)やワルファリン(ワーファリン®)〕や抗血小板薬〔例えば，アスピリン(バイアスピリン®)やクロピドグレル(プラビックス®)〕，血小板機能を障害しうる薬〔例えば，選択的セロトニン再取り込み阻害薬(SSRI)や非ステロイド性抗炎症薬(NSAID)〕を中止する
- ビタミンK欠乏症の治療を行う
- 併存する疾患(例えば，感染．血尿や喀血を悪化させうる)の治療を行う

■用手的対応が可能な出血への理学的なマネジメント
- 以下の注射用1アンプルを浸したガーゼを当てて10分間圧迫止血を行う．
  - ▷ トラネキサム酸（トランサミン®）500 mg/5 mL（体表などの傷/前部鼻出血），もしくは
  - ▷ アドレナリン（エピネフリン）1 mg/1 mL（1,000倍液にして使用，創傷部位は短期間の使用に限る）
- 出血点（鼻，口腔，傷）に亜硝酸銀棒を当てる
- アルギン酸（例：カルトスタット®，Sorbsan®）などの止血性の被覆材
- スクラルファート軟膏：スクラルファート（アルサルミン®）1 g錠を2錠砕いて5 mLの水溶性ジェル（KYゼリー®：本邦未導入）に溶かす

■薬物治療
全身投与する薬
- 抗線維素溶解薬，例えば，トラネキサム酸（トランサミン®）1回1 gを1日4回経口投与[26]

用手的対応のできない部位にあるがんからの出血に対する局所治療薬
　一般的に，他の選択肢やトラネキサム酸の経口投与の効果がなかったときのみに使用される，理想的には液剤は体温程度に温めて使用すべきである．
- 口腔内（マウスウォッシュとして使用し，使用後は可能なら飲み込む）：
  - ▷ トラネキサム酸（トランサミン®）溶解液500 mg/10 mL（5%）1回10 mLを1日4回投与．特別に処方・作製したマウスウォッシュか，注射用500 mg/5 mL 10アンプルを50 mLの水に溶解する
  - ▷ スクラルファート口腔用混濁液2 g/10 mLを1日2回投与
- 直腸（浣腸として注入する）[27,28]：
  - ▷ トラネキサム酸（トランサミン®）溶解液5 g/100 mLを1回100 mLを1日1回，もしくは1日2回投与．特別に処方・作製したマウスウォッシュか，注射用500 mg/5 mL 10アンプルを50 mLの水に溶解する
  - ▷ スクラルファート口腔用混濁液2 g/10 mLを1日2回投与
- 膀胱（尿道留置カテーテルを通して）[29,30]：
  - ▷ 生理食塩液での持続洗浄
  - ▷ トラネキサム酸（トランサミン®）溶解液5 g/100 mLを1回100 mLを1日1回，もしくは1日2回投与．注射用500 mg/5 mL 10アンプルを50 mLの水に溶解する
- 肺
  - ▷ トラネキサム酸（トランサミン®）を噴霧する（➡166頁）

　少量の出血は，激しい出血が切迫してきていることへの「予告」もしくは「警告」なのかもしれない．激しい出血に発展した場合の患者の希望や治療の計画について確

認していく必要があるため,激しい出血に発展する可能性について患者と話し合うことを慎重に検討する(➡ 269 頁).

血小板減少症,播種性血管内凝固症候群

緩和ケアにおいて,重度の血小板減少症や播種性血管内凝固症候群が原因で出血することは終末期であることを意味する.緊急血小板輸血についての論議のために血液専門医との連携を考慮すべきではあるが,下記のように,重度の出血へのマネジメントと同様の方法でマネジメントすることが最も適切であろう.

重度の出血

頸部や肺,鼠径部の主幹動脈からの大量の出血,特に頸部や肺からの出血は稀に急速に致命的ながんの合併症になりうる.手術や放射線治療後に生じやすいが,一般的に予測しにくく,分単位というよりは秒単位で死に至ることが多い.

> ミダゾラム(ドルミカム®)のような,ただちに使用可能な「危機介入」できる薬の使用が推奨されるが,ただちに利用可能な薬がない場合,大量出血の際には何も使用しない.
> 患者の横に腰掛け,手を握ることが,唯一無二の最善の方法である[31].

実臨床ではたびたび,患者のベッドのそばに緊急使用できる薬を準備できない場合もある.ゆえに,ミダゾラムを取り寄せて投与するまでの間,患者は意識清明下で最期の時間を1人で過ごすことになるかもしれない.たとえ他の医療者が薬を取り寄せたとしても,薬が効果を発揮する前に患者は死んでしまうかもしれない.

患者がすぐに死亡しない場合には十分な局所圧迫を行う.染み出してきた血液で染まってきたら,その表面の部分を交換すればよい.緑色の外科用タオルは血液による変色を目立たなくするため,患者や家族の心配を軽減できるかもしれない.

さらなるマネジメントは出血の程度やがんの状態,患者のパフォーマンス・ステータス,事前意思や希望による.場合に応じて以下の方法が適応になるかもしれない.

- ミダゾラム(ドルミカム®)1 回 5〜10 mg 口腔内(バッカル)/皮下注射/静脈内注射(患者がつらい場合に使用)
- 心拍数,血圧,酸素飽和度の監視
- 大口径の静脈留置針(16 G)を挿入する
- 晶質液 1〜2 L を急速に静脈注入する
- 空腹時血糖,尿素窒素,電解質,凝固系(プロトロンビン時間,活性化部分トロンボプラスチン時間),血液型,クロスマッチのために,血液を採取する

脈拍が安定しているか減少していれば,出血は止まったと判断してもよいため,30 分おきに脈拍をチェックする.患者が 24 時間生存していれば輸血を検討する.

> **Box G　終末期の大量の喀血に対するマネジメント**
>
> **予測**
> 　命を脅かすような喀血(出血量や回数が多い)を生じたときには，患者・家族と医療チームが，「心肺蘇生を行わない」ことの決定を含めた適切なマネジメントプランを話し合うべきである．
> 　暗い色のタオルやシーツ，ブランケット，もしくは吸収性の高い着衣など，大量の新鮮血による視覚的な衝撃を可能な限り和らげるための工夫や準備を行う．
> 　臨床面では，モルヒネを1つの注射器に詰め，もう1つの注射器にはミダゾラム(ドルミカム®)10 mgを詰めて，すぐに使えてかつ安全な場所に保管するか，アンプルのままですぐに使えるようにしておく．
> 　この場合のオピオイド鎮痛薬の使用量は，患者がすでに定時的に使用していたモルヒネの投与量に従って決定する．もし使用したことがなければ，モルヒネ注射1回10 mgが適切なことが多い．他の方法としては，4時間分の使用量に相当する投与量を使用する．この目的は恐怖心を和らげる目的であり，患者の意識を消失させるためのものではない．
>
> **大量の喀血が生じたとき**
> 　対処が困難な大量の喀血による致死率は50%を超える．何らかの方法で事態が解決するまでは，患者を1人にしてはならない．
> 　気道を確保する．理想的には，出血側がわかれば，反対側の肺への影響を軽減するため出血側を下にした側臥位にする．そのほかには，患者が最も安全で快適と感じる体勢に導く．
> 　モルヒネやミダゾラム(ドルミカム®)を皮下注射するが，患者がショック状態に陥り末梢血管が収縮しているときは，静脈内注射か筋肉内注射を行う．

大量の喀血時

　肺がん患者の約20%が喀血を経験しているが，致命的な喀血の発生率は3%のみである．

　肺扁平上皮がんが肺門側にある場合や空洞化の原因になっている場合に，大量の喀血を生じやすい．

　予後が短い患者の場合は，心肺蘇生や侵襲的な気管支鏡検査，動脈塞栓術といった通常の救命措置は一般的に推奨できない(**Box G**)．

　もし患者が生き延びた場合，1〜2日後に患者・家族と状況を振り返る必要がある．輸血などの生命維持の方法を検討する．

急に生じた激しい痛み　Acute severe pain

　緩和されていない痛みは早急に治療されるべきである(➡ 82頁)．以下に述べるのは，定時的に鎮痛薬を使用している患者に急に激しい痛みが生じた場合である．

> 注意：死が強い痛みによって予告され鎮痛薬も効果がないという概念は一般市民に共通した誤解である．ゆえに患者や家族は，突然生じる激しい痛みを死が差し迫っていると解釈しパニックになる．痛みの原因，痛みに対して何ができるのか，そして何が予測されるのか，という点への説明がマネジメントの重要な側面である．

肝内出血

　肝転移のある患者が，右上腹部に突然激しい痛みを訴えることがある．消化管潰瘍の穿孔や急性胆囊炎などを示唆する所見がないときには，最も疑うべき診断は肝内出血である．肝被膜が急激に伸展され，突然激しい痛みが発生する．この場合には，
- 鎮痛目的に経口投与しているモルヒネを2倍量に増量する．または，
- レスキュー・ドースを使用しても症状緩和が不十分な場合には，経口投与しているモルヒネを3倍量に増量する．レスキュー・ドースのモルヒネを追加しても激しい痛みがある場合は，このレベルまで増量しても安全である[32]．

　肝被膜が伸展に適応することや血腫が吸収されるに従って，この急激な現象は解決していく．患者には，必要な鎮痛薬の投与量は約1週間で出血前の投与量まで減量することになるだろうと伝えておくとよい．3日後，もしくは痛みは緩和されたが眠気がつらいと患者が訴える場合は早急に投与量の減量を試みる．投与量の減量を誤ると，オピオイド鎮痛薬の好ましくない作用(副作用)が増加することになる．例えば，
- 悪心・嘔吐
- 眠気，傾眠
- せん妄

椎体の病的骨折(急性圧迫骨折)

　がんやがんの転移，骨粗鬆症，感染などによる病期の進行，もしくは通常の骨が破砕するまでには至らないが外傷によって骨が脆弱になって生じる骨折を病的骨折という．緩和ケアにおける病的骨折の最も一般的な原因はがんの骨転移である．高齢者や長期間のコルチコステロイドの投与を受けている患者においては，骨粗鬆症による椎体骨折が一般的である．

　可能であれば，多発性骨髄腫や乳がん患者にはビスホスホネートなどの予防手段をとっておくとよい(→ 368頁)．

　神経根症状や運動機能の低下，感覚障害や膀胱機能障害のような症状が生じているときには，転移性腫瘍の脊髄圧迫をMRIなどで除外しておくとよい(→ 252頁)．

　定時的な鎮痛薬を処方されていない患者には以下を処方する．
- モルヒネ1回5～10 mg 皮下注射/静脈内注射〔先行して，メトクロプラミド(プリンペラン®)1回10 mgを3分以上かけてゆっくり静脈内注射を行う〕．静脈内注射はモルヒネの急速な投与量調節を可能にする(例えば，鎮痛が得られるまで，モルヒネを2～3分おきに1 mgずつ効果をみながら繰り返して注射する)
- 非ステロイド性抗炎症薬の経口投与を行う〔例えば，イブプロフェン(ブルフェン®)1回400 mg 1日3回，もしくはナプロキセン(ナイキサン®)1回500 mg 1日2回〕，場合によってはジクロフェナクの筋肉内注射(ボルタレン®，注射薬は本邦未導入)やケトロラク(本邦未導入)の皮下注射を行うこともある

しかし一般的に，患者はすでに非ステロイド性抗炎症薬を使用していることが多く，モルヒネも以前から生じていた骨の痛みに対して定時使用していることが多い．その場合には，
- 経口投与しているモルヒネを2倍量に増量する．または
- 定時投与しているモルヒネの経口投与量と同等量を注射で投与する．経口投与の2〜3倍の効果がある

もしそれでも十分な症状緩和が得られなければ，数週間はこれまで満足する鎮痛効果があったモルヒネの投与量を3倍に増量する必要があるかもしれない(骨折する前の投与量までに数日/数週間かけて再度減量していくことになる)．

体動によって誘発される強い随伴痛には鎮痛薬の予防投与を行う．もし可能ならば，50％酸素と混合した笑気を体動前と体動中に吸入してもらう．

追加して考慮できるものとしては，
- 神経圧迫に関連した痛みがある場合は，デキサメタゾン(デカドロン®)1回4〜8 mg 1日1回投与する(→ 373頁)．
- 筋攣縮を伴う場合は，ジアゼパム(セルシン®，ホリゾン®)1回5 mgを開始投与量とし，1回5〜10 mg 1日1回就寝前に投与する

加えて，腫瘍内科医や整形外科医，脊椎外科医が参加している多職種チームと転移性骨腫瘍のマネジメントを検討する．専門家の治療選択としては，
- 緩和照射：一般的に効果が得られやすいが，最大の鎮痛効果を発揮するまでに4〜6週間程度かかる
- ビスホスホネート(→ 368頁)
- 強い随伴痛に対する，モルヒネとブピバカイン(マーカイン®)を用いた硬膜外鎮痛
- X線透視下での経皮的椎体形成術(骨折した椎体にポリメチルメタクリレートを含有した骨セメントを注入)や，バルーン椎体形成術
- 整形外科的な手術：減圧や安定性を目的に，特に転移性骨腫瘍を伴う場合に検討[17]

手術後は原発部位に応じて，放射線治療やがん化学療法，もしくはホルモン療法を実施する．手術適応のない患者にもこれらの治療の実施を検討する．

長管骨の病的骨折

緩和ケアにおいて，病的骨折の最も一般的な原因はがんの骨転移である．可能であれば予防策を講じるべきである．例えば，
- 骨転移巣に対して局所放射線治療を行う
- 多発性骨髄腫や乳がん患者にはビスホスホネートの投与を行う(→ 368頁)
- 整形外科的な手術：予防的な固定や安定化

病的骨折が起こったときには，前述のように早急な鎮痛を行う．
手術は痛みの抑制や機能温存の双方において最も信頼性が高く，短時間で効果が得

られる方法であるため，死期が迫った患者でなければ手術の施行を検討すべきである．手術の施行には，患者が手術を受ける意思をもっていること，手術に耐えられる全身状態であること，固定を行うのに十分な量の正常骨部分が残されていることが要求される．手術後には放射線治療を検討する[33-35]．

手術を計画する際には，
- 鎮痛薬の十分な定期処方を確実に実施する
- 骨折前から使用していた鎮痛薬を術後も継続し，また必要に応じて術後も十分な薬物治療を実施する

■上腕骨

鎮痛に加えて，緊急に行うべきケアは通常の保存療法である．
- 緩くかけた吊り包帯を用いて上肢を部分的に固定する．吊り包帯は前腕が自由に垂れ下がるように調整する(骨の配置が改善して筋攣縮が軽減するように)
- 上腕をこの状態に可能な限り保つこと，半立位の体勢(背中を起こした座位)で睡眠をとることを推奨する
- 指を可能な限り使うこと，拘縮予防のために最低1日2回は吊り包帯から前腕を外して肘関節を完全に伸ばすように勧める

他に代用できる方法は，
- 腕を体幹に固定する(例えば，Netelast® や Velcro® を用いる)
- 上腕骨骨幹部骨折用の固定装具を用いる

経口鎮痛薬の定時投与があるにもかかわらず痛みが問題になるときには，神経ブロックや硬膜外鎮痛を検討する．

■大腿骨

鎮痛に加え，緊急に行うべき対応法．
- 枕を用いた下肢の固定
- 単純X線写真を撮影する前に，局所麻酔薬で大腿神経ブロックを行う
- ベッド上で患者の体位を変換する際には，「丸太転がし」のような看護技術を適切に施行する

手術が適応ではないために，保存的に治療する場合は以下を考慮に入れる．
- 皮膚牽引か添え木を用いる(専門医の助言を求める)
- 硬膜外鎮痛

```
                                                 苦痛の持続：
                                                 深い鎮静 → 昏睡状態に
                                    苦痛の持続：              ステップ4
                                    鎮静の増強 → 昏迷状態に
                       苦痛の持続：                ステップ3
                       鎮静の増強 → 傾眠状態に
                                    ステップ3
        改善困難な苦痛：          ステップ2
        抗不安作用のある鎮静薬の処方
              ステップ1

         顕在性，もしくは潜在しているせん妄に対しては，抗精神病薬を追加する
```

図1 死が差し迫った患者の，改善困難な耐えがたい苦痛の程度に比例した進行的な鎮静の方法

耐えがたい苦痛　Overwhelming distress

時に，死が差し迫っている患者に耐えがたい苦痛が生じることがある．過活動型せん妄が原因になることが多いが，時に痛みや呼吸困難がきっかけになることもある[36]．適切な対処での症状緩和が不十分なときには，鎮静を行うことで計画的に患者の意識状態を低下させることが必要になるかもしれない．鎮静は，考えうるすべての症状緩和のための手段を講じても苦痛を緩和できないときの最終手段である．鎮静の目的はあくまで苦痛の緩和であり，患者を死に至らしめるものではない(➡27頁)．

鎮静は常に症状に比例して，かつ必要に応じて増強する．鎮静は，必要に応じて間欠的に行う方法から持続的に行う方法までの，一連の介入法である(**図1**，**Box H**)．

深い鎮静にただちに導く必要があることは，突然生じた止血不能な動脈性の出血のようなとき(前述)で，稀である．死が差し迫っている患者において，一度鎮静が安定した場合に鎮静の深度を浅くすることは一般的ではない[37]．

適切な心理社会的，かつスピリチュアルな支援を受けていた場合でも，少数だが死にゆく人々は耐えがたい実存的(訳注：スピリチュアルな面の)苦痛を経験する[38]．これらへのマネジメントは，心理学的な評価のスキルをもつ専門家の支援を受けなければならない．

継続的な心理社会的，かつスピリチュアルなサポートの申し出があれば，継続的な支援が必須であり，もし鎮静を用いるのであれば症状に比例した方法で，かつ状況に応じて増強するべきである．1日数時間の，もしくは数日間の休息目的の鎮静を通常は第一段階として行い，たびたびそれで十分な場合がある(➡27頁)[37]．持続性の深い鎮静の決定は，患者と家族双方との議論のあとに専門的な緩和ケアチームによってのみ行われるべきである．

> **Box H　死が差し迫っている患者の鎮静に用いる薬**
>
> より詳細な情報は，18 章の 361 頁と 365 頁を参照のこと．
> **第一選択薬**
> ミダゾラム(ドルミカム®)
> ● 1 回 2.5～5 mg を開始量として，必要に応じて 1 時間ごとに投与する
> ● 必要に応じて，10 mg 皮下注射/静脈内注射まで順次増量する
> ● 10～60 mg/日の持続皮下注入/持続静脈内注入を継続する
> 　ミダゾラム(ドルミカム®)30 mg/日でも鎮静が不十分な場合，抗精神病薬の追加投与を検討する．
> ハロペリドール(セレネース®)
> ● 1 回 2.5～10 mg 皮下注射を開始量として，必要に応じて 1 時間ごとに投与する(高齢者には 1 時間ごとに 1～5 mg 皮下注射する)
> ● 10～15 mg/日の持続皮下注入を維持する
>
> **第二選択薬**
> レボメプロマジン(ヒルナミン®)
> 患者の意識状態を意図して低下させるときに，一般的に投与する．
> ● 1 回 25 mg 皮下注射を開始量として，必要に応じて 1 時間ごとに投与する(高齢者には 1 時間ごとに 12.5 mg を皮下注射する)
> ● 必要に応じて効果を評価しながら投与量を調節する
> ● 50～300 mg/日の持続皮下注入を継続する
> 　大量のレボメプロマジン(≧100 mg/日)の最も適した投与経路は皮下注射ではあるが，少量の投与量の場合には 1 日 1 回就寝前や必要時の単回の皮下注射も可能である．
> 　1 回 12.5 mg(高齢者には 1 回 6.25 mg)皮下注射を開始量とするなど，施設によってはより少量の開始量としている場合がある．
>
> **第三選択薬**
> フェノバルビタール(フェノバール®，ノーベルバール®) ）上記に反応しない患者のみに行われる，
> プロポフォール(ディプリバン®)　　　　　　　　　　 ）専門医のみが用いる薬である．

文献

1. Diabetes Control and Complications Trial Research Group (1993) The effect of intensive treatment of diabetes on the development and progression of long-term complications in insulin-dependent diabetes mellitus. *New England Journal of Medicine*, 329: 977-986.
2. Holroyde C *et al.* (1975) Altered glucose metabolism in metastatic carcinoma. *Cancer Research*, 35: 3710-3714.
3. Sinclair A *et al.* (2013) End of life diabetes care: A strategy document commissed by diabetes UK. *Clinical care recommendations 2nd edition*. www.diabetes.org.uk/end-of-life-care
4. NHS Diabetes (2010) The hospital management of hypoglycaemia in adults with diabetes mellitus. www.diabetes.nhs.uk/
5. NHS Diabetes (2011) Recognition, treatment and prevention of hypoglycaemia in the community. www.diabetes.nhs.uk/
6. NHS England (2014) Risk of distress and death from inappropriate doses of naloxone in patients on long-term opioid/opiate treatment. *Patient Safety Alert*. NHS/PSA/W/2014/2016R. www.cas.dh.gov.uk
7. UK Medicines Information (2015) What naloxone doses should be used in adults to reverse urgently the effects of opioids or opiates? *Medicines Q&A*. 227.223. www.evidence.nhs.uk
8. Cleary J (2000) Incidence and characteristics of naloxone administration in medical oncology patients with cancer pain. *Journal of Pharmaceutical Care in Pain and Symptom Control*, 8: 65-73.
9. Paranthaman SK and Khan F (1976) Acute cardiomyopathy with recurrent pulmonary edema and hypotension following heroin overdosage. *Chest*, 69: 117-119.
10. Wilson LD *et al.* (2007) Clinical practice. Superior vena cava syndrome with malignant causes. *New England Journal of Medicine*, 356: 1862-1869.
11. Warner P and Uberoi R (2013) Superior vena cava stenting in the 21st century. *Postgraduate Medical Journal*, 89: 224-230.
12. Watkinson AF *et al.* (2008) Endovascular stenting to treat obstruction of the superior vena cava. *British Medical Journal*, 336: 1434-1437.

13 Rowell NP and Gleeson FV (2001) Steroids, radiotherapy, chemotherapy and stents for superior vena caval obstruction in carcinoma of the bronchus. *Cochrane Database of Systematic Reviews.* **4**: CD001316. www.thecochranelibrary.com
14 NICE (2004) Interventional procedure overview of stent placement for vena cava obstruction. IPG79. www.nice.org.uk
15 Loblaw DA et al. (2005) Systematic review of the diagnosis and management of malignant extradural spinal cord compression: the Cancer Care Ontario Practice Guidelines Initiative's Neuro-Oncology Disease Site Group. *Journal of Clinical Oncology.* **23**: 2028-2037.
16 Prasad D and Schiff D (2005) Malignant spinal-cord compression. *Lancet Oncology.* **6**: 15-24.
17 NICE (2008) Metastatic spinal cord compression. *Clinical Guideline* 75. www.nice.org.uk
18 Quraishi NA and Esler C (2011) Metastatic spinal cord compression. *British Medical Journal.* **342**: d2402.
19 Klimo P, Jr and Schmidt MH (2004) Surgical management of spinal metastases. *Oncologist.* **9**: 188-196.
20 Patchell RA et al. (2005) Direct decompressive surgical resection in the treatment of spinal cord compression caused by metastatic cancer: a randomised trial. *Lancet.* **366**: 643-648.
21 Helweg-Larsen S et al. (2000) Prognostic factors in metastatic spinal cord compression: a prospective study using multivariate analysis of variables influencing survival and gait function in 153 patients. *International Journal of Radiation Oncology, Biology and Physics.* **46**: 1163-1169.
22 Maranzano E et al. (2005) Short-course versus split-course radiotherapy in metastatic spinal cord compression: results of a phase Ⅲ, randomized, multicenter trial. *Journal of Clinical Oncology.* **23**: 3358-3365.
23 Conway R et al. (2007) What happens to people after malignant cord compression? Survival, function, quality of life, emotional well-being and place of care 1 month after diagnosis. *Clinical Oncology.* **19**: 56-62.
24 Milligan J et al. (2012) Autonomic dysreflexia: recognizing a common serious condition in patients with spinal cord injury. *Canadian Family Physician.* **58**: 831-835.
25 Stewart AF (2005) Clinical practice. Hypercalcemia associated with cancer. *New England Journal of Medicine.* **352**: 373-379.
26 Bennett C et al. (2014) Tranexamic acid for upper gastrointestinal bleeding. *Cochrane Database of Systematic Reviews.* **11**: CD006640. www.thecochranelibrary.com
27 Kochhar R et al. (1988) Rectal sucralfate in radiation proctitis. *Lancet.* **332**: 400.
28 McElligott E et al. (1991) Tranexamic acid and rectal bleeding. *Lancet.* **337**: 431.
29 West N (1997) Prevention and treatment of hemorrhagic cystitis. *Pharmacotherapy.* **17**: 696-706.
30 Choong SK et al. (2000) The management of intractable haematuria. *BJU International.* **86**: 951-959.
31 Harris DG et al. (2011) The use of crisis medication in the management of terminal haemorrhage due to incurable cancer: a qualitative study. *Palliative Medicine.* **25**: 691-700.
32 Hagen N et al. (1997) Cancer pain emergencies: a protocol for management. *Journal of Pain and Symptom Management.* **14**: 45-50.
33 Townsend P et al. (1995) Role of postoperative radiation therapy after stabilization of fractures caused by metastatic disease. *International Journal of Radiation Oncology, Biology and Physics.* **31**: 43-49.
34 Malviya A and Gerrand C (2012) Evidence for orthopaedic surgery in the treatment of metastatic bone disease of the extremities: a review article. *Palliative Medicine.* **26**: 788-796.
35 Eastley N et al. (2012) Skeletal metastases -the role of the orthopaedic and spinal surgeon. *Surgical Oncology.* **21**: 216-222.
36 de Graeff A and Dean M (2007) Palliative sedation therapy in the last weeks of life: a literature review and recommendations for standards. *Journal of Palliative Medicine.* **10**: 67-85.
37 Cherny NI and Radbruch L (2009) European Association for Palliative Care (EAPC) recommended framework for the use of sedation in palliative care. *Palliative Medicine.* **23**: 581-593.
38 Morita T (2004) Palliative sedation to relieve psycho-existential suffering of terminally ill cancer patients. *Journal of Pain and Symptom Management.* **28**: 445-450.

さらに読むべき本

Currow D and Clark K (2006) *Emergencies in Palliative and Supportive Care.* Oxford University Press, Oxford.
Fisher R and Fay J (2014) Primary care management of palliative care emergencies. *InnovAiT: Education and inspiration for general practice.* **7**: 581-586.

(田上恵太, 的場元弘)

14 エンドオブライフ・ケア
―計画と最期の日々
End-of-life care: planning and last days of life

はじめに ……………………………… 269	真性糖尿病の終末期マネジメント …… 282
意思決定能力と決断 ………………… 270	最期の時間を快適に維持する ………… 283
エンドオブライフ・ケア・プランニング	早わかり臨床ガイド：死前喘鳴
……………………………… 276	（呼吸時の大きなガラガラ音）……… 290
最期のとき …………………………… 278	専門職として，人間として ………… 291

はじめに　Introduction

　多くの人々は，自分がいつかは死ぬ運命にあるということを考えることなく生きている．しかし，残された命が短いと診断され，特に進行性に身体的な状態が悪くなっていくことに気づいて，多くの患者や患者に近しい人々は患者に死が差し迫っていることに直面する．通常，これは心理的あるいはスピリチュアルな必要性であり，患者がどの程度まで何ができるのか，そのことについてどの程度まで他の人と話し合いたいのか，それはさまざまである．

　人は自分自身の人生が終わりに近づいていることを認めてもなお，そこに向けた事前準備をしない．しかし今の時代，先を見据えて計画することが奨励されている[1-3]．先を見据えた計画について下記に記す．

- アドバンス・ケア・プランニング(Advance Care Planning)：意思決定能力がある患者が自分自身の希望を記録し，その後，患者が意思決定能力を失ったときに利用できるようにすることである．アドバンス・ケア・プランニングが直接または間接的にケアや治療に関して決定することができる．計画書に含まれるものは，
  ▷ 希望と優先事項（したいこと）を明記した非公式な文書
  ▷ 治療拒否の公式な事前決定書（イングランドとウェールズ），事前決定書（スコットランド）
  ▷ 永続的法定代理人（イングランドとウェールズ）あるいは福祉法定代理人（スコットランド）を決めた意思明記書
- エンドオブライフ・ケア・プランニング(End-of-life care planning)：最期の段階が月単位，週単位あるいは日単位に入ったときの患者の希望と目標についての考え．患者個人のエンドオブライフ・ケアの計画書にまとめられる内容は，症状マネジメ

> **Box A 意思決定能力**[4]
>
> 　特に示されない限り，16歳以上では意思決定能力があると仮定するが，16歳あるいは17歳以下では延命への拒否は親または裁判所の決定が優先されることがある．
> 　意思決定能力の評価は，特定の時間における特定の決定(例えば，治療の選択)に関して実施される．
> 　通常，その評価には患者の家族，友人，介護者あるいは既に任命されている第三者代弁人(Independent Mental Capacity Advocate：IMCA)といった後見人との議論を要する．
> 　意思決定能力は時間とともに変化することがあるので，治療の選択肢を検討するため，患者に最もふさわしい時間と方法を医療職あるいは社会福祉の専門家は特定する必要がある．精神科医または臨床心理の専門家の意見が必要な場合がある．
> 　例えば，可逆的な病状が原因であれば，意思決定能力の欠如は一時的な場合がある．意思決定能力の欠如がすぐに元に戻るような場合(例えば，治療を受けたあと)，かつ可能な場合，そのときまで意思決定を延期する．
>
> **2つのテスト**
> 1. 診断：患者は，精神あるいは脳の障害があるか？　つまり，自分自身で意思決定できないのではないか？
> 2. 機能性：患者は次のことが<u>できない</u>．
>   - 決断するかしないかを決めること，決断する際に関連する情報を理解すること
>   - 決断をして，それを伝えるのに必要な情報を記憶すること
>   - 決断のプロセスの一部としてその情報を使用すること
>   - 非言語的あるいは言語的に，何らかの手段で決断を伝えること
>
> 　意思決定能力の評価のすべては，患者のカルテに記録されなければならない．境界線にある場合，患者に意思決定能力が欠けているという判断は確率に基づかなければならない．つまり，「意思決定能力を保持しているとするより，意思決定能力が欠けている」．
> 　意思決定能力の判断にはチームアプローチを利用すべきである．しかし，最終的な責任は上級専門医にある．
> 　確定できない状況が続く場合，裁判所に審判を依頼する必要がある．

ント，栄養または水分補給，心理的あるいは社会的なサポートとケアの調整といった複数の分野にまたがる

アドバンス・ケア・プランニングとエンドオブライフ・ケア・プランニングとは，用語が重複するにもかかわらず，関係するプロセスは別々である．アドバンス・ケア・プランニングをする人がほとんどいないにもかかわらず，多くの患者は医療チームとともに個別にエンドオブライフ・ケア・プランニングを行うことになる．

意思決定能力と決断　Mental capacity and decision-making

　成人したすべての患者は，ケア内容を決める精神的な能力をもつものと考えられている．すなわち，検査，診察あるいは治療に対し，同意あるいは拒否をすることができると考えられているということである．患者は適切な情報を与えられ，ケア内容を決めるための能力を最大化するための援助を受ける必要がある．

　患者が決定するときには，患者に意思決定能力があることを医療職が十分に確認する．意思決定能力があるかどうかが疑わしい場合は，**Box A**に沿って評価する必要がある．

　意思決定能力を判断するテストに不合格となる場合だけ，患者がどういったケアを

> **Box B　将来の要望を示す法的な選択肢**
>
> **イングランドとウェールズ**[6]
> 　治療拒否に関する事前決定書：文書が有効でかつ適用可能な場合に，法的拘束力がある．
> 　福祉に関する永続的法定代理人：患者の代わりに決定をするために患者によって選ばれる者．
> **スコットランド**[7]
> 　事前指示書：場合によって法的拘束力があるが，裁判所の判例はまだない．
> 　福祉に関する法定代理人：患者の代わりに決定をするために患者によって選ばれる者．
> **北アイルランド**
> 　医療の決定をするための法定代理人指定の法律が<u>ない</u>．
> 　基本法では事前(治療)拒否が<u>適用されない</u>が，おそらく，イングランドの法律で確立された原則が適用される．

受けるかを決める意思決定能力が欠如していると考えることができる．

　患者の意思決定能力が欠如していると判断された場合，患者がアドバンス・ケア・プランニングの書類へ記入していたかどうかをまず確認することが医療職の責任である．

患者に意思決定能力が欠如していると判断した場合の決断[5]

　患者に決定する能力がなければ，患者が何らかの事前決定の書類をつくっていたかどうかを見つけ出す必要がある．

　患者にまだ意思決定能力があるときに，その要望を示すものとして2つの法的手段がある(**Box B**)．

　事前決定書あるいは事前指示書や，関連した法的代理権がない場合，担当医師は患者の全般的利益のために決定をしなければならない(以下参照)．

　意見の相違がある場合，別の意見を求める必要がある．時に裁判所の命令が必要になるか，さもなければ裁判所が代理人(イングランドとウェールズ)または後見人/仲介人(スコットランド)を任命し，患者の全般的利益のために決定をする．

　裁判所手続きが進行中であるか，緊急性があるとき，医療職は患者の状態の重大な悪化を防止するのに必要な治療を提供することができる．

治療の事前拒否

　これは一連の指示書である．意思決定能力のある成人が，将来その能力を失ったときに治療を拒否するために作成できる．イングランドとウェールズでは治療拒否の事前決定書(Advance Decision to Refuse Treatment：ADRT)，スコットランドでは事前指示書と呼ばれている．それは，「リビング・ウィル」とも呼ばれる．事前の治療拒否に関する決定書は，スコットランドでは16歳以上，イギリスの他の地域では18歳以上で作成が可能である．

　有効かつ適用可能な治療拒否の事前決定書は，意思決定能力のある人が治療の拒否

> **Box C　治療拒否の事前決定書[6]**
>
> 　治療拒否の事前決定書は口頭でもよいが，明確にするためには，明文化された書面が奨励される．
> - 延命治療の拒否の事前決定書を除いて，明文化された治療拒否の事前決定書の公式フォーマットはない
> - 治療拒否の事前決定書に公式な見直し期間はない
>
> 　治療拒否の事前決定書を正式なものとする前に患者を担当する家庭医，専門医および/または事務法定代理人と話すよう推奨するが，それは法的な要求ではない．
> □治療拒否の事前決定書は次のような事柄を拒否できる．
> - いかなる種類の治療
> - 臨床的な輸液や栄養補給(これらは治療とみなされる)
> - 延命治療
>
> □延命治療を拒否するために，治療拒否の事前決定書は明文化されている必要がある．例えば，カルテや記録類のようなものである．その要件：
> - 治療を拒否することによって，より早期に死亡する可能性がある場合であっても，患者がそれを望むことの記載を含んでいること
> - 本人と証人(あるいは患者の代理人)によって署名されていること
>
> □治療拒否の事前決定書の範囲外のもの：
> - 治療に対して法的拘束力を要請すること
> - 基本的なケアの拒否．例えば，安全な施設での保護，暖かくすること，衛生対策，経口の食事や水分の提供などを拒否すること
> - 死を要求するために誰かが利用すること
>
> □治療拒否の事前決定書が有効になる条件：
> - 治療拒否の事前決定書が作成されたとき，患者に意思決定能力があったこと(**Box A** 参照)
> - 自発的に作成されたものであること，つまり患者が強制されて作成したものではないこと
> - 患者が拒否している治療の性質と目的に関して説明を受けていたこと
>
> □治療拒否の事前決定書が適用可能な条件：
> - 心肺蘇生法(CPR)のような特異な治療法，化学療法に対しての拒否であること
> - 問題になっている治療が，治療拒否の事前決定書で特定されたものであること
> - 拒否にあたる状況が指定され，その決定を要するときであること
>
> □治療拒否の事前決定書が有効でない，あるいは適用可能でない場合の条件：
> - 患者の拒否に影響を及ぼすような合理的な根拠を与える状況の変化がある場合，例えば，その患者の疾患に対する新しい治療法が発見された場合など
> - 治療拒否の事前決定書作成以降，何かがあって，患者の以前の決定が入ったままの状態では明らかに何らかの矛盾がある場合
> - 治療拒否の事前決定書作成以降，患者がそれらの決定を口頭または書面で取り下げた場合
> - 患者がその後に，法定代理人にその決定権を与えた場合[8]

をする場合と同様の法的拘束力がある(**Box C**)．スコットランドと北アイルランドでは，有効かつ適用可能な事前拒否は，法的拘束力がある可能性があるが，これは裁判所でまだ審議されていないものである．

　事前の治療拒否が存在するかどうかについて，患者，家族または担当の家庭医に尋ねることが望ましい．医療チームの責務として，事前の治療拒否が問題にかかわる意思決定に有効かつ適用可能であるかどうかについて検討する．たとえそうでなくとも，患者の要望と優先事項に対する洞察をもたらすことができる．

　医療職は事前の治療拒否に応じることに対する良心的な異論がある場合，他の医療チームメンバーとよく議論すべきである．必要があれば，患者のケアを治療拒否の事前決定書に応じることが可能である別の医療職に譲渡するべきである．

意思決定能力と決断　273

> **Box D　法定代理人制度(Power of Attorney)**
>
> **イングランドとウェールズ**
> 　永続的法定代理人制度(LPA)は，イングランドとウェールズで成文法によって規定されている[9]．意思決定能力をもつ18歳以上の者は，将来意思決定能力を失った場合に備えて，1人かそれ以上の永続的な法定代理権を与えた人を任命することができる．
> 　永続的法定代理人制度は，医療および/または個人福祉(個人福祉の法定代理権)に関する決定，および/または財産と金銭面(財産と資産の法定代理権)に関する決定を網羅できる．
> 　個人福祉の法定代理人は意思決定能力を失った患者に代わり治療を拒否することができるが，それは永続的法定代理人制度が特定した延命治療を拒否することに限られる．
> 　個人福祉の法定代理人は，不適切な医療を要求することができない．
> 　福祉の法定代理人に権限を委譲する前に，医療職は下記の条件を満たしていることを確認する必要がある．
> - 患者に意思決定能力が欠如している
> - 永続的法定代理人が後見庁に登録されている
> - 文書には，特に福祉の法定代理人がその時々における状況で意思決定をする権限を委譲されていることが明記されている
> - 福祉の法定代理人による決定が，患者の最善の利益を見据えたものである
>
> **スコットランド**
> 　意思決定能力の欠如した成人に関するスコットランド法では[7]，16歳以上の人は将来意思決定能力がなくなった場合に備えて，決定を代行する福祉の代理権をもつ人を任命することができる．
> 　裁判所の命令を執行する執行官は同様の権限をもつ福祉の後見人を指名することができる．
> 　福祉の法定代理人または後見人が，不適切な医療を要求することはできない．
> 　福祉の法定代理人に権限を委譲する前に，医療職は下記の条件を満たしていることを確認する必要がある．
> - 患者に意思決定能力が欠如している
> - 代理人または後見人が，治療に対して決定する特別な権限をもっている
> - 代理人による決定が，患者に有益である
> - 確認できる限り，代理人が患者の過去と現在における要望を考慮している
>
> 　医療職，福祉の法定代理人または後見人の間で意見の相違があるとき，第三者意見を求めるために「指名された医師」の任命をスコットランド精神福祉委員会に申請することができる．
> 　最高民事裁判所に関係者による訴えがない限り，この意見が最終決定となる．

　もし患者が1983年の精神保健法で収容されている場合，事前の拒否が適用されることはない．精神科医から説明する必要がある．

永続的法定代理人制度(Lasting Power of Attorney：LPA)

　イングランド，ウェールズおよびスコットランドで異なる法規が意思決定の代行に適用される(**Box D**)．北アイルランドでは法定代理人を任命するための規定がない．

患者の全般的利益のための意思決定

　意思決定能力が欠如した患者のための事前の拒否決定書あるいは承認された法定代理人がいない場合，患者を担当する医師がケアの責任をもつ．

　イングランド，ウェールズおよび北アイルランドでは，意思決定能力が欠如した患者に代わって医療職または福祉法定代理人が行う決定は，患者にとって「最善の利益」でなければならないことを要求している．スコットランドでは，治療が患者に

Box E　患者の全般的利益を決定するためのチェック項目[5]

□たとえ患者に最終決定をする能力が欠如しているとしても，決定時に可能な限り患者を巻き込む．
□決定に影響する可能性のある患者の過去，現在の要望，感情と見解を見出す．患者が表現してきた…
- 言葉
- 文書．要望や優先事項についての記述など(Box F)
- 行動または習慣を通して
- 何らかの宗教的，文化的，倫理上の信条あるいは価値観を通して

□相談し，考慮に入れるべき見解は，
- 裁判所によって指定された後見人あるいは福祉の法定代理人(これらに特定の決定をする権限がない場合)
- 医療チームの他のメンバー
- できる限り可能な場合や適切な場合において介護者，近い家族や友人など，以前患者によって指名されたことのある人
- 第三者代弁人(IMCAは本文参照)．

□年齢，外見，地位，境遇または行動などによる差別を回避する．

Box F　要望と優先事項についての記述[10]

これは，患者によって記録される記述である．下記のことを告知する．
- 下記のような将来の治療とケアについての要望と優先事項(したいこと)．
  ▷ 個人的な優先事項
  ▷ 将来の意思決定に関与してほしいと思う人
  ▷ 希望する可能性がある，あるいは希望しない治療の種類
  ▷ ケアを受けたい場所
- 将来の意思決定を導くためにどのように意思決定をするかを指南する信条または価値観

要望と優先事項についての記述，あるいは患者が家族や他の介護者とした会話を記録したものは，カルテ上などに残されているであろう．
このような記載に法的拘束力はない．
自殺幇助など違法行為は含めることができない．
患者の意思決定能力が欠如しているとき，治療またはケアの決定をする介護の専門職は患者の最善の利益を決定しようとする際，要望と優先事項についてのどのような記述でも考慮に入れなければならない．
カルテに記録されていない場合，患者の要望か優先事項についての記述が存在するかどうか，あるいは患者が選択する可能性のある要望を決定する助けになるかどうか，親類あるいは他の介護者に質問する必要がある．

とって「有益かどうか」をよく考える必要があることを要求している．両方の条件をカバーするため，「患者の全般的利益」という言葉が，イギリスの医師評議会のガイダンスのなかで使われている．

全般的な利益は医療上の有益性に限られることなく，心理的および社会的な利益など，患者の利益のすべてを含む(Box E)．患者の全般的利益のための決定をするとき，医師が患者の要望を理解する助けになるように，患者が要望と優先事項について書いた文書を作成することが望ましい(Box F)．

意思決定を補助するために，さまざまな選択肢の利点と欠点をあげた「バランスシート」を作成することは，すべての人に有用である．延命治療についての決定には患者を死に至らしめたいという動機があってはならない．

最終決定は，患者の将来の選択に制限をかけることが最も少なく，また患者の全般的利益になるものでなければならない[5]．患者がケアを受ける場所や治療を中止することなど，重要な決定に関して意見の相違がある場合などは，正式に「最善の利益を話し合う会議」をもつことが，しばしば有効である．

第三者代弁人

意思決定能力がなく，治療拒否の事前決定書を作成していないか，福祉法定代理人を任命していない成人の多くには，患者に代わり意思決定をする必要がある場合に，患者の視点に立って意見を求められるにふさわしい家族，友人または介護者がいる．

そのような協議をするのに適切な第三者がいない場合についてイングランドとウェールズでは，法律に規定している．下記の決定をする場合には，第三者代弁人 (Independent Mental Capacity Advocate：IMCA) が指名されなければならない．

- 重大な治療．例えば，がんに対する化学療法や手術療法，臨床的に補給される栄養や水分の継続あるいは中止など
  ▷ 期待される効果と副作用の可能性のバランスが微妙なとき
  ▷ 微妙なバランスにある治療の選択を決断するとき
  ▷ 提案された治療が重大な結果をもたらしそうなとき．例えば，生命予後を縮めたり，強い痛みを長引かせたり（あるいは他の深刻な苦痛をもたらしたり）する可能性がある場合
- 28日以上の入院や8週間以上の介護施設入所などの長期ケアのための援助
- 別の病院や介護施設への8週間以上の移動
- 成人の保護（イングランドの場合）[6]（訳注：ネグレクトや虐待からの保護のケースを指す）

個人の希望，気持ち，利益と価値についてのできるだけ十分な情報を第三者により与えられて第三者代弁人の役割が成し遂げられる．そのうえで第三者代弁人は，最終決定者が誰であれ，その役割を担うべき医療チームのために書面の報告書を作成する．

自由剥奪へのセーフガード

自由剥奪へのセーフガードは2005年の意思決定能力法に盛り込まれているもので，イングランドとウェールズの意思決定能力が欠如した16歳以上の人にのみ適用される[11]．自由剥奪へのセーフガードは介護施設，病院あるいはホスピスに入院している患者に適用されるもので，自宅で療養する患者には適用されない．

自由を剥奪するに等しいケアや治療を患者に提供することは非合法である．意思決定能力が欠如した患者がケアや治療により自由を剥奪された状態となるリスクがあるかどうかを見極めるため厳密なテストを適用する (Box G)．

> **Box G　自由剥奪テスト**
>
> 意思決定能力が欠如した患者が自由剥奪の状態にあるかどうか，下記の質問による厳密なテストを行う．
> - 患者は継続した監視と管理を受ける対象である
> - 患者は自由に退去できるか
>
> 患者が継続した監視と管理を受ける対象であり，自由に退去できない場合，自由剥奪された状態といえる[12]．
>
> ここでいう「管理」とは身体的および/または薬による行動の制限を含む．
>
> ドアに鍵をかけられている，行動範囲を制限する，今いるところから出られないように制限する，患者を家に連れて帰るという家族や介護者の希望に医療職が反対している場合，患者は自由がない状態であるとみなされる．
>
> ホスピスに入院していて死が近づいている患者は，示された入院や治療計画に同意しているのであれば，自由が剥奪されているとは考えにくい．
>
> ホスピスに入院していて死が近づいている患者について，自由が剥奪されている状態にあるかどうかを考慮する際に，いくつかの要因を考慮する．つまり，
> - 患者の状況や治療は，もはや入院や初期の治療計画への同意による対象ではない
> - 特に何週間にもわたって事前の同意なしに，不安や興奮状態を軽減するために鎮静薬を投与されている
> - 薬による行動制限を受けている
> - 終末期における興奮のせいで継続した監視下にある
> - 患者は動けるにもかかわらず，危険という理由でホスピスの施設から退去することをはばまれている

　もし自由を剥奪された状態であると確認された場合，あるいはそのようなリスクがあると考えられる場合，患者のケアにあたる医師あるいは自宅で療養する場合はケアの責任者が，患者の最善の利益になっているかどうか，患者に制限の少ないケア方法がないかを考慮しなければならない．

　もし患者の最善の利益になっており，制限の少ない方法が他にない場合には，患者の自由剥奪のための権限の付与を求めなければならない（**Box H**）．

エンドオブライフ・ケア・プランニング　End-of-life care planning

　エンドオブライフ・ケア・プランニングは，患者の治療と選択の改善を目的とする．エンドオブライフ・ケア・プランニングは最期になって着手するのではなく，患者が翌年に死亡する可能性が高くなったときに作成するべきである．常にどのようなときでも，入院患者の30％以上は彼らの最期の年であると考えられる[13]．

　死期を診断することは難しい．しかし，患者が治る見込みがなく進行性の死が身近にある状態，つまりがん，心不全，COPDあるいはフレイル（虚弱）が進んでいる状態では，認知症の有無にかかわらず，下記の条件があればエンドオブライフ・ケア・プランニングを考慮する．
- 直近6か月以内に2回以上の計画されてない入院，<u>または</u>
- 最善の治療にもかかわらず症状が持続している，<u>または</u>
- 身体状態（パフォーマンス・ステータス）が悪いか悪化している，<u>または</u>
- 基礎疾患に続発する臓器不全がある

エンドオブライフ・ケア・プランニング　277

> **Box H　意思決定能力が欠如した患者の自由剥奪についての権限付与**
>
> 下記のいずれかによって権限が付与される．
> - 自由剥奪へのセーフガードによる権限付与，または
> - 精神保健法1983による身体拘束，または
> - 裁判所による指示
>
> 　自由剥奪へのセーフガードによる権限付与は，ホスピスや自宅でのケアによって必要になった緊急の権限付与が可能で，7日間のみ有効である．あるいは通常の権限付与は最大12か月まで有効である．
> 　通常の権限付与は適切な規制当局から与えられる．つまり，
> - 自宅でのケアでは地方自治体
> - 入院患者では臨床委託グループ(Clinical Commissioning Group，イングランド)や地方健康委員会(Local Health Board，ウェールズ)
>
> 　自由剥奪へのセーフガードによる権限付与が要求された場合，訓練を受けた裁判所補佐人による評価が行われる．
> 　権限付与が行われた場合，患者の利益に責任をもつ者が指名される．その人は適切な代理人(Relevant Person's Representative：RPR)と呼ばれ，通常，患者の家族あるいは友人が選ばれる．
> 　自由剥奪へのセーフガードによる権限付与中に患者が死亡した場合，拘束による保護下での死亡とみなされ，検察官にも知らせる必要がある．
> 　検察官は調査を行い死亡証明書を作成するか，何か懸念があるときには助言をする．調査は地域や検察局によってさまざまである(→ 395頁)．

　「患者が次の12か月で死亡するような場合，私は驚くだろうか？」という質問に対し「いいえ」という答えなら，エンドオブライフ・ケア・プランニングが考慮されなければならない．

　しかし，エンドオブライフ・ケア・プランニングは，誰もがいつでも行うことができる．例えば，健康な人が親類または友人の死によって促されることもある[14]．エンドオブライフ・ケア・プランニングは医療職と患者，もし患者が望む場合には親類や家族，介護者との話し合いも含む．

　話し合いは慎重に始めなければならない．そして，患者が疾患と予後についてどれくらいの情報を知っていることを望むかについて見極める．自発的なプロセスであって，実行にあたって圧力があってはならない．将来の問題に直面しないという選択は尊重されなければならない．

　終末期にかかわる話し合いは，以下の点を明確にしなければならない．
- 懸念すること
- 疾患と予後に対する理解度
- 文化的，宗教的，スピリチュアルな優先事項を含む重要な価値基準
- ケアの個別的な目標

　エンドオブライフ・ケア・プランニングが確定されたとき，現行の治療とケアを見直す必要がある．患者との合意は，さらなる治療の目的に則していなければならない．それには次を含む．
- 患者がよりよく暮らすことを支援するために，できることに集中すること

表1 イングランドとウェールズにおける主な死亡場所(2014年)[a]

病院	自宅	介護施設	その他の公共施設[b]	その他[c]
48%	23%	21%	6%	2%

a：国家統計局(Office of National Statistics)による約500,000人の死亡データに基づく
b：ホスピスなど．ただしホテル，簡易宿泊所，大学，保護施設および刑務所を除く
c：交通事故あるいはその他の屋外における死亡など

- もはや有益ではないものは何かを指し示すこと．例えば，心肺蘇生法(CPR)など（➡ 17頁）
- これ以上の身体的な悪化があるときに，病院への入院が適当かどうか話し合うこと
- 治療を受けたい場所：患者が最期のときにケアを受ける場所として患者が望むところ

優先順位は患者ごとに異なる．共有される意思決定のプロセスはそれに応じて個別化されなければならない．話し合いには以下の点が必須である．

- 文書化する
- 定期的に見直しをする．意思決定に関与していたいという患者の希望と能力に従う
- ケアをしているキーパーソンに伝え，コミュニケーションをとる

患者本人と関係者たちの承認を得たうえで，患者は担当の家庭医による最期のケアを受けるものとして登録されるべきである[1]．このプロセスの一部として，患者は救急時のケアと治療計画といった文書を完成させることもある[15]．これは患者の身体状態が急速に悪化し，意思決定時に話し合いができなくなった際，望む治療とケアについて，患者の決定を要約するものである．

最期のとき　Last days of life

病院は，イングランドとウェールズ(**表1**)において，ひいては先進国においては，最期を迎える場所として最も一般的な場所である．この場合には特別な課題が提起される．急性期病院は通常，全人的ケアのために最善の環境ではないからである．

これは，1つには臓器機能の改善に焦点を当てていることが理由にある．患者のしたいことに関係なく，治癒できない疾患を治癒しようと試みる場合が含まれている．残念ながら，何が患者にとって重要かを患者や家族に尋ねることが日常的ではなく，誰かが死にかかっているという現実が完全に見落とされる可能性がある[16]．

イギリスでは，国によるガイドラインが，患者に焦点を当てたケアを進めるために鍵となる5つの優先項目に基づいて作成された(**Box I**)[2,3]．

すなわち，死にゆく患者と家族にとって重要であることにケアの焦点を当てることが極めて重要である．

> **Box I 公正な行いのための5つの優先項目**[2]
> 1. 次の数時間あるいは数日間のうちに死亡する可能性が認められ，そのことが明確に伝えられており，患者の要求と要望に従って処置や決定が行われ，それらが定期的にチェックされ，決定がその時々に応じて変更されていること
> 2. 医療チームと死にゆく人との間では高い感性が必要なやりとりが行われていて，それらが重要であることが認識されていること
> 3. 死にゆく人とその人にとって重要とみなされた人が，死にゆく人が望む範囲のなかで治療とケアを決定していること
> 4. 死にゆく人にとって重要とみなされた家族や他の人のニーズが，積極的に特定され，尊重され，可能な限り満たされること
> 5. 治療とケア(飲食物，症状マネジメントと心理的，社会的および精神的なサポートを含む)の個々の計画が，同意されて，調整されていて，同情とともに届けられること

- 効果的なコミュニケーション
- 専門的かつ患者に寄り添ったケア
- 介護者への信頼と秘密の保護[17]

患者が最期の日々にあることを認めること

　最優先すべきは，上級の担当医によってチーム決定が導かれることである．家庭医または上級医がその役割を担うことができる．その場合，適切な場合には同僚に委譲することはあるものの，すべての重要な決定に対して責任を負う必要がある．

　最期の時期を認めることができなかったときには，患者と患者が愛する者に対して深遠な意味をもつことになる．これは，患者および家族に下記のようなことを引き起こす恐れがある．

- 死が差し迫っていると知らないこと
- 情報がないまま患者の状態が明らかに悪化するにつれて，医療チームに対する信用を失うこと
- 医療チームから矛盾するメッセージを得ること
- 苦痛な症状から解放されずに死亡したり，望まない療養場所に置かれたりすること
- 不適切な心肺蘇生術を受けること
- 心理的，文化的およびスピリチュアルなニーズが放置されること
- 死別反応がより困難なものになること

　死が差し迫っているときでも，個々の患者の予後を推定することは難しい[18]．患者集団というレベルでは，重症度と他の因子に基づいて統計学的に予後を推定することができる．しかし，統計による数字は個人にとっては意味がないことがあり，負の影響をはらんでいる．しかし，いくつかの変数はがん患者の生存期間が短くなることと関係している(**Box J**)[19]．

　そのような変数を使用して予後予測を解析することによって，信頼性の高い予後因

Box J　がん患者における生存期間の減少に関連する因子[19]		
臨床症状	臨床検査値上の因子	その他
食欲不振	貧血	合併症
腹水	高カルシウム血症	転移性病変の広がり
呼吸困難	低アルブミン血症	高齢
せん妄	低ナトリウム血症	低いパフォーマンス・ステータス
口渇	白血球増加	がんの原発部位
嚥下障害	リンパ球減少症	例：小細胞肺がん，卵巣がん，
発熱	蛋白尿	膵臓がん，膠芽細胞腫
悪心	CRP値上昇	独居
浮腫	LDH値上昇	
痛み		
頻脈		
全身的な疲労感		
体重減少		

子がみつけられた．しかし，現在利用可能な尺度で最善のものは，確率に基づく一般のガイダンスだけを提供して，研究利用以外ではほとんど利用されない．

　実際には，がん患者の緩和ケアで患者に可逆的な原因がない場合，機能的に悪化しているか，治療を拒否した場合，意思決定を導くために下記の「法則」が一般的に用いられる．患者が悪化している場合，
- 月単位で悪化している場合：数か月は生きられるだろう
- 週単位で悪化している場合：あと数週間は生きられるだろう
- 日単位で悪化している場合：あと数日しか残されていないだろう

　さらに，悪化の可逆的な原因がない場合，下記の特徴は，明らかに患者が数日間だけあるいは数時間だけしか生きることができないことを示している．
- 身体的に衰え，非常に弱った状態 → 寝たきり
- 日中のほとんど眠っている → 昏睡
- 集中力が持続する時間が非常に限られている → 見当識障害がある（→ 興奮性せん妄）
- 錠剤を服用できないか，飲み込むことが非常に困難である
- 食事や飲料を口から摂取することがほとんどできないか，まったくできない
- 呼吸の変化．例えば，チェーン-ストークス呼吸，音の大きい喘鳴，無呼吸
- 低下した心機能の徴候．例えば，皮膚の斑点形成，四肢冷感，頻脈，弱い末梢脈拍

■コミュニケーションをとり，最期の不確実さを管理する

　しばしば，急性の悪化が可逆的かどうかを判断することが難しいことがある．したがって，患者の死が差し迫っていると結論づけることは正しくないことが多い．

　驚くべきことに，一時的に患者の状態が安定したり改善したりすることがある．こ

のように予想に反して回復する場合に備えて，最期のときの治療は定期的に見直す必要がある．

懸念については患者と大切な人々にきめ細かく共有されなければならない．時には，さらなる疾患に合わせて治療を変えることを考慮しなければならない．しかしケアは，来たるべき転帰についてはっきりするように，患者と家族に説明する必要がある．例えば，

「あなたの夫の病状は深刻で，亡くなってしまうかもしれません．私たちはできることはすべて行っていますが，治療がうまく作用しないことがあるかもしれないと危惧しています」

「お母様が快方に向かうのを後押しするために私たちができるすべてのことをしているものの，お母様の病状は深刻で，回復の見込みがないかもしれません．このことをあなた(とお母様にとって重要な人は誰でも)が知っていることが重要です．あなたのお母様が少しでも悪くなる場合には，とても急に悪化するかもしれず，残された時間が非常に短い可能性があります」

不確かさが，患者と家族にとって適切な支えとなるエンドオブライフ・ケアを受ける妨げになるような「言いのがれ」をもたらしてはならない．適切な時期に患者のニーズを見出すことができれば，患者の要望に関する議論，臨床上の問題の予想と患者中心の計画が病状の転換点の間で行うよりもむしろ時宜にかなったやり方で行うことができる．病院によってはこのような状況において AMBER ケア集(訳注："the AMBER care bundle"，医療スタッフが特に気がかりな患者について綿密な注意を向ける際に必要なアプローチ，Assessment, Management, Best practice, Engagement を Recovery uncertain な状況をめぐって行うこと)を使用し，系統的アプローチによって患者へのケアを提供している[20]．

患者が人生の最期の数時間や数日に入っているか，入っている可能性があると判断されれば，このことについて患者と(必要に応じて)患者にとって重要な人々ときめ細かなコミュニケーションをとっていく．医療職のリーダーは意思決定を共有できるようにしなければならない．

話し合いは，患者の要望と価値観(「エンドオブライフ・ケア・プランニング」⇒ 276 頁)について共通の認識をもてるように努める．まだ話し合われていない場合，下記について決定がされる必要がある．

- 患者は最期にどこでケアを受けたいのか，どのようなサポートが利用できるのか
- ケアの上限．例えば，抗菌薬を用いる治療あるいは心肺蘇生が適当であるかどうか
- 水分および栄養補給(⇒ 18 頁)
- 症状マネジメントと事前処方(⇒ 283 頁)
- 不必要な薬の中止(⇒ 283 頁)，観察，精査
- 心理的およびスピリチュアルなニーズを明らかにすること

こうした決定は個別のケア計画に記録され，次のように使われなければならない．
- 医療チームと患者・家族との話し合いを促す
- エンドオブライフ・ケア・プランニングのすべての局面に対応していることを保証する
- 意思決定のための資料を提供する．例えば，患者と家族のための情報が記載された小冊子，連絡先の詳細
- 症状マネジメントのガイダンスを提供する
- 患者をケアするすべての医療チームメンバー間のコミュニケーションを促す

必要に応じて，さらに患者の要望に沿って，ケア計画の定期的な更新と見直しが必要である[1,3]．

真性糖尿病の終末期マネジメント
Managing diabetes mellitus at the end of life

患者の死期が近づくにつれ，食物摂取量は減少する．糖尿病患者の場合には低血糖リスクが高くなっていく(➡245頁)．このような状況においてエネルギー摂取量を減らしながら並行して糖尿病治療薬を減らすことが必要になる．

通常，2型糖尿病患者では糖尿病治療薬の経口投与を完全にやめることが可能であるが，インスリン依存型1型糖尿病患者では状況はより複雑である．インスリン投与を完全にやめることは死亡を能動的に早めることがあるので，患者および家族を深く動揺させるかもしれない．

低血糖または高血糖症状が死と関連した症状と混同されないよう，説明を徹底する必要がある．

インスリン依存型糖尿病
経口摂取が減った場合，インスリンの投与量を減らす．
- 投与方法の簡便化
  ▷ 長時間作用型インスリンを1日1回または
  ▷ 中間型インスリンを1日2回
- 6〜15 mmol/L(130〜180 mg/dL)の間に血糖値を保つことによって，症候性低血糖あるいは高血糖を回避する
- 指先穿刺による血糖値の測定は夕食前の1日1回に制限する

一般的には，患者の死が差し迫っていて昏睡状態になるまで(低血糖または糖尿病性ケトアシドーシスのためではない場合)，また，他のすべての延命治療が中止されるまで，インスリン注射を継続する．

インスリンをやめるという決定は患者(彼らにまだ意思決定能力があるとき)や家族

とともに議論されなければならない．

インスリン非依存型糖尿病

もはや嚥下ができないとき，
- 糖尿病治療薬と血糖値の監視をやめる
- 低用量インスリンの中止を考える．例えば，インスリン1日総量15単位未満

インスリン1日総量15単位以上が必要な場合，インスリン依存型糖尿病と同様に管理する[21]．

最期の時間を快適に維持する　　Maintaining comfort at the end of life

最期のときに症状から解放することは，通常すでに行われていることの継続である．しかし，以前にはよく管理されていた症状が再発することがあり，新しい症状が出てくることもある．残された時間が短いので，緊急に対応する必要性が大きい．明日では遅すぎるかもしれない．

患者の死が間近に差し迫っていても慎重に評価する必要がある．死が差し迫っている患者は繰り返し大声をあげることがある．その理由を下記に示す．
- がん，口渇，関節硬直，褥瘡，拡張した膀胱などによる不快感か？
- 予期しない障害による苦痛か？（患者を動かす前に声をかける）
- 誰かがそばにいることの確認か？（患者に話しかけて，そこにいることを伝える）
- せん妄か？

慎重な観察，検査，および看護師，他の介護者や家族との話し合いは，原因を特定し，症状マネジメントを導くのに役立つ[3, 22]．

薬の見直し

明白に死が近づいているとき，
- 薬の処方をシンプルにする．
  - 長期に投与されている予防投与の薬をやめる．例えば，スタチン系，抗高血圧薬，ワルファリンなど
  - 死が差し迫っているときの緩下薬，抗うつ薬と非ステロイド性抗炎症薬（NSAIDs）の投与をやめる
- 下記のような起こる可能性がある症状に対して予防的に処方する．
  - 痛み
  - 呼吸困難
  - 悪心・嘔吐

表2 最期のときに日常利用可能でなければならない薬(すべて頓用で1時間に1回皮下注射する)

症状	薬	備考
痛み	モルヒネ	現在のモルヒネ投与量によって投与量を決める.仮にオピオイド鎮痛薬使用経験がない場合にはモルヒネ2.5〜5 mgの皮下注射を行う
呼吸困難	モルヒネ	現在のモルヒネ投与量によって投与量を決める.仮にオピオイド鎮痛薬使用経験がない場合にはモルヒネ2.5〜5 mgの皮下注射を行う ミダゾラム2.5〜5 mgの皮下注射を併用する
悪心・嘔吐	ハロペリドール 1〜2.5 mg	早わかり臨床ガイド:悪心・嘔吐 ➡ 127頁
興奮状態,静止不能	ミダゾラム 2.5〜5 mg	ただし,せん妄がある場合は抗精神病薬と併用する(下記参照)
せん妄	ハロペリドール 1.5〜5 mg またはレボメプロマジン 12.5〜25 mg ± ミダゾラム 2.5〜5 mg	ハロペリドールだけでは不十分と考えられる場合はより鎮静効果があるレボメプロマジンを投与する.ミダゾラム単剤投与ではせん妄を悪化させる恐れがある. 稀に持続的な深い鎮静が必要になることがある(➡ 265頁)
音の大きい喘鳴	ブチルスコポラミン臭化物 20 mg	早わかり臨床ガイド:死前喘鳴(呼吸時の大きなガラガラ音) ➡ 290頁

  ▷ 興奮状態やせん妄
  ▷ 死前喘鳴(呼吸時の大きなガラガラ音)
• 嚥下が難しい場合,経口投与同様に皮下/静脈内注射で処方する
• 医療上の処置による水分補給の必要性をチェックする.リスクと有益性について患者および家族(➡ 18頁)と話し合って,続けるか,量を減らすか,やめるかの意見を統一させる(➡ 286頁)
• 不必要な処置をやめる.例えば,ルーチンで行っているバイタルサインなど
  薬の選択は,患者の現在の症状,過去の薬の必要条件と地域のガイドラインによって行う.患者が嚥下可能で,薬が「必要なもの」である場合に,定期に薬を服用していたら,定期に薬を処方するべきである.最も発現頻度が高い症状を和らげるためのいくつかの薬は,日常で利用可能にしておかなければならない(表2).

> これらすべての薬の1時間に1回の頓用は投与量調節を即座に行うことができる.ただし,1時間に1回の薬の投与を何回か続けたあとに効果がまったくないか長続きしない場合には,他の薬への変更,あるいは追加の薬の投与について検討することが大切になる.

  患者が自宅か介護施設にいる場合,「もしものときの箱」にいつでも使える薬を入れておく.

Box K　持続皮下注入法の長所と短所

長所
24時間作動し続けることで血漿中薬物濃度がピークもトラフもなく維持できる．
何度も注射する必要性が減る．
通常1日に一度だけのリセットで済む．
複数の症状を薬の組み合わせで管理できる．
注入装置が軽量かつ携帯用バッグに入れて持ち運べるので，単体で携帯可能である．
患者に好まれる．
看護師の手間を省ける．

短所
追加の薬を投与する場合の柔軟性に乏しい．
いくつかの薬を混合するための信頼性の高い配合変化のデータが不足している．
注入部位の炎症と痛みが発現する可能性がある．
稀ではあるが，症状がすぐに改善されない場合，注入装置に関する問題は偶発性の痛み（または他の症状）につながることがある．

持続皮下注入

　症状を緩和するために一般によく使われる薬の持続皮下注入による投与は，嚥下が困難になってきているか，不可能になった患者における標準診療である．他に下記の適応を含む．

- 持続する悪心・嘔吐や腸閉塞
- 昏睡状態

　通常，電池式携帯注入装置が使われる．注入可能な製剤は，相対的に非刺激物でなければならない．多くの薬では皮下の投与経路は未承認であるが，広く臨床の文献などでその投与方法が紹介されている．
　持続皮下注入装置をセッティングする前に，患者および家族に次のように説明することが重要である．

- この投与経路を使用する理由
- 注入装置がどのように動くか
- 持続皮下注入の長所と起こりうる不都合な点（**Box K**）

> 症状がコントロールできていたら，前回の薬の作用が徐々になくなる1〜2時間前に，持続皮下注入を始める．症状がコントロールできていない場合，その薬の開始投与量と同量で持続皮下注入開始の準備をする．

　持続皮下注入に使われることの多いデキサメタゾンやレボメプロマジンのような長時間作用の薬は，1日1〜2回のボーラス投与（皮下注射/静脈内注射）ができる（**表3**）．
　適切な頓用でのボーラス注射による薬も処方する必要がある．薬の配合変化が起こる可能性を回避するため，別々の皮下用針やカニューレ（元の位置の左）を用意し，配合可能な希釈液で洗浄する．

表3 1日1〜2回投与できる薬(持続皮下注入による投与に代わり)

薬	血漿中半減期(時間)	作用持続時間(時間)
デキサメタゾン	3〜4.5	36〜54
フロセミド	0.5〜2	6〜8
ハロペリドール	15〜35	≤ 24
レボメプロマジン	15〜30	≤ 24

飲水と医療処置による水分補給

　最期の日々に,患者がほしいと願い,かつ飲むことができるのであれば,1口1口ちょっとずつしか飲むことができないとしても,患者は飲むための援助を受けるべきである[3)].

　徐々に弱っていく状態では,嚥下できないことや誤嚥のリスクについての懸念がある.通常,死が近づいているときには言語聴覚士による正式な嚥下評価は適切ではないが,嚥下評価が行われなかったために死にゆく患者が飲むことを拒否すべきではない.

　少量の水の誤嚥が引き金になって,咳以外のよくない結果を引き起こす可能性は低いことを患者と家族に説明する.患者ができるだけ安全に飲むことができるよう役立つ方法,例えば,一度に少量ずつ飲むこと,身体をまっすぐにして座って飲むこと,1口ごとに2回嚥下すること,などを提示する.

　医療処置による水分補給の役割はあまり明確ではない.一方では,体液の枯渇が下記のような結果をもたらして有益である可能性がある.
- 肺,唾液および消化管分泌物が減少することに伴って,咳,「死前喘鳴」および嘔吐が減少する
- 尿量の減少に伴って,失禁と尿道カテーテルの留置の必要性が減る
- 時々関連して起こる浮腫と腹水が減る

　一方では,例えば下記のように,医療処置による水分補給が症状のリスクを低下させるとの根拠が示されている.
- せん妄やオピオイド鎮痛薬の副作用,特に腎不全が発現する場合
- 鎮静状態およびミオクローヌス
- 便秘,褥瘡と口渇

　根拠は複雑に絡み合っていて,系統的レビューの結論は,死が近づいている患者では医療処置による水分補給から,利点や副作用について断固たる結論を出すには証拠が不十分であるとしている[3)].

　こういった矛盾するデータがあることから,個々の評価とレビューが必要であることを強調しておく.医療処置による水分補給の利点に不確実性があるとき,特定の目的のため,例えば24時間あたり生理食塩液1Lを48時間かけて皮下または静脈内注

入したり，特異な症状が改善されるかどうかを確認したりするといったことについて，限られた時間で試してみてもよい．

利点についてはっきりしないことがあれば，患者やその家族と話し合う．このような状態では非経口投与での水分補給によって命が長びくとも，死期を早めることにもならないことを説明できる[23]．

口腔ケア

死が近づいている患者には，スプレー，スポイト，スポンジの棒または氷片を使って，30分ごとに口腔内を湿らせることが必要である．加えて，
- 油分が含まれた皮膚を軟らかくするものを唇に塗布する．例えば，ひびが入るのを防ぐため4時間ごとに白色軟パラフィン（ワセリン®）
- 乾燥しているときや暑いときには，加湿器または空調設備を使用する．

失禁と尿閉

死が近づいている患者の失禁は，通常，尿道カテーテルの留置により最もよく管理される．動作上の妨げを最小限にしつつ最大の快適さをもたらす．

死が近い患者の宿便は，停留が原因になっていると考えられる．これに対しては，緩下薬の坐剤投与，浣腸，あるいは用指摘便を必要とする可能性がある．

痛み

> 通常，最期のときまでに痛みの緩和がコントロールされていて痛みのない状態が維持されていれば，いよいよ最期のときに痛みが手を焼く症状になることはない．

がんで死が近づいている多くの患者には，モルヒネやオキシコドンのような強オピオイド鎮痛薬を投与することになる．強オピオイド鎮痛薬は，患者の嚥下能力が失われているときには持続皮下注入によって投与する必要がある．

時に，NSAIDsを飲んでいた患者が経口薬を嚥下できないことでNSAIDsの投与をやめた場合，新しく出現した痛みに苦しむことになる．こういった場合には，NSAIDsの直腸投与（例：ジクロフェナク 50 mg の1日3回），または注入（例：ジクロフェナク 25～50 mg の急速皮下注射と 75 mg/日の持続皮下注入）によって投与することができる．

呼吸困難

> 患者は死に結びつくような息苦しさにしばしば恐怖を感じるため，最期のときの呼吸困難を取り除くよう患者，家族および同僚に積極的にアプローチすることは重

要である.
- 患者は悲惨な呼吸困難のなかで死を迎えてはならない
- 最期のときの呼吸困難を取り除かないことは,正しい治療を実施しないことである

　恐れ,不眠と消耗のため,患者と介護者は,薬による眠気が呼吸困難を軽減するために払われる価値あるものとして必要なのだと一般に受け入れる.しかし,軽い鎮静によって不安が軽減すると精神的に明るくなり,呼吸困難が改善されることがある.
　死が近づいている患者にとって,治せるものを治したり,薬を用いない新しい治療を導入したりするときはすでに過ぎさっている(➡ 154 頁).モルヒネとミダゾラムの併用は,通常,悲惨な呼吸困難を効果的に軽減できる[24].
　オピオイド鎮痛薬の投与経験がない患者では,下記を投与する.
- モルヒネ 10 mg とミダゾラム 10 mg を 24 時間かけて持続皮下注入する.加えて
- モルヒネ 2.5〜5 mg とミダゾラム 2.5〜5 mg を頓用にて 1 時間に 1 回皮下注射する

　すでにオピオイド鎮痛薬の投与経験がある患者では,定時および頓用によるオピオイド鎮痛薬の投与を 25〜33% 増量する.

　死が迫っていて呼吸困難がない場合,高度の血液酸素不足のときでさえ,酸素は日常的に使われてはならない.さらに,酸素を投与されている大多数が苦悩を引き起こすことなくそれをやめることができる[25].

興奮状態とせん妄
　興奮状態にある死が迫っている患者全員がせん妄であるというわけではないものの,ほとんどのせん妄の患者は興奮状態にある(➡ 202 頁).以下の点に留意する.
- 軽度のせん妄は,見つけるのが必ずしも簡単でない
- ベンゾジアゼピン系薬の単独使用は,せん妄を引き起こしたり悪化させたりするかもしれない
- せん妄を示唆する徴候が現れたら,抗精神病薬(ハロペリドールなど)が必要になる
- せん妄かどうかが不確かであるならば,興奮状態にある死が迫っている患者を抗精神病薬とミダゾラムで治療する(➡ 265 頁).

死前喘鳴(呼吸時の大きなガラガラ音)
　死が迫っている患者のおよそ 50% で死前喘鳴が起こる.通常患者は意識がないので,死前喘鳴の管理はしばしば,家族と他の患者の苦痛を取り除くために行う.
　以下の方法によって騒がしい呼吸時の音に対処することで,患者のまわりにいる人々は楽になる.

- ガラガラ音の気になる点と恐れを確認する
- ガラガラ音の原因について，およびそれが昏睡状態の人の苦悩とはならないことを説明する

これだけで苦悩のいくらかでも十分楽にできることがある．

> 意識の薄れた患者でガラガラ音が呼吸困難の苦痛と関係している場合，オピオイド鎮痛薬(モルヒネなど)と鎮静性抗不安薬(ミダゾラムなど)を使うとともに，下記の推奨方法を試す．

従来より死前喘鳴には，分泌物を乾燥させる抗ムスカリン様作用薬で治療してきた(早わかり臨床ガイド → 290 頁)．しかし，強いエビデンスがなく好ましくない作用(副作用)のリスクがあるので，意識の薄れた患者にこれらの薬を使用することについて疑問視されてきた(抗ムスカリン様作用薬 → 358 頁)[25-27]．

それにもかかわらず，抗ムスカリン様作用薬が広く使用されており，患者の 2/3 が治療に反応する[26,27]．抗ムスカリン様作用薬で効果が現れない患者には，以下の理由が考えられる．

- ガラガラ音の根本原因が他にあること
- 咽頭内の既存の分泌物を乾燥させられないこと

抗ムスカリン様作用薬は，おそらく咽頭内に溜まった唾液に関連したガラガラ音に最も効果的であって，感染性の気管支分泌物，肺浮腫または胃逆流などが原因で起こるガラガラ音への効果は最も少ないため，代わりの方法で対応するほうがよい(早わかり臨床ガイド参照)．

さらに，抗ムスカリン様作用薬を使用した場合，既存の分泌物には効果がないので，ガラガラ音の発現直後に投与する．咽頭に溜まった分泌物を取り除くようやさしく吸引することを希望する患者もいる[28]．

グリコピロニウム，ブチルスコポラミン臭化物(ブスコパン®)とスコポラミン臭化水素酸塩(ハイスコ®)は効果が同等である．ブチルスコポラミン臭化物は最も安価で中枢神経系への影響がないので広く使用されている．一方で，スコポラミン臭化水素酸塩は中枢に作用し，一般に制吐や鎮静には有効だが，中枢神経系への刺激が興奮性せん妄を促進したり悪化させたりするかもしれない．

注意：アトロピンはむしろ鎮静より刺激になるため，他の方法が利用できる限り，死前喘鳴に使うべきではない．

早わかり臨床ガイド：死前喘鳴(呼吸時の大きなガラガラ音)
Quick clinical guide : death rattle (noisy rattling breathing)

死が差し迫っている患者のおよそ50％に死前喘鳴が起こる．1つ以上の要因から生じ，上気道に分泌液が溜まることによって起こる．
- 唾液(最も一般的)
- 気管支の粘膜(炎症や感染症などによる)
- 肺浮腫
- 胃逆流

ガラガラ音を立てる呼吸は，気管開口術を行った患者に起こることもある．

■非薬物治療
- 患者が意識不明であれば，ガラガラ音が患者に苦痛を与えないことを説明することによって，家族の悩みを和らげる
- 原因が肺浮腫または胃逆流であれば，体位ドレナージ(排液)を促すため，患者を直立や半横臥位にせず半腹臥位にする
- 上気道の吸引．ただし苦痛である可能性があるため，一般に使用を意識不明の患者に制限して使用する

■薬物治療

> 意識の薄れた患者でガラガラ音が呼吸困難の苦痛と関係している場合，オピオイド鎮痛薬(モルヒネなど)と鎮静性抗不安薬(ミダゾラムなど)を使うとともに，下記の推奨方法を試す．

唾液

溜まった分泌物には効果がないので，ガラガラ音が始まったらすぐに，分泌抑制薬を皮下注射にて投与する(表)．ブチルスコポラミン臭化物は最も安価で中枢神経系への影響がないので広く使用されている．

持続皮下注入は，通常，1～2回目の皮下注入時と同時に行う．1日に2回以上頓用にて投与する必要があれば，投与量を増やす．

表 死前喘鳴に使用する抗ムスカリン様作用薬

薬	急速および頓用の皮下注射投与量	1日あたりの持続皮下注入投与量
ブチルスコポラミン臭化物	20 mg	20～120 mg
スコポラミン臭化水素酸塩	400 µg	1,200～1,600 µg
グリコピロニウム	200 µg	600～1,200 µg

> 末期腎不全においては，せん妄のリスクが増大するため，スコポラミン臭化水素酸塩を使用してはならない．代わりに，ブチルスコポラミン臭化物(同じ投与量)またはグリコピロニウム(半分の投与量)を使用する．

呼吸器感染症
通常，死が間近に迫った患者に抗菌薬を処方することは適切でない．意識の薄れた患者の死前喘鳴が大量の化膿した痰に起因する場合，稀にその処方が示される．

肺浮腫
頓用で2時間ごとにフロセミド20〜40 mgの皮下，筋肉内または静脈内注射を考慮する．尿閉の進展に注意すること．

胃逆流
メトクロプラミド20 mgの皮下または静脈内注射を頓用で3時間ごと，またはラニチジン50 mgの皮下または静脈内注射1日2〜4回を考慮する．抗ムスカリン様作用薬はメトクロプラミドの蠕動運動促進作用を阻害するため，できれば併用投与は避ける．

専門職として，人間として　Professional and personal issues

緩和ケアの現場では医療スタッフに多くのストレスがかかっている．それには下記のようなものがある．
- 悪い知らせを伝えること
- 治癒できなかったことに対処すること
- あなたが支えとなる関係を築いた人々のたび重なる死に直面すること
- 感情的な対立に関与すること
- 患者と家族によって表明される怒りと悲しみを吸収すること
- 多数の専門職チームワークで役割がぼやけること

これらのすべては，あなた自身の死，あなた自身の限界(個人的および職業的な)とあなた自身の信条について考えさせる．さらに，怒り，悲しみ，心の痛みといったあなたの個人的な感情とともに，正直な対処が必要となる．これは，あなたが患者と自分自身のケアを続けるために変容し，順応する過程を必要とする[29]．

さまざまな要因と戦略は回復を高めるのに役立ち，精神的・身体的な健康を維持することができ，希望をもつことで燃え尽きを避けることができる．

自己に関する要因：
- よいワークライフバランス
- よい自尊心
- 柔軟性

- ユーモア
- 謙遜
- 現実的なゴールを決めること
  チームに関する要因：
- 相互の尊敬と支援
- よいコミュニケーション
- 意思決定と責任を共有すること

　よいヘルスケアチームは個々のメンバーでこれらの面を高めていこうという意思があり，チームの機能を向上させる．

　しばしば葛藤への取り組みには，形式ばらない仕組みで十分足りる．時には，心理学者，カウンセラーまたはチャプレンのようなチーム外のメンバーに支援された，個々またはチームを指揮する形での，より組織化した支えが役に立つ．時折，より徹底的な心理的な援助が必要かもしれない．

　とはいえ，終末期ケアの現場で働く人々への恩恵は一般に困難を大きく上回る．

- 症状からの解放を達成し，他の複雑な問題を解決すること
- 心理的な調整を手助けすること
- 支援的なチームに属すること
- 全人的かつ全面的に働くこと
- 患者，その親類と同僚から刺激を受けること
- 常に課題が与えられることからの自己啓発
- 明らかに価値がある何かをすること

　しかし，最も立ち直りの早い人でさえ，職場で特に能力が試される状況に置かれることによって能力いっぱいになるときがあるだろうし，立ち直りの早くない人も同様かもしれない．脆弱さを認める謙虚な気持ちをもつこと，また健康で安心であるかを気にかけてくれる支えとなる同僚をもつことは，エンドオブライフ・ケアに関与し続けることの鍵となる．

ただそこにいること

　患者と家族にとって，「私たちがあなたのためにできることはもう何もない」と言われることは，孤独と絶望の感覚へ落とされる．同じことは，医療職にもいえる．

　事実，医師や看護師は提供できるものが何もないと感じるときがある．そのようなとき，私たちは個人としての人間であることと，ただそこにいることの価値を頼りにしなければならない（図1～4[30]）．

　私たちは自身以外何も提供するものがないとき，人生には意味と目的があると信じることでもちこたえている．しかし，この点について絶望している患者にもっともらしく話すことは残酷である．こうしたときに，動作は言葉よりも雄弁である．

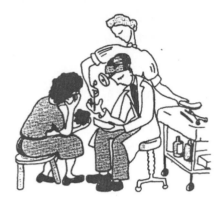

図1 医師の能力と道具によって身を固め，そのうえ他の医療職によって守られている医師の様子

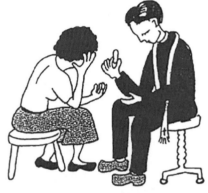

図2 司祭が聖職者としてふるまっている様子．ここではストラと聖職者用の白襟を身に着けて役割を果たし，礼拝を行っている

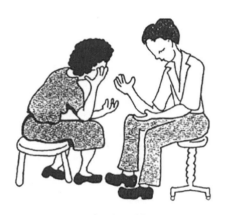

図3 医師または聖職者が職務の物質的な側面を使い果たしたときに，患者と対面している．両手には何も持っていないが，カウンセリングという手段がまだ残されている

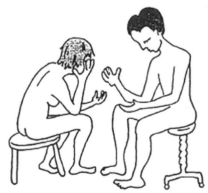

図4 持てるものが何もなくなった患者とケア提供者の双方は，裸で手ぶらの人間として，互いに存在し合う

死が差し迫った患者とともにただそこにいることの力をもつことで，特別な言葉や動作がなくとも，患者や医療職といった役割を超えた人間性を分かち合える．これは，患者と医療職の双方を支えることができる．
「ゆっくりと，私は無力感の重要性について学ぶ．
私は私自身の人生に無力を感じ，私は仕事をするうえでそれに耐える．
秘訣は無力感を恐れず，逃げないことだ．
死が差し迫った患者たちは，私たちが神でないということを知っている．
彼らはただ，私たちが彼らを見捨てないかということだけを問う」[29]

文献

1. Royal College of Physicians (2015) Acute care resource. End-of-life care in the acute care setting. www.rcplondon.ac.uk
2. Leadership Alliance for the Care of Dying People (2014) *One chance to get it right Improving people's experience of care in the last few days and hours of life.*
3. NICE (2015) *Care of dying adults in the last days of life.* www.nice.org.uk/guidance/ng31
4. General Medical Council (2008) *Consent: patients and doctors making decisions together.* www.gmc-uk.org/guidance
5. General Medical Council (2010) *Treatment and care towards the end of life: good practice in decision making.* www.gmc-uk.org/guidance
6. Anonymous (2005) *Mental Capacity Act 2005: Elizabeth II*. Chapter 9 Reprinted May and December 2006; May 2007. www.opsi.gov.uk/acts/acts2005/20050009.htm
7. Anonymous (2000) Adults with Incapacity (Scotland) Act. www.scotland-legislation.hmso.gov.uk/legislation/scotland/acts2000
8. National Council for Palliative Care / National End of Life Care Programme (2008) *Advance Decisions to Refuse Treatment A Guide for Health and Social Care Professionals.* www.endoflifecareforadults.nhs.uk/eolc/files/NHS_NEoLC_ADRT_082008.pdf
9. Mental Capacity Act (2005) www.legislation.gov.uk/ukpga/2005/9/pdfs/ukpga_20050009_en.pdf
10. University of Nottingham (2008) *Advance care planning: a guide for health and social care staff.* www.ncpc.org.uk/sites/default/files/AdvancedCarePlanning.pdf
11. Anonymous (2015) *Identifying a deprivation of liberty: a practical guide. The Law Society.* www.lawsociety.org.uk
12. Cheshire West and Chester Council and P & Q Surrey County Council (2014) UKSC 9.
13. Clark D *et al.* (2014) Imminence of death among hospital inpatients: Prevalent cohort study. *Palliative Medicine.* **28**: 474-479.
14. Prognostic Indicator Guidance Prognostic Indicator Guidance Sept 2011. www.goldstandardsframework.org.uk
15. National Emergency Care and Treatment Plan. www.resus.org.uk/consultations/emergency-care-and-treatment-plan/
16. Taylor R and Chadwick S (2015) Palliative care in hospital: Why is it so difficult? *Palliative Medicine.* **29**: 770-773.
17. Virdun C *et al.* (2015) Dying in the hospital setting: A systematic review of quantitative studies identifying the elements of end-of-life care that patients and their families rank as being most important. *Palliative Medicine.* **29**: 774-796.
18. Glare P *et al.* (2003) A systematic review of physicians' survival predictions in terminally ill cancer patients. *British Medical Journal.* **327**: 195-198.
19. Stone PC and Lund S (2007) Predicting prognosis in patients with advanced cancer. *Annals of Oncology.* **18**: 971-976.
20. Carey I *et al.* (2015) Improving care for patients whose recovery is uncertain. The AMBER care bundle: design and implementation. *BMJ Supportive and Palliative Care.* **5**: 405-411.
21. Sinclair A *et al.* (2013) End of life diabetes care: A strategy document commissed by diabetes UK. *Clinical care recommendations 2nd edition.* www.diabetes.org.uk/end-of-life-care
22. Blinderman CD and Billings JA (2015) Comfort care for patients dying in the hospital. *New England Journal of Medicine.* **373**: 2549-2561.
23. Bruera E *et al.* (2013) Parenteral hydration in patients with advanced cancer: a multicentre, double-blind, placebo-controlled randomized trial. *Journal of Clinical Oncology.* **31**: 111-118.
24. Navigante AH *et al.* (2006) Midazolam as adjunct therapy to morphine in the alleviation of severe dyspnea perception in patients with advanced cancer. *Journal of Pain and Symptom Management.* **31**: 38-47.
25. Campbell ML and Yarandi HN (2013) Death rattle is not associated with patient respiratory distress: is pharmacologic treatment indicated? *Journal of Palliative Medicine.* **16**: 1255-1259.
26. Wee B and Hillier R (2012) Interventions for noisy breathing in patients near to death. *Cochrane Database of Systematic*

Reviews. **1**: CD005177.
27 Lokker ME *et al.* (2014) Prevalence, impact, and treatment of death rattle: a systematic review. *Journal of Pain and Symptom Management.* **47**: 105-122.
28 Mercadante S (2014) Death rattle: critical review and research agenda. *Supportive Care in Cancer.* **22**: 571-575.
29 Mota Vargas R *et al.* (2016) The transformation process for palliative care professionals: The metamorphosis, a qualitative research study. *Palliative Medicine.* **30**: 161-170.
30 Cassidy S (1988) *Sharing the darkness.* Darton, Longman and Todd, London, pp. 61-64.

さらに読むべき本

NHS *Deciding Right* App (2016) Available from: Apple iTunes, Google Play and NHS app site.

（石田有紀）

15 小児の治療原則
Children: general aspects

はじめに ……………………… 297	教育 ………………………………… 301
互いを尊重し合うコミュニケーション	高度な医療的ケアからの離脱 ……… 303
……………………………… 297	成人向けサービスへの移行 ………… 303
倫理的配慮 …………………… 301	

はじめに Introduction

　イギリスでは，0〜19歳までの，生命を脅かす病気，または生命に限りのある病気をもつ子どもの数は人口10,000人あたり30〜45人で，その数は増加している[1]．緩和ケアは，小児患者と成人患者で違いはあるものの，基本的には類似している（**表1**）．イギリスには子ども専用のホスピスが約50施設あり，小児緩和医療は1つの専門分野として認められている．

　レスパイトケア（家族の休息のためのケア）は小児緩和ケアにおいて主要な役割を果たしており，以下のケアを提供する．
- 介護者の休息
- 健康上および社会的ケアの必要性を再検討する機会
- 貴重な社会的交流
- レジャー施設へのアクセス
- ピアサポート（患者同士，家族同士の支え合い）
- きょうだいへの支援

互いを尊重し合うコミュニケーション Collaborative communication

　子どもとの適切なコミュニケーションは，小児緩和ケアにおいて必要不可欠なスキルである．適切なコミュニケーションによって，子どもたちが心配事，希望，願いを打ち明け，意思決定に参加できるようにしなければならない．

　また，医療者と子ども，家族，その他の介護者と，関連するサービスとの間には互いを尊重し合うコミュニケーションが必要である．十分なコミュニケーションによっ

表1 成人と小児の緩和ケアの比較

	成人	小児
緩和ケアへの紹介	一般的に，疾患に特有の治療が奏効しなくなったとき，または終末期で症状が悪化したとき	しばしば診断時，時々出生前
疾患	多くは，比較的予後が予測できるがん	多様な疾患(**表2**) 時に全身性，重度な障害に関連している．予後の予測が難しい
入院	多くは，症状マネジメントまたはターミナル(終末期)ケアのため	レスパイトケア(家族の休息のためのケア)が中心．ホスピス，家庭，または他の施設(例えば，特別支援学校，デイセンター，リハビリテーション施設，ナーシングホームなど)からのことが多い
理学療法，作業療法	一般的に，特定のニーズに応じた短期間の介入	一般的に，予防および治療目的での長期的なサポート
期間	週単位 → 月単位	月単位 → 年単位

表2 小児緩和ケアが必要となる可能性のある疾患の種類[2]

種類	備考
1	治癒を目指した治療はあるが奏効しない可能性もあるため，生命を脅かす疾患 例：がん，回復不能な心不全，肝不全，または腎不全 この場合は，生命の危機に至るまでの期間などに関係なく，治療の効果がなかったとき，または急性期の危機的状態にあるときに，緩和ケアサービスが必要となる場合がある
2	早期の死亡が避けられない疾患 例：囊胞性線維症，筋ジストロフィー この場合は，延命が可能で，日常的な活動に参加させることを目的とした長期にわたる高度な治療が必要になる場合がある
3	治癒を目指した治療のない進行性の疾患 例：バッテン病，ムコ多糖症 この場合は，緩和的治療が数年以上にわたることがある
4	不可逆的ではあるが，非進行性の状態で，重度の障害を引き起こし，合併症や早期死亡の可能性がある疾患 例：重度の脳性麻痺，脳や脊髄損傷による重複障害(複雑なヘルスケアの必要性，予期せぬ生命を脅かす事態や症状発現のリスクが高い)

て，ケアに関するコンセンサスを得て葛藤を避けるためには，以下の点をバランスよく考慮した巧みなアプローチが求められる．
- 子どもがもつ自律性
- 子どもの能力に関する倫理と法律
- 親のかかわり
- 他の介護者のかかわり[3]

家族の関係性は複雑で，個々の家族によって異なる．

- 一般的に親子には親密な絆があるため，以下のケアを親にも提供しなければならない．
  - 話をよく聴く
  - 十分な説明をする
  - 意思決定に参加できるようにする
- 親および定期的に子どもにかかわる介護者を，ケアの専門家として扱うべきである家族が意思決定に参加すると，以下のことが円滑に進む．
- 日常的なケア
- アドバンス・ケア・プランニング(訳注：今後のケアに関する意思表明)
- 死別後の受け入れ

互いを尊重し合うコミュニケーションおよび意思決定における課題

互いを尊重し合うコミュニケーションには下記のようないくつかの課題がある．
- 不確かさのマネジメント：予後に関する不確かさは，ケアのゴールについてのコンセンサスの欠如につながる可能性がある
- 治癒が難しいと受け入れること：生命に限りのある病気をもつ子どもがたどる経過には，思わぬ展開，治療に対する特異的な反応，比較的安定した期間を含むことが多い．子どもが以前に困難な状況を切り抜けた経験をもつ親は，死の転帰が避けられないことを認めることを嫌い，死を防ごうと闘い続ける
- 否認を認めること：明確な説明と，子どもの予後不良を示す客観的な事実があるにもかかわらず，親は今，起こっていることを否認するかもしれない．しかし，否認は有益な対処機制であり，子どもを支えていく親の気持ちを安定させることにつながることもある
- 死が差し迫っていることを認めること：これは以下につながる．
  - 最適なエンドオブライフ・ケア
  - 苦痛を増強させ，死を先延ばしにするような治療を避けること
- 示し合わせていることに気づき，やめること：例えば，情報の共有が子どもに苦痛を与えてしまうかもしれないという信念のもと，専門家と親が子どもと十分に情報を共有できないときである．しかし，子どもとの話し合いを避けることは，孤立と誤解，複合的な苦痛につながり，子どもに必要な慰めや保証を与える機会を妨げる可能性がある
- 「互いにふりをする」または「沈黙を守っている」ことを認識し，コミュニケーションを円滑にしていくこと：例えば，親子とも潜在的に苦痛を伴う情報があることを理解しているが，話し合いを避けることで互いを守ることを望むときである

さらに，年齢の高い子どもとその家族に対しては，成人部門への移行に向け適切な準備をする必要がある．それによって，子どもと親双方を尊重するアプローチを重視

したものから，子どもの自己主張と自立した意思決定を重視したものへと変化させていくのである(➡ 303 頁)．子どもの年齢が低かったときは，基本的に親が決定を下し，子どもに対して，何をいつ話し，どの程度話し合いに参加させ，情報の境界をどこに設定するかを操作していたことを認めることが重要である．

若年成人になったばかりの患者とその家族は，使い慣れたそれまでのコミュニケーションパターンの維持を好むかもしれないので，移行においては確認が必要である．親は長い間，意思決定に深く関与してきているので，突然その役から遠ざけられることを不快に感じたり，若者も突然自立を求められることを快く受け入れなかったりすることもある．

子どもの意思決定能力に関する法律

医療者は，子どもの成長に応じて意思決定の方法を変えていけるように，家族の準備もしていかなければならない．そのために，意思決定能力法(Mental Capacity Act 2005[4]，イングランドとウェールズ)や成年後見制度(Adults with Incapacity Act 2000[5]，スコットランド)の法的な意味を理解していなければならない．

- 16 歳以上になると自分自身で決定する能力があるとみなされるため，彼らはそのような能力を獲得できるよう十分な支援を受けなければならない
- 16 歳未満でも，個々の成熟の度合いや理解力によっては，同意する能力をもっていることもある．医師評議会の指針は，医師は若者に関する重要な意思決定に親を参加させることを奨励しているが，若者自身が意思決定能力をもっている場合は本人の決定に従うべきであると提唱している[6]
- 18 歳未満では，治療を拒否する事前決定書を作成したり，法定代理人を立てたりすることは許可されていない(➡ 271 頁)

子どもの意思決定能力は，認知能力，発達段階，経験に応じて，時間の経過とともに個々の子どものペースで発達する．したがって，その子どもが情報を得ることを望み，意思決定に関する話し合いへの参加を望むのかどうかを子ども本人に確認すべきである．また，発達に応じて時々再確認する必要がある．

意思決定への参加は，以下のことによって発展させることができる．
- 子どもたちの声に耳を傾け，それに応じる
- 理解を促すテクニックを使う(例えば，プレイセラピー)
- 子ども自身の意見や声を表出させる機会を与える

未熟性や障害により理解力に限界がある場合などは，提案されたケアについて，ほとんどあるいはまったく理解できないこともある．したがって，意思決定に参加したいと望んでいても，子ども 1 人で意思決定をさせる必要はない[7]．

特に認知やコミュニケーション能力に障害のある子どもの場合は，
- 口頭で伝える情報は，わかりやすく，シンプルで，嘘偽りのないものでなければな

らず，少しずつ何回にも分けて，落ち着いた環境で与えるべきである
- 代替手段を検討する必要がある．例えば，書面にする，音声にする，絵で示す，画像にする，ウェブを基本としたフォーマットにする，コンピュータやラップトップ，タブレットなどを使用する，身振り手振り，コミュニケーションボードを使用する，音声合成装置，テキストを音声化する装置，アイトラッキング技術など
- コミュニケーションは言語聴覚士，プレイセラピスト，学習障害者のサポートチームなどの専門家によるサポートによって促進することができる

倫理的配慮　Ethical considerations

倫理的配慮には，以下のような重要な課題がある．
- 自律，承諾，守秘義務，情報の共有(上記参照)
- 子どもと家族が置かれている状況に合った意思決定をする能力を尊重し，子どもの最善の利益を配慮したケアの計画をすること．これは，子どもと親が同意しない場合には困難である
- QOL(quality of life)を考慮した判断
- 延命を目的とした治療の中止，心肺蘇生，機械的換気，経口摂取できなくなったときの人工的な水分・栄養補給など，終末期におけるさまざまな決定

熟練したコミュニケーションを通して意見の相違を解決することが重要である．患者相談窓口(Patient Advice and Liaison Service：PALS)，臨床倫理協会(Clinical Ethical Service)，またはチャプレンなど第三者からの支援が必要な場合もある．意見の相違が解決できない場合は，提案した方針が子どもの最善の利益であるかどうかを判断してもらうため，裁判所の介入が必要となる場合もある．

特に重度な神経障害または知的障害がある場合には，子どものQOL(quality of life)に関するさまざまな仮定に基づく治療の妥当性について，葛藤が生じる可能性がある[7,8]．医療者は初めて入院したときや病状が最も悪いとき，子どもがどのような状態であるかによってQOLを配慮した判断を行い，子どもを擁護していかなければならない．家族や介護者は，質の高い時間を過ごすことを具体的に考慮した長期的な視野をもっているため，通常，よりよい判断ができる．

教育　Education

学校や大学とのつながりは，病院や病気という世界から逃れることができるため，生命に限りのある病気の子どもから喜んで受け入れられるだろう[9]．

不確定な予後は，長期的な教育目標の計画を妨げ，困難な状況を引き起こす可能性がある．しかし，子どもたち自身の潜在能力を引き出すために，すべての子どもは平

等に教育を受ける機会をもつべきである．
　さらに，学校や大学に通うことは単に教育の機会となるだけでなく，下記のような機会を提供することにもなる[9]．
- 「普通の」日課があること
- 友情を育むこと
- 社会的，情緒的，スピリチュアルな面での成長
- 学校生活への積極的な貢献，目標の達成，夢を叶えることを通してQOL(quality of life)を高めること
- 長くは続けられないかもしれないが，子どもたちの成長する力や目的のある未来の価値を維持すること

　したがって，短期間であっても，可能なときはいつでも学校や大学に復学できるように支援すべきである．
　地方自治体は，普通学級に通学させるか，特別な学校や大学に通学させるかどうかにかかわらず，健康上のニーズをもつ子どもの教育の実現を目指して支援している．一部の教育施設は，生活習慣や就労スキルの向上，自立した生活の実現を目指したカリキュラムなど，個別的な教育プログラムを提供している．家庭教師もその1つの選択肢となるだろう[10]．病院で貴重な時間を過ごす子どもたちのために，教師が配置された病院もある．
　生命に限りのある病気の子どもの多くは，複雑な健康上の問題，重要な社会的ケアのニーズ，特別な教育上のニーズをもっているため，下記のような特殊なサポートも必要とするだろう．
- コミュニケーションと交流のサポート(多くは非言語的なものかもしれない)
- 学習障害を含む認知的な課題のサポート
- 社会的，情緒的，精神的な健康上のニーズのサポート
- 感覚的，身体的なニーズのサポート

　これからは，ますます付加的な教育的ニーズをもった子どもたちも，普通学級に通えるようになっていくべきである．より高いレベルの支援が必要な場合には，特別な支援が受けられる学校や大学があり，下記のことが可能である．
- 授業の出席当日のサポート，学生向けの居住支援がある
- 総合的な医療サービスへのアクセスを提供する．例えば，
  ▷ 地域の小児科専門のクリニックや訪問診療
  ▷ 作業療法
  ▷ 理学療法
  ▷ 車いすサービス
  ▷ 言語聴覚療法
  ▷ 学校の看護師

25歳未満のすべての障害者は，教育，健康，ケアサービスが統合された場所での個別的な教育，保健，ケア計画が必要である[11]．子どもの変化するニーズにも対応できるように，子どもや若者，親，介護者，教育の専門家，必要に応じて医療者からの支援を受けて，全員が協力してケア計画を立てるべきである．

高度な医療的ケアからの離脱　Withdrawal of intensive medical care

　小児緩和ケアサービスは，急性期病院から子どもの自宅やホスピスへの移行を手助けしている．自宅やホスピスのような場所では，支援的な環境のなかで，高度な医療的ケアをタイミングよく中止することができる．例えば，家族全体の心理的サポートを提供しながら，回避可能な合併症を防ぐための適切な措置を講じて，人工換気を中止するなどである[12]．

成人向けサービスへの移行　Transitioning into adult services

　医学の進歩によって，生命に限りのある病気の子どもが成人まで生き延びられるようになってきた．これに対応して，小児緩和ケアサービスのなかには，患者へのサービスの提供を35歳まで延長したところもある．それにもかかわらず，多くの患者が対象年齢の上限を超えており，成人向けサービスへの移行を必要としている．
　ケアの中断のリスクを最小限に抑え，達成できることとできないことへの現実的な予測ができるように，成人向けサービスへの移行に向けて，患者本人とその家族の準備を積極的に支援する必要がある．
　サポートや管理が不十分な状態での成人向けサービスへの移行は，病気の管理，社会活動への参加，教育の成果，QOL(quality of life)など，健康面および社会面でよくない結果を招く可能性がある[13]．
　このように，小児期から成人期への移行には課題が多い．現在，小児期医療から成人期医療へのつなぎ目のない移行は，一般的に不十分である．移行は，多くの健康面や社会面のサービスに依存している，より複雑な健康上のニーズをもつ患者にとっては，特に高いストレスを伴う．強い信頼関係で結ばれている子ども専門のサービスの人々やチームから，新しい専門家やチーム，異なったシステム，慣れないアプローチを行う成人向けサービスへの移行を伴うからである．

発達上の課題

　思春期の変化は，若者の病気体験，治療，またはケアへのアクセスに大きく影響する可能性がある．
- 身体的(生物学的および性的)，認知的，行動的，心理的，社会的発達

- アイデンティティと自己イメージ（セクシュアリティを含む）の確立．親からの自立を促進させて自律性を追求し，権威に挑戦し，特に家族以外の仲間との関係性を形成しながら，これまでとは違ったしばしばリスクを伴う行動を試してみることを含む
- 抽象的な思考能力の発達と実存的な問題に対して興味をもつ

生命を脅かす病気は正常な発達を妨げ，次のような問題を引き起こす可能性がある．

- 思春期遅発，妊孕性の喪失，性的発達の遅れ，または変調
- 身体の変化，およびボディイメージの変容
- 自尊心
- 親子関係
- 社会的拒絶，孤独，引きこもり

健康な仲間と比べて，生命を脅かす病気をもつ若者には，次のような課題が出てくるであろう．

- 意思決定，自律，自己管理および自己決定に影響する心理社会的なスキルが未熟である
- 闘病，学校の欠席，投薬，痛み，抑うつまたは疲労の結果として，認知発達および学習が制限される
- 成人向けサービスへの移行プロセスにかかる準備や能力の程度はさまざまである

全人的な移行

　生命に限りがあり，生命を脅かす多くの病気は，予後を予測することが困難で不安定であるという特徴があるため，適切な移行計画を立てることが難しい．スムーズな移行に向けて，イギリスではさまざまな取り組みが行われている[14-16]．移行を円滑に行ってくれる成人専門の医師やチームを決め，ケアの調整を引き継いでいくことが不可欠である．そのためには家庭医が重要な役割を担い続け，サポートするとよい．

　理想的には，移行の計画は地域の条例，手続き，ガイドラインに基づいて，14歳くらいから始めるべきである．しかし，成人向けサービスへの移行計画は，死亡が間近と予想されると対応が遅れる可能性がある．これを避けるために，移行計画はこれからの生活が期待できる場合と，状態が悪化し死亡する可能性のある場合との両方を並行して立てるとよい．

　全人的な移行のためには以下の点を考慮する必要がある．

- ヘルスケア．
  ▷ 地域でのケア提供者を探しておく．例えば，プライマリ・ケアチーム，学習障害支援チーム，訪問看護師など
  ▷ 緩和ケアや終末期ケアのために成人向けホスピスと連携をとる

▷ 物理的な環境を考慮する（例えば，通院しやすさ，年齢相応か）
  ▷ 二次的ケアの提供先を考慮する（例えば，入院の手続き，入院許可証，病棟環境，クリニック）
  ▷ アドバンス・ケア・プランニングについての話し合いをあらかじめもち，記録しておく（➡ 269 頁）
- 社会的ケア．
  ▷ 適切なレスパイトケア先を探しておく
  ▷ 毎日 24 時間必要とする家庭での複雑なケアの数々を，どのように成人向けサービスに移行していけばよいかを検討する
  ▷ 福利厚生や個人の財産，生活費に関する教育へのアクセスを提供する
- 教育．
  ▷ 生活するためのスキルを習得すること，テクノロジーを活用した援助，職業訓練や職場に基礎をおく学習など，より高等な教育へのアクセスを支援する
  ▷ 教育，健康，ケア計画の向上を保障する（➡ 301 頁）
- 仕事とレジャー．
  ▷ アート，スポーツ，休暇，ソーシャルネットワーク，サポートグループへのアクセスを含む，適切なデイケアやレジャーの提供先を探しておく
  ▷ 地域の雇用仲介業者との連携を考慮する
  ▷ 職業訓練の機会を与える
- 自立した生活．
  ▷ 自立した生活をサポートしてくれる適切な住居を見つける
  ▷ 共同住宅も考慮する

医療的ケアが必要な子どもの医療機器に関するニーズ

　一般的に，子どもの成長に応じて，複数の医療機器の供給，修理，再考，交換が必要になってくる場合がある．若者が成人向けのサービスに移行するとき，異なった供給源からその機器を借りることを余儀なくされることがよくある．医療機器が適切に供給され，サポートが中断されないように注意深く計画することが必要である．

協働的なアプローチ

　若者や家族の移行プロセスをよりよくするためには，公的部門とボランティア部門にまたがった，地域や学校などでの第一次・第二次・第三次ケアの協働が必要である．子どもと成人のサービスでは下記のことを考慮すべきである．
- 子どもと成人の両部門で地域サービスに関する知識を共有する
- 移行のためのガイドラインやフレームワークに関する知識を共有する
- 移行中に連絡窓口となり，そのプロセスを調整する特定の専門家を決める（ヘルス

ケアの移行を調整する医師とは別)
- 最新の関連情報や文書を若者である患者,親,介護者や他の専門家と共有する
- 可能な場合はサービスを統合する(例えば,クリニック同士の連携,子どもと成人の部門でスタッフや技術を共有する)

文献

1 Fraser LK et al. (2011) Life-limiting conditions in children in the UK. University of Leeds. www.togetherforshortlives.org.uk/assets/0000/1100/Leeds_University___Children_s_Hospices_UK_-_Ethnicity_Report.pdf
2 Harrop E and Edwards C (2013) How and when to refer a child for specialist paediatric palliative care. Archives of Disease in Childhood Education and Practice Edition. **98**: 202-208.
3 Wright B et al. (2009) Clinical dilemmas in children with life-limiting illnesses: decision making and the law. Palliative Medicine. **23**: 238-247.
4 Mental Capacity Act (2005) www.legislation.gov.uk/ukpga/2005/9/pdfs/ukpga_20050009_en.pdf
5 Adults with Incapacity (Scotland) Act (2000) www.legislation.gov.uk/asp/2000/4/contents
6 General Medical Council (2013) 0-18 years guidance: Young people who have capacity. Paragraph 29. www.gmc-uk.org/guidance/ethical_guidance/children_guidance_29_capacity_to_consent.asp
7 Larcher V et al. (2015) Making decisions to limit treatment in life-limiting and life-threatening conditions in children: a framework for practice. Archives of Disease in Childhood. **100**: S1-S23.
8 Feudtner C and Nathanson PG (2014) Pediatric palliative care and pediatric medical ethics: opportunities and challenges. Pediatrics. **133**: S1-S7.
9 Craig F et al. (2012) Schooling of children with life-limiting or life-threatening illness. European Journal of Palliative Care. **19**: 131-135.
10 Department of Education (2013) Ensuring a good education for children who cannot attend school because of health needs. www.gov.uk/government/uploads/system/uploads/attachment_data/file/269469/health_needs_guidance_-_revised_may_2013_final.pdf
11 Special Educational Needs and Disabilities (SEND) Reforms (2014) 0 to 25 SEND code of practice: a guide for health professionals. www.gov.uk/government/uploads/system/uploads/attachment_data/file/357645/Health_professionals_guide_to_the_SEND_code_of_practice_-_Sept357614.pdf
12 Association for Children's Palliative Care (2011) A care pathway to support extubation within a children's palliative care framework. www.togetherforshortlives.org.uk/professionals/resources/2433_the_extubation_care_pathway_2010
13 Colver A and Longwell S (2013) New understanding of adolescent brain development: relevance to transitional healthcare for young people with long term conditions. Archives of Disease in Childhood. **98**: 902-907.
14 Department of Health (2011) Self-review tool for quality criteria for young people friendly health services. www.gov.uk/government/publications/self-review-tool-for-quality-criteria-for-young-people-friendly-health-services
15 Nagra A (2012) Ready Steady Go. University Hospital Southampton NHS Foundation Trust. www.uhs.nhs.uk/OurServices/Childhealth/TransitiontoadultcareReadySteadyGo/Transitiontoadultcare.aspx
16 NICE (2016) Transition from children's to adult's services for young people using health or social are services. NICE Guideline NG43. www.nice.org.uk

さらに読むべき本

Care Quality Commission (2014) From the pond into the sea: Children's transition to adult health services. www.cqc.org.uk/sites/default/files/CQC_Transition%20Report.pdf
Carter BS and Levetown M (2004) Palliative Care for Infants, Children and Adolescents: A Practical Handbook. The Johns Hopkins University Press, Baltimore and London.
Child and young person's advanced care plan collaborative. www.cypacp.nhs.uk

(平田美佳)

16 小児の症状マネジメント
Children: symptom management

ポジショニング(体位の調整) ……… 307	けいれん発作 ………………………… 309
痛み ……………………………………… 308	先天性代謝異常 ……………………… 310
痙縮と筋けいれん …………………… 308	小児への処方 ………………………… 310

　終末期の子どもが体験している多くの症状や困難は成人と同様であり，マネジメントのためのアプローチ，すなわち非薬物治療と薬物治療を組み合わせた全人的アプローチが必要である．本章は，小児の緩和ケアにおいて一般的に遭遇する症状マネジメントに焦点を当てる．

ポジショニング(体位の調整)　Positioning

　特有の体位のマネジメントを必要とする子どもが多いため，積極的で経験豊富な理学療法士，作業療法士，コミュニティチームが，家族や他の介護者と一丸となって対応することが不可欠である．24時間絶え間ない体位のマネジメントが重要であるのは，以下の点に関連している．
- 関節のケア
- 拘縮や褥瘡の予防
- 骨密度の改善
- 痛みや不快感の治療と対応
- 可動性の最大化
- 呼吸困難や嚥下困難
- 便秘や再発性の尿路感染のマネジメント
- コミュニケーション，認知や運動機能の促進
- 教育やレクリエーション活動へのアクセスや参加を可能にする

　体位のマネジメントは，立位プログラム，夜間の体位への配慮，適切なアームチェアの提供，車いすのサービス，定期的な受動的/能動的な運動，マニュアル・ハンドリング(介助作業)に関するケア計画を含む．

痛み Pain

　痛みのマネジメントは本質的には成人と同じである(➡ 84 頁)[1]．しかし子どもの痛みの評価は，成人と比較して難しいであろう．
- 痛みの表現が年齢や発達段階に影響される
- 一部の子どもにおいては，行動や非言語的な表現の変化が唯一の痛みの手がかりになることがある．特に，言語習得前に言語以外の方法で自分のことを表現する子どもや知的障害のある子ども，単におびえている子どもに当てはまることがある
- 家族や介護者からの報告は一般的に大変有用である
- 鎮痛法の試行は，痛みかその他の原因による苦痛かを識別するために有用であろう

　ゴールドスタンダードといえるものはないが，子ども用の痛み評価ツールがすでに開発されている[2]．Wong & Baker による faces visual rating scale(イラスト化した顔の表情による評価基準)は広く活用されている．このスケールは，Face 0「まったく痛みがなくとても幸せである」から Face 6「自分が想像できることのなかで一番痛い」までで自分が感じている痛みに相当するものを選ぶ方法である[3]．

　鼻腔内投与や口腔粘膜投与は，小児におけるオピオイド鎮痛薬投与経路として一般的である．例えば，ヘロイン(ジアモルヒネ．本邦では未承認)は承認されている投与方法ではないが注射薬を注射用水で溶解し，経口腔粘膜的に投与できる．また，2 歳以上の重度な急性の痛みにおいては経鼻的に投与することが承認されている[訳注：イギリスでは，ヘロインの使用頻度が著しく減少している．武田文和(監訳)：WHO ガイドライン 病態に起因した小児の持続性の痛みの薬による治療，金原出版，2013 年を参照のこと]．

痙縮と筋けいれん Spasticity and muscle spasms

　痙縮とは，筋肉が連続的に収縮して筋肉の硬直または緊張が生じる状態である．一般に中枢神経系の随意運動支配領域の損傷によって引き起こされる．小児では，脳性麻痺が最も一般的な原因である[4]．その他の原因には，外傷性脳損傷，脳血管障害，神経変性疾患，脊髄損傷が含まれる．

　積極的に治療する必要があり，その目的は以下の通りである．
- 痛みと筋けいれんの軽減
- 体位の改善
- 拘縮や変形の最小化
- 可動性や巧緻性の促進
- 話すことやコミュニケーションのサポート[5]

　痙縮の範囲としては，軽度の筋肉のこわばりから，コントロールできない重度の痛

みを伴う四肢のけいれんまである．これらは発症が急速で，自発的に起こるか，軽度の刺激に続いて起こり，数分間続く．トリガーおよび悪化要因には，感染，痛み，骨折が含まれる．

痙縮の臨床像は軽微で非特異的であるが，以下のような報告がある．
- 「なんとなく調子がよくない」
- 巧緻性の軽度の変化，更衣や座位保持の困難，または「いすからずり落ちる」
- 不快感または痛み
- 不安
- 倦怠感
- 体重減少または低栄養状態(持続的な筋肉の収縮によりエネルギーを消費する)
- 行動の変容

マネジメントには，姿勢，膀胱，排泄，スキンケアの実施を最適化するとともに，ストレッチや運動プログラムが含まれる．その際，介護者の関与は不可欠である．使用される薬には，ジアゼパム(セルシン®，ホリゾン®，ダイアップ®)およびバクロフェン(ギャバロン®)がある．通常のアプローチに反応しない重度な痙縮のマネジメントとしては，以下の選択肢がある．
- (全身麻酔下で)影響を受けている筋肉へのボツリヌス菌毒素(ボトックス®)注射
- 腱切除，特に手首や下肢
- バクロフェン(ギャバロン®)髄腔内投与

けいれん発作　Seizures

けいれん発作の原因には以下が含まれる．
- 一次性神経障害(例えば，脳腫瘍)
- 全身性の疾患(急性または慢性)
- 生化学的異常

子どものけいれん発作を見ると，両親や介護者，医療者は驚くであろう．けいれん発作は，身体的にも(外傷，誤飲，入院のリスク)，心理的にも(不安，困惑)，QOL (quality of life)に影響を与える．したがって，コントロール不能，あるいは予測できない発作を起こす子どもの親や介護者の情緒的な負担はかなり大きくなる可能性がある．

けいれん発作のマネジメントにおける課題には，下記の点が含まれる．
- 診断する：特に重度な神経学的症状をもつ子どもにおいては，さまざまな行動がけいれん発作に似ていることがある(例えば，痛みを伴う弓なりの姿勢や体位，過剰な驚愕反応，ジストニア，ミオクローヌスなど)
- 発作を起こす因子を同定し，治療する(例えば，発熱，睡眠不足，薬，生化学的異

常，中枢神経感染）
- 抗てんかん薬についての薬理学，特に好ましくない作用や薬物相互作用，投与経路に関する知識
- 自宅でけいれん発作を治療できるように，家族や介護者のトレーニングを含む発作時のケア計画を作成する．これはよい結果を招く．すなわち，不安を軽減し，入院を避けられるかもしれない（図1）．

けいれん発作の治療，てんかん重積状態，および最期の日々のアプローチは成人と同様である（➡ 210頁）．

先天性代謝異常　Inborn errors of metabolism

先天性代謝異常は比較的稀であるが，全体として罹患率および死亡率の決定的な原因となる．多くは常染色体劣性遺伝または性関連遺伝子によって遺伝する．影響を受ける身体システムに応じて，症状，治療，予後が大きく異なる（表1）．多くの場合，小児期に発見されるが，一部は出生前に，フェニルケトン尿症などは新生児スクリーニングプログラムによって診断される．より軽症の場合は成人で発見されることもある．一般的に病状は多臓器にわたり，進行性で生命予後は短い．

さまざまな専門家による管理には下記のようなものがある．
- 治せるものを治す．例えば，症状悪化を予防，または悪化を遅らせるために，食事療法または薬の使用（ビタミン，酵素補充療法）
- 支持療法を最大限に活用する（例えば，栄養，呼吸器，心臓，腎臓，肝臓のサポート）
- 合併症を管理する（例えば，ジストニア，攣縮，けいれん発作）

発熱，嘔吐，下痢などがストレスとなって，例えば，低血糖，けいれん発作，脳症などの急性の致命的な病状悪化を引き起こす可能性がある．代謝障害をもつ子どもには，蘇生や支援措置ならびに疾患特有の治療を含む，個別的なスタンダードと緊急時のプロトコールが必要である．詳細は，British Inherited Metabolic Disease Group のウェブサイトで入手可能である（www.bimdg.org.uk/guidelines-child.asp）．

小児への処方　Prescribing in children

小児や新生児の一般的な処方に関する専門家へのガイダンス，専門的な緩和ケアについては「さらに読むべき本」（➡ 315頁）を参照．

処方には細心の注意が必要である．
- 非薬物治療を検討したうえで，明らかに適応がある場合のみ処方する

名前 ジョー デイビス　　**生年月日** 2004年2月16日　　**体重** 40 kg

抗てんかん薬：クロナゼパム（ランドセン®，リボトリール®），レベチラセタム（イーケプラ®），バルプロ酸ナトリウム（デパケン®）

発作の型1：強直間代発作

トリガー：発熱

警告サイン：直前に少し驚き，不穏に見えることがある

症状：顔のけいれん（右側）
　　　　四肢のけいれん（通常右側）
　　　　全身のトーヌスの亢進（四肢すべて）

頻度：変動的で，毎日から週に1回

持続時間：てんかん重積のエピソードが45分以上続いた

てんかん重積状態になったことがある？　はい

レスキュー薬，およびいつ使用するか：
　第一選択薬：ジアゼパム（ダイアップ®）6 mg（直腸内投与）　**5分後**
　第二選択薬：ジアゼパム（ダイアップ®）6 mg（直腸内投与）　**さらに10分後**
　第三選択薬：パラアルデヒド（本邦では未承認）3.5 mg（直腸内投与）　**さらに15分後**

レスキュー薬への反応：うまくいけば，けいれん発作は止まるが，その後しばらく傾眠状態となり，CPAP（経鼻的持続陽圧呼吸療法）が必要になるかもしれない

酸素は必要？　はい，時々必要となる

通常の回復期間と必要なサポート：傾眠状態が続くことがある．安全な回復体位をとる．酸素とCPAPを必要とする可能性がある．併発している病気も考慮する

レスキュー薬に反応しない場合は，救急サービスに連絡する必要があるか？
いいえ．フェノバルビタール（ワコビタール® 坐剤）の投与が可能かについて，ブラウン医師（54332123）に連絡する

他に連絡すべき人は？：両親（ピーター＆メアリー　デイビス）
　　　　　　　　　　　自宅　01234 556789
　　　　　　　　　　　携帯　09718 112233

発作の型2：異なるレスキュー薬のプロトコールを必要とする複数のタイプの発作がある場合は，必要な数だけ記入する

図1　出生時の低酸素脳症の結果として発作を起こすようになった12歳の男児のためのホスピス入院患者発作ケア計画の例

表1 先天性代謝異常

影響を受ける代謝	例	特徴
炭水化物	ポンペ病 2型糖尿病	進行性の筋力低下, 心筋症, 肝腫大, 心臓および呼吸不全. 酵素補充療法で対応
アミノ酸	非ケトーシス型高グリシン血症 カルニチン輸送体欠乏によって起こる	心筋症と筋力の低下. カルニチン補充療法で対応. 併発する疾患は脳症, 低血糖, および心筋症の悪化を引き起こすかもしれない
有機酸	レッシュ・ナイハン症候群 過剰な尿酸産生を引き起こすプリン代謝異常	自傷行為, ジストニアおよび腎不全. 尿酸を低下させる薬(例えば, アロプリノール), 十分な水分補給, (自傷行為に対しては)保護用の副木やストラップで対応
ライソゾーム貯蔵	ハーラー症候群 ムコ多糖症I型	器官肥大, 精神遅滞, 骨の異常, 後弯症. 酵素補充療法や造血幹細胞移植によって治療
ミトコンドリア	リー脳症	腸管運動障害, けいれん, 認知症, 聴覚・視覚障害, 末梢神経障害, 自律神経障害, 中枢性低換気, 心筋症, 刺激伝導系障害. 治療にはビタミン(例えば, チアミン)

- 限定された(子どもに使用できる)範囲の薬と子どもへの影響に精通する
- 可能な限り処方を簡素化する
- 学校で服薬せずにすむようにする
- 投与量の計算を確認する(しばしば体重あたり, または体表面積あたり)
- 投与量の端数は切り捨てて処方する
  小児において, 誤薬のリスクが高いのは以下の理由による.
- 根拠となるエビデンスが少ない
- 希少性の高い疾患が多い
- 子どもの年齢や体重, 体表面積に合わせて投与量を計算し, 調節する必要がある
- 適切な投与量についての公式が少ない
- 推奨事項が変動する
- 投与量に関する情報提示に一貫性がない(例えば, 投与量あたりμg/kg, 投与量あたりμg/kg/時, mg, 1日総投与量)

> 生後1か月未満の新生児は腎機能や肝機能が未熟であり, 脳幹網様体賦活系が未熟, そして分布容積がより大きいため, 処方する際には特に注意が必要である.

柔軟で個別性を重視した処方内容は安全性を向上させ, 学業と睡眠の中断を最小限にするなど, 子どもによい結果をもたらす. しかし, 抗菌薬の静脈内注射のようないくつかの薬においては定時投与が必要である. 成人の緩和ケアの場合と同様に, 例えば, 承認された症状や投与経路以外の適応外の方法で処方する必要がある場合もある.

投与量の決定

子どもへの投薬は，子どもの生理学的特徴や薬物動態に基づいて決定される．一般的に，年齢よりも体重が投与量の決定要因として適している．身長と体重から算出する体表面積は生理機能(水分出納や基礎代謝など)を最もよく反映しており，特定の薬(細胞毒性のある薬)に用いられる．

製剤設計および投与

多くの子どもは経口薬を服用でき，闘病中それを継続する．特に幼児や嚥下障害をもつ患者にとっては，液体製剤のほうが錠剤またはカプセルより服用が容易なことがある．しかし，大量の味の悪い液体製剤よりも錠剤のほうが好まれることもある．

投薬や服用を手助けするために，多くの錠剤は(徐放性を除く)分割，切断，または粉砕することができる．製造元は推奨していないが，一部のマトリックス型のパッチは(しかしリザーバー型はできない)切断できる．投与経路の変更(口腔粘膜，鼻腔内，吸入，直腸内，皮下，静脈内)は小児においては比較的一般的に行われている．これらの経路は，胃酸による分解や，肝臓による初回通過効果を回避する．一部の子どもには，すでに持続的な薬の投与が可能な中心静脈カテーテルが挿入されていることもある．筋肉内注射は子どもに与える苦痛が大きいため，一般的に避けるべきである．皮下注射は，子どもに適切かつ許容される経路であり，中心静脈ラインの留置がない場合，持続投与のための選択肢となりうる．重篤な疾患の子どもの多くは，経鼻胃管や胃瘻から栄養補給を行っているため，そこからの薬の投与も1つの選択肢として可能である．しかし，もはやその必要がなくなっても経腸栄養チューブからの投薬が継続されるというリスクがあるので，投与経路についての定期的な検討が必要である．

薬物動態学と薬力学

12歳以下の子どもの薬の吸収と代謝は成人とは異なる．

■新生児(生後1か月未満)

腎臓と肝臓のクリアランスが比較的低く，分布容積が大きいため，多くの薬の半減期が長くなるという結果をもたらす．すなわち，より少量の投与量をより長い投与間隔で使用する必要があることを示している．新生児は，脂肪や筋肉も少ないため，生物学的利用率が増加する．肝臓で最初に代謝される薬は，生後2か月以内の児の場合，細心の注意を払って投与すべきである．また，オピオイド鎮痛薬による呼吸抑制のリスクが成人より高い(以下参照)．

未熟性は薬力学にも影響を及ぼす．例えば，新生児，特に未熟児において，おそらくGABA受容体の未熟性に関連したベンゾジアゼピン系薬に対する奇異反応が観察されている．

■乳児・小児(生後1か月～12歳)
　比較的クリアランスが高く，分布容積は標準であるため，多くの薬において半減期が短くなるという結果をもたらす．これは，より多量の投与量をより短い間隔で投与する必要性があることを示している．これに反して，例えば，ミダゾラム(ドルミカム®)およびモルヒネ(モルヒネ塩酸塩，アンペック®，オプソ®)は，乳児においては新生児と同様に半減期が長い．

子どもに処方する際の注意点
■抗てんかん薬
　生命に限りのある子どもの多くは，複雑な抗てんかん薬の処方内容に則った治療を受けている．薬物相互作用は一般的にみられ，しかもそれが変動しやすく，予測不可能である．また，それによって毒性を増加させる可能性もある．抗てんかん薬は他の薬とも重大な相互作用を呈する(➡ 354 頁)．小児の抗てんかん薬の投与量設定や減量の際には，小児神経科の専門医の助言が推奨される．
　一般に，薬の吸収や投与は予測しにくいが，終末期に抗てんかん薬を中止してはならない．別の投与経路〔ミダゾラム(ドルミカム®)またはフェノバルビタール(フェノバール®)皮下注射〕の追加や代替が必要な場合がある．いくつかの抗てんかん薬，例えば，カルバマゼピン(テグレトール®)，クロナゼパム(ランドセン®，リボトリール®)，ジアゼパム(ダイアップ®)，ロラゼパム(ワイパックス®)，フェノバルビタール(フェノバール®)，バルプロ酸(デパケン®)などは直腸内投与ができるが，その場合は投与量の調節がおそらく必要である．

■コルチコステロイド
　小児緩和ケアにおいて，頭蓋内腫瘍に伴う頭蓋内圧亢進によって引き起こされる頭痛や悪心にコルチコステロイドを処方するのが一般的である．成人と比較して，クッシング様顔貌，近位筋ミオパチー，体重増加，気分や行動の変容などの好ましくない作用(副作用)が，子どもにはより迅速に出現するようである．
　したがって，例えば，頭蓋内圧亢進に関連した症状に対しては，デキサメタゾン(デカドロン®)500 μg/kg/日を3～5日間のような短期使用がよく，必要に応じて繰り返し使用する．この使用方法はしばしば適切な症状緩和をもたらし，持続投与よりも毒性が低い．しかし，持続投与が避けられないこともある．

■コデイン
　代謝の遺伝的変異がコデインの薬効，好ましくない作用(副作用)，安全性に影響を与えるため，子どもの痛みのマネジメントにはもはや推奨されない．特に ultra-rapid metabolizer(代謝能が極めて高い人，特定の CYP2D6 遺伝子多型をもつ患者)には，致

命的な呼吸抑制を起こす可能性がある．

■強オピオイド鎮痛薬

　強オピオイド鎮痛薬は，基本的に成人と同様に小児でも安全に使用することができるが，親や介護者へ丁寧な説明を行い，恐怖心を和らげる必要がある(訳注：多くの患者家族がモルヒネに対して誤った考え方をもっているので，是正が必要である)．

　フェンタニル貼付剤(デュロテップ®MTパッチ)やブプレノルフィン貼付剤(ノルスパン®テープ)は，使いやすい長時間作用型のオピオイド鎮痛薬として広く用いられている．しかし，オピオイド鎮痛薬初回使用の患者では，致命的な呼吸抑制の危険性があるため，経口製剤による初期投与量の適正量が定まったあとにのみ使用すべきである．また，発熱は貼付剤からの拡散を加速させることに留意する．

　生後1か月未満の新生児では，速放性のモルヒネの投与後4時間以上での遅発性の呼吸抑制が報告されている．推奨されている体重1kgあたりの投与量は，2～12歳の小児への投与量と比較して，2歳以下で少なく，新生児ではさらに少量となる．

　オピオイド鎮痛薬の好ましくない作用(副作用)のなかで，かゆみおよび尿閉は成人よりも出現しやすく，悪心は少ない．

■フェノチアジン

　エビデンスは少ないが，小児は年齢によってフェノチアジン(コントミン®，ウインタミン®)やメトクロプラミド(プリンペラン®)のようなドパミンD_2受容体拮抗薬への反応性ジストニアのリスクを高める可能性がある．このような薬は20歳未満では注意して使用すべきである．

文献

1　Zernikow B *et al.*（2006）Paediatric cancer pain management using the WHO analgesic ladder-results of a prospective analysis from 2265 treatment days during a quality improvement study. *European Journal of Pain.* **10**: 587-595.
2　von Baeyer CL and Spagrud LJ（2007）Systematic review of observational（behavioral）measures of pain for children and adolescents aged 3 to 18 years. *Pain.* **127**: 140-150.
3　Wong D and Baker C（1988）Pain in children: comparison of assessment scales. *Pediatric Nursing.* **14**: 9-17.
4　Ronan S and Gold JT（2007）Nonoperative management of spasticity in children. *Child's Nervous System.* **23**: 943-956.
5　Delgado MR *et al.*（2010）Practice parameter: pharmacologic treatment of spasticity in children and adolescents with cerebral palsy（an evidence-based review）. *Neurology.* **74**: 336-343.

さらに読むべき本

British National Formulary for Children（2015-2016）. London: BMJ Group and Pharmaceutical Press. www.bnf.org
Hain R and Jassal S（2010）*Paediatric Palliative Medicine.* Oxford University Press, Oxford.
Jassal S and Hain RD（2014）*Association for Paediatric Medicine Master Formulary.* www.appm.org.uk/10.html
Neonatal Formulary 7（2014）www.neonatalformulary.com

（平田美佳）

17 小児と死別
Children : bereavement

はじめに	317	子どもとの会話の難しさ	321
子どもの悲嘆	318	その他の配慮	322
親の死に向けての心の準備	321	死別の支援	323
子どもの死の理解	321	学習障害をもつ子ども	325

はじめに　Introduction

　本章は親の死に焦点を当てているが，この内容はかけがえのない人を亡くしたときすべてに当てはまる．

　イギリスでは毎年20,000人以上の子どもが親の死を経験している[1]．実際には，20人に1人の子どもが16歳までに片親または両親の死を経験していることになる[2]．親の死は，子どもが経験する最もストレスの大きい出来事の1つであり，その後の人生において，この経験は下記のようなリスクを増強させる．
- 身体的な病気や健康状態
- 心理的，社会的問題
- 精神障害，特に抑うつや不安．その後の人生でのさらなる喪失によってそれらが誘発される可能性がある
- 自傷行為，自殺念慮，自殺未遂

　しかし，この衝撃は必ずしもネガティブな結果を引き起こすわけではなく，かけがえのない人を亡くした子どもに，下記のような成長をもたらすことがある．
- 自立心の向上
- 学校でよりよい行いをしようという決意
- 他者の苦痛を理解する能力の向上
- 家族関係や命を大切にする気持ちが増すこと

子どもの悲嘆　Grief in children

　悲嘆はかけがえのない人を亡くしたときに生じる正常な身体的，情緒的，行動的，認知的反応である．それは誰でも経験する当然の反応であり，時間の経過とともに和らいでくる．その反応は数週間あるいは数か月ほど経って遅れて出現することもある．そして，通常は数か月あるいは数年間にわたって，現れたり，落ち着いたりを繰り返す．子どもにもたらすポジティブな結果は，生存している親の精神的健康，コーピングスタイル(ストレス対処法)，温かさ，しつけ，コミュニケーションの程度に深く関連している[2,3]．そのため，生存している親や介護者を支援することは極めて重要である．悲嘆の期間や程度に影響する他の要因は以下の通りである．
- 亡くなった親との関係の親密さ
- 家族の状況(親同士のいざこざ，分離，離婚 → 複雑性悲嘆)
- 死にまつわる状況(自殺，予期せぬ死 → 複雑性悲嘆)
- 過去の喪失体験
- パーソナリティやコーピングスタイル(主に早期の愛着によって決定される)
- 他の大人からのサポートおよび子どものための死別後のサービス利用の可能性

子どもの悲嘆の表現

　子どもの悲嘆の表現は成人のそれと類似している(→ 69頁)が，それは死というものをどのように理解しているかによって影響される．悲嘆の表現は，年齢，性別，情緒の発達，言葉と認知能力によって異なる．子どもが成長し，死の理解と置かれている状況への認識が変化するにつれ，再び悲嘆に直面したり，別の観点から死を再び探索したりすることもある．変化の時期や人生における画期的な出来事(例えば，転校，学校の行事に参加すること，大学の選択，家を出ること)が悲嘆を喚起させることもある．

■身体的な反応

　悲嘆している子どもは身体の不調を訴えることが一般的である．
- 睡眠障害(例えば，就寝困難，過眠症，悪夢)
- 痛み(例えば，腹痛，頭痛)
- 摂食障害，食欲不振，過食症
- 失禁などの排泄行動の退行，夜尿，便秘

　愛着あるもの(ぬいぐるみやタオルなど)や人がそばにいないと入眠できないということもある．

Box A　子どもと若年成人の喪失に対する行動的な反応	
理屈っぽさ	悪夢
気を引くための行動	学業不振
夜尿	登校拒否
ぴったりくっついて離れない	退行
白昼夢	落ち着きのなさ
新しい介護者との関係構築が困難	癇癪
集中力のなさ	引きこもり
気分の変動	

■情緒的な反応

成人にみられる反応に加えて，子どもは以下のことに恐怖を感じることがよくある．

- 他の愛する者，または自分自身も死ぬかもしれないこと
- ライフスタイルの変化(例えば，引越し，家族の収入の減少)
- 見捨てられること

子どもたちは，親の死に責任を感じるといったような罪悪感によって苦しむこともある．

一般的に，子どものコーピング(対処)能力は気晴らしや娯楽を含む．これらの反応は，子どもが死別から立ち直った，何の影響も受けなかったと感じさせるかもしれない．このように，子どもの悲嘆にはしばしば一時的な側面がみられる．

- とても悲しいという気持ちが，次の瞬間，興奮して幸せな気持ちに切り替わること
- 悲しみと同時に普通の活動に戻りたいという欲求が突然起こること

これらの反応が一般的だと理解することは，親や介護者の助けになる．さらに，まだ悲しみのなかにあっても，自分たちが喪失を乗り越えたという印象を与えることで，生き残った親を守ろうと必死になる子どももいる[4,5]．

■行動的な反応

悲嘆しているとき，一般的に子どものふるまいは変化する(Box A，表1)[4,6]．よくみられる退行行動の多くは，子どもが安全を求めていることを示している．子どもは成人よりも自分の感情を行動化することが多い．これは他の子どもに対するいわれのない怒り，または攻撃性として現れ，それは「言うことを聞かない」または「無作法」と簡単に片づけられてしまうことがある．生存している親や他の介護者による理解と受け入れは，子どもの立ち直りを助けるが，年齢に応じて(許容される)行動の限度は維持すべきである．

表1 年齢に応じた死の理解およびよくある反応[3-8]

年齢	死の理解	よくある反応 / ケアの注意点
2歳以下程度の乳幼児	死の認知的理解はない 子どもの周囲の人が表現する苦痛には反応するかもしれない	喪失反応は、抵抗→絶望→孤立や無関心といった経過をたどるかもしれない 分離不安、甘えの増加→安心させてくれる人や身体的なふれあいを求める 亡くなった親を探し続ける ------ 亡くなった親は戻って来ないということを繰り返し伝えることが必要
3～5歳	死は一時的なもので生き返ると考える 病気をうつるもの(感染)として理解するかもしれない 自分たちの行動が周りの世界に影響を与える、またそれらは死を引き起こす場合があるとしばしば信じている	具体的で文字通りの世界観から生まれた解釈からの一見無感覚、または鈍感な質問. 例えば、親の交換を求めたりするかもしれない 明らかに矛盾した子どもの理解. 例えば、親が亡くなったことを認めながらも、その後にいつ帰ってくるかを尋ねてくるかもしれない ------ 誤解を正す必要があるかもしれない. 例えば、死は子どもが言ったことや行ったこととは関係ないのだと伝えて子どもを安心させる
5～8歳	死というものを以下のように理解し始める. ● 不可逆的なものである. 亡くなった人は生き返ることはない ● 考えること、感じること、聞くこと、見ること、話すこと、食べること、動くことが止まる ● 誰にでも起こる. 自分を含め、誰にもやがて起こる	(よくある反応) 亡くなった親、そして/または死を防ぐことができなかった誰かに対する怒り 生き残った親への依存心の増加→短時間でさえも彼らから離れることに抵抗する 子どもが死は考えること、感じること、動くことが止まることだと理解したとき、亡くなった親が寂しかったり、寒がったりしているのではないかと心配することをやめる 死への恐れと、他の愛する人も死んでしまうのではないかと心配する
8～12歳	死そのものやその原因について完全に理解する 病的な興味をもつようになるかもしれない. しばしば死にゆくプロセスにおける身体的な細部にまで興味をもつ	死にたいという願望. 慎重に子どもをみる必要があるが、多くは、亡くなった親と一緒にいたいという子どもの願望を反映しているだけで、自殺するようなことはない ------ 子どもが亡くなった親と同じ病気にかかることはないということを保証する必要がある 死後の世界を想像することで安心を得られるかもしれない. 例えば、亡くなった親が楽しく過ごしていたり、子どものことを気にかけ見守り続けていたりすることなど
思春期	成人と同様に死を理解する 抽象的な思考力をもつようになる. しばしば死の実在的な意味について興味を示す	生き残った親との会話が困難になるのは正常なことである 大人の儀式や家族との活動の拒否 自分自身で問題を解決するように努力する、または信頼する仲間や生き残った親以外の大人からのサポートを求める 誰も自分を理解してくれないと感じる 彼ら自身の死すべき運命に全身全霊で挑戦するために危険性の高い活動に従事する 強い情緒的な反応、または感情を認めたり表現したりすることが困難になる 期待に応えるために新しい家族のなかでの役割や責任を担うこと ------ 例えば、「母親のために強くなりなさい」「あなたが今や一家の主です」. このような言葉かけは彼らの重荷になりやすい

> **Box B　親が重い病気になったときに役立つ本**
>
> 親のための本：『As big as it gets(ISBN：9780953912391)』
> ティーンエイジャー向けの本：『A monster calls(ISBN：9781406361803)』（邦題は『怪物はささやく』）
> 小学生向けの本：『The secret C(ISBN：9780955953927)』

親の死に向けての心の準備　Preparation for the death of a parent

　死別に対する不安の軽減と長期的なよい適応は，親の生命予後が悪いという診断を受けたあとからの適切な準備と関連している．

　子どもは大人が考えているよりもはるかに多くのことを観察し，聞き，自ら耳を傾け，知っている．言葉を習得する前で，言葉を話さない子どもでさえ，彼らの周りの大人の様子から，何か一大事が起こっていると察知することができる．子どもの心に真っ先に思い浮かぶことについての話を避けることは，子どもを混乱させ，孤立させ，予測される事実より悪いことを想像させるかもしれない．予期的悲嘆の状況下にいる親にとって，子どもの疑問や情緒的なニーズに適切に応じることは，非常に難しいことである．

　死についてどのような会話をするか，子どもに伝える最適な言葉，伝える情報量についての年齢相応の助言は非常に貴重である(**Box B**)．

子どもの死の理解　Children's understanding of death

　子どもの死の理解は徐々に発達する．別れの意味とともに死の原因や不可逆的な死の性質を理解する能力を決定づける重要な因子は，子どもの発達段階にある(**表1**)．

　言語能力，認知能力の高い子どもは，そうでない子どもよりも早く死の概念を獲得する．幼い子どもでも人の死を以前に経験していた場合，8歳の子どもと同じように理解することができる．

子どもとの会話の難しさ　Difficult conversations

　幼い子どもが，周りの人たちを困らせるような質問を繰り返すことは一般的なことである．そのような質問に答えるためには，親へのガイダンスが活用できる(**Box B**)．年長の子どもは，しばしば「あなたはもうすぐ死ぬのですか？」などと直接的な質問をしてくる．そのような場合には，子どもに対して正直であり，死が誰にでも起こりうることだと認めることが大切である．子どもに伝える情報は以下のようであること

が望ましい．
- 年齢相応であること
- 子どもの質問に応じて，望ましくは子ども主導で，可能な限り少しずつ徐々に伝えること
- 必要に応じて繰り返して
- はっきりと：子どもを混乱させるような「眠りについた」「私たちは彼を失った」といった婉曲的は表現を避け，「死に向かっている」「死」「死んでいる」という言葉を使う

親も，子どもの前で泣いてよいと保障されるべきである．親が悲嘆の表現を隠すことは，子どもに感情表出をしてはならないのだと感じさせ，彼らを悲しみのなかに孤立させてしまうことにつながる．これは子どもが必要とする安心感を得るための手段に制限を与えることになりうる．

その他の配慮　Other considerations

亡くなった人と対面すること

　子どもが亡くなった人と対面することは，死を確認することを手助けする経験になったり，さようならを言う機会になったりするだろう．棺が安置されている部屋，亡くなった人の様子，そこで何をすればよいのかをはっきりと描写して伝えるような，よく配慮された心の準備は，子どもが亡くなった人と対面するかどうかを自分で選択することを可能にする．

　子どもが自分の考えを変えることが許されるように，亡くなった人と対面する前に何度も子どもに確認する．子どもの抱く疑問に答える時間や機会を与え，信頼する大人が寄り添うべきである．子どもは棺の中に入れる何か特別なものを持って行きたいこともある．

葬儀への出席

　葬儀に子どもが出席するかについては，個々の状況に応じて決定すべきである．そして可能であれば，その決定に子ども自身も参加すべきである．子どもに葬儀の日のこと，例えば，子どもが他の人たちが泣いている姿を見てショックを受けるかもしれないなど，彼らが目にすることをはっきり伝えられていることが，子どもが葬儀に出席するかどうか選択するときの支えになるだろう．

　自分だけ葬儀に出席することが許されないことは，子どもの罪悪感，孤独感，見捨てられたという気持ちを助長するだろう．反対に十分な説明なしに情緒的な場面に置かれることは，長期にわたるトラウマとなる思い出を残してしまうかもしれない．したがって，子どもが自分の考えを変えることが許されるように，葬儀の前に何度も子

どもの気持ちを確認すべきである．
　その死によって直接影響を受けることの少ない，子どもをサポートできる参列者の存在は，葬儀に参列した親族たちの哀悼を可能にするだろう．

積極的に追憶すること
　亡くなった親について話すことは，子どもが親とのよい関係を維持するために役立つだろう．特別な思い出，形見，写真すべてを大切にして共有することは，亡くなった親が子どもの生活のなかにおいてずっと重要な人であることを保証する．

学校やその他の活動
　学校は安心と日常を提供する場になりうるが，同時に子どもが自分は他の子どもたちとは違うのだ，孤独だと感じる場にもなりうる．また，学業や試験に対して心配することもありうる．その他の定期的な活動や特別なイベントは，子ども，さらには家族にとって有益であることが多い．

からかいといじめ
　これは親を失った子どもに共通してみられる経験である．それは次のような恐怖心から生じるのかもしれない．他の子どもは，親を亡くすという自分が経験したことがないことを経験した友達とかかわることによって，自分にも同じことが起こることを恐れてそこから自らを遠ざけようとしているのである．親を亡くした子どものクラスメイトがそれは間違った考えであったと思えるように学校と協働することは，クラスメイトがより支援的になることを可能にする．

死別の支援　　Bereavement support
　最も必要なことは，子どもが年齢相応の方法で悲しみを表出できる場を与えることである．例えば，音楽，美術，遊び，空想，アクティビティ，スポーツ，遠足，沈黙などである．情報や支援はさまざまな団体を活用できる(**Box C**．訳注：本邦の情報を追記した)．

親への教育
　親が一般的な子どもの悲嘆について学ぶことは，彼らの子どもの行動の理解につながる．また，どのように子どもに対応するのがよいかについて誰かに助言を受けることは有益である．

Box C　情報や支援を提供している団体	
親向けの相談窓口	
がん相談信託団体	www.cancercounselling.org.uk
クルーズ 遺族ケア	www.cruse.org.uk/children
マクミラン がん支援	www.macmillan.org.uk
親専用ライン	www.parentlineplus.org.uk
ウインストンの願い	www.winstonswish.org.uk
子どもと若年成人向けの相談窓口	
小児専用ライン	www.childline.org.uk
ホープアゲイン（親との死別）	www.hopeagain.org.uk
手を結び合おう	www.getconnected.org.uk
マクミラン 若年用ライン	www.macmillan.org.uk
Riprap（土台用の石）	www.riprap.org.uk
きょうだい用ライン	www.siblinks.org
訳注：本邦での支援団体	
がんになった親をもつ子どもへのサポート情報サイト ホープツリー（NPO 法人 Hope Tree）	https://hope-tree.jp/
がんで親を亡くした子どもたちの悲しみのケア AIMS（NPO 法人 AIMS）	www.aims-japan.org

本

一般的に，本や年齢相応の文献はすべての年齢の子どもに役立つ（**Box D**）．

- 物語のなかで喪失に対処している子どもの登場人物は，死別後の子どものロールモデルとなりうる
- 一緒に本を読むことは，子どもの考えや感情に対する価値ある洞察を得ることを可能にする
- 丁寧な読み聞かせは，悲嘆に関連した感情や心配事を引き出すために有用である

家族のサポートネットワークを広げること

家族のサポートネットワークを広げることは子どもと親にとって有益である．

子どもの悲嘆に対応する責任を，他の親族や信頼できる大人と分け合えるように親も励ます．公的な選択肢としては，学校の教師，学校の看護師，親のサポートアドバイザー，ファミリーサポートワーカー，ソーシャルワーカーなどの専門家がいる．

専門家による死別の支援

悲嘆している子どもすべてが専門的治療を必要としているわけではない．カウンセリングやサポートグループを行う子どもの死別後のサポートの大部分は，制約のある資源のなかでのボランティア活動として行われている．その活動には，遊び，美術，音楽，家族療法が含まれる．専門家によるサポートを必要としているが利用できない場合は，生き残った親のための死別の支援を優先する．

> **Box D　死別を経験する/経験した子どもに役立つ本**
>
> **死について伝えるとき**
> 子どもと大人のために：
> 　『Always and Forever(ISBN：9780575051836)』
> 　『The original velveteen rabbit(ISBN：9781405210546)』（邦題は『ビロードうさぎ』）
> 　『Waterbugs and dragonflies: explaining death to young children(ISBN：9780826464583)』
> 　『We need to talk about the funeral(ISBN：9781906125011)』
> 　『What do we think about death?(ISBN：9780750232180)』
> 　『Why do people die?(ISBN：9780818406287)』
>
> **親が亡くなったとき**
> ティーンエイジャーのために：
> 　『A Monster Calls(ISBN：9781406361803)』（邦題は『怪物はささやく』）
> 　『How it feels when a parent dies(ISBN：9780575051836)』
> 　『When parents die(ISBN：9780722531310)』
> 未就学児と小学生のために：
> 　『Is daddy coming back in a minute? Explaining sudden death to pre-school children in words they can understand(ISBN：9780957474505)』
> 　『Muddles, puddles and sunshine(ISBN：9781903458969)』
>
> **近親者や仲良しの友達が亡くなったとき**
> 大人のために：
> 　『Helping children cope with grief(ISBN：9780859695596)』
> 子どもと大人のために：
> 　『A birthday present for Daniel: A child's story of loss(ISBN：9781573929462)』
> すべての年齢の子どもために：
> 　『Michael Rosen's sad book(ISBN：9781406317848)』（邦題は『悲しい本』）
> 　『Remembering grandad(ISBN：9780192723680)』
> 　『The Soul Bird(ISBN：9781849010320)』（邦題は『心の小鳥』）
> 小学生のために：
> 　『Emma says goodbye: a child's guide to bereavement(ISBN：9780745927596)』
> 　『The day the sea went out and never came back(helping children)』(ISBN：9780863884634)（邦題は『海が戻ってこなくなった日』）
> 　『I wish I could hold your hand: a child's guide to grief and loss(ISBN：9780915166824)』

学習障害をもつ子ども　Children with learning disabilities

　学習障害をもつ子どもは複雑性悲嘆に陥るリスクが高い．したがって，専門家による死別の支援を受けることを勧めるべきである．これは，そういった子どもが亡くなった親とより依存的な関係にあり，精神的な健康問題をもつリスクが高いという背景を反映している．他の子どもたちと同様，死別に対する反応は死や喪失の理解（**表1**）と関係しており，子どもや生き残った親への一般的なアプローチも似ている．

　子どもが自分の感情をうまく表出できず，身体症状，怒りっぽくなる，無気力，不適切な発言，多動，怒り，気を引くようなふるまいなどの行動の変容として喪失反応が現れるときは，悲嘆の反応として理解されずに放置されてしまうことがある．これらの行動は悲嘆の正常な反応であること，同時に，薬の増量や行動修正療法を避ける

ことを,介護者に説明することが重要である.
　子どもに,家庭,学校,レスパイトケアなどのあらゆる場で一貫した情報とサポートが保障されることが重要である.コミュニケーションをとることが困難で,カウンセリングまたは治療に限界があったとしても,タッチの活用,正直に話すこと,なじみのある人や日常的な活動はすべて有用である.

文献

1 Childhood Bereavement Network. *Key Statistics*. www.childhoodbereavementnetwork.org.uk/research/key-statistics.aspx
2 Aynsley-Green A *et al.* (2012) Bereavement in childhood: risks, consequences and responses. *BMJ Supportive and Palliative Care*. **2**: 2-4.
3 Dowdney L (2008) Children bereaved by parent or sibling death. *Psychiatry*. **7**: 270-275.
4 Black D (1998) Coping with loss. Bereavement in childhood. *British Medical Journal*. **316**: 931-933.
5 Himebauch A *et al.* (2008) Grief in children and developmental concepts of death #138. *Journal of Palliative Medicine*. **11**: 242-244.
6 Stuber ML and Mesrkhani VH (2001) 'What do we tell the children?': understanding childhood grief. *Western Journal of Medicine*. **174**: 187-191.
7 Barnardo's Northern Ireland (2006) How to explain death to children and young people and help them cope. www.barnados.org.uk/child_bereavement_booklet_explaining_death.pdf
8 D'Antonio J (2011) Grief and loss of a caregiver in children. *Journal of Psychological Nursing*. **49**: 17-20.

さらに読むべき本

Barnardo's Cymru. Swansea Children Matter. (2008) *Helping children manage bereavement*. www.fis.carmarthenshire.gov.uk/pdf/barnardo1.pdf
British Psychological Society Division of Educational and Child Psychology (2004) Loss, separation and bereavement. *Educational and Child Psychology* **21** (3).
Winston's Wish Charter for Bereaved Children: www.winstonswish.org.uk

（平田美佳）

18 緩和ケアの重要薬
The essential palliative care formulary

一般原則	327	ベンゾジアゼピン系薬	365
鎮痛薬	333	ビスホスホネート	368
抗うつ薬	346	コルチコステロイド	373
止瀉薬	349	緩下薬	377
制吐薬	351	骨格筋弛緩薬	381
抗てんかん薬	354	症状マネジメントに使う薬の一覧表	
抗ムスカリン様作用薬	358		383
抗精神病薬	361		

　本章では，処方の原則や緩和ケアで用いられる薬の特性を概説する．小児の処方についての情報は310頁を参照のこと．

　本章はPalliative Care Formulary(PCF)第5版(トワイクロス先生の緩和ケア処方薬 薬効・薬理と薬の使い方 第2版，医学書院，2017年)に基づいている．詳細や文献はPCFにすべて記載されている．PCFの最新版はwww.palliativedrugs.com(原書の出版社のウェブページ)から入手できる．

　PCFでは承認外の使用法や投与経路，持続皮下注入のための多剤混合についても述べている．

一般原則　General principles

安全な処方

　安全な処方は技能であり，症状マネジメントを成功させるためにきわめて重要である．これには患者や介護者，他の専門家との良好なコミュニケーションが必要である．コミュニケーションが足りなければ，防止可能な薬剤の誤用が多くなり，患者の不満が大きくなるだけとなる．

　良好なコミュニケーションには明確な書類作成も含まれる(アレルギー，併存疾患，処方の書き方など)．また，推奨されるのは患者自身による「日誌」の利用であり，これには重要な連絡先と電話番号が含まれる．

　安全な処方の実施は緩和ケアでは特に重要である．患者には多剤併用，衰弱，併存

疾患(腎障害など)があり，多職種の医療者が関与するためである．さらに，緩和ケアで用いられるハイリスクな薬物治療は，患者のアドヒアランス(コンプライアンス/服薬遵守)を低下させてしまうなど多くの要因をはらんでいる．すなわち，好ましくない作用(副作用)，投薬過誤，薬物相互作用などが患者の負担となるのであり，これらはあらかじめ手段を講じれば防ぐことができる要因である．

安全な処方には1錠量に処方量の端数を「切り上げる」ことも含まれる．このことにより，患者の服用する錠剤の数や，開けなければならない薬の包装が多すぎることなどが避けられる．

署名の前に考える！

薬を処方する際，特に患者がすでにいくつかの薬を服用しているときは，以下のことを確認することが大切である．

「治療のゴールは？」
「投薬管理の方法は？」
「好ましくない作用(副作用)のリスクは何か？」
「薬の相互作用のリスクは何か？」
「他の服用中の薬をやめることは可能か？」

常にシンプルに！

多くの緩和ケア患者は5～6種類の薬を服用している．糖尿病患者と慢性閉塞性肺疾患患者では8～12種類にもなる．薬は定期的に精査され，スタチン系薬，抗高血圧薬，血糖降下薬など，長期間の予防的内服薬は必要なくなればやめるべきである．

図1, 2(→ 331, 332頁)に示した家庭での薬物治療チャートは薬物投与についての役立つ合理的な説明である．一般的に最も頻繁に服用が必要とされる薬を「アンカー」として，できる限り他の薬の投与回数とリンクさせている．

下記の点に注意すること．
- 制酸薬は多くの薬の吸収を抑制する．例えば，アジスロマイシン，腸溶性製剤，イトラコナゾール，キノロン系抗菌薬，テトラサイクリンなど．理想的にはこれらの薬は服用の間隔を2時間前後あける
- 一般に，経口抗菌薬の服用については，いつも必ず「8時間ごと」もしくは「6時間ごと」である必要はない
- オピオイド鎮痛薬による悪心のある患者は，オピオイド鎮痛薬服用の30分前にメトクロプラミドを服用するよう勧められることがある．しかし，実際はほとんど常に両薬剤を同時に服用している

食物と薬の服用を分けることが不可欠な例は以下の通りである．
- 食物により著しく吸収に影響を受ける薬(**Box A**)

Box A　食物と関連した薬の最適な吸収[a 7,8]	
空腹時に服用[b] 抗菌薬 　デメクロサイクリン[c] 　ドキシサイクリン[c] 　フルクロキサシリン[c] 　イトラコナゾール液[d] 　フェノキシメチルペニシリン 　テトラサイクリン[c] 　リファンピシン 　ボリコナゾール ビスホスホネート[c] 　イバンドロン酸[c] 　クロドロン酸ナトリウム[c] プロパンテリン	食物と一緒に，または食直後に服用 セフロキシム イトラコナゾールカプセル[d] ニトロフラントイン

a. PCFに掲載されている薬に限定した
b. 一般的には1日の最初の食べ物または飲み物の30分前，もしくは他の時間帯で食事の1時間前と2時間後
c. 制酸薬，鉄，亜鉛，牛乳の摂取は服薬の前後2時間は避け，吸収をよくする
d. イトラコナゾール液の吸収には空腹である必要があるが，一方でイトラコナゾールカプセルの吸収は食べ物が促進する

Box B　食物によって悪心・嘔吐や胃刺激症状が軽減される薬[a]	
バクロフェン コルチコステロイド エタンシラート(イギリスでは未承認) メトロニダゾール NSAIDs[b] 鉄製剤	カリウム製剤 スピロノラクトン チニダゾール ベンラファキシン 亜鉛製剤

a. PCFに掲載されている薬に限定した
b. 確立されたエビデンスはない

- 胃刺激症状が知られている薬(Box B)

さらに，

- 糖尿病の薬やパンクレアチンは，食物と食事時間の関連から，常に推奨されるタイミングで服用するべきである
- 頬粘膜を通して吸収する薬(例えば，口腔粘膜吸収型フェンタニル)と口内炎や咽頭カンジダ症などの局所治療薬は，薬と粘膜の接触時間を増やすため，<u>投与後すぐに食物を摂取するべきではない</u>．

指示の記入は明確に

処方内容は，患者やその家族がわかるように略語は使用せず，目的に合うようにデザインされたチャートに書かれなければならない．下記の内容が含まれる．

- 薬の名前(一般名と，もし適切であれば商品名も)

- 剤形と薬の強さ
- 使用の理由(「痛みのため」「便秘のため」など)
- 投与量(○△ mL，△×錠)
- 投与回数と投与時刻

図1, 2を参照すること．追加が必要になったときの薬の入手法についても具体的に助言すべきである．患者や家族が読めない可能性を考えると，別のシステムも必要になる．

投薬管理

症状緩和の薬，特にオピオイド鎮痛薬や緩下薬，向精神薬の最適な投与量を予測することはしばしば難しい．さらに薬の好ましくない作用(副作用)は服薬遵守度を脅かすため，薬の効果を監視するなどの取り決めが必要である．監視の責任者を明確にするべきであり，意思決定過程を分散させてしまうと，投薬過誤や問題のある多剤併用の主な危険因子となる．

譲歩も時には必要

受け入れられない好ましくない作用(副作用)を避けるためには，完全な症状緩和に妥協が必要なこともある．例えば，抗ムスカリン様作用は口渇や視覚異常を招くため投与量増加を制限することがある．また手術不可能な腸閉塞においても，嘔吐に関しては完璧なコントロールを得るよりも1日に1回もしくは2回と，頻度を減らすことを目的としたほうがより現実的である．

レスキュー薬(必要に応じて)

患者は間欠的な症状，特に突出痛に対して何をするべきかについての助言を必要とする．一般的に，推奨されるレスキュー薬の投与回数と比べて寛容になりすぎるくらいのほうが優れた実践といえるだろう．しかしこれは問題となっている薬の強さ，剤形，入院患者であるか在宅患者であるかにもよる．

> どのような状況にあっても，投与量と承認された投与回数が患者の治療チャートに記述されていることが重要である(図1, 2を参照)．また患者と家族に口頭で説明することも重要である．

■在宅で強オピオイド鎮痛薬の徐放性製剤を定時投与している患者

定時投与している徐放性製剤と同成分の速放性製剤を，適切な投与量のレスキュー薬として，1時間以上をあけて必要に応じて使用できるよう処方しておく(突出痛に対する臨時投与 ➡ 92頁).

在宅ホスピスケア

名前　リンダ パートン　　　年齢　58 歳　　　日時　2015 年 7 月 7 日

薬(内服薬)	午前 2 時	起床時	午前 10 時	午後 2 時	午後 6 時	就寝前	目的
モルヒネ速放性製剤 (2 mg/mL)		10 mL	10 mL	10 mL	10 mL	20 mL	痛みの緩和
メトクロプラミド (10 mg 錠)		1	1	1		1	制吐作用
ナプロキセン (500 mg 錠)			1			1	痛みの緩和
ランソプラゾール (30 mg カプセル)			1				胃粘膜保護
センナ (7.5 mg/5 mL 液)			10 mL			10 mL	便秘予防
テマゼパム (20 mg 錠)						1	睡眠促進

痛みがある場合，定時投与の間に 10 mL の追加量でモルヒネを服用する
便秘がある場合，センナ 15 mL を 1 日 2 回に増量する

このスペースに情報を追加できる．例えば，レスキュー薬についてなど

- このチャートを常に携帯し，医師・看護師に服用している薬がわかるこのリストを示してください．
- このチャートに基づいて，薬の追加注文を 2〜3 日前に行ってください．
- 調剤された薬があなたにとって適切な強さや剤形ではないかもしれません．不安なときは薬剤師に確認してください．
- 緊急時には，電話番号＿＿＿＿＿にかけて，＿＿＿＿＿と話したいと言ってください．

図 1　在宅患者への治療チャートの例(4 時間ごと)

在宅ホスピスケア

名前　ニコラス　クロソン　　　　年齢　65歳　　　　日時　2015年7月7日

薬(内服薬)	朝食時	昼食時	夕食時	就寝前	目的
モルヒネ (60 mg 錠)	1			1	痛みの緩和
ナプロキセン (500 mg 錠)	1			1	痛みの緩和
ランソプラゾール (30 mg カプセル)	1				胃粘膜保護
センナ (7.5 mg/5 mL 液)	10 mL			10 mL	便秘予防
ハロペリドール (1.5 mg 錠)				1	制吐作用

痛みがある場合，モルヒネ液(2 mg/mL)を10 mL服用する．痛み次第で1時間おきに服用してもよい
便秘がある場合，センナ15 mLを1日2回に増量する

このスペースに情報を追加できる．例えば，レスキュー薬についてなど

- このチャートを常に携帯し，医師・看護師に服用している薬がわかるこのリストを示してください．
- このチャートに基づいて，薬の追加注文を2〜3日前に行ってください．
- 調剤された薬があなたにとって適切な強さや剤形ではないかもしれません．不安なときは薬剤師に確認してください．
- 緊急時には，電話番号＿＿＿＿＿＿にかけて，＿＿＿＿＿＿と話したいと言ってください．

図2　在宅患者の治療チャートの例(1日4回)

■在宅で強オピオイド鎮痛薬の速放性製剤を使用している患者
　同じ速放性強オピオイド鎮痛薬を，適切な投与量のレスキュー薬として，1時間以上をあけて必要に応じて使用できるように常にしておく（➡ 92 頁）．

> 　速放性強オピオイド鎮痛薬を定時的に使用中の患者でレスキュー薬が必要な場合，40 分もしくはそれよりも早く次の投与を行うとよい．しかしレスキュー薬は通常の定時投与に続けて投与すべきだという専門医もいる．

■強オピオイド鎮痛薬以外の鎮痛薬を定時使用している患者
　アセトアミノフェンと非ステロイド性抗炎症薬（NSAIDs）はしばしば最大推奨投与量が処方されている．このような場合は，速放性オピオイド鎮痛薬は必要に応じて2時間おきに使用可能とする．例えば，低用量のオピオイド鎮痛薬を処方する．
　制吐薬，緩下薬，向精神薬の推奨投与量についてはそれぞれの項目を参照のこと．

鎮痛薬　Analgesics

非オピオイド鎮痛薬

アセトアミノフェン
　アセトアミノフェンは中枢作動性の合成非オピオイド解熱鎮痛薬である．作用機序はシクロオキシゲナーゼ 2（COX-2）阻害，オピオイドやカンナビノイドシステムとの相互作用，下行性疼痛抑制系のセロトニン神経の活性化があげられる．アセトアミノフェンと非ステロイド性抗炎症薬は相乗効果を示すことから，これらは異なる作用機序をもつことが示唆されている．
　アセトアミノフェンの非ステロイド性抗炎症薬と異なる特徴を以下に示す．
- 好ましくない作用（副作用）が比較的稀である
- 非特異性の消化不良は起こすが，胃粘膜障害は起こさない
- 消化性潰瘍の患者に良好な忍容性を示す
- 血中尿酸濃度に影響がない

　アセトアミノフェンには血小板に対する作用がない．アスピリンに過剰反応を示す患者の 2/3 が服用できる．アセトアミノフェンの主な欠点は，一般的には 1 日に 4 回という投与頻度と肝毒性の可能性があることである．肝毒性は故意の，もしくは意図しない過剰投与による．肝毒性のリスク因子は以下の通りである．
- 高齢
- 栄養失調状態
- 絶食，食欲不振

- 慢性的なアルコール常用

　非ステロイド性抗炎症薬とアセトアミノフェンは併用すると相加効果が得られる．がんの痛みに対するアセトアミノフェンとオピオイド鎮痛薬との併用に関する利点のエビデンスは雑多である．1/3 の患者において，臨床的に重要な相加効果が得られたとするものが最もよい報告である．アセトアミノフェン 1 g を 1 日 4 回とすると，錠剤の数が患者の負担となるため，実用的な解決法は，48 時間試験的投与をして効果の明らかであった患者に対してのみ，長期間の投与を行うことである．

■使用法・投与量

　緩和ケアにおいて，一般的な成人の経口投与量は 500 mg〜1 g を 1 日 4 回である．しかし，アセトアミノフェンの肝毒性のリスク因子をもつ患者(前述)には，最小の 500 mg が安全である．直腸内投与の生物学的利用能は低いが，実際は経口投与と同量を投与することが多い．

　アセトアミノフェンを静脈内投与する場合(緩和ケアではほとんど使われない)の投与量は体重と肝毒性のリスク因子の有無に依存する．重大な医原性の静脈内過剰投与が肝不全を引き起こし，時に致命的となることが報告されている(PCF を参照のこと)．

非ステロイド性抗炎症薬(NSAIDs)

　非ステロイド性抗炎症薬は，術後痛やがんの痛みを含む炎症に起因した痛みに特に有効である．純粋な神経障害性の痛みに対しては効果が弱い．すべての非ステロイド性抗炎症薬は解熱効果をもつ．

　非ステロイド性抗炎症薬は，アラキドン酸カスケードにおいて，組織で炎症性のプロスタグランジンを産生する重要な酵素であるシクロオキシゲナーゼ(COX)を阻害する．シクロオキシゲナーゼには 2 つの型が存在する(図 3)．いずれの型もそれぞれの組織で生理的(構成的)役割を担い，炎症に関連する(特にシクロオキシゲナーゼ 1 は恒常的に発現しているのに対し，シクロオキシゲナーゼ 2 は炎症や脱水，外傷により 2〜3 時間で大量に発現する)．炎症誘発性のプロスタグランジンの産生は知覚神経への侵害刺激による末梢性感作および中枢性感作を引き起こす．

　シクロオキシゲナーゼ 2 は抗炎症性プロスタグランジン類も産生し，消化性潰瘍と骨折の治癒の両方に必要な酵素でもある．非ステロイド性抗炎症薬はシクロオキシゲナーゼ 1 とシクロオキシゲナーゼ 2 の阻害能に基づいて分類されている．非ステロイド性抗炎症薬が鎮痛効果を示すには，シクロオキシゲナーゼ阻害だけではなく，その他の機序も示唆されている．

　非ステロイド性抗炎症薬は消化管や腎，中枢神経系において重大な副作用をもつ．非ステロイド性抗炎症薬で気管支けいれんを引き起こす患者もいる．これらの作用の重要性は多岐にわたる．しかし病期の終末においては，消化管や血栓性の合併症の危

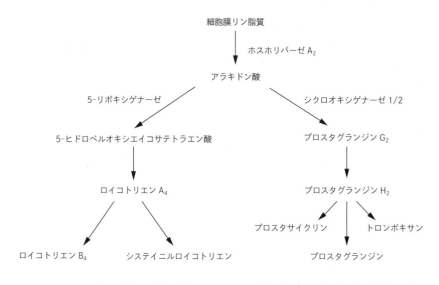

図3 炎症時のアラキドン酸代謝の産生物

険性よりも，大きな安楽という利点のほうが勝る．一方で，梗塞や脳血管障害後の進行性心不全の場合は高い代償を支払うことになる．したがって危険性を最小限にとどめるためには，
- 個々の患者に安全な薬を選択する(下記参照)
- 効果が望める最小投与量をできるだけ短時間で使用する
- プロトンポンプ阻害薬など，適切な胃粘膜保護薬を処方する．

腎障害のリスクは非ステロイド性抗炎症薬(コキシブ系も含む)は類似しているため，薬の選択を決定する要素は特にない．実際は4つの非ステロイド性抗炎症薬から選択する(**Box C，表1**)．<u>少量投与</u>のイブプロフェン(1,200 mg/日以下)が全体を通して第一選択薬となる．

非ステロイド性抗炎症薬は食間または食後の服用を勧められることがある．しかし，食物が上部消化管合併症のリスクを軽減するというエビデンスはない．終末期の心不全患者には非ステロイド性抗炎症薬の使用をできる限り避けるべきである．高血圧をもつ患者で心不全，肝不全，腎不全のある場合は症状を悪化させるかもしれないため注意深く監視するべきである．

経口投与できない患者にはジクロフェナク50 mgの直腸内投与1日3回もしくは75 mg/日の持続皮下注入を行う．しかし，強オピオイド鎮痛薬を服用中の患者や予後

> **Box C　非ステロイド性抗炎症薬の選択**
>
> **第一選択**
> 　少量投与のイブプロフェン(1,200 mg/日以下)は消化管毒性と重大な心血管イベントのリスクが少ない．
> 　大量投与のイブプロフェン(2,400 mg/日)の消化管毒性はナプロキセンと同等であり，心血管毒性はジクロフェナクと同等である．したがって一般的にはイブプロフェンの大量投与は推奨されない．
> **上部消化管合併症のリスクが高い患者**
> 　セレコキシブ(200 mg/日)は消化管出血など上部消化管合併症のリスクが高く，非ステロイド性抗炎症薬を必要不可欠とする人には第一選択薬となる．通常投与量のプロトンポンプ阻害薬などの胃粘膜保護薬の処方の併用が推奨される．セレコキシブは出血時間には影響を与えず，血小板減少症の患者(化学療法や他の原因による)で，非ステロイド性抗炎症薬を必要不可欠とする人にもよい選択薬となる．
> 　セレコキシブのように，ジクロフェナク(150 mg/日)も上部消化管合併症のリスクが低く，重大な心血管イベントのリスクが高い(下記参照)．
> **重大な心血管イベントのリスクが高い患者**
> 　ナプロキセン(1 g/日)が心血管系のリスク因子をもつ患者に選択する薬である(リスクが増大することがない)．
> 　セレコキシブ(200 mg/日)とジクロフェナク(150 mg/日)は重大な心血管イベントのリスクが最も高く，心血管疾患をもつ患者へのこれらの薬の使用は禁忌であり，心血管系のリスク因子をもつ患者への使用は勧められない．

表1　非ステロイド性抗炎症薬の経口投与量

非ステロイド性抗炎症薬[a]	分類	開始投与量	最大推奨投与量
セレコキシブ	選択的シクロオキシゲナーゼ2阻害	100 mg，1日2回 200 mg，1日1回	200 mg，1日2回
ジクロフェナクナトリウム	嗜好的シクロオキシゲナーゼ2阻害	50 mg，1日2〜3回	50 mg，1日3回
イブプロフェン	非選択的シクロオキシゲナーゼ阻害	400 mg，1日3回	800 mg，1日3回
ナプロキセン	非選択的シクロオキシゲナーゼ阻害	200〜500 mg，1日2回	500 mg，1日2回[b]

a. 消化管合併症のリスクが高い患者へは胃粘膜保護のためプロトンポンプ阻害薬を処方する
b. 期間を決めて500 mg 1日3回を用いることもあるが，製品概要の最大推奨投与量よりも多い

が1〜2日と見込まれる患者には，痛みの再発がない限り，一般的には非ステロイド性抗炎症薬を中断する．

弱オピオイド鎮痛薬

　コデインは典型的な弱オピオイド鎮痛薬である．しかし，オピオイド鎮痛薬を「弱」と「強」に区別したのは，オピオイド鎮痛薬の効果が広いスペクトラムを示すためにとられた折衷的なもので，オピオイド鎮痛薬の効力を2つのカテゴリーに分けるのはおおざっぱすぎるともいえるだろう．弱オピオイド鎮痛薬に含まれる薬にはジヒドロコデインやトラマドールがある(**表2**)．これらの3つの薬は経口ではすべて同効で，経口モルヒネとの効力比は約1/10と考えられている．

表 2　弱オピオイド鎮痛薬

薬	分類	鎮痛持続時間[a]	開始投与量	最大推奨投与量
コデイン	プロドラッグ[b]	4〜6 時間	30〜60 mg，4 時間ごと	60 mg，4 時間ごと
ジヒドロコデイン	活性型	3〜4 時間	30 mg，4〜6 時間ごと	60 mg，4 時間ごと
トラマドール	プロドラッグ[b]	4〜6 時間	50 mg，1 日 4 回	400 mg/日

a. 軽度ないし中等度の痛みに使用したとき
b. コデインではモルヒネへの変換がオピオイド効果に関連している．トラマドールでは O-デスメチルトラマドールへの変換がオピオイド効果に関連している

　弱オピオイド鎮痛薬には薬理学的な必要性がない．その代わりに少量のモルヒネを使うことができるためである．小児の痛み治療用の WHO 除痛ラダーには，もはや弱オピオイド鎮痛薬は記載されておらず，多くの医療施設では成人の痛みに対しても弱オピオイド鎮痛薬を使用していない．しかし，経口モルヒネや他の強オピオイド鎮痛薬の入手が厳しく規制されているか，まったく入手できない国では，実際的な必要性を満たすため，強オピオイド鎮痛薬の代わりに弱オピオイド鎮痛薬を今でも使っている(訳注：WHO ではモルヒネを導入していない開発途上国に，法改正をして医療用モルヒネを導入するよう助言してきた)．

　弱オピオイド鎮痛薬を使用する場合，コデインとその代替薬の間に効果の点でほとんど差がないが，以下に注意すべきである．

- コデインはプロドラッグで，主として肝臓の酸化酵素である CYP2D6 によってモルヒネに変換されて効果が現れる．この酵素の欠損があると(白人の 10% 以下)，コデインが本質的な効果を発揮しない．反対に，酵素活性が高すぎるとコデインに毒性が現れる．小児では稀に術後の死亡につながることがある．コデインは 12 歳未満の小児には禁忌であり，12〜18 歳には投与制限がある
- トラマドールの鎮痛作用はオピオイド作用と非オピオイド作用(モノアミン再取り込み阻害)の両方をもつ．便秘はコデインやジヒドロコデインより少ないが，悪心や浮動性めまい，食欲不振はコデインより多い．さらに，特に高齢患者では，セロトニンの代謝やその効果に影響する他の薬が使われるとセロトニン毒性を誘導する．けいれん閾値も低下する．トラマドールのオピオイド作用は CYP2D6 の媒介によって O-デスメチルトラマドールに変換されることによって発揮される．この代謝の乏しい人では鎮痛効果が減弱する

次のような原則を守らないと鎮痛効果が減弱する．

- 弱オピオイド鎮痛薬は非オピオイド鎮痛薬に追加して処方すべきで，非オピオイド鎮痛薬処方を代替するものではない
- 弱オピオイド鎮痛薬を他の弱オピオイド鎮痛薬に切り替えることは無意味である
- 弱オピオイド鎮痛薬の定時投与が効果不十分なときには，モルヒネなどの強オピオイド鎮痛薬に切り替える

> **Box D　鎮痛目的でオピオイド鎮痛薬を用いた際の好ましくない作用(副作用)**
>
> **投与開始時に発生する副作用**
> 　悪心・嘔吐[a]
> 　傾眠
> 　頭部ふらふら感・不安定感
> 　せん妄(急性混乱状態)
>
> **投与継続中に多い副作用**
> 　便秘
> 　悪心・嘔吐[a]
> 　口渇
>
> **投与継続中にありうる副作用**
> 　視床下部下垂体系の抑制
> 　免疫系の抑制
>
> **発生が少ない副作用**
> 　神経毒性
> 　　痛覚過敏
> 　　アロディニア
> 　　ミオクローヌス
> 　　認知障害・せん妄
> 　幻覚
> 　発汗
> 　尿閉
> 　起立性低血圧
> 　オッディ括約筋の攣縮
> 　かゆみ
>
> **稀な副作用**
> 　呼吸抑制
> 　精神的依存

a. 一般にオピオイド鎮痛薬による悪心・嘔吐は一過性で，5〜7日後には改善する

強オピオイド鎮痛薬

　強オピオイド鎮痛薬(モルヒネとその代替薬)は緩和ケアにおいて必須の鎮痛薬である．その処方は臨床的な必要度(訳注：痛みの強さ)に応じて行われるべきであり，予後の短さによって処方を開始するのではない．痛みの強さ(投与量の効果)に応じて注意深く増量調節した強オピオイド鎮痛薬によって臨床的に大きな影響を与える<u>呼吸抑制は起こらない</u>．呼吸抑制の危険性は痛みのあるがん患者ではさらに小さい．その理由は一般に下記の通りである．
- すでに弱オピオイド鎮痛薬を服用してきているため(オピオイド鎮痛薬の初回投与ではない)
- 経口投与のため(緩徐な吸収，低い最高血中濃度)
- 漸増的に増量するため(過量投与が行われにくい)

　緩和ケアでは，オピオイド拮抗薬のナロキソンが必要になることがほとんどない．強オピオイド鎮痛薬の治療のための必要量と致死量との関係(治療可能比)は一般に想定されているよりも大きい．例えば，就寝前に2倍量のモルヒネを服用する患者がその夜のうちに死亡することは，2倍量を服用していない患者と同じように起こらない．強オピオイド鎮痛薬による好ましくない作用(副作用)を **Box D** に示す．

　一般的に，強オピオイド鎮痛薬への耐性は実践上の問題にはならない．モルヒネの精神的依存(耽溺)ががん患者の痛みの治療で起こることは稀であるが，既往あるいは現在，物質乱用がある患者ではこの点についての注意が必要である．しかし，そうであっても，臨床的に必要性があるならばオピオイド鎮痛薬を投与すべきである．身体

> **Box E　オピオイド鎮痛薬による痛覚過敏(OIH)**
>
> 　ある患者では，オピオイド鎮痛薬が逆説的に痛みを増強することがある．オピオイド鎮痛薬による痛覚過敏(OIH)はモルヒネ投与によって急性痛と慢性痛の双方に生じ，神経系が長く感作を受けた結果によって生じるようである．その神経系では，興奮性神経伝達物質やNMDA(N-メチル-D-アスパラギン酸)受容体・チャネル複合体が重要な役割を果たしている．
> 　がん患者において，OIHはさまざまなかたちで症状を表す．
> - オピオイド鎮痛薬の急性耐性が発生する
> - 増量しても効果が一時的である
> - 痛みのパターンの変化．例えば，痛みが悪化し，もともとの範囲を超えてびまん性に広がる
>
> 　アロディニア(綿花で触れるなど，本来は痛みを感じない程度の接触で痛みを生じる状態)や，その他の神経過興奮性のミオクローヌス，けいれん，せん妄なども起こりうる．
> 　OIHへの感受性は大きな差があるようにみえる．その発生には遺伝的な体質が大きな役割を果たしているようである．
> 　専門医の助言を求めるべきであり，主要な治療法には以下がある．
> - 原因となっているオピオイド鎮痛薬の投与量を急速に減量する
> - 鎮痛治療を他の治療法に変更する．つまり，非オピオイド鎮痛薬(例えば，非ステロイド性抗炎症薬，あるいはアセトアミノフェン)や鎮痛補助薬〔ガバペンチン(ガバペン®)〕

的依存は放射線治療や神経ブロックによって痛みが改善したときのオピオイド鎮痛薬の減量の際には起こらない．

　強オピオイド鎮痛薬はがんの痛みの万能薬ではないが，非ステロイド性抗炎症薬(もし，禁忌であればアセトアミノフェン)と併用すると最もよい効果をあげる．筋膜の痛み(例えば，持続する筋膜のけいれん痛，こむら返り，圧痛点に関連する痛みなど)にはオピオイド鎮痛薬の反応はよくないが，これらの痛みが強いなら代替的な治療法(例えば，筋弛緩薬，理学療法，圧痛点への注射)で治療する．神経障害性の痛みによってはオピオイド鎮痛薬への反応がよくないが，鎮痛補助薬(抗うつ薬や抗けいれん薬など)を併用すると効果がある．

　しかし，心理社会的側面を無視すると，非オピオイド鎮痛薬や鎮痛補助薬を併用しても効果が上がらない．効果が上がらないときの原因は下記の通りである．

- 少ない投与量(増量不足，不適切な投与間隔)
- 患者が服薬指示を守らない(薬を服用していない)
- 消化管での吸収不足(例えば，嘔吐のため)
- オピオイド鎮痛薬による痛覚過敏(**Box E**)
- オピオイド μ 受容体の遺伝的な変異(モルヒネへの反応性の変異)

　非がん性慢性痛の強オピオイド鎮痛薬による治療についても同様に考えられるが，利益は一般的に低く，リスクは大きい．例えば，耽溺の発生や致死的な過量投与が少なくはない．専門医の助言に従うべきである(例えば，Faculty of Pain Medicine のガイドラインなど)．あるいは慢性痛治療チームの助言を得るとよい．

　このような懸念がオピオイド鎮痛薬の徐放性製剤の製品化を導いた．錠剤を粉砕したり溶解したりすると，不溶性沈殿物になったり，内包されていたオピオイド拮抗薬

が放出されたりするため，注射による乱用を無効にする．

モルヒネ

　経口モルヒネは，世界的に，中等度から高度の強さのがんの痛みに好んで使われている強オピオイド鎮痛薬である(**Box F**)．モルヒネは速放性製剤と徐放性製剤として入手できる．速放性モルヒネ製剤は錠剤(訳注：本邦ではモルヒネ塩酸塩錠)または水溶液(訳注：本邦ではオプソ®が入手できる(訳注：イギリスでは便宜上からモルヒネ塩酸塩を水溶液で用いている．その理由は，水溶液であればベッドサイドで看護師が効果に応じて投与量調節を行うのにガラスシリンダーでの計量が容易であるためで，水溶液には 1 mg/10 mL の速放性製剤が含まれるように院内で統一している)．モルヒネの徐放性製剤は錠剤，カプセル剤，懸濁液として入手でき，多くは 1 日 2 回，一部は 1 日 1 回投与される．

　モルヒネの主な代謝物はモルヒネ-3-グルクロニド(M3G)とモルヒネ-6-グルクロニド(M6G)の 2 つである．M3G には鎮痛作用がないが，M6G にはモルヒネよりも薬理作用が多くある．腎不全があると 2 つのグルクロニドは蓄積する．その結果，作用持続時間の延長をもたらし，投与量を減量したり，投与回数を減らしたりしないと，重篤な鎮静や呼吸抑制の発生につながる．

　モルヒネに起こりうる忍容しがたい作用とその治療対応については，**表3**を参照のこと．

ヘロイン(ジアモルヒネ)

　ヘロインは，ジアセチルモルヒネ塩酸塩で，イギリスでは医療目的の使用のみ認められている(訳注：本邦では承認されていない)．モルヒネ硫酸塩やモルヒネ塩酸塩よりも水への溶解性が高いので，ごく少量の溶解液で大量のヘロインを投与できる．

　ヘロインは緩和ケア病棟において伝統的にモルヒネの代わりとして注射で使われていた．しかし，供給問題が長引き，ヘロインの薬価が高騰した．そこで，今では多くの施設が非経口の強オピオイド鎮痛薬の標準としてモルヒネを採用するようになった．大量投与の必要性がなければ，電池で作動する持続皮下注入器で注入する際の溶解度は問題とならない．

　ヘロインを皮下注射する場合，モルヒネの経口投与量の 1/3 量として必要に応じて投与量を調節する．例えば，モルヒネ徐放性製剤 30 mg 1 日 2 回の経口投与は，経口モルヒネ 60 mg/日と同等であり，ヘロインであれば 20 mg/日を持続皮下注入とする．

他の強オピオイド鎮痛薬

　他の強オピオイド鎮痛薬は以下のようなときに使われる．
- 患者がモルヒネの好ましくない作用(副作用，**表3**)に堪えられないとき

Box F　モルヒネの経口投与の開始

モルヒネの開始投与量は，すでに投与されてきた薬より大きい鎮痛薬の効果が得られるよう算定する．
- 患者が弱オピオイド鎮痛薬を服用していた場合，例えば，コデインを 240 mg/日あるいはこれと同等量を服用していたら，モルヒネの速放性製剤 10 mg を 4 時間ごと，または徐放性製剤 20〜30 mg を 12 時間ごとに投与する．コデインの代謝能が低いと疑われる患者の場合はより少ない量とする
- 他の強オピオイド鎮痛薬(例えば，フェンタニルやメサドン)からの切り替えの場合には，より大量のモルヒネが必要である
- フレイル患者や高齢者の場合，あるいは強オピオイド鎮痛薬の投与が初めての場合，初期の眠気，錯乱，不安定感を軽減するためにさらに少ない投与量とする．例えば，5 mg を 4 時間ごと
- 軽度から中等度の腎障害がある患者では，活性代謝物が蓄積するため，5〜10 mg を 8 時間または 6 時間ごと(しかし中等度から高度の腎障害の場合には，腎に対する安全性の高い他のオピオイド鎮痛薬が推奨される)

モルヒネの投与量を調節する場合，必要時の使用は考慮されなければならない．増加は 24 時間ごとに 33〜50％ を超えてはならない．一般的に，定時的な投与量が増加されたとき，レスキュー薬も増やさなければならない．

> すべてのオピオイド鎮痛薬について，患者は投与開始前から好ましくない作用(副作用)，特に悪心・嘔吐や便秘について説明されていなければならない．個別の症例にもよるが，制吐薬，例えばハロペリドール(訳注：本邦ではハロペリドールに制吐目的の適用はない)1.5 mg をただちにまたは就寝前に，そして普通は緩下薬，例えばセンナを就寝前あるいは 1 日 2 回投与する．

痛みが軽減される，または忍容しがたい好ましくない作用(副作用)が起こるとき，モルヒネ投与量の増加調節はやめる．後者の場合は代わりの方法を考慮することが必要である．目的は，最初のうとうと状態が消失したあと，患者が痛みと精神的警戒から解放されることである．<u>吸収が劣るため，下痢や回腸造瘻術，頻繁な嘔吐に悩む患者には徐放性モルヒネ製剤が適当でない場合がある．</u>

投薬計画 1：速放性モルヒネ製剤の水溶液と錠剤
- 10 mg を 4 時間ごとに定時投与し，さらにレスキュー薬として 1 日量の 1/10〜1/6 量を 2〜4 時間ごとに服用できるように用意する
- 1〜2 日後，1 日合計量(定時投与＋レスキュー投与)を 6 で除して，翌日からの 4 時間ごとの定時投与量として再計算する
- 4 時間ごとのモルヒネ定時投与とレスキュー投与を続ける
- 各 4 時間中に痛みがない量まで定時投与量の増量を続ける．レスキュー薬も考慮した増量とする
- 就寝前投与量は 2 倍量とし，患者が深夜に服薬のために目覚めなくてもすむようにする
- 90％ 以上の患者が 5 日以内に満足な除痛に至る

投薬計画 2：速放性モルヒネ製剤と徐放性モルヒネ製剤
- 投与計画 1 と同様に投与を開始する
- 4 時間ごとの投与量が一定量となり，増量の必要がなくなったら，12 時間あるいは 24 時間ごと投与の徐放性モルヒネ製剤に切り替える
- 12 時間ごとの 1 回投与量は 4 時間ごとの 1 回投与量の 3 倍量であり，24 時間ごとの 1 回投与量は 4 時間ごとの 1 回投与量の 6 倍量とし，錠剤あるいはカプセル剤を組み合わせて投与する
- 速放性モルヒネ製剤を水溶液ないし錠剤で用意し，レスキュー投与に用いる

投薬計画 3：徐放性モルヒネ製剤と速放性モルヒネ製剤
- 一般的に 20〜30 mg の 12 時間ごと，体力が低下している高齢の患者では 10 mg の 12 時間ごとで投与を開始する
- 速放性の水溶液や錠剤をレスキュー投与に用いるときには 24 時間モルヒネ量の 1/10〜1/6 量を 2〜4 時間あけて投与する
- 必要であれば，徐放性モルヒネ製剤の増量は 2〜3 日ごとに，レスキュー投与も行いながら，痛みが消失するまで行う

　2/3 の患者は，30 mg 以上の 4 時間ごと(または，徐放性モルヒネ製剤 100 mg の 12 時間ごと)は必要なかった．残りの患者では 200 mg を 4 時間ごと，ないし徐放性モルヒネ製剤 600 mg を 12 時間ごと，あるいはより多い投与量を必要とした．
　経口投与を静脈内注射あるいは皮下注射に切り替える場合は，経口投与量の 1/3 か 1/2 量とする．モルヒネは直腸内投与できる(直腸内投与では経口投与と同じ投与量とする)．

表3 モルヒネで起こりうる忍容しがたい好ましくない作用(副作用)[a]

副作用のタイプ	症状	初期の対応	備考
胃内容うっ滞	上腹部膨満感、鼓腸、食欲不振、しゃっくり、持続性悪心	蠕動促進薬、例えば、メトクロプラミド 10 mg、1日3回	症状が持続するなら、消化管に影響の少ない他のオピオイド鎮痛薬に切り替える
鎮静	耐えがたい持続性鎮静	モルヒネを減量. 精神刺激薬、例えば、メチルフェニデート 5 mg、1日2回(訳注:本邦での適応はADHDとナルコレプシーのみである)	鎮静が他の原因によるかもしれない場合、精神刺激薬はあまり適切ではない
認知障害	幻覚を伴う興奮性せん妄	抗精神病薬、例えば、ハロペリドール 500 µg をただちに、次いで2時間ごと. モルヒネの減量. 改善しなければ他のオピオイド鎮痛薬に変更	一部の患者は忍容しがたいせん妄を起こすが、他のオピオイド鎮痛薬では起こさないことがある
ミオクローヌス	四肢の多発的な筋攣縮±単収縮	ベンゾジアゼピン系薬、例えば、ジアゼパム/ミダゾラム 5 mg、またはロラゼパム 500 µg をただちに、次いで1時間ごとに頓用. モルヒネの減量. 痛みが再発したらモルヒネを再増量	通常の投与量のモルヒネで起こることは稀であるが、大量の静脈投与や脊髄内投与で多い
神経毒性	腹筋のけいれん、両足の痙動、全身の痛覚過敏(著しく耐えがたい痛み)	ベンゾジアゼピン系薬、例えば、ジアゼパム/ミダゾラム 5 mg、またはロラゼパム 500 µg をただちに、次いで1時間ごと. 必要に応じて追加投与. モルヒネの減量. 他のオピオイド鎮痛薬への変更も考慮	髄腔内ないし大量モルヒネの静脈内投与では稀、時に標準的な経口投与や皮下注射でみられる
前庭刺激	体動時の悪心・嘔吐	抗ヒスタミン性抗ムスカリン様作用制吐薬、例えば、シクリジン 50 mg 1日3回、またはプロメタジン 25 mg 1日3〜4回	もし薬剤抵抗性であれば、レボメプロマジンまたは他のオピオイド鎮痛薬に切り替える
かゆみ	全身投与のモルヒネによる全身にわたるかゆみ. 脊髄内投与では上半身ないし顔、鼻部に限局する	全身投与したオピオイド鎮痛薬の場合、ヒスタミン H_1 受容体拮抗薬(クロルフェナミンをただちに 4 mg. 改善が持続すれば 4 mg を1日3回または2〜3日間の頓用)を処方する. 可能であればモルヒネをオキシコドンに変更するなどのオピオイド鎮痛薬の切り替え	オピオイド鎮痛薬の全身投与後のかゆみの発生は稀. これは、皮膚内のヒスタミン放出で起こり、自己制御できるが、最も苦痛なのは持続性で、抗ヒスタミン薬抵抗性のかゆみである. 中枢作用型のオピオイド拮抗薬はかゆみを緩和するが、鎮痛効果も拮抗されてしまう
ヒスタミン遊離	気管支収縮→呼吸困難	アナフィラキシーと同様に治療し、化学的に異なるオピオイド鎮痛薬に変更する	発生は稀である

a. すべての強オピオイド鎮痛薬は程度に差はあるものの、好ましくない作用(副作用)が発生する傾向がある

- モルヒネからの利益(オピオイド反応性の痛みに対して)がわずかであるか、もしくはまったく得られないとき. オピオイド µ 受容体の遺伝子変異がモルヒネの鎮痛効果を減少させることがある
- 経皮的投与(ブプレノルフィン、フェンタニル)が望ましいとき. その理由として、

表4　強オピオイド鎮痛薬の選択（詳しくは製品概要やPCFを参照のこと）

	オピオイド受容体			非オピオイド性	効果持続時間[a]	経口モルヒネとの効力換算[b]
	ミュー(μ)	カッパ(κ)	デルタ(δ)			
ブプレノルフィン	pA	Ant	Ant	なし	6〜9時間 72時間(経皮)	80(舌下) 100(75〜115)(経皮)
フェンタニル	A			なし	3〜4時間 72時間(経皮)	100(150)(経皮)
ヒドロモルフォン	A			なし	4〜5時間	4〜5(7.5)
モルヒネ	A			なし	4〜6時間	1
メサドン	A		A(?)	前シナプスセロトニン再取り込み阻害作用，NMDA受容体・チャネル阻害作用	4〜6時間(1回投与) 8〜12時間(反復投与)	5〜10[c]
オキシコドン	A	A		なし	4〜6時間 12時間(徐放性製剤)	1.5(2)

A＝strong agonist＝強作動薬，pA＝partial agonist＝部分作動薬，Ant＝strong antagonist＝強拮抗薬
a. 特記がなければ経口投与
b. 括弧内の数字は製薬企業推奨の効力比
c. 長い半減期は累積と，時に30対1の割合で副作用を引き起こす

- ▷ 嚥下困難
- ▷ 薬の内服を嫌がる
- ▷ 経口薬の服薬非遵守
- ▷ 便利さ

● モルヒネに対する「恐怖症」
● モルヒネを回避するのがよい特定の条件がある（例えば，腎不全）

　オピオイド鎮痛薬を他のオピオイド鎮痛薬に切り替えたら，痛みがより緩和される患者がいる．その理由は内活性，受容体への結合性，非オピオイド性作用の違いにある（**表4**）．同様に，好ましくない作用（副作用）のタイプと重症度も変わるだろう．例えば，モルヒネをオキシコドンまたはフェンタニル貼付剤に切り替えたら，好ましくない作用（副作用）が軽くなることもある．第2のオピオイド鎮痛薬の初回量は先行したオピオイド鎮痛薬との効力比によって決める（**表4**）．

　オキシコドンやヒドロモルフォンはモルヒネへの忍容性がない患者への薬になる．メサドンは半減期が長く，かつ患者ごとにさまざまな長さをもつため，安全な使用が難しく，通常は緩和ケア専門医や痛みの専門医が処方すべきオピオイド鎮痛薬である．ブプレノルフィンやフェンタニルは経皮吸収用貼付剤としてさまざまな効力の製剤が活用でき，貼付から数日にわたって効果を発揮する．使用法の詳細は製品概要や

PCF(トワイクロス先生の緩和ケア処方薬 薬効・薬理と薬の使い方 第2版，医学書院，2017年)を参照されたい．貼付剤剥離後も体脂肪の組織中にはオピオイドが残存しており，それが徐々に数日にわたり吸収される(訳注：本邦の製剤は1日ごとと3日ごとのフェンタニル貼付剤，7日ごとのブプレノルフィン貼付剤がある)．

貼付剤は便利であるが，通常のモルヒネ製剤よりも高価で，<u>一般に，ある種の患者，例えば，嚥下障害のある患者を除くと第一選択薬とはならない</u>．

また，フェンタニルは経口腔粘膜吸収型製剤と経鼻粘膜吸収型製剤があり，がん患者の突出痛にレスキュー薬として用いられる．経口腔粘膜と経鼻粘膜とでは薬物動態が異なるため，経粘膜吸収型フェンタニル製剤は<u>互換性</u>がない．その薬価は経口投与型の強オピオイド鎮痛薬よりもかなり高価である．一般に，経鼻粘膜ないし経口腔粘膜吸収型のフェンタニル製剤は，強オピオイド鎮痛薬の経口投与製剤(経口水溶液を含む)では効果発現が遅いか，好ましくない作用(副作用)が長引く患者への使用に限定されるべきである．

オピオイド・スイッチング(ローテーション)

> オピオイド鎮痛薬の効力比は概算でしかないものなので，あるオピオイド鎮痛薬から他のオピオイド鎮痛薬に切り替えるときには，過少量にも，過量にもならないよう注意深い監視が必要である．

モルヒネ(または他の強オピオイド鎮痛薬)からの切り替えは，鎮痛または好ましくない作用(副作用)を改善するために行われる．切り替え前には，他の適切な選択肢はないか，例えば，鎮痛補助薬の使用，または好ましくない作用(副作用)の治療の修正などを考慮する必要がある．

経口モルヒネを処方されている約1/3の患者に切り替えが必要という報告がある．他の強オピオイド鎮痛薬がすぐに手に入る場合，おそらくこの切り替えの閾値はさらに低くなる．切り替えが適切な場合の例としては，

- 患者の服薬非遵守(→ <u>経皮吸収型</u>フェンタニルに)
- 忍容しがたい好ましくない作用(副作用)．例えば，<u>難治性</u>の便秘(→ <u>経皮吸収型</u>フェンタニルに)
- 腎機能の著しい低下(モルヒネ → メサドン，<u>経皮吸収型</u>フェンタニル，<u>経皮吸収型</u>ブプレノルフィンに)
- オピオイド鎮痛薬による痛覚過敏または他の神経毒性症状の発現(例えば，認知低下・せん妄，幻覚，ミオクローヌス，アロディニア)

神経毒性症状の場合は，ヒドロモルフォン，オキシコドン，メサドンのいずれもがモルヒネから円滑に切り替えできる．同様に不十分な除痛，忍容しがたい好ましくない作用(副作用)がある場合，<u>経皮吸収型</u>ブプレノルフィンは<u>経皮吸収型</u>フェンタニル

表5 モルヒネとオピオイド鎮痛薬のおおよその効力比. 経口速放性製剤の場合(特記してある場合を除く)[a]

鎮痛薬	モルヒネとの効力比	効果持続時間(時間)[b]
コデイン	1/10	3～6
ジヒドロコデイン		
トラマドール	1/10	4～6
オキシコドン	1.5(2)[c]	3～4
メサドン	5～10[d]	8～12
ヒドロモルフォン	4～5(5～7.5)[c]	4～5
ブプレノルフィン(舌下)	80	6～8
ブプレノルフィン(経皮)	100(75～115)[c]	製剤により異なる
フェンタニル(経皮)	100(150)[c]	72

a. ここに記したオピオイドの投与量に,中央の列の効力比を乗じればモルヒネ硫酸塩/塩酸塩の同効量が求められる.反対に,モルヒネの投与量を効力比で除すると,切り替える第2のオピオイド鎮痛薬の投与開始量が決まる
b. 痛みの強さと投与量によって若干左右される.しばしば高齢者や腎不全患者では効果持続時間が長くなる
c. ( )内の数字は製薬企業が勧める効力比である.この違いについてはPCFの個々の製剤の項を参照されたい
d. メサドンの1回投与量5 mgはモルヒネの7.5 mgと等しいが,受容体への親和性が強いため,反復投与すると血漿中半減期が通常期待されている上記の記載よりもかなり長くなる.PCFのメサドンの項を読むことが必要である

にうまく代替できる.その逆も同様である.

モルヒネから他の強オピオイド鎮痛薬へ変換するとき,あるいはその逆も同様に,その初期投与量は2つの薬の効力比によって決まる(表5).

オピオイド・スイッチングについての正確な指針を提供するのは困難である.各患者の症状により切り替えが必要な理由が異なるからである.たしかに大量投与時(例えば,モルヒネ1 g/日ないし同等の他のオピオイド鎮痛薬)の場合,高齢者やフレイル患者では50％減とする慎重さが必要であろう.例えば,せん妄などの好ましくない作用(副作用)が起こりうる.あるいは,以前に投与中のオピオイド鎮痛薬の急速な増量があった場合,多くはオピオイド鎮痛薬による痛覚過敏が発生する.このような場合,オピオイド鎮痛薬のレスキュー投与で不足分を補いながら,その間に新しいオピオイド鎮痛薬で満足な除痛をもたらす投与量に調節していく.メサドンについては,別の戦略が必要である(PCFを参照のこと).

オピオイド鎮痛薬の併用

2つ以上のオピオイド鎮痛薬を同時に処方することはよくない臨床対応と一般に考えられている.例えば,モルヒネの定時投与中の突出痛に対して,レスキュー投与するのはモルヒネが最良であるといった考え方である.

しかし,状況によっては,次のような処方が必要になるであろう.例えば,経皮吸

表6　主要な作用別の抗うつ薬の分類

種類	例
モノアミン再取り込み阻害薬	
セロトニンとノルアドレナリン(ノルエピネフリン)〔セロトニン・ノルアドレナリン再取り込み阻害薬(SNRIs)，二重阻害薬〕	アミトリプチリン，ベンラファキシン，デュロキセチン
セロトニン(選択的セロトニン再取り込み阻害薬，SSRIs)	セルトラリン，シタロプラム，パロキセチン，フルオキセチン
ノルアドレナリン(ノルエピネフリン)(ノルアドレナリン再取り込み阻害薬，NRIs)	ノルトリプチリン，ロフェプラミン，デシプラミン，レボキセチン
ノルアドレナリン(ノルエピネフリン)およびドパミン(ノルアドレナリン・ドパミン再取り込み阻害薬，NDRIs)	ブプロピオン
精神刺激性抗うつ薬	デキストロアンフェタミン，メチルフェニデート，モダフィニル
受容体拮抗薬[a]	トラゾドン(a_1，$5HT_2$) ミダゾラム(中枢性 a_2，$5HT_2$，$5HT_3$)
モノアミン酸化酵素阻害薬[b]	フェネルジン，トラニルシプロミン

a. モノアミン放出を阻害する受容体の遮断
b. 完全性のために記載．精神科医以外の使用は推奨されていない

収型フェンタニル製剤を使用中の患者に，モルヒネのレスキュー投与でバックアップすること，また，弱オピオイド鎮痛薬の定時投与によって良好な除痛を得られている患者に強い突出痛が発現した際，モルヒネのレスキュー投与をすることなどである．

抗うつ薬　Antidepressants

　承認されている適応は，抑うつ，不安，パニック障害である(訳注：本邦の承認適応と同じとは限らない)．適応外の使用には，神経障害性の痛み，膀胱けいれん，よだれ，腫瘍随伴性発汗，かゆみなどの治療がある．

　抗うつ薬は，その主な作用から分類されるが(表6)，一般的に，1つまたは複数のモノアミンによって神経伝達を増強する．

　三環系抗うつ薬(TCAs)とは，薬の化学的な集合名で，それらの作用の仕方は常に同じではないため，個別の薬理学的な分類ではない．

　二重阻害薬という呼び方はセロトニンおよびノルアドレナリン(ノルエピネフリン)という2つのモノアミンに関連している．この2つのモノアミンは従来うつ病の病態生理学と関連してきた．さらに近年になって，ドパミンの意義が認められ，治療抵抗性のうつ病に3つのモノアミンのすべてが使用されるようになった．

　抗うつ薬の鎮痛効果は強化された下行性痛覚経路と関連している(➡ 94頁)．ナトリウムチャネル抑制と NMDA-グルタミン酸受容体拮抗作用も一役を果たすようであ

表7 抗うつ薬の重要な注意点

背景	危険性
躁病の既往	抗うつ薬は再発を促すかもしれない
自殺念慮	25歳以下の服用は自殺のリスクがある
てんかん	投与量依存性のけいれん閾値の低下．SSRIsでは危険は最小
パーキンソン病	SSRIsは錐体外路症状を悪化させ，TCAsは自律神経機能障害と認知障害を悪化させる
QT間隔の延長	シタロプラムとエスシタロプラムは禁忌である
薬の相互作用	フルオキセチン，フルボキサミンおよびパロキセチンは，強力なCYP450の阻害薬である．逆に，いくつかの抗うつ薬の代謝はCYP450の阻害薬および誘導薬により影響される．セロトニン毒性の危険性は，2つのセロトニン神経系の薬が同時に処方されたときに相互作用してセロトニンの血漿中濃度を上昇させる

表8 抗うつ薬の好ましくない作用（副作用）

系統	好ましくない作用（副作用）
中枢神経系	悪心（例えば，SSRIs） 鎮静（例えば，TCAsの一部，ミルタザピン） 興奮，不穏，不眠（例えば，SSRIs，TCAsの一部） 体重増加（例えば，アミトリプチリン，ミルタザピン） 性的不能（さまざま．ただし，ミルタザピンは不適） セロトニン作動性の作用（例えば，モノアミン酸化酵素阻害薬，SSRIs，SNRIs）
心血管系	起立性低血圧（例えば，TCAs） シタロプラムとエスシタロプラムの投与量に関連したQT間隔の延長は他のリスク因子の存在などに影響される．推奨投与量を超える増量は行わない．あるいはQT間隔の延長ないし血漿中濃度を高める他の薬を使わないこと
胃腸管系	胃や腸からの出血の危険性はSSRIsによって3倍となり，これより安全な代替薬はNRIs（例えば，ノルトリプチリン）やミルタザピンである 口渇や便秘（例えば，TCAs） 下痢（例えば，SSRIs）
生化学的	抗利尿ホルモン分泌異常症候群．すべての抗うつ薬で起こりうる
その他	抗ムスカリン様作用（→ 359頁），特にTCAs

る．重要な警告，薬物相互作用，好ましくない作用（副作用）については，**表7，8**を参照されたい．

緩和ケアにおける抗うつ薬の使用法
■神経障害性の痛みに対して

ノルアドレナリンと二重再取り込み阻害薬の利益は同じようなものである．SSRIs（選択的セロトニン再取り込み阻害薬）はTCAs（三環系抗うつ薬）に劣る．アミトリプチリンとノルトリプチリンが使われることが多いが，後者のほうが忍容性の点でアミトリプチリンよりよい（表9）．

TCAsの有効性や忍容性はデュロキセチンや抗けいれん薬〔ガバペンチン，プレガバリン（リリカ®）〕とほぼ同等であり，気分の落ち込み，睡眠不足などの他の因子が

表9　神経障害性の痛みに対する三環系抗うつ薬(TCAs)の経口投与

三環系抗うつ薬	開始投与量	投与量調整	最大推奨投与量
アミトリプチリン[a]	10 mg, 就寝前	3～7日後に25 mgに増量．必要に応じて1～2週ごとに25 mgずつ増量	就寝前の150 mg（必要なことは稀）
ノルトリプチリン	10～25 mg, 就寝前	3～5日ごとに10 mg/日ずつ50 mgまで増量．または2週間後に25 mgから2倍量の50 mgに増量	就寝前の150 mg（必要なことは稀）

a. 有効であるが，患者の忍容性がよくないときにはノルトリプチリンにmg単位で切り替える

あれば，第一選択薬となる．
しばしばTCAや他の抗うつ薬は抗てんかん薬と併用される(→ 354頁)．

■抑うつに対して

一般的なアプローチについては196頁を参照のこと．
投与量や投与量調節については，早わかり臨床ガイド：うつ病(→ 198頁)を参照のこと．
一般的に，

- セルトラリンまたはシタロプラムがよい第一選択となる．これらは薬物相互作用や過量投与のリスクが少なく，患者の忍容性が他の抗うつ薬よりもわずかに良好である
- 第二選択薬には他のSSRIやミルタザピンが含まれる．一般に，第一選択薬のSSRIから直接変更することができる．切り替え前に大量のパロキセチン(20 mg以上)やセルトラリン(50 mg以上)を漸減しておく
- メチルフェニデート(訳注：本邦では入手できるが，使用が厳しく規制されており，緩和ケアでは処方できない)は効果発現が速く，2～4週間の予後の短い患者に使われる
- 神経障害性の痛みと抑うつが併発しているときには，アミトリプチリンまたはノルトリプチリンの使用を考える．投与量調節を緩徐に行うと，薬への忍容性不良や服用中断が避けられる

最短の投与期間で抑うつ症状がすっかり改善した場合には，リスク因子によっては再発の危険がある．リスク因子には，以前の抑うつ症状の既往，長引く重い症状の発現，治療抵抗性の度合い，あるいは一部の症状の残存がある．

- リスク因子がない場合，6か月
- リスク因子が1つの場合，1年
- 2つ以上のリスク因子の場合，2年またはそれ以上

緩和ケアでは，このことは治療が死亡時まで必要になりそうなことを意味している．しかし，抗うつ薬を長期間投与後(例えば，8週間以上)に中止される場合，減量

表10 抗うつ薬. その他の使用法

症状	抗うつ薬使用の例	備考	参照頁
不安とパニック障害	シタロプラム, セルトラリン (承認されている適応)	予後が月単位で, 全般にわたり支持療法(±ベンゾジアゼピン系薬)が効果不十分のとき	191頁
膀胱けいれん, 尿意切迫	アミトリプチリン, デュロキセチン, イミプラミン	抗ムスカリン様作用薬	178頁, 180頁
よだれ	アミトリプチリン	抗ムスカリン様作用薬	360頁
不眠	TCAs, ミルタザピン, トラゾドン	鎮静薬	201頁
顔面紅潮	ベンラファキシン, SSRI	閉経期, または乳がん・前立腺がんのホルモン療法	PCFを参照
腫瘍随伴性の発汗	アミトリプチリン	非ステロイド性抗炎症薬が無効のとき	334頁
かゆみ	セルトラリン, パロキセチン, ミルタザピン	特に胆汁うっ滞性のかゆみ	236頁

は4週以上かけてゆっくり行い, 中断症候群(退薬症候)を回避する. 中断症候群には, 風邪のような症状, 不眠, 悪心, 浮動性めまい, 感覚障害(電気ショックのような異感覚), 落ち着きのなさ, 不安, 興奮などがある.

■他の使用法

緩和ケアでは, 抗うつ薬を適応外で用いることがある(表10). 通常, 第一選択薬ではない. 専門医に助言を求める.

(鈴木雅美, 鈴木 勉)

止瀉薬　Antidiarrhoeals

ロペラミド(ロペミン®)は強力なオピオイドμ受容体作動薬(μ作動薬)であり, 一般的に中枢作用がないとされ, 下記の下痢症状のコントロールに対して第一選択薬として使用される.
- 急性・慢性の下痢
- 回腸ストーマの患者(便の硬さを改善)
- 回腸嚢の患者(夜間の排泄を改善)

潰瘍性, 感染性または抗菌薬起因性の大腸炎, および腸閉塞, 巨大結腸または中毒性巨大結腸のリスクのある病態では, ロペラミドを避けるべきである.

ロペラミドは他のμ作動薬と同様に, 蠕動運動を抑制し, 縦走筋層で筋層間神経叢に対する影響を介して非蠕動運動を増加させることによって, 腸内通過時間を延長させる. ロペラミドは肛門括約筋の緊張を高め, 水と電解質の吸収を促進する. また,

他のオピオイド鎮痛薬とは異なり，分泌抑制作用をもつ．

　ロペラミドの下痢止めとしての効力はコデインの 50 倍であり，効果持続時間も長い．しかし，その最大の効果は 16〜24 時間では現れないことがある．慢性の下痢(以下参照)に対して定時的に長期間投与する場合は，1日2回の処方が一般に適当である．次の処方はほぼ同効である．
- ロペラミド 2 mg/回，1日2回
- コデインリン酸塩 60 mg/回，1日4回

(訳注：ロペラミドもコデインリン酸塩も海外のほうが投与量が多い．本邦では，ロペラミドは 1〜2 mg/日を 1〜2 回で分割投与，コデインリン酸塩は激しい下痢症状に対して 20 mg/回，60 mg/日．また本邦では，コデインリン酸塩は 12 歳未満の小児には投与しないこととしている)

　中枢神経系への影響および意識低下は稀に報告されている(例えば，重度の肝障害時，または小児への過量投与に伴う)．

■使用法・投与量
　宿便による二次的な下痢ではないことを確認する．

■急性の下痢に対して
- ただちにロペラミド 4 mg/回，経口投与開始
- 下痢が続く場合，下痢のたびに 2 mg を最長 5 日間継続
- 最大推奨投与量は 16 mg/日

■化学療法または放射線治療が原因の下痢に対して
- 軽度から中等度の下痢では 4 mg をただちに投与し，下痢のたびに 2 mg を投与
- 24 mg/日で効果がない場合には，オクトレオチド(サンドスタチン®)へ変更する(→ 135 頁)
- 重症の場合はオクトレオチドを第一選択薬とする

(訳注：本邦では，下痢症状に対するオクトレオチドの使用は適応外使用となる)

■慢性の下痢に対して
　対症療法が適切な場合，同様の開始量を 2〜3 日続け，予防的な 1 日 2 回投与の処方を前日の患者の必要性に応じた投与とし，さらに下痢が起こるたびに 2 mg を追加投与する．必要投与量は患者ごとに大きな幅がある．緩和ケアにおいては，1 日量を 32 mg まで増量しなければならないことがある．これは 1 日最大推奨投与量の 2 倍量である．

制吐薬　Anti-emetics

　緩和ケアにおける制吐薬は，悪心・嘔吐の推定される原因(➡ 122頁)と薬の作用機序をもとに選択される(第8章，図1 ➡ 123頁)．最適な制吐薬が定時的に，そして必要に応じて処方される必要がある(早わかり臨床ガイド ➡ 127頁)．

　緩和ケアにおいて，メトクロプラミド(プリンペラン®)とハロペリドール(セレネース®, ➡ 361頁)，シクリジン(本邦未導入)が制吐薬として第一選択薬となる．ドンペリドン(ナウゼリン®)はメトクロプラミド(プリンペラン®)の代替薬であり，手術不能な腸閉塞の内科的治療において，シクリジンはブチルスコポラミン臭化物(ブスコパン®)やオクトレオチド(サンドスタチン®)といった分泌抑制薬にしばしば置き換えられる．

　コルチコステロイドとレボメプロマジン(ヒルナミン®, ➡ 361頁)は，第一選択薬で悪心・嘔吐を緩和できなかったときに役立つ付加薬である．デキサメタゾン(デカドロン®)は通常，既存の処方に追加されるが，レボメプロマジンは通常，置き換えられる．デキサメタゾンとレボメプロマジンの併用が必要な場合がある．

　$5HT_3$受容体拮抗薬はもともと化学療法とともに使用するために開発された．$5HT_3$受容体拮抗薬は確実性があるが，緩和ケアではその役割は限定的である(➡ 127頁)．

　時に，ベンゾジアゼピン系薬(➡ 365頁)と抗てんかん薬(➡ 354頁)，例えば，化学療法におけるロラゼパム(ワイパックス®)，がん性髄膜炎へのバルプロ酸(デパケン®)は制吐目的で使用されることがある．

メトクロプラミド

　メトクロプラミド(プリンペラン®)は蠕動促進性制吐薬である．下記の部位でD_2受容体に対して拮抗的に作用する．
- 脳幹の化学受容器引金帯(CTZ)において
- 胃-食道および十二指腸接合部において，あらゆる原因で起こる悪心に関連する胃の「ドパミンブレーキ」を抑える(図4)

　蠕動運動促進は消化管壁のコリン作動系の作用によるものである(図4)．オピオイド鎮痛薬はこの作用を妨げ，抗ムスカリン様作用薬はそれを競合的に阻害する．したがって，蠕動運動促進薬と抗ムスカリン様作用薬の併用は避ける．ただしドンペリドン(ナウゼリン®)は，たとえ消化管蠕動促進効果が阻害されたとしても，CTZに対するD_2受容体拮抗作用を示す．しかし，もしD_2受容体拮抗作用のみが必要ならば，ハロペリドール(セレネース®, ➡ 363頁)は1日1回投与という利点があるため，一般的によく選択される．

　緩和ケアにおいて，蠕動運動促進薬はさまざまな場面で用いられる(**Box G**)．

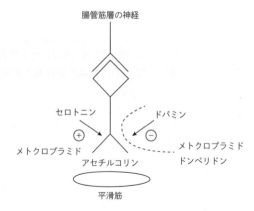

⊕：メトクロプラミドによって起こるセロトニン刺激効果，⊖：ドパミンの抑制効果，
- - - -：メトクロプラミドおよびドンペリドンによるドパミン抑制効果の遮断

図4 腸管筋層の神経叢から出るコリン作動性神経へ節後性に働く薬の胃前庭部十二指腸協調運動への作用

Box G　緩和ケアにおける蠕動運動促進薬の適応

胃食道逆流症
胃排出遅延
しゃっくり（吃逆）

胃麻痺
　蠕動不全性消化不良
　腫瘍随伴性自律神経障害
　脊髄圧迫
　糖尿病性自律神経障害

機能的消化管閉塞
　薬剤性（例：オピオイド鎮痛薬）
　膵頭部がん
　形成性胃炎（がんによる局所拡散性壁浸潤）

■使用法・投与量

- 1回10 mg，1日3〜4回経口で開始．または，30〜40 mg/日を持続皮下注入，10 mgを経口または皮下注射で頓用
- 胃排出遅延の場合，投与量を経口または持続皮下注入で最大100 mg/日まで増量することを考慮する

（訳注：本邦では，小児は錐体外路症状が発現しやすいため，過量投与にならないよう注意することとしている．小児だけでなく，以前錐体外路症状を発症した患者への投与を避けること，長期使用においては継続的な注意観察が必要である．また，メト

クロプラミドの静脈内注射とオンダンセトロンの静脈内注射の組み合わせは，不整脈の原因となることがある）

ドンペリドン

ドンペリドン(ナウゼリン®)はメトクロプラミド(プリンペラン®)に類似しており，蠕動運動促進性制吐薬である．下記の部位で D_2 受容体に対して拮抗的に作用する．
- 脳幹の化学受容器引金帯(CTZ)において
- 胃-食道および十二指腸接合部において，あらゆる原因で起こる悪心に関連する胃の「ドパミンブレーキ」を抑える

メトクロプラミドと比べて，ほとんど血液脳関門を通過しないため，錐体外路障害，眠気，知的鋭敏さの欠如を起こすことが少ない．ドンペリドンは，蠕動運動促進薬および制吐薬として使用し，パーキンソン病に対するレボドパ(ドパストン®)，ブロモクリプチン(パーロデル®)による悪心に対しても使用される．

ドンペリドンの使用は深刻な心室性不整脈/心臓突然死のリスク増加に関連し，60歳以上の高齢者や大量投与(30 mg/日以上)ではさらにリスクが上昇する可能性がある．そのためMHRA(イギリス医薬品庁)は臨床医に以下のことを勧告している．
- 悪心・嘔吐のみに使用する場合，最小投与量かつ短期間(1週間以内)で使用する
- 最大投与量を 10 mg/回，1日3回に制限する
- 避けるべき患者．
  ▷ 心伝導を損ねている，または損なわれている可能性がある患者
  ▷ 心臓に基礎疾患をもっている患者(例えば，慢性心不全)
  ▷ 高度の肝障害
  ▷ CYP3A4 阻害薬または QT 間隔延長を引き起こす薬を服用中
- 失神または不整脈のような症状が現れたら，迅速な治療を求めるよう患者に伝える

しかし，多くの緩和ケア患者にドンペリドンは長期間使用されている．リスクと利益のバランスは患者個々の状況に基づき決定されなければならない．例えば，末期の慢性心不全患者が長期の制吐薬を必要とするならば，ドンペリドンの使用はシクリジン(不整脈前状態の患者にも)またはメトクロプラミド(錐体外路障害のリスク)より好ましい場合がある．

■使用法・投与量
- 10 mg/回，1日2回から開始
- 10 mg/回，1日3回へ増量が，新たな最大推奨投与量

以前は 20 mg/回を1日2回，または 10 mg/回を1日3回へ増量し，最大投与量は 20 mg/回を1日4回が推奨されていた(訳注：本邦では，小児は年齢，体重，症状により適宜増減することとしている)．

シクリジン

シクリジン〔訳注：本邦では，ホモクロルシクリジン塩酸塩（ホモクロミン®）として 10 mg 錠のみが承認されている．また，悪心・嘔吐には適応外となる〕は抗ヒスタミン性制吐薬である．その作用は以下の通り．

- 内耳の迷路器官への刺激抑制
- 小脳前庭経路の伝導を遮断
- 脳幹の嘔吐中枢へ直接作用

シクリジンはオピオイド鎮痛薬誘発性などの多くの原因による嘔吐に効果的である．しかし実臨床では，適応が特異的であるため，また眠気や抗ムスカリン様作用を回避するため，メトクロプラミド（プリンペラン®，➡ 351 頁）とハロペリドール（セレネース®，➡ 363 頁）が優先して使用される（**Box H** ➡ 359 頁）．

高齢者の場合，起立性低血圧や記憶障害，錐体外路症状といった鎮静作用や中枢性抗ムスカリン様作用により影響を受ける．閉塞隅角緑内障や重度の心不全，尿路障害は，すべてシクリジンにより悪化する可能性があるため，さらなる注意が必要である．

■使用法・投与量

イギリスでは，シクリジンは通常，抗ヒスタミン性抗ムスカリン様作用制吐薬として選択される．状況にもよるが，通常は経口または皮下注射で投与される．

- 50 mg/回の 1 日 2〜3 回の経口投与，50 mg/回の頓用
- 100〜150 mg/日の持続皮下注入，50 mg/回の皮下注射の頓用
- 1 日最大投与量は経口，皮下注射ともに 200 mg

シクリジンは生理食塩液とは<u>混合できず</u>沈殿するため，持続皮下注入の場合は注射用水で溶解する．

抗てんかん薬　Anti-epileptics

神経障害性の痛み，てんかん，躁病，不安に適応がある（訳注：本邦の承認適応と同じとは限らない）．

適応外では，腫瘍随伴性の発汗，顔面紅潮，難治性のしゃっくり（吃逆），難治性の咳，悪心・嘔吐，尿毒症のかゆみに対して使用される．通常，これらの症状が確立された治療法で効果が得られないときに使用される．

抗てんかん薬はさまざまな作用を介して迅速にニューロンの発火を阻害し，それによって，神経系のどの部分であっても過度の神経活動から生じている症状に影響を及ぼす．抗てんかん薬はこれらの主な作用に従って分類される（**表11**）．

重要な注意事項と好ましくない作用（副作用）については，**表12，13** を参照のこと．

表11 主な作用による抗てんかん薬の分類

分類	例
細胞膜の安定化	
ナトリウムチャネル遮断薬	カルバマゼピン(テグレトール®)，ラモトリギン(ラミクタール®)，オクスカルバゼピン(オクノベル®)，フェニトイン(アレビアチン®)，トピラマート(トピナ®)
神経伝達物質遊離の抑制	
α2δ リガンド	ガバペンチン(ガバペン®)，プレガバリン(リリカ®)
SV2A リガンド	レベチラセタム(イーケプラ®)
GABA 類似薬	ベンゾジアゼピン系薬，フェノバルビタール(フェノバール®)
多様作用	バルプロ酸(デパケン®)

表12 抗てんかん薬の重要な注意事項

背景	危険性
薬物相互作用	カルバマゼピン，フェノバルビタール，フェニトインは CYP450 誘導薬であり，これらの代謝は CYP450 誘導薬，阻害薬の影響を受ける ガバペンチンとプレガバリン，レベチラセタムには臨床上問題となる薬物動態学的相互作用は認められない
自殺のリスク	抗てんかん薬は自殺念慮や自殺行動を誘発することがある
房室ブロック	カルバマゼピン，オクスカルバゼピンは完全房室ブロックを誘発することがある
心不全	オクスカルバゼピン，プレガバリンでは体液貯留を誘発することがある
肝障害	大部分の抗てんかん薬(ガバペンチン，プレガバリン，ビガバトリンを除く)
腎障害	大部分の抗てんかん薬(ガバペンチンとプレガバリンは投与量調節が必要，製品概要参照)
発疹	以前に投与された抗てんかん薬により交差反応性の過敏症が起こる
HLA B* 1502 保有者	カルバマゼピン，オクスカルバゼピン，フェニトインはスティーブンス・ジョンソン症候群(SJS)のリスクを上昇させる(漢民族，香港人，タイ人では処方前に検査が必要)
骨髄抑制	カルバマゼピンの使用でリスクが上昇する可能性がある

(訳注：本邦では，てんかんに対するプレガバリンの使用は適応外となる)

表13 抗てんかん薬の好ましくない作用(副作用)

系統	好ましくない作用(副作用)
中枢神経系	眠気，認知機能障害，めまい，複視，運動失調
精神系	不穏，不安定，抑うつ，精神症状
生化学的	肝機能検査値異常(重症になるのは稀)
血液	酵素誘導による葉酸欠乏(例えば，フェニトイン) 稀に，無顆粒球症，再生不良性貧血
消化管系	膵炎
皮膚	他の抗てんかん薬の服薬歴があるとき，大量投与から開始したとき，急激な投与量調節をしたときには，一過性の発疹が起こりやすい(特にカルバマゼピン，ラモトリギン，オクスカルバゼピン) 稀に重篤なスティーブンス・ジョンソン症候群の発症があり，HLA タイプによりリスクが上昇する(**表12**参照)

表14　神経障害性の痛みに対して使用する場合の経口投与量

抗てんかん薬	開始投与量	投与量調節	最大推奨投与量
ガバペンチン[a,b]	100〜300 mg，就寝前	2〜3日の間隔で100〜300 mg/日ずつ増量．通常投与量600 mg/回，1日3回	1,200 mg/回，1日3回
プレガバリン[a,b]	25〜75 mg/回，1日2回	3〜7日の間隔で50〜150 mg/日ずつ増量	約1/3の患者では必要に応じて300 mg/回，1日2回
バルプロ酸	150〜200 mg/回（徐放性製剤），就寝前	2〜3日の間隔で150〜200 mg/日ずつ増量．併せて1 g/日以上を1日2回投与	1 g/回，1日2回

a．腎障害患者または透析患者の場合，開始投与量と最大投与量は減量する（製品概要参照）
b．高齢者またはフレイル患者の場合，少量から開始し，緩徐に投与量調節する
（訳注：本邦では，神経障害性の痛みに対するガバペンチンおよびバルプロ酸の使用は適応外となる）

緩和ケアにおける抗てんかん薬の使用
■神経障害性の痛みに対して

　効果と忍容性は抗てんかん薬と抗うつ薬は同等であり，気分の落ち込みや浅眠を伴うといった，他の要因によって適切な第一選択薬を決定する．

　抗てんかん薬と三環系抗うつ薬または抗うつ薬はたびたび併用される（➡ 346頁）．
注意：
- ガバペンチンまたはプレガバリンは第一選択薬である．これらは神経障害性の痛みへの使用が認められており，薬物相互作用が少ない
- 医療施設では，バルプロ酸は通常は第二選択薬である
- カルバマゼピンは三叉神経の痛みに対する第一選択薬として認められている
投与量の情報を**表14**に示す．

■てんかんに対して

　脳腫瘍や多発性硬化症といった脳障害により起こるてんかん発作は定義では部分（焦点性）発作である．二次性全般化発作（全身けいれん）を起こすこともある．
- 初発発作のあとに抗てんかん薬の維持投与が開始される
- カルバマゼピンとラモトリギンは抗てんかん薬の第一選択薬である．しかし，どちらも数週間の投与量調節を要する
- 予後の短い患者に対して使用が望ましいのは，レベチラセタム，オクスカルバゼピン，バルプロ酸である（**表15**）
- 第一選択薬の効果が不十分だった場合，2つ目の抗てんかん薬を追加する．2つ目の抗てんかん薬が至適投与量または最大投与量に達した際には，第一選択薬を徐々に減量していく（➡ 357頁）
- 単剤での効果が不十分な場合には専門医に助言を求める

表 15　緩和ケアにおける部分(焦点性)発作に対する抗てんかん薬の経口投与量

抗てんかん薬	開始投与量	投与量調節	最大推奨投与量
第一選択薬			
バルプロ酸[a]	150～200 mg/回，1 日 2 回 (徐放性製剤)	3 日間隔で 150～200 mg/回 (1 日 2 回)ずつ増量. 多くの場合，750 mg/回(1 日 2 回)以下	1,250 mg/回，1 日 2 回
オクスカルバゼピン[b]	150 mg/回，1 日 2 回 (高齢者またはフレイル患者の場合，75 mg/回，1 日 2 回)	1 週間隔で 75～150 mg ずつ増量	1,200 mg/回，1 日 2 回
第二選択薬：第一選択薬の他の薬に切り替えるか，次の薬を処方する			
レベチラセタム[a,b]	250～500 mg/回，1 日 2 回	2 週間使用後，500 mg/回，1 日 2 回へ増量. または 2 週間隔で 500～1,000 mg/日ずつ増量	1,500 mg/回，1 日 2 回

a. 必要ならば，静脈内注射または皮下注射で，迅速な投与量調節が可能
b. 腎障害がある場合の投与量は製品概要を参照

- 手術が予定されている場合，バルプロ酸は凝固機能異常を示すことがあるため，投与を開始する前に脳神経外科医と協議する必要がある
- 終末期の患者においては，持続皮下注入で投与されている他の薬との親和性や同時に発生する症状，適合性によって，ミダゾラム(20～30 mg/日，持続皮下注入)が通常，第一選択薬となる．フェノバルビタールは代替薬として使用されることがある

てんかん重積発作の管理については 212 頁を参照．

非けいれん性てんかん重積発作(NCSE)は発作活動を示す特徴的な脳波所見があるが，強直間代発作は示さない．臨床症状は不穏症状や昏睡症状も示す．治療はけいれんを伴うてんかん重積発作に比べ緊急性が低い．症例集積研究において，レベチラセタムが最も効果を示している(フェニトインはなく，バルプロ酸は 1 報のみ)．

■他の使用法

緩和ケアでは，抗てんかん薬を適応外で用いることがある(**表16**)．通常，第一選択薬ではない．専門医に助言を求める．

抗てんかん薬の中止法

長期間にわたる抗てんかん薬投与の突然の中止は，反跳性けいれん発作を誘発する可能性があり，てんかん発作以外の目的で使用していたとしても注意が必要である．ガバペンチンとプレガバリンは 1～2 週間かけて着実に漸減することが可能である．他の抗てんかん薬(特にベンゾジアゼピン系薬とバルビツール酸系薬)は数か月間かけて漸減しなければならない．

表16　抗てんかん薬の適応外使用

症状	抗てんかん薬の使用例	備考	参照頁
顔面紅潮，腫瘍随伴性の発汗	ガバペンチン	乳がんと前立腺がん，または閉経による顔面紅潮	PCF参照
悪心・嘔吐	カルバマゼピン，バルプロ酸，レベチラセタム	中枢神経によるものに利点（髄膜腫，発作）	122頁
難治性の咳	ガバペンチン	最初の原因を解決したにもかかわらず続く慢性咳嗽（8週間以上）	161頁
難治性のしゃっくり（吃逆）	ガバペンチン		172頁
終末期の興奮	フェノバルビタール	死の差し迫った患者の治療困難な興奮に使用することがある	266頁
尿毒症のかゆみ	ガバペンチン，プレガバリン		239頁

(訳注：バルプロ酸はカルバペネム系抗菌薬との相互作用で血中濃度が低下するため併用禁忌である．カルバマゼピンはCYP450誘導薬であり薬物相互作用に注意を要する)

　薬の嚥下が困難な患者に対しては皮下注射の選択を考慮する．バルプロ酸とレベチラセタムの投与量は，経口と静脈内注射，皮下注射で換算が同じである．終末期の患者に対しては，より鎮静作用のあるミダゾラムがしばしば使用される(➡357頁)．

抗ムスカリン様作用薬　Antimuscarinics

　抗ムスカリン様作用薬は主として以下の目的で使用される(訳注：本邦の承認適応と同じとは限らない)．
- 平滑筋鎮痙薬として(例えば，膀胱や直腸の攣縮，腸疝痛に対して)
- 分泌抑制薬として(例えば，唾液分泌や死前喘鳴，腸閉塞に対して)

　抗ムスカリン様作用薬は，天然素材のベラドンナアルカロイド(アトロピン，スコポラミン)か，半合成または全合成の物質がある．さらに分類すると，
- 3級アミン：アトロピン，スコポラミン臭化水素酸塩(ハイスコ®)，オキシブチニン(ポラキス®)，トルテロジン(デトルシトール®)
- 4級アミン：グリコピロニウム(訳注：本邦ではシーブリ®やウルティブロ®の吸入用カプセルのみ使用可能)，ブチルスコポラミン臭化物(ブスコパン®)

　3級アミンは天然アルカロイドが特徴で中枢作用をもつ．通常投与量ではスコポラミン臭化水素酸塩は中枢神経抑制作用をもち，逆にアトロピンは中枢神経刺激作用をもつ．しかし中毒投与量では，すべての3級アミンが中枢神経刺激作用を有し，その結果，不穏やせん妄を発現する．せん妄の多くの原因とは異なり，これはベンゾジアゼピン系薬で治療される(➡365頁)．

　中枢作用を減らすために血液脳関門を通過しない4級アンモニウム化合物(例えば，

> **Box H　末梢における抗ムスカリン様作用**
>
> **視覚**
> 　散瞳　　　　｝霧視(このため運転に支障をきたす)
> 　調節障害
>
> **心血管系**
> 　頻脈，心悸亢進　｝
> 　期外収縮　　　　｝ノルアドレナリン増強作用やキニジン様作用に関連
> 　不整脈　　　　　｝
>
> **消化管**
> 　口渇(唾液分泌の抑制)
> 　胸やけ(下部食道括約筋の弛緩)
> 　便秘(腸管運動の低下)
>
> **尿路**
> 　排尿遅延
> 　尿閉
>
> **皮膚**
> 　発汗の減少
> 　顔面紅潮

グリコピロニウム)が開発された.
　より選択性が高い薬が開発されている.例えば,オキシブチニンとトルテロジンは尿路のムスカリン受容体に対して比較的選択性が高い.
　末梢における抗ムスカリン様作用の特徴は以下のように要約される(**Box H**).
　「カラカラに干からびて,眼が見えず,顔が赤く,心臓が早鐘をうち,せん妄状態」
　多くの他の薬〔例:クロルフェニラミン(ポララミン®),シクリジン(ホモクロミン®),フェノチアジン系薬,三環系抗うつ薬〕でも抗ムスカリン様作用を示す.これらの薬が,特に衰弱した高齢患者において毒性を悪化させることがある.できる限り,抗ムスカリン様作用をもつ薬の併用は避けたほうがよい.
　抗ムスカリン様作用薬は蠕動運動促進薬(ドンペリドン,メトクロプラミド)が作用する最終経路を競合的に阻害する.そのため,抗ムスカリン様作用薬と蠕動運動促進薬の同時処方は,通常,避けたほうがよい.
　抗ムスカリン様作用薬は下部食道括約筋を弛緩させて,胃酸の逆流を悪化させることがある.抗ムスカリン様作用薬とオピオイド鎮痛薬は異なる作用で便秘を引き起こす.併用した場合,緩下薬の増量が必要になり,麻痺性イレウスになることもある(手術適応のない腸閉塞の終末期患者に対して併用する場合は考慮しない).特に高齢者では,閉塞隅角緑内障を悪化させるおそれがある.
〔訳注:スコポラミン臭化水素酸塩と2剤混合の配合変化試験データがあるのは,デキサメタゾン,ハロペリドール,ヒドロモルフォン,レボメプロマジン,ミダゾラ

表17 鎮痙目的，分泌抑制目的の通常の皮下注射投与量

薬	ただちに・頓用の投与量	持続皮下注入投与量/日
グリコピロニウム	200 μg	600〜1,200 μg
ブチルスコポラミン臭化物	20 mg	20〜300 mg[a]
スコポラミン臭化水素酸塩[b]	400 μg	1,200〜2,000 μg

a. 死前喘鳴には 20〜60 mg，医療施設によっては 120 mg まで増量．腸閉塞には 60〜300 mg
b. アトロピンの投与量は通常，スコポラミン臭化水素酸塩と同等

ム，モルヒネ硫酸塩，オクトレオチド，オキシコドン(本邦導入薬のみ記載)〕

■使用法・投与量

注射では，他の薬よりも優先して抗ムスカリン様作用薬を選択するエビデンスはない．しかし，アトロピンは中枢神経の抑制作用より刺激作用があるため，もし抗ムスカリン様作用薬を使用するならグリコピロニウムやスコポラミン臭化水素酸塩を選択すべきである．

■鎮痙作用

抗ムスカリン様作用薬は，鎮痙薬として膀胱や直腸の攣縮の改善に使用される．膀胱の攣縮に対して，オキシブチニンやトルテロジンは選択的に最初に使用される．

■鎮痙作用と分泌抑制作用

抗ムスカリン様作用薬は胃や腸の疝痛と腸管分泌の抑制に用いられる．特に，終末期患者の手術適応のない腸閉塞に使用される(**表17**)．

■分泌抑制作用
唾液分泌過多に対して

特に運動ニューロン疾患/筋萎縮性側索硬化症(MND/ALS)，進行したパーキンソン病，あらゆる頭頸部疾患の患者に適応がある．第一選択薬として次があげられる．

- スコポラミン臭化水素酸塩．例：1 mg/3 日経皮投与
- アミトリプチリン(抗ムスカリン様作用をもつ三環系抗うつ薬)．例：10〜25 mg/回，就寝前，経口投与
- グリコピロニウム(錠剤と特別注文の経口液剤が使用可能だが，高価)．例：200 μg/回，8 時間ごと，経口投与
- アトロピン．例：1% 点眼液を1回4滴，舌上または舌下投与，4時間をあけた頓用

滴下量は容器と方法によって異なるが，1滴の量はおおむね 200〜500 μg であり，

1回 800 µg～2 mg となる．十分な効果が得られるまで増量することが重要である．

■死前喘鳴に対して

死前喘鳴を改善するために，非経口の抗ムスカリン様作用薬は広く使用されている（早わかり臨床ガイド ➡ 290 頁参照）．

抗精神病薬　Antipsychotics

統合失調症，躁病，双極性障害に適応がある(訳注：本邦の承認適応と同じとは限らない)．

適応外では，悪心・嘔吐，せん妄，終末期の不穏，難治性のしゃっくり(吃逆)，治療抵抗性うつ病に使用される．

抗精神病薬は，妄想や幻覚のようなドパミンの過剰発現による疾患に対して，主にドパミン D_2 受容体と拮抗することによりその効果を発現する．しかし，この作用はドパミンの減少に伴う錐体外路症状，すなわち薬剤性運動障害を起こす可能性がある(表19)．

治療上，好ましくない作用(副作用)の発現は D_2 受容体とアドレナリン $α$ 受容体やムスカリン受容体，セロトニン受容体といった複数の受容体との親和性の違いによるものである．非ドパミン受容体に対する作用は，ドパミン枯渇症候群のリスク減少や制吐作用，抗うつ作用といった有用な作用をもたらす．反対に，抗ムスカリン様作用(➡ 358 頁)や鎮静といった好ましくない作用(副作用)が出てしまう可能性もある．

- 定型抗精神病薬
    - ブチロフェノン系(最高リスク)：ハロペリドール(セレネース®)
    - フェノチアジン系：クロルプロマジン(コントミン®)，レボメプロマジン(ヒルナミン®)，プロクロルペラジン(ノバミン®)
- 非定型抗精神病薬
    - 鎮静なし：リスペリドン(リスパダール®)
    - 鎮静あり(最低リスク)：オランザピン(ジプレキサ®)，クエチアピン(セロクエル®)

非定型抗精神病薬と比較して，定型抗精神病薬では錐体外路症状が原因の中止が多いが，好ましくない作用(副作用)または効力低下による全体的な中止率は同等である．

重要な注意事項，相互作用，好ましくない作用(副作用)は**表 18, 19** を参照(訳注：オランザピンおよびクエチアピンは糖尿病の患者，糖尿病の既往がある患者には禁忌である)．

表18　抗精神病薬の重要な注意事項

背景	危険性
脳血管障害のリスク増加	高齢者でのリスクは2〜3倍であり，認知症患者ではさらに高い．機序は不明
てんかん	投与量依存的にけいれん閾値を低下させる．リスクは鎮静の程度と同等である．クロルプロマジンは高リスク，ハロペリドールは低リスク
パーキンソニズムとパーキンソン病	すべての抗精神病薬はパーキンソニズムを発現させることがあり，あらゆる原因によるパーキンソニズムを悪化させることがある．クロザピン(クロザリル®)とクエチアピンは最もリスクが低い
QT間隔延長	ドロペリドール(ドロレプタン®)，ハロペリドール，ピモジド(オーラップ®)は禁忌とされ，クロルプロマジン，レボメプロマジン，スルピリド(ドグマチール®)は特に注意が必要である
薬物相互作用	いくつかの抗精神病薬の代謝はCYP450の誘導薬または阻害薬の影響を受けることがある．ハロペリドール，オランザピン，リスペリドン，クエチアピンなど

表19　抗精神病薬の好ましくない作用(副作用)

系統	好ましくない作用(副作用)
中枢神経系	錐体外路障害(パーキンソニズム，アカシジア，ジストニア，遅発性ジスキネジア)
内分泌系	高プロラクチン血症による無月経，乳汁漏出，女性化乳房，性機能障害，骨粗鬆症：定型抗精神病薬とリスペリドンで起こりやすい 代謝異常(体重増加，脂質異常症，2型糖尿病)：非定型抗精神病薬で起こりやすい．特に，オランザピン，クエチアピン，クロザピン．3か月ごとの体重，血糖値，脂質の検査を考慮する
心血管系	QT間隔延長：他のリスク因子による投与量依存的な影響や相互作用による抗精神病薬の血漿中濃度の上昇．ハイリスク：クロルプロマジン，ドロペリドール，ハロペリドール，レボメプロマジン，ピモジド，スルピリド 静脈血栓塞栓症 低血圧(α受容体遮断作用)：特に，クロザピン，フェノチアジン系薬，クエチアピン
その他	抗ムスカリン様作用：フェノチアジン系薬とクロザピンで多い 神経遮断薬性(抗精神病薬性)悪性症候群(本文参照) 無顆粒球症はクロザピン服用中の患者の約1％でみられ，一般に3〜6か月後に現れる

神経遮断薬性(抗精神病薬性)悪性症候群

　神経遮断薬性(抗精神病薬性)悪性症候群(NBS)は，抗精神病薬を処方された患者の1％以下で起こり，生命を脅かす危険のある症状である．これはドパミンの枯渇に起因するため，急性ドパミン枯渇症候群と考えるとよいとされる(Box l)．

　多くは服用を開始または増量して2週間以内に発現する．NBSはレボドパやD_2作動薬を長期間使用してきたパーキンソン病の患者の突然の使用中止でも発現する．

緩和ケアにおける抗精神病薬の使用

■悪心・嘔吐に対して

　すべての抗精神病薬は延髄最後野(化学受容器引金帯 ➡ 351頁)にあるD_2受容体に

抗精神病薬 363

> **Box I 急性ドパミン枯渇症候群：神経遮断薬性(抗精神病薬性)悪性症候群として知られている**
>
> **臨床像**
> 必須症状
> - 重度の筋肉の硬直
> - 発熱や発汗
>
> その他の症状
> - 発語障害 → 昏迷
> - 頻脈と高血圧または血圧変動(自律神経不安定による)
> - 白血球増加症
> - 血漿中クレアチンホスホキナーゼ上昇やミオグロビン尿症などの筋肉障害の徴候が出ることもある
>
> **マネジメント(治療)**
> 特定の処置
> - 原因薬の中止
> - 筋弛緩薬の処方(ベンゾジアゼピン系薬)
> - 重症例では，D_2 作動薬のブロモクリプチン(パーロデル®)を処方する．死亡率を半減させる．
>
> 低酸素とアシドーシス，腎不全は適切な緊急処置を必要とする．
>
> **アウトカム**
> 抗精神病薬を中止することで調節される．
> 1〜2 週間で改善する．ただし，デポ製剤の抗精神病薬は 4〜6 週間要する．
> 死亡率は 20％ 未満で，多くは呼吸不全によるものである．
> 抗精神病薬の使用継続は 30〜50％ の再発リスクをもたらす．

拮抗することにより制吐作用を示す．この部位への特異的な作用が必要なとき(例えば，化学療法誘発性悪心)，ハロペリドールのような選択的ドパミン受容体拮抗薬が使用される(表20)．

多くの抗精神病薬はさまざまな受容体と親和性をもち，制吐作用を示す(➡ 351 頁)．レボメプロマジンとオランザピンは最も使用されている(表20)．

■他の使用法

緩和ケアでは，抗精神病薬を適応外で用いることがある(表21, 22)．

せん妄や終末期における不穏は別として，通常，第一選択薬ではない．専門医に助言を求める．

■せん妄に対して

抗精神病薬は低活動型と混合型せん妄症状に対して，非薬物治療と一緒に考慮されなければならない(➡ 202 頁)．

抗精神病薬のみでは不十分なとき，または，過活動型せん妄の患者の治療のために鎮静も必要とされるとき，ベンゾジアゼピン系薬の追加も可能である(➡ 365 頁)．

注意：ベンゾジアゼピン系薬は不穏を逆に悪化させることがあるが，アルコールの退

表20 悪心・嘔吐に対する抗精神病薬の投与量

抗精神病薬	開始投与量	投与量調節	最大推奨投与量
ハロペリドール[a]	経口：0.5～1.5 mg/回をただちに投与，就寝前または必要に応じて皮下注射：2.5～5 mg/日，1 mg/回，必要に応じて	頓用の使用が依然必要な場合，2日後に増量	経口，皮下注射：10 mg/日
レボメプロマジン[b]	6～6.25 mg を経口または皮下注射，ただちに投与，就寝前または必要に応じて	頓用の使用が依然必要な場合，2日後に増量 一般に傾眠がみられるまで	50 mg/日，就寝前または25 mg/回，1日2回
オランザピン[c]	1.25～2.5 mg を経口または皮下注射，ただちに，就寝前または必要に応じて	頓用の使用が依然必要な場合，2日後に増量 必要な場合，5 mg/回，就寝前へ増量	5 mg/回，1日2回

a. 一般的に，ハロペリドールを経口から皮下注射へ変更する際の投与量の換算は半分量
b. ある医療施設では少量投与(経口3 mg)から開始する
c. 注射剤はイギリスでは未承認
(訳注：本邦では，悪心・嘔吐に対するハロペリドールやレボメプロマジン，オランザピンの使用は適応外となる．いずれも悪心・嘔吐に使用する場合は，統合失調症，躁病に使用する場合に比べて少量から開始する)

表21 せん妄に対する抗精神病薬の経口投与量

抗精神病薬	開始投与量	投与量調節	最大推奨投与量
ハロペリドール[a]	経口：500 μg/回をただちに投与，2時間ごとの頓用	必要に応じて漸増 例：1 mg→1.5 mg 維持投与量は，患者が安定するまでに要した開始投与量の累積投与量 通常5 mg/日以下	5 mg/回，1日2回
オランザピン	2.5 mg/回をただちに投与，就寝前または頓用	必要に応じて5～10 mg/回，就寝前	10 mg/回，就寝前
リスペリドン	1 mg/回を就寝前または頓用	必要に応じて1日おきに1 mg増量 通常維持投与量は1 mg/回，就寝前	4 mg/回，就寝前

a. 患者の苦痛または患者自身や他者への危険につながるとき，大量投与(1.5～3 mg)での開始を検討し，可能ならばベンゾジアゼピン系薬を併用する

表22 抗精神病薬の適応外使用

症状	例	備考	参照頁
終末期の興奮	ハロペリドール，レボメプロマジン	鎮静を目的とするとき，通常，レボメプロマジンが使用される	266頁
難治性のしゃっくり(吃逆)	クロルプロマジン，ハロペリドール	通常，第三選択薬以降は，メトクロプラミドに消泡剤とバクロフェン(リオレサール®)またはガバペンチンが使用される	172頁
難治性うつ	オランザピン，クエチアピン	補助薬，特に抗うつ薬の変更がうまくいかなかったとき，通常，選択的セロトニン再取り込み阻害薬(SSRI)が追加される	199頁

表23　ベンゾジアゼピン系薬の重要な注意事項

背景	危険性
長い半減期を有するベンゾジアゼピン系薬は繰り返し使用すると蓄積する〔例：ジアゼパム(セルシン®)〕	好ましくない作用(副作用)は，数日または数週間後に発現
軽度から中等度の肝障害	好ましくない作用(副作用)のリスクの増加
腎障害	好ましくない作用(副作用)のリスクの増加
慢性呼吸器疾患	呼吸抑制のリスク．特異的な拮抗薬であるフルマゼニル(アネキセート®)は，生命を脅かす呼吸抑制を改善するために使用される
精神的および身体的依存	薬物乱用の既往がある患者は注意深く監視する．長期投与後に中止する場合，退薬症候を避けるため漸減する
薬物相互作用	いくつかのベンゾジアゼピン系薬の代謝は，CYP450阻害薬および誘導薬によって影響を受ける〔例：ジアゼパム，ミダゾラム(ドルミカム®)〕

〔訳注：ジアゼパム注射液には有機溶媒(プロピレングリコール)が使用されているため，他剤との混合により白濁を生じることや吸着が認められるため，単剤で使用する〕

表24　ベンゾジアゼピン系薬の好ましくない作用(副作用)

系統	好ましくない作用(副作用)
中枢神経系	眠気，精神運動能力の障害，疲労，認知機能障害および低血圧 → 不安定/運動失調および転倒　逆説的覚醒，興奮および攻撃性．リスク要因にはアルコール乱用がある．代わりに抗精神病薬を使用する

薬症候や抗ムスカリン様作用薬の好ましくない作用(副作用)，悪性症候群，パーキンソン病によるせん妄に対しての使用は好ましい．

抗精神病薬の効果と忍容性の比較を**表21**に示す．

ベンゾジアゼピン系薬　Benzodiazepines

不眠，不安，パニック障害，ミオクローヌス，発作，骨格筋けいれん，アルコール退薬に適応がある(訳注：本邦の承認適応と同じとは限らない)．

適応外では，呼吸困難，急性の精神的な興奮，末期の興奮，悪心・嘔吐，むずむず脚症候群に使用される．

ベンゾジアゼピン系薬は主要な抑制性神経伝達物質のGABAの作用を増強する．

禁忌には，急性重症肺不全，未治療の睡眠時無呼吸症候群，重度肝障害，重症筋無力症などがある(瀕死時には考慮しない)．

耐性と依存性は4週間以下の使用で問題になることはない．

他の好ましくない作用(副作用)および薬物相互作用のリスクは，特に高リスクの患者，例えば高齢者およびフレイル患者に対して適切な注意を必要とする(**表23, 24**)．

緩和ケアにおけるベンゾジアゼピン系薬の使用

不眠症のほかに，ジアゼパムまたはミダゾラムはベンゾジアゼピン系薬が必要とされるほとんどの状況をカバーする．製薬企業はジアゼパムを分割投与することを推奨しているが，その長い血中濃度半減期は就寝前に投与すればおおむね十分であり，患者にとってもより簡単であることを意味する．

実臨床では，ミダゾラム（間欠的な皮下注射または持続皮下注入）は経口投与が困難な最期の数時間または数日間に主に使用される．口腔投与のための口腔粘膜吸収剤（主に発作の治療に使用される）は，注射が利用できない場合の代替手段である．口腔投与のために注射用アンプルの内容物を使用することもできる．

■不眠症に対して

初期管理は可能な限り，痛みやせん妄などの寄与因子を治療することと，非薬物治療である（→ 201 頁）．薬物治療が必要な場合は半減期の短いベンゾジアゼピン系薬を，理想的には 4 週間未満使用する．例えば，テマゼパム（半減期 8〜15 時間）を就寝前に 10〜20 mg 経口投与．

あるいは，就寝前にゾピクロン（アモバン®，半減期 3.5 時間）7.5 mg，または高齢者やフレイル患者であれば初回は 3.75 mg などの非ベンゾジアゼピン系薬を経口投与する．他の選択肢には，鎮静作用のある抗うつ薬〔例：ドキセピン（本邦未導入），ミルタザピン（リフレックス®），トラゾドン（デジレル®）→ 349 頁〕およびメラトニンがある．

■不安およびパニック障害に対して

- 予後が 4 週間未満の場合，ジアゼパム 2〜10 mg を就寝前および必要時に経口投与，またはロラゼパム（ワイパックス®）0.5〜1 mg を 1 日 2 回および必要時に経口投与
- 予後が 4 週間以上の場合，初期にはジアゼパムを使用したうえで SSRI（→ 198 頁）を投与．重度の不安またはパニックがあれば，代わりにミルタザピンの使用を検討する

■ミオクローヌスに対して

死期が迫っている状況では，ミダゾラム 2.5〜5 mg を必要時に皮下注射，または 10〜20 mg/日で持続皮下注入．

■てんかん発作に対して

ベンゾジアゼピン系薬はてんかん重積状態を含む急性発作の第一選択薬である（→ 212 頁）．耐性が形成されるため，長期間の使用は他の治療法（→ 354 頁）に対して難治性のてんかんに限られる．

表25 代表的なベンゾジアゼピン系薬の適応外使用

症状	使用例	備考	参照頁
呼吸困難	ジアゼパム経口または死期が迫っていればミダゾラム皮下注射(一般にはモルヒネと併用)	ベンゾジアゼピン系薬は,不安によって増悪するような呼吸困難に主に働く	151頁
急性精神障害性興奮	ロラゼパム 2 mg 経口/筋肉内注射を患者が落ち着くまで 30 分ごとに投与	通常ハロペリドールが第一選択	364頁
悪心・嘔吐	ロラゼパム舌下,またはミダゾラム持続皮下注入	化学療法や術後に使用することもある	122頁

(訳注:ロラゼパムの筋肉内注射液は本邦未導入)

表26 経口抗不安薬-鎮静薬の近似の同等量

薬	投与量
クロナゼパム(リボトリール®)	250 µg
ジアゼパム	5 mg
ロラゼパム	500 µg
ミダゾラム	5 mg(経口剤はイギリスでは未承認)
テマゼパム(本邦未導入)	10 mg

■骨格筋けいれんおよび攣縮に対して

ベンゾジアゼピン系薬は急性腰痛のような骨格筋けいれんによる痛みの短期的な管理のために使用される.例えば,ジアゼパム 2〜5 mg を就寝前および必要時に投与する.長期間(4週間以上)使用する場合は,代わりにバクロフェンの使用を検討する(➡ 381頁).

ミダゾラム 10 mg/日の持続皮下注入は,最期の日々における骨格筋けいれんや攣縮を和らげるために使用できる.

■アルコール退薬症候に対して

発作に対してはミダゾラムを皮下注射する(➡ 212頁).

■他の使用法

緩和ケアでは,ベンゾジアゼピン系薬を適応外で用いることがある(表25).通常,第一選択薬ではない.専門医の助言を求める.

■ベンゾジアゼピン系薬同士の切り替え

投与量は直接換算できないため,可能な限り切り替えは避けたほうがよい(表26).同等量は近似値であり,慎重な判断が必要である.特に,大量投与で切り替える場合は予測より 30〜40% 少量を使用し,フルマゼニルおよび追加のベンゾジアゼピン系

薬投与量の両方が必要時に使用可能であることを確実にすることが賢明である．

ジアゼパム経口からミダゾラム皮下注射に変換する場合，その投与量は半分にする必要がある（例：ジアゼパム 5 mg 経口→ミダゾラム 2.5 mg 皮下注射）．しかし，ミダゾラムの生物学的利用能はジアゼパムの約半分であるため，経口での開始投与量は同じである．

ビスホスホネート　Bisphosphonates

イバンドロン酸（ボンビバ®），パミドロン酸二ナトリウム（アレディア®）およびゾレドロン酸（ゾメタ®）がある．

適応は薬によって異なるが，腫瘍誘発性高カルシウム血症，溶骨性骨転移に関連した骨関連事象（SRE）（高カルシウム血症，痛み，骨折）の予防，骨粗鬆症およびパジェット病である（訳注：本邦の承認適応と同じとは限らない）．

適応外では，骨転移痛および乳がんまたは前立腺がんの治療を受けている患者における骨量減少の一次予防に使用される．

ビスホスホネートは天然に存在する骨代謝調節剤であるピロリン酸の類似体である．それらはカルシウムイオンに対して高い親和性を有し，数か月間骨に残存するヒドロキシアパタイトに速やかに結合する．ビスホスホネートは破骨細胞によって取り込まれ，破骨細胞の機能および生存を阻害する．したがって，ビスホスホネートは高カルシウム血症および骨の痛みの原因となるがんに関連した破骨細胞の増加と活性に対抗する一助となる．

重要な注意事項と好ましくない作用（副作用）については，**表27, 28** を参照のこと．

腎毒性

ビスホスホネートは，通常のゾレドロン酸またはパミドロン酸二ナトリウム投与後の患者の 10% において腎機能に影響を及ぼすことがある．血漿クレアチニンの増加によって，約 3% の治療が延期または中止される．クレアチニン値の上昇が正常の上限値の 3 倍を超えることは稀である．

腎機能低下が現れるのは個々によって異なるが，治療開始から 2 か月以内が多い．軽度の障害であればビスホスホネートの投与を中止後，数日から数か月で回復する傾向がある．腎不全の患者ではその損傷は一般に永久的である．

一般にリスク因子（例えば，脱水，既存の腎障害，他の腎毒性をもつ薬の併用）が加わると，毒性急性尿細管壊死による生命を脅かす腎不全も稀に起こる．

腎毒性のリスクを下げるには，
- 推奨投与量および推奨注入速度で使用する
- 適切な水分補給を確保する

表27　ビスホスホネートの重要な注意事項

背景	危険性
腎障害	好ましくない作用(副作用)のリスクが上昇：治療前に血液量減少を補正し、腎機能を検査する．製品概要に従って投与量を調節する
カルシウムとビタミンDの欠乏	腫瘍関連性高カルシウム血症の治療を受けている場合を除き、カルシウムとビタミンDの経口サプリメントを毎日摂取することが推奨される
歯科処置	顎骨壊死のリスク(下記参照)
薬物相互作用	低カルシウム血症のリスクは、アミノグリコシド(低マグネシウム血症)およびループ利尿薬(脱水症)によって上昇した 他の腎毒性をもつ薬や多発性骨髄腫患者のサリドマイド併用で腎障害のリスクが上昇する

表28　ビスホスホネートの好ましくない作用(副作用)

系統	好ましくない作用(副作用)
消化管系	特に経口製剤設計では、食欲不振、消化不良、悪心・嘔吐、腹痛、下痢または便秘
骨格系	非定型大腿骨骨折(通常、骨粗鬆症で5年以上治療した患者)
内分泌系	無症候性低カルシウム血症、低マグネシウム血症、低リン酸血症、症候性低カルシウム血症(例：テタニー)
腎臓系	腎機能の低下(本文参照) パミドロン酸二ナトリウム：巣状分節性糸球体硬化症、ネフローゼ症候群
その他	高頻度：一過性の発熱やインフルエンザ様症状、例えば、疲労、頭痛、関節痛、筋肉痛、骨痛．通常1〜2日以内に治まり、反復投与で軽減する．アセトアミノフェンまたはNSAIDsで治療する 中頻度：顎骨壊死(本文参照) 稀：眼の炎症(本文参照)、血管浮腫、アナフィラキシー、気管支けいれん

- 必要に応じて腎機能の検査とビスホスホネートの投与量調節を行う．また状態が悪化した場合は投与を中止する
- 他の腎毒性をもつ薬との併用を避ける

　腎毒性はイバンドロン酸では稀であり、重度の腎不全患者への使用が認められている．デノスマブ(ランマーク®)はこの場合の選択肢となる(**Box J** → 371頁)．

顎骨壊死

　すべてのビスホスホネート(およびデノスマブ)は顎骨壊死のリスクを上昇させる．例えば、顎骨は咀嚼、義歯からの繰り返される軽度の局所外傷、微生物からの感染しやすさが組み合わさり、特に影響を受けやすい．これはビスホスホネートで骨の修復が阻害され、対応できない骨修復の需要を増加させ、局所的な骨の壊死をもたらす．

　顎骨壊死はビスホスホネート使用のわずか4か月後に報告されているが、患者は通常1年間、ビスホスホネートによる治療を受ける．他のリスク因子には、歯科処置、歯の健康不良、血液凝固障害、貧血、化学療法、コルチコステロイドの使用がある．

　骨壊死は、無症候性の骨の曝露、または顔面痛、虹彩、皮膚瘻からの悪臭排出物，

口腔上顎洞瘻および下顎または上顎の無感覚からくる慢性副鼻腔炎で発現することがある．骨髄炎の可能性もある．

　骨壊死は，単純X線写真では斑点として表示され，骨スキャンでは骨転移と混同されることがある．病的骨折が起こりうる．

　長期的な予後は通常不良であるため，予防は推奨されるアプローチの重要な手段の1つである．

- ビスホスホネート長期投与開始前の予防歯科治療．例：感染症の治療，抜歯
- 歯科医師または歯科衛生士による定期的な歯の清掃など，良好な歯科衛生を促す
- 投与中の侵襲的な歯科処置を避ける
- 外傷を最小限に抑える．例：義歯の患者は軟らかいソフトライナーを使用する

骨壊死が起こった場合は，

- ビスホスホネートの投与を中止する．しかし，病変が現れ続ける可能性がある
- 感染症の治療をする．例：抗菌薬，クロルヘキシジン口内洗浄液，定期的な小さな創面切除および傷の洗浄（悪化させる可能性があるため大きな創面切除は避ける）
- 他の選択肢がない場合を除き，大手術は避ける．例：腐骨，病的骨折，口腔上顎洞瘻による手術

　緊急処置により事前の歯科検診ができない場合，ビスホスホネートの長期投与が予定される患者については，1～2か月以内に歯科診療および何らかの治療を行うべきである．

眼毒性

　稀に眼炎症が起こり，眼の痛み，発赤，腫れ，視力異常，眼球運動障害を引き起こすことがある．主に，初回または2回目の投与の2日以内に発症し，両眼に影響を及ぼす．

　緊急の眼科診察および適切な治療が必要である．軽度の場合，例えば，治療なしですぐに治まるものは通常，ビスホスホネート投与の継続が可能である．重度の場合，例えば，ブドウ膜炎または強膜炎は眼科医と内分泌専門医からの専門的な助言を求めること．

緩和ケアにおけるビスホスホネートの使用

　ビスホスホネートは通常，静脈内投与される．イバンドロン酸は骨関連事象の発症を抑えることを目的として予防的に使用することで承認された経口製剤も入手可能な薬である（製品概要参照．訳注：本邦では，イバンドロン酸は骨粗鬆症への適応のみ承認されている）．

　吸収を最大にし，胃や食道への好ましくない作用（副作用）を最小限に抑えるために，治療を受ける患者は特別な指導を受ける必要がある〔製品概要/PIL（患者向け医薬

> **Box J　デノスマブ**
>
> **適応症**：ビスホスホネートが禁忌または忍容性が低い患者，腫瘍関連の難治性高カルシウム血症(適応外使用)
> **禁忌**：未治療の重度の低カルシウム血症
> **薬理**
> 　デノスマブは破骨細胞の数および機能を低下させ，骨吸収およびがん誘発性の骨破壊を減少させるヒトモノクローナル抗体である．
> 　デノスマブは転移性骨腫瘍における骨関連事象(SRE)の予防においてゾレドロン酸より優れている．投与量を調節せずに腎障害時にも使用することができるが，長期的な有効性と安全性は不明である
> **好ましくない作用(副作用)**
> 　高頻度(＞10％)　：呼吸困難，下痢
> 　中頻度(1～10％)：低カルシウム血症，低リン酸血症，多汗症，顎骨壊死(ゾレドロン酸に匹敵)
> 　低頻度(0.1～1％)：蜂窩織炎，薬剤過敏症
> **使用法・投与量**
> 　製品概要を参照すること．製薬企業は高カルシウム血症でない限り，少なくとも 500 mg のカルシウムと 400 単位のビタミン D を毎日摂取することを推奨している

品情報書)参照〕．

　腫瘍関連性高カルシウム血症の治療を受けている場合を除き，カルシウム 500 mg とビタミン D 400 単位の経口サプリメントを毎日摂取することが推奨される．例：新カルシチュウ D3®

　ゾレドロン酸はより効果的で一般的なものとして現在入手可能であるため，第一選択のビスホスホネートとなるパミドロン酸二ナトリウムから切り替えられる．パミドロン酸二ナトリウムの投与については製品概要を参照のこと．

■腫瘍関連性高カルシウム血症に対して

　<u>立ち止まって考えてみる！　死が差し迫っている患者の潜在的で致命的な合併症を治療することについて正当性を示せるだろうか？</u>
　ゾレドロン酸の場合は，
- 十分な水分補給が必要である
- 100 mL の生理食塩液または 5％ ブドウ糖液に 4 mg を溶解し，15 分以上かけて静脈内注入
- 血漿カルシウム値が正常化しない場合は 1 週間後に再投与
- 投与前に血漿クレアチニン値を測定する．高カルシウム血症の治療中の患者の軽度から中等度の腎障害では，投与量を調節する必要はない

　効果は 4 日未満で発現し，最大効果は約 4～7 日である．4 週間の効果持続期間を有する患者の 90％ で正常値に回復する．静脈内注入のルートが確保できない場合は，デノスマブ皮下注射(**Box J**)を検討する．あるいは，パミドロン酸二ナトリウムは輸液の皮下注射と併せて持続皮下注入で投与できる．例えば，1 L の生理食塩液中の 90

表29 軽度から中等度の腎障害の骨転移を有するがん患者に対するゾレドロン酸の減量[a,b,c]

ベースラインのクレアチニンクリアランス(mL/分)	推奨投与量(mg)
>60	4.0(減量なし)
50〜60	3.5
40〜49	3.3
30〜39	3.0

a. 多発性骨髄腫または骨転移を有する患者への製薬企業の推奨事項
b. 重度の腎障害(クレアチニンクリアランス<30 mL/分)は,試験から除外されたためデータは存在しない
c. 減量した薬を100 mLの生理食塩液または5%ブドウ糖液に希釈し,15分以上かけて静脈内注入.製品概要を参照すること

mgを12〜24時間かけて投与する(訳注:本邦ではパミドロン酸二ナトリウムの持続皮下注入は適応外となる).

緩和ケアにおいては,ビスホスホネートによる治療は高カルシウム血症および重度の腎障害(クレアチニンクリアランス<30 mL/分)の患者では行われにくい.しかし,適宜,腎および内分泌学の専門医から助言を受け,デノスマブ(**Box J**)またはイバンドロン酸静脈内注射(ボンビバ® ➡ 製品概要参照)の使用を検討する.

■骨髄腫または骨転移を有する患者における骨関連事象(SRE)の発現を抑えるための予防的使用

適応は,
- 骨転移を伴う乳がん
- 骨髄腫(明らかな骨病変があるかどうかによらず)

さらに,ビスホスホネートは放射線治療不良のホルモン抵抗性前立腺がん患者の骨転移による痛みの軽減にも推奨される.予後4か月以上の多発性骨転移の患者であれば,その使用を検討できるが,他のがんについてはコンセンサスが得られていない.

通常,ビスホスホネートは許容される限り,あるいは患者のパフォーマンス・ステータス(PS)が大幅に低下するまで継続する.

ゾレドロン酸の場合は下記に注意する.
- 十分な水分補給が必要である
- 3〜4週ごとに100 mLの生理食塩液または5%ブドウ糖液に4 mgを溶解し,15分以上かけて静脈内注入.適切なサポートがあれば在宅で投与可能
- 腎障害患者の投与量については**表29**を参照のこと
- 投与前に血漿クレアチニン値を測定.クレアチニン値が増加した場合は投与を中止する.
  ▷ 投与前の血漿クレアチニン値が正常な患者では,≧44 μmol/L(すなわち<124 μmol/L),<u>または</u>

▷ 投与前の血漿クレアチニン値が高い患者では，≧88 μmol/L(すなわち>124 μmol/L)
- 血漿クレアチニン値がベースライン値の10%以内に戻るときと同じ投与量で治療を再開する
- 血漿クレアチニン値が4～8週間後も改善しない場合は投与を中止する

パミドロン酸二ナトリウムについては製品概要を参照のこと．

■骨転移痛に対して

ビスホスホネートは通常の薬(訳注：鎮痛薬など)による治療法が無効な骨転移痛に使用されてきた．乳がんまたは骨髄腫の患者では静脈内投与で効果が高い．

ゾレドロン酸については予防と同じ投与量を使用する(前述)．初期治療で反応がない場合は2回目を試みることができるが，それでも反応がない場合は中止する．有効であれば，効果が維持されている限り4週間ごとに反復投与．

パミドロン酸二ナトリウムの推奨(適応外)処方内容．
- パミドロン酸二ナトリウム 90 mg 静脈内注入(患者の50%が通常1～2週間以内に反応する)．有効であれば効果が続く限り，3～4週間ごとに60～90 mgを反復投与
- パミドロン酸二ナトリウム 120 mg 静脈内注入．必要時に2～4か月ごとに反復投与

コルチコステロイド　Corticosteroids

コルチコステロイドは強力な抗炎症作用を有し，進行がんの多くの状況において有効である(**Box K**)．

コルチコステロイドの抗炎症作用はプロスタグランジン合成において，特定の作用をもつNSAIDsに比べ，より広範囲である(➡ 334頁)．したがって，抗炎症薬として，コルチコステロイドは潜在的にNSAIDsより有効である．しかし，たしかに長期使用すると，コルチコステロイドはより多くのより深刻な副作用を引き起こす可能性が高い(**Box L**)．

デキサメタゾン(デカドロン®)およびプレドニゾロン(プレドニン®)はいずれも頻繁に使用される．デキサメタゾンは高い糖質コルチコイド効果を有する一方，鉱質コルチコイド効果はわずかであり，大量投与の抗炎症療法に特に適している．それはプレドニゾロンよりも7倍強力である．例えば，デキサメタゾン2 mgはプレドニゾロン15 mgとほぼ同等であり，より長い作用時間(36～54時間：12～36時間)を有する．

■使用法・投与量

コルチコステロイドの多くの重大な好ましくない作用(副作用)，および急速な離脱の有害な影響を考慮し，コルチコステロイドは慎重に処方する必要がある．

Box K　進行がんにおける全身性コルチコステロイドの適応外使用

以下の適応外使用の一覧は包括的ではなく，全身性コルチコステロイドの使用が必ずしも治療選択肢であるとは限らない．適応外使用の一部は「専門医の意見」のみに基づく．

適用
- 脊髄圧迫・神経圧迫
- 呼吸困難：
  - 肺炎（放射線治療後）
  - がん性リンパ管症
  - 気管圧迫/蘇生
- 上大静脈閉塞
- 管腔臓器の閉塞：
  - 気管支
  - 尿管
  - 消化管
- 放射線誘発性炎症
- 直腸腫瘍からの排出（経口または直腸内投与のいずれか）
- 腫瘍熱
- 標準治療抵抗性のがんの悪心・嘔吐（→ 127 頁）
- 腫瘍関連性高カルシウム血症（カルシトニン皮下投与）

痛みの緩和[a]
- 脊髄または神経圧迫に関連する痛み
- 閉塞性症候群（狭い腔内の臓器または体腔内の腫瘍によって引き起こされる痛み）例：頭蓋内圧亢進

抗がんホルモン療法
- 乳がん
- 前立腺がん
- 造血器腫瘍
- リンパ球増多症

一般に（「強壮効果」）
- 食欲増進
- ウェルビーイング（満足感のある状態）の改善

a. 無作為化比較対照試験の根拠は多岐にわたっているが，全体として上記以外でのがんの痛みに対するコルチコステロイドの使用は有効ではないことが示唆されている

Box L　コルチコステロイドの好ましくない作用（副作用）

糖質コルチコイド効果
- 副腎抑制[a]
- 無血管性骨壊死
- 白内障（長期にわたる全身投与またはステロイド吸入でみられる）
- 糖尿病または糖尿病患者における血糖コントロールの低下
- 感染（感受性の増加）
- 筋肉消耗と衰弱
- 骨粗鬆症
- 消化性潰瘍形成（NSAIDs を投与した場合）
- 精神障害：
  - 不安
  - 双極性障害
  - せん妄
  - うつ病
  - 妄想性（「ステロイド」）精神病
- 成長抑制（小児の場合）

鉱質コルチコイド効果
- 高血圧
- カリウム損失
- ナトリウムと水貯留
  - → 浮腫

クッシング症候群
- にきび
- あざ
- 多毛症
- 患者の 30〜70％で 8 週間以上の治療後に脂肪異栄養症（治療中止による可逆性あり）：
  - 野牛肩
  - 腹部脂肪の増加
  - 満月様顔貌
  - 四肢の皮下脂肪の減少
- 皮膚線条

a. 3 週間にわたりプレドニゾロンを毎日 10 mg 以上（または同等量のステロイド）を使用する患者では，外傷または外科的処置時にはコルチコステロイド投与量を一時的に増加する必要がある（または過去 3 か月以内に投与を中止していた場合は一時的な再投与が必要）

表30 デキサメタゾンの通常の経口および皮下注射/静脈内注射の開始投与量，デキサメタゾン塩として[a]

症状	経口投与量	皮下注射/静脈内注射投与量(容量)	
		3.3 mg/mL 製剤設計[b]	3.8 mg/mL 製剤設計[b]
食欲不振[c]	2〜6 mg	1.7〜5 mg(0.5〜1.5 mL)	1.9〜5.7 mg(0.5〜1.5 mL)
制吐[d]	8〜16 mg	6.6〜13.2 mg(2〜4 mL)	7.6〜15.2 mg(2〜4 mL)
管腔臓器の閉塞	8〜16 mg	6.6〜13.2 mg(2〜4 mL)	7.6〜15.2 mg(2〜4 mL)
頭蓋内圧亢進	8〜16 mg	6.6〜13.2 mg(2〜4 mL)	7.6〜15.2 mg(2〜4 mL)
脊髄圧迫	16 mg	13.2 mg(4 mL)	15.2 mg(4 mL)

a. 通常毎朝1回投与(本文参照)
b. 実臨床において，注射製剤のデキサメタゾン塩3.3 mg および 3.8 mg は，経口のデキサメタゾン塩4 mg とほぼ同等とみなすことができる
c. 毎朝15〜40 mgのプレドニゾロンで代替できる
d. 早わかり臨床ガイド ➡ 127 頁

- コルチコステロイド療法の潜在的な反応による症状
- 潜在的な利益対リスクを常に考慮
- 少量から中等度の投与量で臨床的効果があるまで滴定的に増量
- 期間を限定した試用
- 臨床的/対症的な利益がみられない場合は中止する，または
- 最小有効量まで減量する

　デキサメタゾンおよびプレドニゾロンは毎朝1回の投与で使用できる．しかし，「錠剤数の負担」または注射投与量が問題となる場合，より多い投与量のデキサメタゾン(すなわち>8 mg)を半分にして，朝と昼に投与できる．コルチコステロイドで引き起こされる不眠症のリスクを高めるため，1日の終わりに投与することは通常避けるべきである．しかしながら，朝の投与であっても，不眠症または興奮に対する就寝前のテマゼパム(本邦未導入)やジアゼパム(セルシン®)の投与が時に必要になる．

　デキサメタゾンの初期投与量は適応によって異なる(**表30**)．

■「強壮目的」の使用

　コルチコステロイドの非特異的な「強壮目的」の使用は，それらの一般的な生理学的効果に基づく．したがって，進行がん患者ではコルチコステロイドによる治療は食欲増進や悪心を減少し，ウェルビーイング(満足感のある状態)を改善する．

■閉塞性症候群に対して

　閉塞性症候群(**Box K**)において，コルチコステロイドは閉塞部位における炎症を軽減することで，閉塞された管腔臓器の内腔を増加させる．デキサメタゾン(例えば，6.6〜13.2 mg/日，皮下注射)は腸閉塞を改善しうる．大量投与のデキサメタゾン(例え

ば，20〜40 mg/日，経口投与）はがん関連性上気道閉塞による喘鳴を軽減することができる．

■脳転移に対して

　デキサメタゾンの4〜8 mg/日の経口投与は，脳浮腫による頭蓋内圧亢進に関連した軽度の症状を一時的に改善する．重度の症状またはヘルニアのリスクがある場合は16 mg/日以上の投与量が推奨される．

　デキサメタゾンの効果は経時的に減少し，好ましくない作用（副作用）が増加する．理想的には，デキサメタゾンの投与量は投与開始1週間後から減量し，2〜4週間後に中止する．

　しかし，追加治療（例えば，緩和的放射線治療）を受けずに，デキサメタゾンを減量すると，ある時点で症状が再燃する．したがって，一部の患者ではより緩やかに漸減する，またはデキサメタゾンを無期限に維持することが必要な場合がある．

　全脳照射放射線治療は，悪心・嘔吐，頭痛，発熱，および一時的な神経症状の悪化を引き起こすことがある．デキサメタゾンは放射線治療後1週間継続し，その後2〜4週間にわたって漸減する．

■脊髄圧迫に対して

　脊髄圧迫は緊急に対処しなければならない（➡ 252頁）．コルチコステロイドは炎症を抑制し，血管内皮を安定化し，脊髄浮腫を軽減するため，脊髄圧迫に対する投与はしばしば痛みの劇的な減少および身体状況の早期改善をもたらす．

　デキサメタゾンの通常の処方は，
- 16 mgをただちに経口投与（初回は静脈内注射のこともある）
- 毎朝16 mg経口投与をさらに3〜4日間継続
- 放射線治療終了まで毎朝8 mg経口投与を維持
- 放射線治療の終了後2週間にわたって漸減（および中止）

　減量中に神経機能の低下があった場合は，前回の十分量まで再度増量し，2週間その投与量を維持したあとに再度漸減を試みる．1/4は神経機能を維持するためにデキサメタゾンの維持が必要になる．

コルチコステロイドの中止

　通常，投与7〜10日後にコルチコステロイドが目的とする効果を出さない場合は投与を中止する．コルチコステロイドの急な中止はしばしば可能である（Box M）．

> **Box M コルチコステロイドの全身投与の中止に関する推奨事項**
>
> **急な投与中止**
> 　再発する可能性が低い疾患，かつ投与期間が3週間未満であり下記に当てはまらない場合，コルチコステロイドの全身投与をすぐに中止できる．
>
> **緩やかな中止**
> 　コルチコステロイドの全身投与の緩やかな中止は下記の患者に適応される．
> - 3週間以上の投与
> - プレドニゾロン40mg/日以上，または同等のステロイド(例えば，デキサメタゾン4〜6mg)を投与
> - 夕方に2回目を投与
> - 治療を繰り返している
> - 長期投与を中止してから1年以内に短期間投与している
> - 副腎機能抑制の原因となる他の可能性がある
>
> 　コルチコステロイドを中止する際には，副腎機能を回復させ副腎機能低下症(倦怠感，深刻な衰弱，低血圧など)を予防するために，最初は生理学的投与量(プレドニゾロン7.5mg/日，または同等のステロイド)まで急速に減量し(例えば，連日半減していく)，その後はより緩やかに(例えば，1週間あたり1〜2mg)減量する．悪化した場合に備えて投与を中止している間，患者を監視する．
>
> **死が差し迫っている患者**
> 　死に近づき，もはや錠剤を飲み込むことができなくなった状態では，通常，コルチコステロイドを急に中止することが許容される．症候性の副腎機能低下症による苦痛を防ぐために，皮下注射を継続することがある．

緩下薬 Laxatives

便秘は緩和ケアではよくある症状である．一般的に原因は多岐にわたり，便秘を誘発する薬の使用が含まれる．オピオイド鎮痛薬は輪状筋の収縮を促進させ，腸の蠕動運動を低下させ，液体および電解質の再吸収を高めることで便秘を引き起こす(➡ 129頁)．

緩下薬は下記の目的で使われる．
- 便中の水分量を回復させる．
  - 直腸通過時間の短縮
  - 便中水分量の増加
  - 便の水分保持力の増加
- 便の稠度を改善し，蠕動運動を促進することにより，直腸からの排出を改善する．

緩下薬は定期的に処方する必要がある(早わかり臨床ガイド：オピオイド誘発性便秘 ➡ 131頁)．各緩下薬がどのように作用するか理解し，緩下薬を選択する．

緩下薬は主に便軟化薬として作用するものと，腸刺激性緩下薬として作用するものの2種類がある(**表31**)．ただし，腸通過時間を短縮することにより，腸刺激性緩下薬は便軟化効果も有する．

注意：
- 種類の異なる緩下薬の併用は避けるべきである
- 患者の好みと薬物忍容性を考慮する必要がある．緩下薬治療の服薬遵守度は，嗜好

表31　一般的に使用される緩下薬の分類[a]

緩下薬の分類		主な作用	製品例
便軟化薬	表面湿潤薬	界面活性剤として作用し，表面張力を低下させ，水分や脂肪が硬く乾燥した便に浸透するよう働く	ドクサートナトリウム(ジオクチルソジウムスルホサクシネート，ビーマス®)[a]
	浸透圧性緩下薬	水分が消化管腔に保持され，便量が増加する	ラクツロースシロップ(ピアーレ®)，水酸化マグネシウム懸濁液(マーロックス®)，マクロゴール(例：Movicol®)
腸刺激性緩下薬		大腸の粘膜下腔および腸間膜神経叢と直接接触することにより作用し，律動的な筋収縮および腸の運動性の改善をもたらす．また，腸の管腔内への水分の分泌を増加させる	ビサコジル(テレミンソフト®)，ダントロン(本邦製造中止)，センナ(アローゼン®)，ピコスルファートナトリウム(ラキソベロン®)
潤滑油		便の表面を覆い，より滑りやすく，通過しやすくする	アラキス油
膨張性緩下薬(繊維質)		水の結合と細菌の細胞量の増加によって便量が増加する．これにより腸の膨張が起こり，蠕動運動が刺激される．緩和ケアにおいては限られた役割しか果たしていない	シリアム・ハスク[Fybogel®，Regulan®など](本邦未導入)

a. 主な作用を記載．腸刺激性緩下薬は便軟化薬としても作用し，その逆もある．例えば，ドクサートは400mg/日を超える投与量で刺激作用も有する

性，好ましくない作用(副作用．例えば，疝痛，鼓腸)，必要量，および多剤併用によって時に妨げられる
- 緩下薬の投与量は，他剤に変更する前に，1〜2日ごとに反応に合わせて最大推奨投与量または許容投与量まで投与量調節を試みる
- 緩和ケアの患者では従来，腸刺激性緩下薬と便軟化薬との併用が推奨されてきたが，一般的には腸刺激性緩下薬の単剤使用(例：ビサコジルまたはセンナ)が推奨されている(早わかり臨床ガイド：オピオイド誘発性便秘 → 131頁)．

経口による治療が不良なとき，または選択的に，直腸の治療(例えば，坐薬，浣腸，用手排便)が必要な場合もある．例えば，寝たきりの高齢のフレイル患者，対麻痺患者．

一般に，好中球減少症または血小板減少症の患者では，それぞれ感染または出血のリスクがあるため，直腸刺激は避けるべきである．

末梢作用型オピオイド拮抗薬であるメチルナルトレキソンの使用は，オピオイド鎮痛薬使用下で緩下薬の効果がない場合のみ検討する(→ 131頁)

オピオイド拮抗薬を含有する強オピオイド鎮痛薬の経口製剤設計が開発されている．主に誤用(例えば，粉砕し静脈内注射)を防止するために設計されているが，オピオイド誘発性便秘を抑えるために役立つものもある．

訳注：末梢作用型オピオイド拮抗薬として，本邦ではナルデメジン（スインプロイク®）がある．ナルデメジンは「オピオイド誘発性便秘」を適応症として国内で開発され，2017年より本邦とアメリカで使用が可能になった末梢性オピオイドμ受容体拮抗薬である．ナルデメジンはオピオイドの鎮痛作用にほとんど影響せず，オピオイド鎮痛薬の種類や投与量にかかわらずオピオイド誘発性便秘を改善することが期待される．ナルデメジンの効果は，オピオイドにより抑制された蠕動運動の改善によるため，他の原因による便秘の「一般的な下剤」として用いることは適切でない．

■使用法・投与量
早わかり臨床ガイド：オピオイド誘発性便秘（➡131頁）を参照のこと．

■便軟化薬
表面湿潤薬
ドクサート（ジオクチルソジウムスルホサクシネート）
　投与量は個々のニーズに応じて異なる．
- 通常100 mg，1日2回経口投与で開始
- 必要に応じて200 mg，1日2〜3回へ増量

ドクサートは浣腸剤としても使用可能（➡381頁）．

〔訳注：本邦では通常成人1回5〜6錠（ジオクチルソジウムスルホサクシネートとして150〜180 mg）を就寝前，または1日6錠（ジオクチルソジウムスルホサクシネートとして180 mg）を2〜3回に分割して，多量の水とともに経口投与している．年齢，症状により適宜増減すること．耐性が形成されるため，長期連用を避けること〕

浸透圧性緩下薬
ラクツロース

腸刺激性緩下薬を使用して腸内疝痛を経験した患者，または腸刺激性緩下薬単剤では反応しない患者に有用．
- 15 mL経口，1日1〜2回で開始し，必要に応じて調節
- 肝性脳症については，30〜50 mL，1日3回で開始し，1日2〜3回の緩徐な排泄になるよう投与量を調節する

ラクツロースが悪心を引き起こし，腹部膨満の原因となることがある．

〔訳注：本邦では小児への投与量設定について，小児便秘症の場合，通常1日0.5〜2 mL/kg（ラクツロースとして325〜1,300 mg/kg）を3回に分けて経口投与する．経口液剤のほか，原末やゼリーなどがある．ラクツロースの緩下薬としての適応には制限がある．適応は高アンモニア血症に伴う精神神経障害，手指振せん，脳波異常の改善，産婦人科術後の排ガス・排便の促進，小児における便秘の改善とされている〕

マクロゴール

　マクロゴール(訳注：本邦では緩下薬としては導入されていない)は通常小袋に包装された粉末である．濃縮された経口用液も利用可能である．すべての製剤設計が125〜250 mLの水に溶解または希釈する必要がある．製薬企業の推奨方法に従うこと．

　マクロゴール3350は宿便に対しても使用可能である．

- 1日目は8包で開始し，それぞれ125 mLの水に溶解し，6時間以内に内服する(合計1L)
- 必要に応じて，2日目と3日目も繰り返す．ほとんどの患者は2日目には全投与量を必要としない
- 心血管障害のある患者は1時間あたり2包(250 mL)までとする

■腸刺激性緩下薬

ビサコジル
- 便秘ではない場合．
  ▷ 通常，就寝前5 mgから開始
  ▷ 24〜48時間後に反応がない場合，就寝前10 mgまで増量
- すでに便秘の場合．
  ▷ 通常，就寝前10 mgで開始
  ▷ 24〜48時間後に反応がない場合，就寝前20 mgまで増量
  ▷ さらに24〜48時間後に反応がない場合，日中に2回目の追加投与を検討
  ▷ 必要であれば，1日3回最大20 mg/日までの増量を検討

(訳注：本邦では小児および乳幼児に対する投与量について，それぞれ5 mg/回，2 mg/回を，1日1〜2回としている)

センナ
- 便秘ではない場合．
  ▷ 通常，就寝前15 mgから開始
  ▷ 24〜48時間後に反応がない場合，就寝前および毎朝15 mgまで増量
- すでに便秘の場合．
  ▷ 就寝前と毎朝15 mgから開始
  ▷ 24〜48時間後に反応がない場合，就寝前および毎朝22.5 mgに増量
  ▷ さらに24〜48時間後に反応がない場合，日中に3回目の追加投与を検討
  ▷ 必要であれば，1日3回最大30 mg/日までの増量を検討

　錠剤の代わりにセンナ経口液(7.5 mg/5 mL)が使用可能．無味無臭で安価．
(訳注：連用により耐性が形成されるため，長期連用を避けること)

表32 便秘または宿便改善のための直腸内投与[a]

緩下薬	主な作用機序	効果発現時間
坐剤[b](直腸粘膜と接触するように挿入すること)		
ビサコジル 10 mg	腸内酵素による加水分解後に蠕動運動を促進する	20〜45分
グリセロール 4 g	吸湿性があり，軟化し潤滑する	15〜30分
浣腸(使用前に室温に温めること)		
浸透性マイクロ浣腸(容量 5 mL)	便軟化薬，および浸透圧効果(本文参照)	15分
浸透圧性標準リン酸浣腸(容量 118〜128 mL)[c]	浸透効果	2〜5分
ドクサートナトリウムマイクロ浣腸 (120 mg/10 g)	便軟化薬(表面湿潤薬)，直接刺激作用もある	5〜20分
落花生(ピーナツ)油含有浣腸(容量 130 mL)[d]	便軟化薬	一晩滞留

a. 直腸診により最も適切な介入が何であるかわかる
b. 直腸に便がある場合のみ，坐剤を投与すべきである
c. 深刻な電解質障害の危険性があるため，高齢患者には注意して使用する
d. 落花生(ピーナツ)アレルギーの患者には使用しないこと

■**直腸内投与用製剤**

通常，これらは経口緩下薬に加えて，定時的または選択的，断続的および必要時のいずれかに投与する．実臨床では，軟便にはビサコジル坐剤を単剤，硬便にはグリセロール(アリプロスト®)を単剤，またはグリセロールとビサコジルを併用する(**表32**)．

高度の宿便を治療する場合，ドクサートナトリウムマイクロ浣腸は便を軟らかくするのに有用である．直腸内に注入し，腸刺激坐薬(ビサコジル)または浸透圧性浣腸を投与する前に一晩滞留させる(**表32**)．代替薬として大量のマクロゴール 3350 が選択肢となる(前述)．用手排便は宿便に対する最終手段である．

骨格筋弛緩薬 Skeletal muscle relaxants

骨格筋弛緩薬は，例えば，脳血管障害後，対麻痺，多発性硬化症のような苦痛を伴う再発性けいれん，痛みを伴う慢性筋けいれん，および神経損傷に関連するけいれんを緩和するために使用される．

けいれんには多くの原因がある(第11章，**Box J** ➡ 216頁)．けいれんと攣縮の薬物治療は本質的に同じである．

攣縮の治療のために承認された薬物には，ジアゼパム(セルシン® ➡ 365頁)およびバクロフェン(リオレサール®)がある．バクロフェンは神経伝達物質 GABA の化学誘導体である．GABA 受容体に作用し，主に脊髄レベルで興奮性アミノ酸であるグルタミン酸およびアスパラギン酸の放出を阻害することで骨格筋攣縮を減少させる．バクロフェンはまた，横隔膜への直接的な影響によって，しゃっくり(吃逆)を和らげる．

表 33　筋弛緩および攣縮治療の経口製剤

薬	開始投与量	最大投与量	検査
ジアゼパム	就寝前 2〜5 mg	60 mg/日	累積．シメチジンによる血漿半減期の延長
バクロフェン[a]	5 mg/回を1日1〜3回	20 mg/回を1日4回	定期的な肝機能検査

a. 腎障害時は減量する必要がある．製品概要参照

表 34　バクロフェンの重要な注意事項

背景	危険性
バクロフェン経口または吸入投与の急な中止	深刻な精神医学的反応(例：興奮，不眠，混乱，精神症状) 退薬症候が発生した場合は，1〜2週間以上かけて徐々に投与量を減らして経口投与を中止する バクロフェン吸入投与の急な中止は，1〜3日の間に心血管機能，異常高熱，発作，肝不全などの致命的な退薬症候を引き起こす可能性がある
てんかん，パーキンソン病または重度の精神障害	悪化する可能性がある
脳血管疾患または脳起源のけいれん状態	好ましくない作用(副作用)がよく起こる
消化性潰瘍	バクロフェンの経口投与は，消化性潰瘍の既往歴がある患者では注意が必要であり，消化性潰瘍を併存している患者には禁忌である
呼吸障害	呼吸抑制を起こすことがある
肝障害	肝機能検査値を増加させる可能性がある
腎障害	好ましくない作用(副作用)のリスクが増加．減量が必要(製品概要参照)
排尿障害	尿の貯留を引き起こすことがある
薬物相互作用	他の降圧薬との併用で低血圧のリスクが増加

表 35　バクロフェンの好ましくない作用(副作用)

系統	好ましくない作用(副作用)
中枢神経系	鎮静，めまい，倦怠感，低血圧，衰弱，筋肉痛，運動失調，振せん，不眠，頭痛，眼振，精神障害，呼吸抑制
心血管系	低血圧
消化管	悪心・嘔吐，口渇，便秘，下痢
その他	頻尿または失禁，排尿障害，多汗症

　ベンゾジアゼピン系薬の同時適応がなく，特に長期治療が可能である場合はバクロフェンの経口投与が第一選択である(**表33**)．重度の攣縮ではバクロフェンの吸入も選択肢となる．

　重要な注意事項と好ましくない作用(副作用)については**表34, 35**を参照のこと．忍容性と依存性は発現しない．

　運動ニューロン疾患/筋萎縮性側索硬化症(MND/ALS)患者などの歩行を維持するための攣縮を必要とする患者では，投与量の調節が制限されることがある．

症状マネジメントに使う薬の一覧表
Symptom management drugs : synoptic table

はじめに

表36は，痛みおよび症状マネジメントのために，イギリスで一般に使用されている薬物の通常の開始投与量および通常の有効投与量である．注意：腎障害時の減量など，詳しい注意事項を守ること．実際，高齢者やフレイル患者，腎または肝障害時はほとんどの薬で少量で開始し，徐々に増量することが望ましい．

最大推奨投与量はより大量の可能性がある．詳細については関連する項を参照すること．しかし，一般的な投与量で効果がない場合，さらに漸増する前に専門医の助言を求めることを検討すること．

いくつかの症状において，定時的な投薬をレスキュー薬(必要に応じて)で補充する必要がある．頓用薬の使用頻度は，薬の分類や製剤設計，入院患者か在宅患者かに依存する(➡ 330頁)．

最適な治療のために，頓用薬の使用頻度が2時間ごとのように寛大な逸脱をすることが許される．必要に応じて，mg/日単位での最大量または追加投与回数を決めることができる．症状が改善しない場合は再評価する必要がある．

終末期では，必要に応じて1時間ごとの投与が迅速な投与量設定を容易にするために好ましいことがある(➡ 284頁)．

表36 主要な症状マネジメント薬の一般的な使用における成人投与量．上記「はじめに」と各項を読んだあとにのみ使用すること

薬	使用目的，適応	開始投与量	有効投与量	参照頁
アミトリプチリン	神経障害性の痛み	10 mg(経口)，就寝前	≦75 mg(経口)，就寝前	348
バクロフェン	筋けいれん，しゃっくり(吃逆)	5 mg(経口)，1日1〜3回	≦20 mg(経口)，1日4回	174, 382
ビサコジル	緩下薬	予防：5 mg(経口)，または便秘時：10 mg(経口)，就寝前	≦20 mg(経口)，1日3回	131, 380
セレコキシブ	鎮痛薬	100 mg(経口)，1日2回または 200 mg(経口)，1日1回	200 mg(経口)，1日2回	336
コデイン	鎮痛薬 鎮咳薬	30〜60 mg(経口)，4時間ごと 15〜30 mg(経口)，1日3回	60 mg(経口)，4時間ごと 30 mg(経口)，1日4回	337 165
シクリジン	制吐薬	50 mg(経口)，1日2〜3回 & 1回50 mg頓用 または 100〜150 mg/日(持続皮下注入) & 50 mg(皮下注射)，頓用	150 mg/日(経口/持続皮下注入)	128, 141, 342, 354

(つづく)

表36 主要な症状マネジメント薬の一般的な使用における成人投与量．上記「はじめに」と各項を読んだあとにのみ使用すること(つづき)

薬	使用目的，適応	開始投与量	有効投与量	参照頁
デキサメタゾン	食欲不振	2 mg(経口)，毎朝	4 mg(経口)，毎朝	110, 375
	制吐薬，頭蓋内圧亢進	8〜16 mg(経口)，毎朝	16 mg(経口)，毎朝	128, 375
	消化管閉塞	6.6〜7.6 mg(皮下注射)，毎朝	15.2 mg(皮下注射)，毎朝	140, 375
	脊髄圧迫	16 mg(経口)，毎朝	16 mg(経口)，毎朝	253, 375
ジアゼパム	不安/パニック障害，呼吸困難	2 mg(経口)，就寝前 & 2 mg/回，頓用	≦10 mg(経口)，就寝前	160, 193, 366
	筋けいれん	2〜5 mg(経口)，就寝前 & 2 mg/回，頓用	≦30 mg/日(経口)	367, 382
ジクロフェナクナトリウム	鎮痛薬	50 mg(経口)，1日2〜3回	150 mg/日(経口)	336
ドクサート(ジオクチルソジウム)	緩下薬	100 mg(経口)，就寝前	≦200 mg(経口)，1日3回	142, 379
ドンペリドン	制吐薬	10 mg(経口)，1日2回	10 mg(経口)，1日3回	128, 353
ガバペンチン	神経障害性の痛み	100〜300 mg(経口)，就寝前	<1,200 mg(経口)，1日3回	356
グリコピロニウム	死前喘鳴	200 μg(皮下注射)，必要に応じて1時間ごとに ±600 μg/日(持続皮下注射)	≦20 mg(経口)，1日4回	290, 360
	消化管閉塞	600 μg/日(持続皮下注入) & 必要に応じて2時間ごとに 200 μg(皮下注射)	1,200 μg/日(持続皮下注入)	360
グラニセトロン	制吐薬	1〜2 mg(皮下注射)，1日1回	2 mg/日(皮下注射)	128, 141
ハロペリドール	制吐薬	500 μg〜1.5 mg(経口) & 就寝前，必要に応じて2時間ごと，または，2.5 mg〜5 mg/日(持続皮下注入) & 必要に応じて2時間ごとに 1 mg(皮下注射)	≦10 mg/日(経口/持続皮下注入)	128, 141, 364
	せん妄	500 μg(経口) & 必要に応じて2時間ごとに，深刻な苦痛時は 1.5〜3.0 mg(経口)	≦5 mg/日(経口)	364
ブチルスコポラミン臭化物	膀胱けいれん	60〜120 mg/日(持続皮下注入) & 必要に応じて2時間ごとに 20 mg(皮下注射)	120 mg/日(持続皮下注入)	181
	死前喘鳴	必要に応じて1時間ごとに 20 mg(皮下注射) ±20〜60 mg/日(持続皮下注入)	120 mg/日(持続皮下注入)	290, 360
	消化管閉塞	60〜120 mg/日(持続皮下注入) & 必要に応じて2時間ごとに 20 mg(皮下注射)	120 mg/日(持続皮下注入)	128, 141, 360

薬	使用目的，適応	開始投与量	有効投与量	参照頁
スコポラミン臭化水素酸塩	死前喘鳴	必要に応じて1時間ごとに400 µg(皮下注射)±1,200 µg/日(持続皮下注入)	1,600 µg/日(持続皮下注入)	290, 360
イブプロフェン	鎮痛薬	400 mg(経口)，1日3回	400 mg(経口)，1日3回	262, 336
ラクツロース	緩下薬	15 mL(経口)，1日1～2回	<30 mL(経口)，1日3回	132, 379
レボメプロマジン	制吐薬	6～6.25 mg(経口/皮下注射)就寝前，必要に応じて2時間ごとに	≦50 mg(経口/皮下注射)，就寝前	128, 364
	鎮静薬	必要に応じて1時間ごとに12.5～25 mg(皮下注射)&50～75 mg/日(持続皮下注入)	≦100 mg/日(持続皮下注入)	266, 284
ロペラミド	止瀉薬	4 mg(経口)，必要に応じて2 mg/回(下痢のたびに)	<16 mg/日(経口)	350
ロラゼパム	急性精神障害性興奮	必要に応じて30分ごとに2 mg/回(経口/筋肉内注射)		367
	不安/パニック障害，制吐薬	0.5～1 mg(経口/舌下)，1日2回 & 0.5 mg/回必要に応じて	2～6 mg/日(経口/舌下)	128, 160, 193, 366
マクロゴール3350	緩下薬	1包(経口)，毎朝	1包(経口)，1日3回	132, 380
メトクロプラミド	制吐薬	10 mg(経口)，1日3～4回 & 必要に応じて2時間ごとに10 mg/回，または30～40 mg/日(持続皮下注入) & 必要に応じて2時間ごとに10 mg/回(皮下注射)	≦80 mg/日(経口/持続皮下注入)	128, 141, 352
ミダゾラム	終末期における呼吸困難(モルヒネと併用)	必要に応じて1時間ごとに2.5～5 mg(皮下注射) & 10 mg/日(持続皮下注射)	<60 mg/日(持続皮下注入)	288
	鎮静薬	必要に応じて1時間ごとに2.5～5 mg(皮下注射) & 10 mg/日(持続皮下注入)	≦60 mg/日(持続皮下注入)	266
	けいれん発作(急性期)	10 mg(口腔粘膜/皮下注射/筋肉内注射/静脈内注射) & 10分後に必要に応じて再度1回投与	10 mgをただちに投与，10分あけて2回以下	212, 213
	けいれん発作(死が差し迫っているとき)	上記 & 20～30 mg/日(持続皮下注入)	≦60 mg/日(持続皮下注入)	212, 213, 357

(つづく)

表36 主要な症状マネジメント薬の一般的な使用における成人投与量．上記「はじめに」と各項を読んだあとにのみ使用すること(つづき)

薬	使用目的，適応	開始投与量	有効投与量	参照頁
モルヒネ（すべてオピオイド鎮痛薬ナイーブの場合）	鎮痛薬	5 mg(経口)，4 時間ごとに＆必要に応じて 2～4 時間ごとに	≦120 mg/日(経口)	341
	鎮咳薬	2.5～5 mg(経口)，1 日 4 回～4 時間ごとに＆必要に応じて	≦60 mg/日(経口)	165
	呼吸困難	2.5～5 mg(経口)，必要に応じて 1 時間ごとに	≦60 mg/日(経口)	159
	終末期の呼吸困難（ミダゾラムと併用）	2.5～5 mg(皮下注射)，必要に応じて 1 時間ごとに＆ 10 mg/日(持続皮下注入)	≦30 mg/日(持続皮下注入)	288
ナロキソン	医療用麻薬の過量投与	100 μg(静脈内注射)をただちに，必要に応じて 2 分ごとに		249
ナプロキセン	鎮痛薬	250～500 mg(経口)，1 日 2 回	500 mg(経口)，1 日 2 回	262, 336
ノルトリプチリン	神経障害性の痛み	10～25 mg(経口)，就寝前	≦75 mg(経口)，就寝前	348
オクトレオチド	消化管閉塞	100 μg(皮下注射)をただちに＆ 500 μg/日(持続皮下注入)	≦1,000 μg/日(持続皮下注入)	141
オンダンセトロン	制吐薬	16 mg/日(持続皮下注入)	16 mg/日(持続皮下注入)	128, 141
アセトアミノフェン	鎮痛薬	500 mg～1 g(経口)，1 日 4 回	1 g(経口)，1 日 4 回	334
プレドニゾロン	食欲不振	15 mg(経口)，毎朝	30 mg(経口)，毎朝	110, 375
プレガバリン	神経障害性の痛み	25～75 mg(経口)，1 日 2 回	<300 mg(経口)，1 日 2 回	356
センナ	緩下薬	15 mg(経口)，就寝前(予防)または 1 日 2 回(便秘時)	<30 mg(経口)，1 日 3 回	131, 380
トラマドール	鎮痛薬	50 mg(経口)，1 日 4 回	400 mg/日(経口)	337
トラネキサム酸	体表出血	1 g(経口)，1 日 4 回	1 g(経口)，1 日 4 回	234, 259
バルプロ酸	神経障害性の痛み	150～200 mg(経口徐放性製剤)就寝前	≦1 g(経口)，1 日 2 回	356

さらに読むべき本

Twycross R, Wilcock A, Howard P (2015) *Palliative Care Formulary 5th edition*.
Palliativedrugs.com Ltd. Nottingham, UK. Available from www.palliativedrugs.com.

（沖﨑　歩，五十嵐隆志，鈴木　勉）

付録1：医学教育カリキュラム
イギリス緩和医療学会による（2014年）

Appendix 1: Curriculum for undergraduate medical education

はじめに……………………… 387	悲嘆と死別…………………… 392
基本原則……………………… 388	個人的な問題と専門職としての課題
身体的ケア…………………… 388	……………………………… 392
心理社会的ケア……………… 390	文化的，言語的，宗教的，スピリチュア
患者と家族，関係者とのコミュニケー	ルな課題……………………… 392
ション……………………… 391	倫理的，法的課題…………… 393
社会的関係と家族関係……… 391	法的枠組み…………………… 393

はじめに　Introduction

　医師免許を取得した新人医師たちは，最初の1年間に，平均40名の患者の死亡と，平均120名の患者の生涯最期の日々の診療に携わる．人生の最期に近づいている患者のケアと死にゆく患者のケアは，1年目の若い医師にとって身につけるべき中心的な技量である．そして，比較的監督されていない状況のなかで下記に示す知識と技術と態度を頻繁に使っている．

　すべてのイギリスの医学部のカリキュラムには，緩和ケアのカリキュラムが含まれている．しかし，緩和ケアに割く時間数には大学ごとに大きな差がある．このカリキュラムのすべてが緩和ケアの専門家によって教授されたり，緩和ケアの科目のなかで教育されたりしているとはいえない．学習目標の多くは他の課程の内容と統合することで達成可能である．しかし，緩和ケア教育をコーディネートする責任者は，自身の医学部のカリキュラムに緩和ケアの学習要項が網羅されていることの確認が求められる．

　ここでは，学習目標を次のように分類している．
a)　理解していることを示せる：知識
b)　実践能力があることを示せる：技術
c)　適切な態度を示せる：態度

　卒業して医師の資格を取得するまでに，医学生は下記に列挙する学習目標を実践できることを示せなければならない．

基本原則　Basic principles

下記について**理解していること**を示せる．
- 用語「緩和ケア」「エンドオブライフ・ケア（終末期ケア）」「生命に限りのある疾患」「終末期の病状」
- 死亡原因，死亡場所を含む死亡統計
- 緩和ケア患者の範囲（がん，または他の疾患）
- 末期の患者の優先事項と選択したいこと
- 在宅死を支援する地域サービス
- エンドオブライフ・ケアを提供する体制
- 入手可能な緩和ケアサービスの種類
- 緩和ケアサービスの専門家がいつ，かかわるべきか
- 生命に限界のある疾患をもつ青少年の特別なニーズ
- 病変の積極的治療と同時に緩和ケアを開始する必要性

下記について**適切な態度**を示せる．
- 緩和ケアは，すべての医療職および研修医の一般的な技能であり，責務である

身体的ケア　Physical care

疾患の経過

下記について**理解していること**を示せる．
- 現在の状態，経過，治療：がん，認知症，進行性の神経系・呼吸器系・循環器系・腎系の病変，その他の生命に限界のある状態
- さまざまな「死に至る軌跡」，移行期の重要性
- 予後予測とその指標の重要性と限界

下記について**適切な態度**を示せる．
- 検査，治療，治療無介入の利点と負担
- ケアをどこまで行うか，治療をどこまで広げるかの意思決定
- 患者が死にゆくことを認識すること．治療ではなくケアに軸足を移すことの受け入れ
- 特に非悪性疾患におけるエンドオブライフ・ケアの不確実性
- 「自然死」を許容する概念

症状マネジメント：一般原則

下記について**理解していること**を示せる．
- 症状は原疾患そのものや治療，または同時に併存する疾患に起因すること

- 効果的な症状マネジメントのための病態生理的診断の重要性
- 症状マネジメントのためのさまざまな薬と他の選択肢
- 先を見越した処方の役割と一般的に使われる薬

下記について実践能力があることを示せる．
- 適正な個別的なエンドオブライフ・ケア・プランニングをまとめ，再吟味する
- 先を見越した症状マネジメントの処方をする
- 持続的皮下注入（自動注入器）の処方をする

下記について適切な態度を示せる．
- 全人的ケア：患者と家族の身体的，心理的，社会的，スピリチュアルなニーズの確認と対応

痛み

下記について理解していることを示せる．
- 痛みの種類：侵害受容性の痛み，内臓痛，神経障害性の痛み，随伴痛
- WHOの除痛ラダー，鎮痛補助薬を含む
- 痛みに関与する要素：身体的，心理的，社会的，スピリチュアルな諸因子
- 全人的痛み．身体的，心理的，社会的，スピリチュアルな苦しみが一緒になり，患者が痛みを訴えること
- いくつかのオピオイド鎮痛薬の相対的利点/適用/禁忌
- オピオイド鎮痛薬の種類の変更の原則
- 非薬物治療：理学療法，心理療法，補完療法

下記について実践能力があることを示せる．
- 患者の痛みを診断し，治療計画を立てる

その他の症状

下記の診断と治療について理解していることを示せる．

■胃腸症状
悪心・嘔吐，便秘，脱水，嚥下障害，下痢，腸閉塞，黄疸，しゃっくり（吃逆），食欲不振

■心肺症状
呼吸困難，咳，胸水，喀血

■泌尿器・生殖器症状
カテーテルのケア，膀胱けいれん，尿閉，尿失禁，性的問題

■神経症状
頭蓋内圧亢進，てんかん発作，筋のけいれん

■**心理的症状**
　抑うつ，不安，恐れ，錯乱，せん妄，不眠
■**緊急事態**
　上大静脈閉塞，脊髄圧迫，高カルシウム血症，激しい痛みや苦痛，重篤な出血
■**その他の症状**
　疲労感，リンパ浮腫，ケアによる苦痛（真菌感染，局所的な圧迫，傷，口腔内など）

死にゆく患者のケア

下記について**理解していること**を示せ．
- 患者が死に向かっていることを示す徴候
- 薬の中止と糖尿病治療のマネジメント
- 終末期の症状マネジメント
- 死にゆく患者への経口栄養，飲水，臨床的補助栄養・水分補給，鎮静，オピオイド鎮痛薬使用に関する倫理的，法的，臨床的問題

下記について**実践能力がある**ことを示せ．
- 死にゆく患者のケアのため，個別的なマネジメント計画を展開する

下記について**適切な態度**を示せ．
- 患者が死にゆくことを認識すること．治療ではなくケアに軸足を移すことの受け入れ

心理社会的ケア　Psychosocial care

下記について**理解していること**を示せ．
- 悲しみと臨床的抑うつ状態との違い
- 患者，介護者の反応と感情の違い．恐れ，罪悪感，怒り，悲嘆，絶望，馴れ合い，否認を含む
- 治りにくい症状による心理的影響
- 心理的課題について患者が取り組むのを援助できる専門家
- 対処メカニズムとしての否認
- 病気のために患者と介護者に喪失感が継続すること
- 役に立たない心理的反応，場合によっては有害な心理的反応を認識すること

下記について**適切な態度**を示せ．
- 治癒以外の，ふさわしい希望を抱き，目標を達成すること

患者と家族，関係者とのコミュニケーション
Communication with patients, relatives and others

下記について**理解している**ことを示せる．
- 患者が将来受けたいケアを記録する書類
- 特に，患者の療養場所を移動する際のプライマリ・ケアと高次医療施設との間での適切な時期のコミュニケーションの重要性
- サービス間の臨床情報の共有方法と個人情報の保護．これには下記も含む．患者の記録，eメール，ファックス，共有した電子記録，電子緩和ケアコーディネートシステム(EPaCCS)

下記について**実践能力がある**ことを示せる．
- 共感的傾聴にコミュニケーション技術を使用する
- 患者の身体的，心理的，社会的，スピリチュアルな気がかり，関心を引き出す
- 患者と家族の懸念に適切に対応する
- 悪い知らせを慎重に，相手に合わせた適切なペースで伝える
- 難しい質問と挑戦的な会話に対処する
- 患者が望む場合，今後の治療や療養についてあらかじめ計画を立てる
- 患者や家族と心肺蘇生術拒否の意思表明(DNACPR: Do Not Attempt Cardio Pulmonary Resuscitation，訳注：日本ではDNARと呼ぶことが多い)について話し合う
- 患者や家族とリスクや予後の不確実性について話し合う
- チームで，ケアを記録し，よくコミュニケーションをはかり，一貫性のあるメッセージを患者が受けとれるようにする

下記について**適切な態度**を示せる．
- ある患者は，予後について知ったり，それについて話したりすることを望まないかもしれない．このことを尊重する
- 患者のプライバシーを保護する

社会的関係と家族関係　Social and family relationships

下記について**理解している**ことを示せる．
- その人の家族，友人，仕事，その他の社会的環境に対する，生命に限界のある疾患の社会的影響
- 配偶者，家族，他の介護者のニーズ
- ボディイメージ，セクシュアリティ，社会的役割に対する病気の影響

下記について**実践能力がある**ことを示せる．
- 終末期の疾患にかかわる家族の昔話や語りを引き出すために，ナラティブとしての

家族歴をとる
- グループあるいは個別に，家族のメンバーとコミュニケーションをはかり，サポートする

悲嘆と死別　Grief and bereavement

下記について**理解している**ことを示せる．
- 誰が死別に苦しんでいるのか判別する重要性
- 死別のモデル，悲嘆のプロセスと喪失への適応
- 死別の前後の両方での家族への支援法
- 介入が必要となる，異常または複雑な死別の特徴
- 子どもや他の特別なニーズをもつ人に死別が及ぼす影響

下記について**実践能力がある**ことを示せる．
- コミュニケーションをとり，家族を支援する

下記について**適切な態度**を示せる．
- 遺族のケアを行う拡大的チームの一員としての医師の総合的役割

個人的な問題と専門職としての課題　Personal and professional issues

下記について**適切な態度**を示せる．
- 自分自身や同僚の個人的感情に緩和ケアが及ぼす影響
- 個人の限界と，援助・支援を受けること
- 個人的な問題や，専門職としての問題に関する支援のリソース(資源)

文化的，言語的，宗教的，スピリチュアルな課題
Culture, language, religious and spiritual issues

下記について**理解している**ことを示せる．
- 終末期のケアと死後のケアに関する，主要な文化・宗教の実際
- スピリチュアルなニーズ，宗教的なニーズが個別に異なること
- 病院のチャプレン(スピリチュアル・ケアを受けもつ職種)の役割

下記について**実践能力がある**ことを示せる．
- スピリチュアルな気がかりを引き出し，対応する．必要であれば専門家の助けを求める

下記について**適切な態度**を示せる．
- 医師の個人の価値観と信念体系，またそれらが専門職的判断と行動に及ぼす影響

倫理的，法的課題　Ethical and legal issues

下記について理解していることを示せる．
- 医師評議会(GMC)の「終末期の治療」を含む倫理指針

下記について実践能力があることを示せる．
- 倫理的枠組み(患者に利益をもたらすという善行原則，無危害原則，自律尊重原則，正義原則)を終末期の倫理的問題に当てはめる．例えば，
  ▷ 二重効果(訳注：好ましい効果を意図した行為が，好ましくない結果をもたらすと予測される場合，よい意図の存在によって，好ましくない結果を許容しようとする原則．詳細は第2章 ➡ 15頁)
  ▷ 安楽死や自殺幇助の依頼
  ▷ 心肺蘇生術拒否の意思決定
  ▷ 治療の差し控え，または中止
  ▷ 臨床的補助栄養と水分補給の差し控え，または中止

法的枠組み　Legal frameworks

下記について理解していることを示せる．
- エンドオブライフ・ケアにかかわる法律
- 医師評議会，イギリス医師会とロイヤルカレッジによるガイドライン
- 同意を与える能力
- 意思決定能力法(2005年)と第三者代弁人(IMCA：Independent Mental Capacity Advocate)の役割
- 自由剝奪へのセーフガード
- 死亡確認，死亡診断書，火葬などの手続き
- 検死官または地方検察官への連絡を必要とする状況
- 死に伴って親族のするべき手続き
- 希望の事前指示，治療拒否の事前決定，医療と福祉の代行権にかかわる法律

下記について実践能力があることを示せる．
- 死亡診断書を作成できる
- 埋葬許可書を作成できる

(内藤いづみ)

付録2：死亡診断
Appendix 2：Certifying death

死亡確認 ……………………… 395	検死官または地方検察官への死亡報告
死亡診断書 …………………… 395	……………………………… 397
	火葬の規制 …………………… 398

本章は，第6章の死亡証明書(➡ 74頁)に関する付録である．

死亡確認　Verification of death

　例えば，ある人の死亡を家族の一員の誰でも宣言できるし，日時を記録できる．とはいえ，病院やホスピスでは死の確認は医師か登録看護師(拡大的な役割)によってなされる．地域では一般に家庭医によってなされる．
　脳幹死とは異なり，他の状況では死亡確認に標準的な基準はない．意識喪失，無呼吸の回復がなく循環もないとき，死が確定される．
- 心肺機能が戻らず停止していることを<u>最低5分間</u>観察する
- 頸動脈の拍動がないことを確認する
- 心拍がないことを聴診で確認する
- 瞳孔の対光反射がないことを確認する(または角膜反応の欠如，眼窩圧迫に対する運動反射欠如)[1]

死亡診断書　Medical certificate of cause of death（MCCD）

イングランドとウェールズ
　死亡診断書からの情報はさまざまな病気の死亡率の推計のために集められている[2]．
　死亡診断書は記録簿によって管理され，死亡診断書の作成方法についての記載もある(検死官に連絡すべきときについても)．医師は自分の信念の最善を尽くして死因を述べることが求められる．研修医は死亡診断書を完成する前に上級医と死因について論議するほうが賢明である．
　死亡診断書の死因の部分は2つに分かれている．
- パート1：直接の死因が最初に書かれる．そして，致命的な結果または死を導いた

出来事が時系列をさかのぼる順で次の行から記載される．適切に書かれると，パート1の一番下の行は，その上に書かれたすべての状態の原因である．この状態は，死の潜在的な原因であるとわかる
- パート2：死に関与する特別な容態ではあるが，死因にはならない病気について述べる

死の原因についてできる限り細部について述べることも大切である．例えば，がんの組織型，解剖学的な位置，感染臓器，感染の場所．およその罹患期間も述べる．

もし，死後の解剖が行われたら，その情報も記載する．死の原因はわかっているが，詳細な情報はあとになる場合（例えば，解剖結果が後日得られるとき），死亡診断書は発行できるが，登録機関が追加の情報を医師に聞くことになる．

避けるべき単語．
- <u>高齢</u>：これは，その人が80歳以上でそれが死亡の唯一の原因であるとき，他の致命的な病気がないと知ったときは使える
- <u>臓器不全</u>が潜在的死亡原因にある場合：その臓器不全の原因の病気を書くべきである
- <u>曖昧な単語</u>，または死の様子．例えば，心臓発作
- <u>略語</u>：しかしHIV，MRSAは許される

死因は患者の診療記録にも書かれるべきである．

北アイルランド

北アイルランドの死亡診断書発行の管理指針は，イングランドとウェールズとほぼ同様である．とはいえ，医師がその人を死の28日以内（イングランドとウェールズでは14日以内）に診察していれば，死が自然な原因であれば死亡診断書を発行できる[3]．

スコットランド

スコットランドにおける死亡診断書発行の管理指針は，イギリスの他の地域とほぼ同様である．とはいえ，死亡診断スコットランド法(2011年)が2015年から施行され，いくつか変化した[4]．

死亡診断書の新しい査察過程は下記の通りで，正確性を期すためのものである．
- 地方検察官（訳注：スコットランド法で検察官と検死官の職能を併せもつ）に報告されない死亡の10％が「レベル1査察」（1日の仕事で終わる予定）に無作為抽出され，医療査察官が診断した医師に話を聞く
- 死亡の2％が「レベル1査察」と「レベル2査察」（3日の仕事になる）の対象になる．レベル2はさらに綿密な査察になり，患者の記録も確認される

他の変更点は下記の通り．

- 事前登録の手続き(査察が完了する前に葬式が許可されるため．例えば，宗教的，文化的，恩情的，もしくは現実的な理由で)
- 死亡診断書の電子処理(書類のコピーが親類縁者のために印刷される必要があるだろう)
- 土葬も火葬も死亡原因の調査は同じレベルであること
- 火葬料と火葬のための医療査察官の廃止
- 死亡診断書からの情報を公衆衛生情報の改善のために保健局に与えること

検死官または地方検察官への死亡報告
Reporting a death to the coroner or procurator fiscal

イングランドとウェールズ
　もし死亡原因について不確かさがあり，死亡を検死官に伝えるかどうか迷うときは，検死官当局と論議するべきである．検死官に伝えるべきときは次の通りである．
- 死亡原因が不明と判明したとき
- 故人の最後の病気の経過に医師が誰も付き添わなかったとき
- 故人の最後の病気のときに医師が診察したが，死亡前14日以内と死後に死亡診断する医師が診察していないとき
- 死因が次のように考えられるとき．
  ▷ 暴力，不自然，不審死
  ▷ 事故による(いつ起こったものであっても，転落を含む)
  ▷ 職業病による，もしくは故人の仕事に関係する
  ▷ 自己放任(セルフ・ネグレクト)，もしくは他者からのネグレクト(虐待)
  ▷ 医療的な不運，もしくは機器の不全に関連する
  ▷ 手術関連，または麻酔から覚める前
  ▷ 薬による(副作用を含む)
  ▷ 妊娠中絶
  ▷ 自殺

　さらに，下記の人の死亡報告には他の規制が適用される：精神保健法で管理されている人，警察に拘留中の人，乳幼児と小児，保育中の子ども．

スコットランド
　イングランドとウェールズでの検死官への報告の基準とほぼ同様だが，少し違う点がある[5]．地方検察官(訳注：前出．スコットランド法による職能)は次のときに報告を受けなければならない．
- 公衆衛生に急性かつ大きなリスクを与える死亡．公衆衛生法(2008年)に指定の法

定伝染病もしくは病原体，または他の感染症
- 故人の親戚が納得していないとき，または受けたケアについて不満があるとき
- 継続する植物状態である人に，生命維持治療または他の治療を中止したとき
  スコットランドでは，次の事項は自動的に死亡報告する理由にはならない．
- 入院後 24 時間(時間幅がある)以内の死亡
- 術後 24 時間(時間幅がある)以内の死亡
- 終末期の病気とわかっていたが，予想よりも早く死亡した場合
- 医師の診察がしばらくの間(イギリスの他の地域では 14 日未満もしくは 28 日未満)なかった場合

火葬の規制　Cremation regulations

　イギリスでは，多くの人が土葬でなく火葬されている．遺体の火葬許可は患者の近親者または執行者によって申請されなければならない．医師は火葬許可書の作成を求められる．

イングランドとウェールズ[6, 7]

　最初の部分(火葬許可書書式 4)には死亡状況の詳細と証明が記入される．これは次の医師によって書かれる．
- 医師登録されていて，医師評議会(短期および臨時の登録も含む)の臨床許可証をもつ
- 最後の病気のときに患者を治療した
- 死亡する 14 日以内に患者を診察した

　2 番目の部分(火葬許可書書式 5，死亡診断の確認書)は，次の医師によって書かれる．
- 少なくとも 5 年間の完全な医師登録があり，臨床許可証をもつ
- 書式 4 を書いた医師の同僚でもパートナーでもない

　この医師の役割は死亡の状況を確認することである．書式 4 と 5 を記入した医師は，葬式の主催者から料金が支払われる．

　火葬のための医療査察官が，医療的な死亡原因がきちんと記されているか，死亡が登録されているか，すべての証明書が火葬許可の前にそろっているか調べる．火葬の執行者は火葬許可書を検査することができる．

北アイルランド

　手続きはイングランドとウェールズと同様である(書式 4 と 5 は B，C とされる)．

スコットランド

火葬のために必要な情報は現在では死亡診断書に含まれる．他に医療的チェックや書式は必要としない．

文献

1 Colleges AoMR（2008）*A code of practice for the diagnosis and confirmation of death.* www.bts.org.uk/Documents/A%20CODE%20OF%20PRACTICE%20FOR%20THE%20DIAGNOSIS%20AND%20CONFIRMATION%20OF%20DEATH.pdf
2 Office for National Statitics Death Certification Advisory Group（2010）*Guidance for doctors : completing medical certificates of the cause of death and its quality assurance.* www.gro.gov.uk/images/medcert_july_2010_pdf
3 Births and Deaths Registration（Northern Ireland）Order 1976. www.legislation.gov.uk/nisi/1976/1041/contents
4 Chief Medical Officer and National Records of Scotland（2014）*Guidance for doctors : completing medical certificates of the cause of death and its quality assurance.* www.sehd.scot.nhs.uk/cmo(2014)2027.pdf
5 Crown Office and Procurator Fiscal Service（2015）*Reporting Deaths to the Procurator Fiscal 2015 Information and guidance for Medical Practitioners.* www.copfs.gov.uk/publications/deaths
6 The Cremation（England and Wales）Regulations（2008）www.legislation.gov.uk/uksi/2008/2841/pdfs/uksi_20082841_en.pdf
7 Guidance on completion of cremation certificates（2012）www.gov.uk/government/uploads/system/uploads/attachment_data/file/325750/cremation-doctors-guidance.pdf

（内藤いづみ）

付録3：エッセンシャルドラッグ

Appendix 3: Essential drugs

　世界保健機関(WHO)と国際ホスピス・緩和ケア協会(IAHPC：International Association for Hospice and Palliative Care)は緩和ケアのためにエッセンシャルドラッグのリストを作成している(**表1**)[1,2]．

　WHOのリストには20薬剤が掲載されていて，「WHO必須医薬品モデル・リスト」(訳注：約300薬剤を収載)から抽出されたものである．これは経済的に貧しい国々での最小限の必要性と入手しやすい後発医薬品に基づいている．

　国際ホスピス・緩和ケア協会(IAHPC)のほうは，当初は緩和ケアの現場で共通にみられる症状のリストだった．21症状が特定され，結局33薬剤が「緩和ケアのエッセンシャルドラッグ・リスト」に含まれた．方法は112人の医師と薬学者(そのうち77人は開発途上国出身)からなるデルファイ方式調査で，痛みと緩和ケアに関する26の組織の代表によるコンセンサス会議であった[3]．

　本書の18章(緩和ケアの重要薬)には，「エッセンシャルドラッグ・リスト」より多くの薬が掲載されている(参照頁を**表1**に記載)．いくつかは特に大きく触れられてはいない．現場では，薬の選択は地域の慣習とともに効果と経費の両方で実現可能になる．14薬剤は両方のリストと本書18章に共通である(**表1**に強調されている)．

表1　緩和ケアのためのエッセンシャルドラッグ・リストの比較

薬	WHO	IAHPC	本書の参照頁
アミトリプチリン	+	+	348
アセチルサリチル酸(アスピリン)	+		−
バクロフェン			382
ビサコジル		+	380
ブプレノルフィン			343
カルバマゼピン		+	356
セレコキシブ			336
コデイン	+	+	336
シクリジン		+	354
デノスマブ			371
デキサメタゾン	+	+	375
ジアモルヒネ(イギリスのみ)			340
ジアゼパム	+	+	366
ジクロフェナク		+	336
ジヒドロコデイン			337
ジフェンヒドラミン		+	−
ドクサート*	+		379

付録3：エッセンシャルドラッグ

薬	WHO	IAHPC	本書の参照頁
ドンペリドン			353
フェンタニル		+	343
ガバペンチン		+	356
グリコピロニウム			360
ハロペリドール	+	+	364
ヒドロモルフォン			343
ブチルスコポラミン臭化物	+	+	360
スコポラミン臭化水素酸塩	+		360
イバンドロン酸			368
イブプロフェン	+	+	335
ラクツロース	+		379
レベチラセタム		+	357
レボメプロマジン			364
ロペラミド	+	+	349
ロラゼパム		+	366
マクロゴール			380
酢酸メゲストロール		+	－
メサドン		+	343
メチルフェニデート			348
メトクロプラミド	+	+	351
ミダゾラム	+	+	366
ミネラルオイル浣腸		+	－
ミルタザピン		+	348
モルヒネ	+	+	340
ナプロキセン			336
ノルトリプチリン			347
オクトレオチド		+	351
オランザピン			363
オンダンセトロン	+		352
経口補水液		+	－
オクスカルバゼピン			357
オキシコドン		+	343
パミドロン酸二ナトリウム			371
アセトアミノフェン	+	+	333
プレドニゾロン		+	373
プレガバリン			356
リスペリドン			364
センナ	+	+	380
選択的セロトニン再取り込み阻害薬		+	347
ピコスルファートナトリウム			378
トラマドール		+	336
トラゾドン		+	－
バルプロ酸			356
ゾレドロン酸			371
Z薬物		+	366

*訳注：ジオクチルソジウムスルホサクシネート

文献

1 WHO (2013) Essential medicines in palliative care. www.who.int
2 IAHPC (2015) Essential medicines for palliative care. www.hospicecare.com
3 De Lima L (2012) Key concepts in palliative care: the IAHPC List of Essential Medicines in Palliative Care. *European Journal of Hospital Pharmacy* **19**: 34-37. www.palliativedrugs.com

(内藤いづみ)

索引

欧文

A
abnormal taste　107
acute severe pain　261
adjuvant analgesics　94
Adults with Incapacity Act 2000　271, 300
advance care planning（ACP）　9, 269
Advance Decision to Refuse Treatment（ADRT）　271
analgesics　333
anger　54
anorexia　108
antidepressants　346
antidiarrhoeals　349
anti-emetics　351
anti-epileptics　354
antimuscarinics　358
antipsychotics　361
anxiety　191
ascites　142
assisted dying（AD）　20
assisted suicide（AS）　20

B
benzodiazepines　365
bereavement　69
bereavement care　73
bisphosphonates　368
bladder spasms　180
bowel obstruction　135
breaking bad news　41
breathlessness　151

C
cachexia　111
care for the terminally-ill patients　2
catheter care　183
cellulitis in lymphoedema　230
choking　243
Cicely Saunders　2
collaborative communication　297
communication　35
complicated grief　74
constipation　129
continuous deep sedation　28
COPD　151
coping with uncertainty　44
corticosteroids　373
cough　161

D
death rattle　290
delirium　202
dementia　207
demoralization syndrome　61
denial　54
depression　196, 198
diarrhoea　133
DNACPR/DNAR　19
dry mouth　103
dyspepsia　118
dysphagia　114

E
emancipation principle　14
end-of-life care planning　269, 276
ethical decision-making　13

F・G
family matters　47
fatigue　219
fungating lesions　233
gastric stasis　121

H
haemoptysis 166
haemorrhage 257
hiccup 172
hope 46
hypercalcaemia 255
hypoglycaemia 245

I
inborn errors of metabolism 310
incontinence 178
Independent Mental Capacity Advocate (IMCA) 275
indirect euthanasia 21
inoperable bowel obstruction 140
insomnia 201
involuntary euthanasia 21

J・L
jaundice 146
laxatives 377
LGBT 185
life-limiting condition 2
life-limiting illness 51
lymphoedema 223

M
meaning centered psychotherapy 64
medical certificate of cause of death（MCCD） 395
medically-assisted dying 20
medicinal opioid overdose 248
Mental Capacity Act 2005 275, 300
muscle cramp 215
myoclonus 214

N
NMDA受容体・チャネル遮断薬 97
non-convulsive status epilepticus 214
non-voluntary euthanasia 21
NSAIDs 334

O
oedema 222
opioid-induced constipation 131
oropharyngeal candidosis 104
overwhelming distress 265

P
pain 82
pain management 84
palliative care 1
palliative sedation 27
panic attacks 193
physician-assisted suicide（PAS） 20
pleural effusion 168
power of attorney 273
pre-existing psychiatric disease 202
pressure ulcers 235
proportionate sedation 27, 32
pruritus 236
psychological symptoms 191

Q・R・S・T
QOL（quality of life） 3, 4
raised intracranial pressure 209
seizures 210
sexual issues 184
skeletal muscle relaxants 381
somatization 87
SPIKESプロトコル 42
spinal cord compression 252
spiritual distress 61
spirituality 59
suicide risk 200
superior vena caval obstruction 250
supportive care 2
time-limited trial 18

U・V・W・X

urinary symptoms　177
voiding difficulties　182
WHO 3 段階除痛ラダー　91
WHO 必須医薬品モデル・リスト　401
WHO Method for Relief of Cancer Pain　90
withholding and withdrawing　17
xerostomia　103

和文

あ

アセトアミノフェン　333
アドバンス・ケア・プランニング　9, 269
アフタ性潰瘍　106
アミトリプチリン　348
アモバン®　366
アレディア®　368
悪液質　111
悪臭　234
悪性胸水の治療法　170
安楽死　20

い

イバンドロン酸　368
イブプロフェン　336
医療による死の幇助　20
胃内容の停滞　121
胃もたれ　118
意思決定能力　15, 270
意思決定能力法　275, 300
意味中心精神療法　64
怒り　54
痛み　82, 287
 ――, 小児の　308
 ――の分類　83, 85
 ――のマネジメント　84
飲水と水分補給　286

う

ウルティブロ®　358
うつ病　196, 198

え

エンドオブライフ・ケア　2, 269
エンドオブライフ・ケア・プランニング　269, 276
延命治療の差し控えの意思決定　19
嚥下困難　114

お

オキシコドン　343, 344
オキシブチニン　181, 358
オクスカルバゼピン　357
オクトレオチド　146, 351
オピオイド・スイッチング(ローテーション)　344
オピオイド鎮咳薬　164
オピオイド鎮痛薬
 ――による痛覚過敏(OIH)　339
 ――の過量使用　248
 ――の併用　345
オピオイド誘発性便秘　131, 379
オランザピン　364
オレゴン尊厳死法　25
悪心・嘔吐　122, 127, 358, 362
 ――に対する抗精神病薬の投与量　364
 ――の緩和に使用する薬の分類　125
黄疸　146
嘔吐制御における神経メカニズム　123

か

カテーテル・ケア　183
ガバペンチン　347, 356
かゆみ　236, 349
がん悪液質　111
がんの痛みのマネジメント　89
家族　47
喀血　166, 261

肝内出血　262
患者とのパートナーシップ　9
間接的安楽死　21
緩下薬　130, 377
緩和ケア
　── における抗うつ薬の使用法　347
　── における抗精神病薬の使用　362
　── における抗てんかん薬の使用　356
　── における蠕動促進薬の適応　352
　── におけるビスホスホネートの使用　370
　── におけるベンゾジアゼピン系薬の使用　366
　── の解放原則　14
　── の課題　5
　── の定義　1
　── を提供する医療専門職の役割　8
顔面紅潮　349, 358

き

気管支拡張薬　158
希死念慮　21
機能性ディスペプシア　118
吃逆　172
急性圧迫骨折　262
急に生じた激しい痛み　261
去痰薬　164
胸水　168
胸膜癒着術　171
強オピオイド鎮痛薬　338
　── の選択　343
筋けいれん, 小児の　308

く

クオリティ・オブ・ライフ　3
グリコピロニウム　358
薬
　──, 食物によって悪心・嘔吐や胃刺激症状が軽減される　329
　── の吸収(食物と関連した)　329

け

けいれん発作　210
　──, 小児の　309
下痢　133
経管栄養　117
痙縮, 小児の　308
血小板減少症　260
倦怠感　219

こ

コデイン　336, 337, 350
コミュニケーション　35, 297
コルチコステロイド　96, 145, 373
　── の中止　376
子どもに処方する際の注意点　314
呼吸困難　151, 287
口渇(口内乾燥)　103
口腔咽頭カンジダ症　104
口腔ケア　287
口内炎　106
抗うつ薬　95, 199, 346
　── の副作用　347
抗真菌治療　105
抗精神病薬　361
抗精神病薬性悪性症候群　362, 363
抗てんかん薬　95, 354
　── の経口投与量　357
　── の中止法　357
　── の副作用　355
抗ムスカリン様作用薬　290, 358
高カルシウム血症　255
興奮状態　288
骨格筋けいれん　367
骨格筋弛緩薬　97, 381
骨転移痛　373

さ・し

サンドスタチン®　146, 351
シーブリ®　358
シクリジン　128, 354

索引　409

シシリー・ソンダース　2
シタロプラム　348
ジアゼパム　367
ジアモルヒネ　340
ジオクチルソジウム　379
ジクロフェナクナトリウム　336
ジヒドロコデイン　337
しゃっくり　172
士気喪失症候群　61
支持的ケア　2
止瀉薬　349
死前喘鳴　288, 290
　──に使用する抗ムスカリン様作用薬　290
死の幇助　20, 24
死別　69
　──のケア　73
死亡診断書　395
自殺のリスク　200
自殺幇助　20
自由剥奪へのセーフガード　275
自律神経反射異常　256
持続的な深い鎮静と安楽死の比較　31
持続皮下注入　98
　──の長所と短所　285
失禁　287
弱オピオイド鎮痛薬　336
手術不能な消化管閉塞　140
腫瘍関連性高カルシウム血症　371
腫瘍随伴性の発汗　349, 358
受容体拮抗薬　346
終末期
　──の興奮　358, 364
　──の大量の喀血に対するマネジメント　261
出血　234, 257
小児
　──の緩和ケア　298
　──への処方　310
消化管閉塞　135

消化不良　118
症状マネジメント
　──, 小児の　307
　──に使う薬の一覧表　383
　──の基本原則　77
上大静脈閉塞　250
情報の共有　47
食欲不振　108
褥瘡潰瘍　235
心肺蘇生の差し控えの意思決定　19
心理的症状　191
神経遮断薬性悪性症候群　362, 363
神経障害性の痛み　86, 347, 356
　──に対して推奨される鎮痛補助薬　96
人工的水分・栄養補給　18, 117

す

スインプロイク®　132, 379
スコポラミン臭化水素酸塩　181, 358
スピリチュアリティ　59
スピリチュアルな苦痛　61, 197

せ

セルトラリン　348
セレコキシブ　336
セレネース®　266, 351
セロトニン・ノルアドレナリン再取り込み阻害薬(SNRIs)　346
センナ　380
せん妄　202, 207, 288, 363
　──に対する抗精神病薬の経口投与量　364
　──の診断基準　202
成年後見制度　300
制吐薬　128, 351
性に関する問題　184
精神刺激性抗うつ薬　346
精神疾患の既往　202
咳　161
脊髄圧迫　252, 376

脊髄モルヒネ　99
切迫性尿失禁　178
積極的安楽死　20
積極的傾聴　38
先天性代謝異常　310
選択的セロトニン再取り込み阻害薬　346
全人的な痛み　2

そ
ゾピクロン　366
ゾメタ®　368
ゾレドロン酸　368
　──の減量　372
喪失に対する心理学的反応　52

た
ターミナルケア　2
耐えがたい苦痛　265
第三者代弁人　275
胆管ステント　147
胆汁うっ滞性のかゆみ　239

ち・つ
チームワーク　7
治療と緩和ケアの関係　6
治療の差し控えと中止　17
窒息　243
鎮咳薬　164
鎮痙薬　97
鎮静　27, 265
鎮痛補助薬　94
鎮痛薬　90, 333
椎体の病的骨折　262

て
デカドロン®　351, 373
デキサメタゾン　351, 373
　──の開始投与量　375
デジレル®　366
デトルシトール®　358

デノスマブ　371
デュロキセチン　347
デンバー悲嘆旋回　71
てんかん　356
てんかん重積症　212
てんかん発作　366
低血糖　245

と
トータルペイン　2
トラゾドン　366
トラネキサム酸　167
トラマドール　337
トルテロジン　358
ドクセート　379
ドパミンブレーキ　353
ドルミカム　266
ドンペリドン　128, 353
糖尿病の終末期マネジメント　282
頭蓋内圧亢進　209
突出痛　92

な
ナウゼリン®　353
ナプロキセン　336
ナルデメジン　132, 379
ナロキソン　248
難治性うつ　364
難治性
　──のしゃっくり（吃逆）　358, 364
　──の咳　358

に
二重過程モデル　71
二重効果の原則　15
尿意切迫　178, 349
尿管カテーテルの適応　183
尿毒性のかゆみ　239, 358
尿閉　287
尿路の症状　177

認知症　207

ね・の
年齢に応じた死の理解　320
ノルアドレナリン・ドパミン再取り込み阻害薬(NDRIs)　346
ノルトリプチリン　348
脳転移　376

は
ハイスコ®　358
ハロペリドール　128, 266, 351, 364
バクロフェン　381
バルプロ酸　356, 357
パートナーシップ　7, 14
パニック障害　349, 366
パニック発作　193
パミドロン酸二ナトリウム　368
播種性血管内凝固症候群　260
排尿困難　182

ひ
ヒドロモルフォン　343, 344
ヒルナミン®　266, 351
ビサコジル　130, 380
ビスホスホネート　95, 368
引きこもりの原因　56
否認　54
非オピオイド鎮痛薬　333
非けいれん性てんかん重積症　214
　── の臨床症状　214
非自発的安楽死　21
非ステロイド性抗炎症薬　334
　── の選択　336
悲嘆, 小児の　318
悲嘆モデル　69
病的骨折　263
頻尿　178

ふ
フェンタニル　343
ブスコパン®　351, 358
ブチルスコポラミン臭化物　181, 351, 358
ブプレノルフィン　343
プリンペラン®　351
プレガバリン　347, 356
プレドニゾロン　373
プレドニン®　373
不安　191, 349, 366
不本意な安楽死　21
不眠(症)　201, 349, 366
浮腫　222
腹水　142
腹水穿刺　144
複雑性悲嘆　74

へ
ヘロイン　340
ベンゾジアゼピン系薬　365
平滑筋弛緩薬　97
閉塞性症候群　375
便秘　129, 377

ほ
ホスピス　3
ホモクロミン®　354
ホモクロルシクリジン塩酸塩　354
ボンビバ®　368
ポラキス®　358
法定代理人制度　273
膀胱けいれん　180, 349
膀胱の自律神経支配　178

ま・み
マクロゴール　380
ミオクローヌス　214, 366
ミダゾラム　266, 366
ミルタザピン　366
味覚障害　107

め

メサドン　344
メチルナルトレキソン　132
メトクロプラミド　128, 351

も

モノアミン再取り込み阻害薬　346
モノアミン酸化酵素阻害薬　346
モルヒネ　340
　——とオピオイド鎮痛薬の効力比　345
　——の経口投与の開始　341
　——の副作用　342
　——の末梢部位への投与　99

や・ゆ・よ

夜間覚醒の原因　201
有痛性筋攣縮　215
よだれ　349
抑うつ　348

ら・り

ラクツロース　379
リオレサール®　381

リスペリドン　364
リビング・ウィル　271
リフレックス®　366
リリカ®　347
リンパ浮腫　223
利尿薬　145
倫理的な意思決定　13
倫理的配慮，小児の　301

れ

レスキュー薬　330
レベチラセタム　357
レボメプロマジン　128, 351, 364

ろ

ロペミン®　349
ロペラミド　349
ロラゼパム　366

わ

ワイパックス®　366
悪い知らせを伝える　41